新冠肺炎中医药防治与
化学生物信息学研究

主　编　刘永琦　张志明
副主编　张利英　魏本君　刘东玲　靳晓杰　吴建军
　　　　包旭宏
编　委（以姓氏笔画为序）

王　玉	王　佩	王燕如	史桐凡	白玛群仲
冯彩琴	宁艳梅	任伟钰	刘　凯	刘秀珠
江陆平	安方玉	苏　韫	李　玲	李　研
李亚玲	李佳蔚	李俊杰	李程豪	杨　昆
张　敏	张月梅	张苡铭	张琼文	陈旅翼
陈维武	周　婷	周谷城	房　明	侯雯倩
骆亚莉	龚红霞	颉亚辉	路晨霞	雍文兴
樊景春	颜春鲁	穆婷婷		

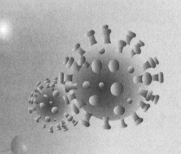

全国百佳图书出版单位
中国中医药出版社
·北京·

图书在版编目（CIP）数据

新冠肺炎中医药防治与化学生物信息学研究／刘永琦，
张志明主编 . —北京：中国中医药出版社，2021.8
ISBN 978-7-5132-6765-6

Ⅰ.①新…　Ⅱ.①刘…　②张…　Ⅲ.①日冕形病毒-病毒病-
肺炎-中医治疗法-文集②日冕形病毒-病毒病-肺炎-生物
信息论-文集　Ⅳ.①R259.631-53②Q811.4-53

中国版本图书馆 CIP 数据核字（2021）第 041905 号

中国中医药出版社出版

北京经济技术开发区科创十三街 31 号院二区 8 号楼
邮政编码　100176
传真　010-64405721
保定市西城胶印有限公司印刷
各地新华书店经销

开本 710×1000　1/16　印张 33.5　字数 576 千字
2021 年 8 月第 1 版　2021 年 8 月第 1 次印刷
书号　ISBN 978-7-5132-6765-6

定价　198.00 元
网址　www.cptcm.com

服务热线　010-64405720
购书热线　010-89535836
维权打假　010-64405753

微信服务号　zgzyycbs
微商城网址　https：//kdt.im/LIdUGr
官方微博　http：//e.weibo.com/cptcm
天猫旗舰店网址　https：//zgzyycbs.tmall.com

如有印装质量问题请与本社出版部调换（010-64405510）

李 序

可以说，甘肃是复兴和振兴我国中医药事业的根据地和先行军。我很高兴也很荣幸为甘肃医学界《新冠肺炎中医药防治与化学生物信息学研究》一书作序。

中医药学是五千年中华优秀传统文化的灿烂结晶，是打开中华文明宝库的特有锁钥，是中华民族历代劳动人民在与疾病艰苦斗争中获得的对天地、人与社会和人的思维规律的朴素唯物主义经验的可贵总结，永恒地闪烁着中华悠远恢宏的智慧光芒。

在中国历史上，疫病时有发生，在与疫病的抗争过程中，中医药发挥了不可替代的作用，在这次危害全球的新型冠状病毒肺炎防治过程中，中医药同样做出了令国内外很多人意想不到的、不可磨灭的贡献。

在不断的实践—理论—再实践的过程中，中医药形成了自己独具特色的理论，有完整自洽的体系和框架。无疑，中医药业界应当全面发掘、整理、研究、继承中医药学；应当坚持中医药学的理论逻辑和思维体系，在中医药服务于全民乃至全人类健康的事业中系统运用中医药学的各种理论和方法，坚持发扬光大中医药学乃至最终发展中医药学。

临床疗效是中医药的立身之本，本书正是在已经取得显著效果的全国通用方、各省区防治方的基础上，汇集了从中医药学以及免疫病原学、现代生物学、计算机辅助药物设计、网络药理学等多学科交叉的研究成果，运用现代多学科理论、技术优势，认识中医药防疫理论及临床治则治法，挖掘中医药有效防治新冠肺炎的经验，为中医药研究服务，为中医药与科学的关系正名，即并不是"中医药不科学"，而是现代科学应该可以利用来为中医药的突出疗效做出解释，这是本书的一大特色。对促进中医药传承精华、守正创新，对促进当下乃至今后发挥中医药防疫优势的研究起到了一定的借鉴和促进之功用，对纠正社会上对中医药的错误认知有一定的作用。

人类总得不断地总结经验，有所发现，有所发明，有所创造，有所前进。停止的观点，悲观的观点，无所作为和骄傲自满的观点，都是错误的。毛泽东主席在充分肯定中医药特有价值的基础上，殷切期盼人类新医学的诞生。运用现代多学科理论和现代技术手段，对中医药进行深入量化和实证研究来解释中医药独特的疗效，应该说，是对中医药开展研究的一个好办法，值得提倡。须要注意的一点是，在利用现代科学技术对中医药进行研究和阐释的时候，要始终坚持遵循"中医药发展规律"的主体意识，即使一时无法通过现代科学技术的量化与实证方法得出结论的，最终衡量标准，只能是看疗效。这就是"社会实践是检验真理的唯一标准"在医学科学系统的具体化。舍此，并不能有任何其他标准。我国中医药历经几千年苦难磨砺但仍延绵不绝，现在艰难但是有力复兴的实践已经说明和证实，它是人类文明宝库中毋庸置疑的大放异彩的瑰宝。

为振兴中华民族的瑰宝中医药学鼓与呼，为人类最终诞生新医学鼓与呼。

谨以此序祝贺该书的面世。

第十二届全国人大常委会内务司法委员会副主任委员

中国社会科学院原副院长

李慎明

2021 年 2 月 20 日

　　新冠肺炎属于中医学"瘟疫"范畴。根据相关史料来看，从古至今，全球每隔一段时间就会发生一系列瘟疫传播。仅就我国历史看，从夏、商、周时期，就有瘟疫发生的记载，而且从西汉到清末，至少发生过320多次大型瘟疫的流行。同时，从中医药文献中还可以看到历史医家前贤，在与瘟疫作斗争的过程中，曾经摸索总结出不少宝贵的防疫治疫的经验和方药，至今仍值得我们学习和借鉴。

　　中医对瘟疫的认识，早在两千多年前的《黄帝内经》中就有具体论述。如《素问·刺法论》云："五疫之至，皆相染易，无问大小，症状相似。"所谓"五疫"是指"金疫""木疫""水疫""火疫""土疫"等五种五脏受损的瘟疫，这是古人以阴阳五行理论为依据的一种病名分类。其中"金疫"即是以肺属金而命名，故后世亦有称其为"肺疫""肺毒疫"，或"肺瘟""肺疠"者。我们今天的新冠肺炎，实际即相当于"金疫"，或称"肺疫"。

　　此次新冠肺炎流行，我国广大医务工作者勇往直前，无私奉献，在与疫情相搏中，如同2003年对"非典"的防治一样，中医药全程积极参与、介入，中西医共同合作，在维护人民健康，保障社会经济稳定发展中取得了令人瞩目、可喜可贺的成就。

　　本书作者及其团队，在国家卫生健康委员会《新型冠状病毒肺炎诊疗方案》的基础上，结合甘肃地域、气候特点，因地制宜，制定出"扶正避瘟方""宣肺化浊方""清肺通络方""益肺健脾方"等"甘肃方剂"，遵循"宣肺散邪、祛湿健脾、扶正祛邪"的治疗原则进行辨证论治，强调"关口前移，辨体选用扶正避瘟方，保证防治在早期"，"截断扭转，辨证选用宣肺化浊方、清肺通络方，促进治愈在初期"，"愈后防复，立足肺脾，培土生金，益肺健脾复正气"。这一防治思路和方法，涵盖了"预防、治疗、康复"等各个阶段，充分体现了中医学"治未病"的重要理念，并在甘肃乃至全国防治新冠肺炎的临床实践中取得了显著的效果。

不仅如此，他们还在分析"甘肃方剂"临床疗效的基础上，以中医药学理论为指导，基于生物信息学/网络药理学、计算机辅助药物设计化学信息学方法，多层次、多角度、多环节对"甘肃方剂"诸方治疗新冠肺炎不同病症的药理证据、物质基础以及作用机制进行挖掘分析，以阐明其防治新冠肺炎潜在靶点及其可能的作用机制。这种以中西医结合的新技术、新方法，从宏微观并重的层面进行深入研究，用现代科学语言揭示其中药复方"多点微效、协同增效"的特点及其针对不同病症、不同发病阶段、因时因地因人制宜的不同治则治法，多通路调节的科学内涵的研究方法，不仅能为具有地方特色的中药复方的现代化研究与挖掘提供理论依据及方法学参考，而且还能为今后对重大疾病的防治提供一个"病因溯源—中西医结合防治—数据挖掘—产品研发—公卫防控"的研究范式。

综观本书作者及其团队的研究成果，深感其功德之大，可歌可赞，故于其书付梓之际，欣然为序。

全国名中医
甘肃中医药大学

2021 年 2 月 2 日
写于金城　杏雨轩

中医药对"疫病"的认识由来已久，成书于春秋战国时期的《黄帝内经》中就已经有了"五疫之至，皆相染易，无问大小，病状相似"的记载，可以说中医药的发展史也是一部中华民族与疫病的斗争史。中国历史上仅文献记载的大型疫病就有三百余次，"时逢大疫，必有大医"，每次疫病的大规模暴发也促使了中医理论的飞跃和完善。岐黄先哲在与疫病的艰苦斗争中，积累了丰富的实践经验，形成了完整的理论体系，创制了诸多行之有效的方药，在抵御历代疫病流行中做出了不可磨灭的贡献，在当代的SARS、甲型流感的防治工作中依然发挥着重要作用。近两年新型冠状病毒肺炎肆虐流行，其发病急骤、来势凶猛、传染性强、易于流行、病情危重，已成为危害全球的重大公共卫生事件，中医药在全国新冠肺炎防疫战中取得了举世瞩目的成绩，中医防疫理论再次得到了印证。

《新冠肺炎中医药防治与化学生物信息学研究》一书，立足病因、正本溯源，分析了新型冠状病毒的生物学、流行病学特征和病理损伤机制；继而综述了中国历史上重大疫病流行情况以及中医药防治概况，进一步阐述了新冠肺炎的中医认识，多角度研究了全国各省"因地制宜"新冠肺炎中医药防治方案，并结合甘肃疫情特点，科学设计研究了"甘肃方剂"的临床有效性，为中医药防疫提供了重要的理论依据；在此基础上利用大数据挖掘与数学分析，科学求证全国代表方及"甘肃方剂"作用的分子机制及其药效物质基础，全方位展现了抗疫方药"多点显效、协同增效"的临床优势，揭示了其针对不同病证、发病阶段的多通路调节的科学内涵；同时立足藏医藏药防疫理论和经验，探索分析藏医药防治新冠肺炎的临床疗效、分子机制及药效物质基础，为中-藏-西医的交叉共融、特色挖掘提供了重要研究基础；最后对新冠肺炎疫情下个人、各级各类学校的行为规范、心理防护等体系构建及公共防控进行了研究与实践。

本书的出版对科学认识中医药防疫理论及治则治法大有助益，特别是作者利用中西医结合、现代多学科理论与技术优势，构建了"生物信息学–化学信息学–网络药理学–药效机制"研究体系，给抗疫复方研究带来了突破，对整个中药复方的研究也具有一定的借鉴价值，对促进中医药传承精华、守正创新，科学发挥中医药防疫的优势具有更加深远的意义！乐观其成，是以为序。

中国中医科学院首席研究员 王怡

中国中医科学院广安门医院

二〇二一年二月廿一日于北京

　　微生物在自然界无处不在、无处不有。它与人类关系密切，也可以说是生死共处，既能造福于人类，也能给人类造成毁灭性的灾难。从历史上看，鼠疫、霍乱、天花、梅毒、肺结核等传染病都曾在历史上造成了重大影响。可以说，人类发展史也是一部战"疫"史。也正是对一场场瘟疫的认知与防治经验的总结，推动着人类防疫知识的进步和卫生制度化的进程。由新型冠状病毒（SARS-CoV-2）感染所引发的新型冠状病毒肺炎（简称新冠肺炎，COVID-19）是目前危害全球的重大公共卫生事件。根据新冠肺炎发病及流行特征，属中医学"疫病"范畴，基本病机特点多为"湿、毒、瘀、闭"，病程缠绵，湿邪为患。以国家卫生健康委员会发布的《新型冠状病毒肺炎诊疗方案》为基础，全国及相关省市充分发挥中医药特色和优势，中西医结合治疗新冠肺炎在临床上发挥了显著疗效。甘肃省卫健委组织中医专家组依据本省新冠肺炎疫情特征，第一时间建立了中西医结合联动工作机制，临床详细辨证，精心施治，不断总结经验，因地制宜，结合中医学、藏医学特色优势形成了系列"甘肃方剂"，对当地及全国防治新冠肺炎发挥了重要作用。

　　本书基于中西医结合理论与研究方法的指导，第一篇立足病因、正本溯源，分析了新型冠状病毒的生物学、流行特征病理损伤机制；第二篇传承精华、守正创新，在综述了中国历史上重大疫病流行、中医药（含敦煌医药）防治疫病概况基础上，阐述了新冠肺炎发生发展的中医认识，多角度研究了全国各省因地制宜防治新冠肺炎中医药防治方案，并特别基于甘肃新冠肺炎疫情发生发展实际情况，科学设计研究了"甘肃方剂"的临床有效性分析；第三、第四篇应用数据挖掘、科学求证，在团队建立了分子对接-网络药理学-药效机制研究多学科交叉研究体系基础上，利用生物信息学、网络药理学、化学信息学等大数据挖掘与数学分析，科学求证全国代表方及"甘肃方剂"抗疫有效性的分子机制及其药效物质基础，得到较为明确的功效本质及有效小分子，用现代科学语言揭示了方药"多点显效、协同增效"及其针对不同病证、发病阶段、治则治法差异化多通路调节的科学内涵；第五篇交叉共融、特色挖掘，立足藏医药历代防疫经验，探索分析藏医药防治新冠肺炎的理论、临床疗效及其分子机制、药效物质基础；第六篇规范行为、科学防范，重点阐述了个人、各级各类学校的行为规范、心理防护等体系构建及新冠肺炎疫情下医学教育改革思考。本书内容以期为重大疫情的防治提供"病因溯源—中（藏）医防治—数据挖掘—产品研发—公卫防控"的科学依据及基本研究范式。

本书作者均为长期从事病原生物学、免疫性疾病等重大疾病中西医结合防治基础、临床研究工作一线专家、学者，特别是在本次新冠肺炎疫情暴发初期即参与了一线临床治疗及研究工作，编写过程中得到了预防医学郑贵森教授对部分内容的审阅指导。本书研究工作得到了国家中医药管理局重点学科——中西医结合基础学科、省重点特色学科中西医结合学科以及甘肃省新冠肺炎疫情科研攻关特别专项、甘肃省高校重大疾病分子医学与中医药防治研究重点实验室新冠肺炎防治研究专项开放基金等的支持。本书的编写是全体作者共同努力、通力合作的结果，同时还得到了张苡铭、李程豪、蒋国凤、李洋洋、李春波等博士、硕士研究生在资料整理、文字校对等方面的支持。在此谨向全体作者及参与工作人员表示衷心感谢。

编　者

2021 年 2 月

目 录

173 | 第 三 篇
代表方药的生物信息学/网络药理学分析

289
第四篇
中医药防治新冠肺炎的多靶点分子对接、化学信息学研究

第一篇

新冠肺炎的流行与病理学特征

2020 年 1 月 12 日，世界卫生组织（World Health Organization，WHO）将从病毒性肺炎患者体内分离到病原体命名为 2019 新型冠状病毒（2019 Novel Coronavirus，2019-nCoV）。2020 年 2 月 12 日，国际病毒分类委员会（International Committee on Taxonomy of Viruses，ICTV）正式将 2019 新型冠状病毒更名为严重急性呼吸综合征冠状病毒 2（severe acute respiratory syndrome coronavirus 2，SARS-CoV-2），并认定这种病毒是 SARS 冠状病毒的姊妹病毒，这表明新型冠状病毒从分类学角度上讲，是 SARS 冠状病毒（SARS-CoV）的近亲。

2020 年 2 月 8 日，中国国务院联防联控机制发布会上表示，新型冠状病毒感染的肺炎统一称谓为"新型冠状病毒肺炎"，简称新冠肺炎（Novel coronavirus pneumonia，NCP）。2020 年 2 月 11 日，世界卫生组织（World Health Organization，WHO）宣布，将新型冠状病毒肺炎命名为 Corona Virus Disease 2019，简称"COVID-19"，其中字母 CO 代表"冠状"（Corona），字母 VI 代表"病毒"（Virus），字母 D 代表"疾病"（Disease），数字 19 代表该疾病发现时间为 2019 年。2020 年 2 月 21 日，国家卫生健康委员会发布关于修订新型冠状病毒肺炎英文命名事宜的通知，决定将"新型冠状病毒肺炎"英文名称修订为"COVID-19"，与世界卫生组织命名保持一致，中文名称保持不变。

第一章

新型冠状病毒的生物学特征

冠状病毒（Coronaviruses，CoVs）是一个大型病毒家族，发现于 1968 年，1975 年 ICTV 将其命名为冠状病毒科（Coronaviridae）。冠状病毒是目前已知基因组最大的单股正链 RNA 病毒（26-32kb），形态多呈圆形，直径约为 125nm。已在哺乳动物和多种禽类中发现。目前，能够引发人类呼吸道感染的冠状病毒有七种，分别是 HCoV－229E、HCoV－OC43、SARS－CoV、HCoV－NL63、HCoV-HKU1、MERS-CoV，以及目前正在世界范围内暴发流行的 SARS-CoV-2。

本章将对 SARS-CoV-2 的系统分类、形态结构、基因组及遗传变异、病毒感染细胞的机制、病毒的检测和疫苗研究等方面进行概述。

第一节　新型冠状病毒的系统分类学与形态结构

一、新型冠状病毒的系统分类学

冠状病毒在系统分类学上属于网巢病毒目、冠状病毒科、正冠状病毒亚科、冠状病毒属的成员，其下包括 4 个属：α-冠状病毒（Alpha Coronavirus）、β-冠状病毒（Beta Coronavirus）、γ-冠状病毒（Gamma Coronavirus）、δ-冠状病毒（Delta Coronavirus）。2018 年，ICTV 将 β-冠状病毒属进一步分为 5 个亚属：Embecovirus、Sarbecovirus、Merbecovius、Nobecovirus 和 Hibecovirus。能够引发人类呼吸道感染的冠状病毒有七种，分别是 HCoV－229E、HCoV－OC43、SARS-CoV、HCoV-NL63、HCoV-HKU1、MERS-CoV，以及目前正在世界范围内暴发流行的 SARS-CoV-2。其中，SARS-CoV-2、SARS-CoV 和 MERS-CoV 常会引起较严重的呼吸系统疾病。

新型冠状病毒的全基因组测序研究结果发现与 SARS-CoV-2 关系最近的是两种蝙蝠 SARS 样冠状病毒 bat-SL-CoVZC45 和 bat-SL-CoVZXC21，其基因组的核苷酸序列同源性分别约为 86.9% 和 87.2%；Zhou 等发现了一种核苷酸序列同源性更高的冠状病毒，RaTG13，其核苷酸序列同源性高达 96%。均提示 SARS-CoV-2 具有与 bat-SL-CoVZC45、bat-SLCoVZXC21 以及 SARS-CoV

相似的基因组结构。多个团队通过全基因组测序及系统发育分析等方法，确定 2019 新型冠状病毒属于 β 冠状病毒属的 Sarbecovirus 亚属的单股正链 RNA 病毒。

二、新型冠状病毒的形态结构

新型冠状病毒具有冠状病毒的典型结构，由外层的包膜和内部的遗传物质来构成。其核心为单股正链 RNA 及 RNA 聚合酶（核衣壳蛋白，Nucleocapsid protein，N）。病毒包膜结构上主要有三种蛋白：刺突糖蛋白（Spike Protein，S）、包膜糖蛋白（Envelope Protein，E）和膜糖蛋白（Membrane Protein，M）。N 蛋白包含两个结构域，它们都可以通过不同的机制结合病毒 RNA 基因组，即病毒的基因组堆积在由 N 蛋白形成的螺旋衣壳内部。S 蛋白的同三聚体构成病毒颗粒表面的皇冠状突起，能够识别并结合宿主细胞表面受体，在介导病毒包膜与细胞膜融合的过程中起到关键性作用，是病毒侵入宿主细胞最重要的蛋白质。M 蛋白具有 3 个跨膜结构域，可塑造病毒体，促进膜弯曲并结合至核衣壳，参与了病毒包膜的形成与出芽过程。E 蛋白则是构成包膜的短凸起，在病毒的组装和释放中起作用，并且是发病机制所必需的。此外，S 蛋白和 N 蛋白还维持病毒颗粒的稳定性。图 1-1 为 SARS-CoV-2 的结构模式图。

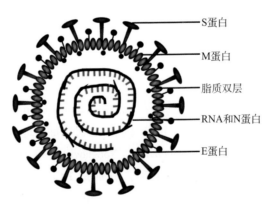

图 1-1　SARS-CoV-2 病毒的模式结构图

采用负染法，在电子显微镜下观察病毒。病毒一般呈球形，有些呈多形性，直径在 60~140nm 之间。病毒颗粒边缘有形态近似日冕的突起，大约 9~12nm，看上去像皇冠一样。在人气道上皮超薄切片中发现了胞外游离病毒颗粒和胞质膜囊内充满病毒颗粒的包涵体，观察到的这一形态与冠状病毒科一致。

三、新型冠状病毒相关特殊结构解析

（一）S 蛋白

S 蛋白是冠状病毒表面最重要的膜蛋白，它有两个结构域组成。靠近 N 端的部分形成一个球形结构域，靠近 C 端的部分形成一个穿膜的棒状结构。研究表明，S 蛋白和冠状病毒侵入细胞的过程密切相关。S 蛋白前体在宿主的细胞质中合成以后会被切成两个部分，S1 和 S2。其中 S1 形成成熟蛋白的球状部分，S2 形成成熟蛋白的棒状部分，包括一个 N helix，一个 M helix，一个 C helix 和一个穿膜部分。S1 和 S2 之间通过分子间相互作用力结合（图 1-2）。S2 的穿膜部分把整个 S 蛋白固定在病毒外壳膜上。

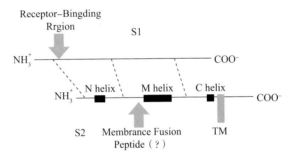

图 1-2　S 蛋白前体两个切割产物的相互作用关系

最新研究结果显示，新冠 S 蛋白约由 1300 个氨基酸组成，其被切割成的 S1 亚基约 700 个氨基酸，S2 亚基约 600 个氨基酸，三个 S1/S2 异二聚体组装形成一个三聚体尖峰，从病毒包膜突出（图 1-3）。其中，300 多个氨基酸构成的受体结合区 RBD 是负责与宿主细胞受体结合的关键。针对 MERS-Cov 病毒表面的 S 蛋白，目前研发了 HR2L、HR2P 等药物，已进入临床前研究阶段。

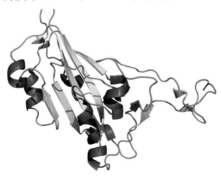

图 1-3　新型冠状病毒 S 蛋白晶体结构图

(二) 3CL 水解酶

3CL 水解酶(3C-like Proteinase, 3CLpro)由 ORF1 编码(定位于 nsp5), 位于复制酶基因中心区域, 是新型冠状病毒 RNA 复制时的一个关键蛋白质。饶子和等测定出了新型冠状病毒 3CL 水解酶的高分率晶体结构(图 1-4)。3CL 水解酶分子的活性形式为两个同源单体形成的二聚体, 单体分别由 N 端七肽 SGFRKMA(N-finger)、三个结构域(Domain Ⅰ、Ⅱ、Ⅲ)以及连接结构域Ⅱ与结构域Ⅲ的 loop 环组成。结构域 Ⅰ、Ⅱ 呈 β-折叠, 酶活性中心位于结构域 Ⅰ 与 Ⅱ 之间的间隙中。两单体结构域 Ⅲ 之间的相互作用以进一步稳定 3CL 水解酶的二聚体结构。两单体的 N 端七肽分别插入对方的结构域 Ⅱ 中的凹槽, 通过氢键与盐键以稳定维持 3CL 水解酶活性中心分子构象。成熟的 3CL 水解酶能够催化水解其下游的复制酶前体多聚蛋白的 11 个保守位点, 产生 13 个水解终产物, 同时, 还有多个中间产物。其中包括复制酶的两个最保守区域、病毒 RNA 复制所必需的 RNA 聚合酶和 RNA 螺旋酶。如果把 3CL 水解酶的功能抑制住, 就可以大概率阻隔病毒的复制, 为抗病毒药物的研发指明方向。针对 MERS-CoV 病毒表面的 3CL 水解酶, 目前已经研发了成功上市的 Ponicidin 等药物; 针对 SARS-CoV 病毒表面的 3CL 水解酶, 目前研发了 ML188 等药物, 也已上市。

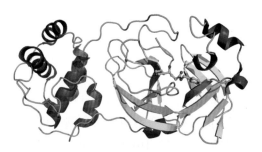

图 1-4 SARS-CoV-2 病毒 3CLpro 的晶体结构图

(三) RNA 依赖性 RNA 聚合酶

RNA 依赖性 RNA 聚合酶(RNA-dependent RNA polymerase, RdRP), 也被称为 nsp12, 在 SARS-CoV-2 病毒的遗传物质——RNA 的合成过程中起着至关重要的作用。以 RNA 聚合酶为核心, 病毒会巧妙地利用其他辅助因子(如 nsp7/nsp8 等)组装一台高效的 RNA 合成机器, 进行自我复制。饶子和等用冷冻电镜解析的复合物结构显示(图 1-5), 新型冠状病毒的 RNA 聚合酶具有其他病毒 RNA 聚合酶的保守特征, 并含有套式病毒(nidovirus)的 NiRAN 特征结构域；同时病毒 RNA 聚合酶与病毒的辅助非结构因子 nsp7/nsp8 组成了复制机器。研究人员还首次在新型冠状病毒的 RNA 聚合酶的 N 端发现了一个独特的"β 发卡"结构域，这一结构域的发现为阐明新型冠状病毒 RNA 聚合酶的生物学功能提供了新的线索。而瑞德西韦恰恰就是一个靶向 RNA 聚合酶的前药，当药物进入人体，通过代谢后，其最终产物就直接靶向抑制病毒的 RNA 聚合酶。

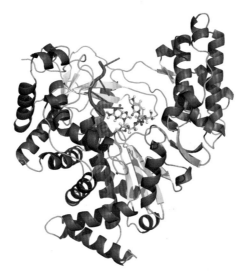

图 1-5　SARS-CoV-2 病毒 RdRP 的晶体结构图

（四）血管紧张素转换酶 2

血管紧张素转换酶 2（Angiotensin-converting enzyme 2，ACE2）被认为是 SARS-CoV-2、SARS 等冠状病毒的重要功能性受体。2020 年 2 月，周强等利用冷冻电镜技术成功解析此次新型冠状病毒的受体 ACE2 的全长结构（图 1-6A）。这是世界上首次解析出 ACE2 的全长结构。ACE2 是一种金属蛋白酶，全长 805 个氨基酸，包括 17 个氨基酸组成的 N 端信号肽序列和一个 C 端膜锚定区。ACE2 与 ACE 均属于肾素-血管紧张素系统（Renin-Angiotensin System，RAS），但 ACE2 中还具有一个特异的 Collectrin 结构域。在 SARS spike glyco-protein(S)蛋白结合的 ACE2 的结构中，ACE2 的催化活性位点没有被 SARS S 蛋白阻断（图 1-6 B）。SARS-CoV-2 通过 S-蛋白与人细胞表面 ACE2 受体的介导作用进行入侵，来感染人的呼吸道上皮细胞，但 S 蛋白中 3 个受体接合区域（RBD）中的 1 个向上螺旋突出从而让 S 蛋白更易与宿主受体 ACE2 结合。这也说明，新型冠状病毒引发病毒的机制虽然与其他的冠状病毒科的病毒机制异曲同工，但传染性更强。

目前临床上通过基因治疗或重组蛋白研发了一系列针对靶点 ACE2 的药物，用于治疗高血压、动脉粥样硬化和肾脏疾病，基于电子构象的药物筛选确定了一种 ACE2 激活剂（xanthenone）可中度增强 ACE2 活性。SARS-CoV-2 与 SARS-nCoV 的 S 抗原在 RBD 上存在潜在交叉反应表位。最为重要的是，其中一处与 ACE2 受体结合位点紧密毗邻。因此，针对该表位区域研发抗体，空间位阻效应可能阻断病毒与 ACE2 受体的结合，有望起到病毒感染保护作用。针对 ACE2，目前研发了 GSK2586881 等抗病毒药物，已进入临床前研究阶段。

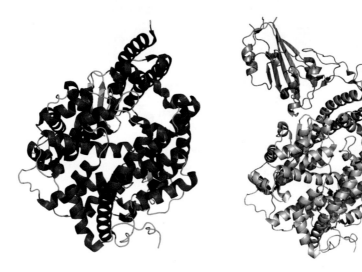

A、ACE2的晶体结构图　　　　B、ACE2的与S蛋白结合晶体结构图

图 1-6　ACE2 及与 S 蛋白结合晶体结构图

第二节　新型冠状病毒的基因组及突变

一、新型冠状病毒的基因组

SARS-CoV-2 为 β 冠状病毒属中一个具有 E 蛋白包被的单股正链 RNA 病毒，基因组全长约 29891 个核苷酸（Nucleotide，NT），可编码 9860 个氨基酸。

运用基因测序和生物信息学方法，将 SARS-CoV、MERS-CoV、蝙蝠冠状病毒（Bat-CoV）以及 SARS-CoV-2 等 β 冠状病毒属进行序列同源对比和开放阅读框（Open Reading Frame，ORF）预测，结果得到 SARS-CoV-2 可能具有 12

个潜在的 ORF(图 1-7)，依次包括 5'-1ab-S-3-E-M-6-7a/7b-8-9b-N-3'。表现出典型的冠状病毒属结构，即：5' 未翻译区(UTR)，复制酶复合体(ORF1ab)，结构蛋白基因(S 基因、E 基因、M 基因、N 基因)，3' 未翻译区(UTR)，以及几个未识别的非结构开放阅读框。

预测 SARS-CoV-2 的复制酶 ORF1ab 基因长度为 21292 nt，ORF1ab 和 ORF1b 基因分别编码两个多聚蛋白 pp1ab 和 pp1a，多聚蛋白 pp1ab 和 pp1a 经剪切，可产生 15 种非结构蛋白(nsps)，即 nsp1-nsp10，nsp12-nsp16。这些 nsp 包括两种病毒半胱氨酸蛋白酶[nsp3(木瓜蛋白酶样蛋白酶)和 nsp5(类糜蛋白酶)]，以及 nsp12(RNA 依赖性 RNA 聚合酶)、nsp13(解旋酶)和其他可能与病毒的转录与复制有关的 nsp。

结构蛋白基因 S、E、M 和 N 基因的预测长度分别为 3822、228、669 和 1260 nt，编码 4 种主要结构蛋白，分别为刺突蛋白(S)、包膜蛋白(E)、膜蛋白(M)和核衣壳蛋白(N)。4 种结构蛋白对于病毒体组装和感染宿主细胞至关重要。

ORF3a、ORF6 和 ORF8 基因，可编码辅助蛋白。

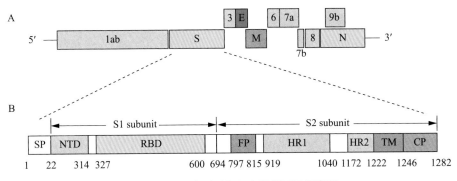

图 1-7　SARS-CoV-2 病毒基因组示意图

二、新型冠状病毒的突变

到目前为止，来自不同患者的 SARS-CoV-2 的基因序列的同一性 > 99.9%，说明 SARS-CoV-2 在短期内还只有一个来源。但是，近期的报道显示不同地区的临床分离株显示了较大程度的异质性。美国、意大利、巴西学者分别分析了 29 位不同患者的全基因组数据，发现其差异位点在 15% 左右。国家生物信息中心 2019 新型冠状病毒信息库(http://bigd.big.ac.cn/ncov)整合了德国全球流感数据库、NCBI、深圳(国家)基因库、国家生物信息中心、国家基因组科学数据中心等机构发布的 SARS-CoV-2 基因和蛋白质序列数据信息，共有 179 株临床分离毒株的基因组数据，其中 123 株病毒株发生了突变。共发现 188 种单核苷酸多态性位点和插入或缺失标记。突变株最多的错义突变分别为 ORF L84S、ORF3a G251V、ORF1ab L3606F、ORF8 V62L，分别出现在 36、17、10 和 6 株病毒株里。另有 3 株病毒株发生了编码蛋白的提前终止突变，分别为 ORF1ab Y5124stop、ORF7a Q62stop 和 S 蛋白 L861stop。最近 Lisa F. P. Ng 等发现，在新冠肺炎早期曾出现了一个缺失 382 个核苷酸，ORF8 不能转录的新型冠状病毒变种，这个突变类型的新型冠状病毒与野生型相比，复制能力没有下降，但是毒性却大幅降低，感染者全身释放的促炎细胞因子较少，而且症状更轻。学者们预测 ORF8 蛋白在新型冠状病毒的免疫逃逸中起到重要的作用，因此，抑制 ORF8 蛋白的功能是一种潜在的新冠肺炎治疗策略，值得进一步探索。

第三节　新型冠状病毒的感染

一、冠状病毒的感染过程

冠状病毒侵犯细胞的过程主要包括：吸附、入胞、复制-转录-翻译、出胞四个过程，我们首先以 2003 年流行的 SARS-CoV 为例，对同属的冠状病毒的感染过程进行介绍。

（一）吸附

病毒吸附细胞是感染的始动环节。在 β 冠状病毒属表面编码了一个重要的糖蛋白——S 蛋白。S 蛋白上的受体结合域（Receptor Binding Domain，RBD）能够与宿主细胞相应的受体结合。当 RBD 与宿主细胞受体结合后，宿主蛋白酶能够降解 S 蛋白，释放刺突融合多肽，病毒外膜同细胞膜或内体膜融合。目前有研究结果显示，SARS-CoV 与 SARS-CoV-2 的宿主受体均为 ACE2，MERS-CoV 的宿主受体是二肽基肽酶-4（Dipeptidyl peptidase-4，DPP-4 或 CD26）。

（二）入胞

病毒与细胞表面结合后内凹入细胞，细胞膜内陷形成吞噬泡，以吞噬泡的形式进入细胞质内，基因组中 RNA 释放入宿主细胞中。

（三）复制-转录-翻译

1. 复制酶-转录酶复合物的形成

以正链 RNA 为模板，翻译出 pp1a 和 pp1ab，nsp3 和 nsp5 通过识别 pp1a 和 pp1ab 上特定的氨基酸位点，切割 nsp1~16，这些切割物组成复制酶-转录酶复合物。复制酶-转录酶复合物进一步与粗面内质网的膜结构组装成双层膜包被的复制-转录发生器。

2. 复制-转录-翻译

在复制-转录发生器内，由 nsp12 和 nsp14 的参与下，以正链 RNA 为模板，复制产生双链 RNA。双链 RNA 转录出长短不一的转录 RNA，翻译出 S 蛋白、E 蛋白、M 蛋白及其他蛋白。

（四）出胞

经复制产生的单股正链 RNA，被翻译出的 S 蛋白、E 蛋白、M 蛋白包裹，重新组装成新的病毒，经过高尔基体的转运，向细胞外分泌成熟的子代病毒。

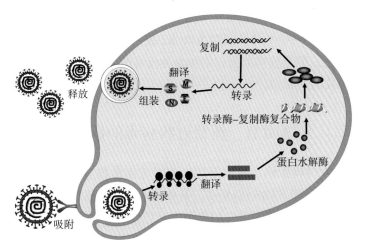

图 1-8　SARS-CoV 侵入细胞模式图

二、新型冠状病毒感染细胞的机制

与 SARS 感染细胞的过程相似，SARS-CoV-2 是通过 S-蛋白与人 ACE2 互作的分子机制，来感染人的呼吸道上皮细胞。ACE2 为膜蛋白，在肺部细胞多有分布，病毒与 ACE2 结合后进入肺细胞，导致肺炎。S 蛋白介导冠状病毒的入侵过程主要分为两个部分：

（一）S蛋白识别并结合宿主细胞受体

新型冠状病毒通过S蛋白上受体结合域RBD与宿主细胞的受体ACE2结合，这是病毒感染的起始步骤。Lan等利用X射线衍射技术，解析了SARS-CoV-2表面S蛋白的受体结合域RBD与人受体ACE2蛋白复合物的晶体结构，结构分析确定了SARS-CoV-2RBD中对ACE2结合至关重要的残基，其中大多数是高度保守的或与SARS-CoV RBD中的残基具有相似的侧链特性。这种结构和序列上的相似性强烈支持SARS-CoV-2和SARS-CoV RBD之间会发生融合进化，从而改善与ACE2的结合，尽管它们被隔离在β冠状病毒属的不同遗传谱系中。

（二）病毒与宿主细胞融合

当SARS-CoV-2 RBD与细胞表面受体ACE2特异结合后，S2蛋白会发生构象变化，在宿主蛋白酶的切割下被激活，S蛋白构象发生改变，膜融合肽释放，插入到宿主细胞膜上，随后S2亚基上的两个七肽重复序列形成六螺旋束，拉近病毒包膜与宿主细胞膜之间的距离，进而促使病毒与宿主细胞融合，介导病毒的进入。

有研究表明，SARS-CoV-2与ACE2的亲和力是SARS与ACE2亲和力的10~20倍。当SARS-CoV-2 S蛋白与ACE2蛋白结合后，结合的5个氨基酸有4个发生了变化，但是整体上蛋白的构象并没有改变，因此，SARS-CoV-2与ACE2具有很高的亲和力。

第四节　新型冠状病毒的检测

实验室在发现病原体、诊断受感染患者方面发挥重要作用，目前有多种实验室方法用于检测SARS-CoV-2，其中分子生物学诊断技术特异性高，而核酸检测在实验室检测技术中应用较为广泛且快速精确。

一、标本的采集

（一）检测样本的采集

适当的样本采集是诊断疾病的前提。流行病学提示有COVID-19患者在症状出现后不久检测为阴性，应反复检测。不同部位的标本，病毒载量不同，下呼吸道标本(深咳痰液、呼吸道抽取物、支气管灌洗液、肺泡灌洗液、肺组织活检标本)病毒RNA高于上呼吸道标本(鼻拭子、咽拭子、鼻咽抽取物)病毒RNA。血液标本建议病人空腹，用真空采血管采集急性期的抗凝全血或急性期、恢复期的双份血清。

（二）SARS-CoV-2 核酸样本的提取

磁珠法、离心柱法、煮沸裂解法及一步裂解法等均可进行 SARS-CoV-2 核酸样本的提取。不同部位临床标本在提取核酸前须做相应处理。其中，痰液由于黏液浓度较大，在进行核酸分离之前须进行痰液匀浆。用蛋白酶-K-DNase（PK-DNase）、磷酸盐缓冲液（PBS）和 N-乙酰半胱氨酸柠檬酸钠（NALC）三种痰液匀浆方法提取有 SARS-CoV-2 病毒株的痰液样本，提示PK-DNase 法适用于 RNA 提取前痰标本的匀浆。粪便标本则须用生理盐水预处理制备粪便混悬液，取上清后用核酸提取试剂盒提取核酸。鼻咽拭子、肺泡灌洗液、血液、尿液等标本可直接用试剂盒提取核酸。

二、病毒分离培养

病毒分离培养为实验室检测鉴定病毒的"金标准"。研究表明，SARS-CoV 在 Vreo E6 细胞中培养，引起明显细胞病变，对分离的病原体进行鉴定，确定为新的冠状病毒。MERS-CoV 对宿主细胞的嗜性较广，可在支气管上皮细胞系 Calu-3、胚胎肾细胞系 HEK、胚胎成纤维细胞系 HFL、肺腺癌细胞系 A549、结直肠腺癌细胞系 Caco-2、肝癌细胞系 Huh-7 及恶性组织细胞瘤细胞系 His-1 中观察到明显的细胞病变，且生长速度快。COVID-19 患者的肺泡灌洗液接种在肺癌术后患者的气道上皮细胞中或特殊致病性的人气道上皮细胞（HAE）进行分离培养，观察到起明显细胞病变，最终鉴定为 SARS-CoV-2。但病毒培养周期长，须在 BSL-3 实验室进行，使其在临床诊断中应用受限。

三、病毒感染的快速诊断

（一）电镜进行形态学检查

负染法电镜下观察 SARS-CoV-2 病毒，具有 β 冠状病毒属的典型形态结构。病毒一般呈球形，但有些呈多形性，直径在 60~140nm。病毒颗粒有明显的棘突，日冕状，长度为 9~12nm。

（二）病毒蛋白检测

1. 病毒蛋白抗原检测

人冠状病毒抗原检测主要针对病毒的结构蛋白，制备相应结构蛋白的单抗或多抗，运用双抗体夹心技术、电化学标记等技术检测标本中病毒抗原。

研究发现，对 317 例 SARS 患者的血清样本进行了 SARS-CoV N 蛋白检测，结果提示分别在发病后 5 天和 6~10 天的敏感性分别为 94% 和 78%，特异性为 99.9%，提示 N 蛋白可作为 SARS 的早期诊断指标。化学发光法结合的单抗，检测感染 SARS-CoV 患者鼻咽抽吸液中的 N 蛋白，同时检测了 18 份阳性标本和 20 份阴性标本，发现其敏感性和特异性均达到 100%，并与 CoV-229E、CoV-NL63、CoV-OC43 的重组 N 蛋白无交叉反应。目前常用的检测 MERS 的抗原大多基于 MERS-CoV N 蛋白。研究者设计的针对 MERS-CoV N 蛋白的特异性单克隆抗体被用来证明 MERS-CoV 存在于组织中，亦可用于呼吸道标本中 MERS-CoV N 蛋白检测。SARS-CoV-2 表面 N 蛋白和 S 蛋白均可作为 COVID-19 诊断的表面蛋白抗原，通过 ELISA 法对 39 例 COVID-19 患者、40 例 COVID-19 疑似患者和 225 名体检健康者进行 S 蛋白、N 蛋白抗体检测，发现在 SARS-CoV-2 感染后期，SARS-CoV-2 S 蛋白 RBD 抗体的诊断效能优于 N 蛋白抗体。抗原检测方法的主要优点是所需时间短、操作简便，可以即时检验，在生物安全箱内进行检测即可。但其灵敏度低于核酸扩增检测，目前尚未在人类标本中彻底验证。

2. 病毒蛋白抗体检测

血清抗体检测方法包括酶联免疫吸附实验(ELISA)、荧光免疫法(IFA)、中和试验(PRNT)、蛋白印迹法(WB)及免疫层析法(ICA)等(表 1-1)。

在冠状病毒感染过程中人体先后产生特异性 IgM 和 IgG。有研究报道，SARS 感染后在血清中 3~6 天可检测到 IgM，8 天后可检测到 IgG。但由于 IgM 与其他冠状病毒间容易存在非特异性阳性交叉反应，而且从 SARS、MERS 患者的血清检测来看，IgM 和 IgG 产生的时间间隔过短，没有太大的临床价值。因此在世界卫生组织及美国防控中心公布的 MERS 诊断标准中不包括 MERS 特异性 IgM 检测。

侧向流动免疫层析检测法(IFLA)在 15 分钟内可同时检测指尖血、血清和静脉血中 SARS-CoV-2 病毒的 IgM 和 IgG，总体检测敏感性为 88.66%，特异性为 90.63%，使用便捷、快速，促进了便携式检测的发展。但是血清学检测不能确定病毒存在，只能提示近期有病毒感染，此外血清学检测可能存在与其他冠状病毒或流感病毒存在交叉反应。由于各种血清学检测方法的不足，针对 MERS 的血清学诊断，世界卫生组织建议使用 ELISA 或基于 IFA 进行初步筛选实验，然后使用特异性中和试验对阳性血清进行验证筛选。美国疾病防控中心在 MERS 的诊断中则采用两阶段的方法，首先用 ELISA 对 IgG 检测，然后使用 IFA 进行验证性检测，在 ELISA 阳性、IFA 不确定的血清上进行微量中和反应，以获得最终结果。

免疫胶体金技术操作方便，所需时间短，可用于现场检测，基层医疗单位也可使用。目前国家已审批通过了万孚生物等研发用于 SARS-CoV-2 的 IgM 和 IgG 抗体的胶体金试剂（免疫层析法），将有益于新型冠状病毒感染的辅助诊断、接触者追踪及人与动物的流行病学调查。

表 1-1　SARS-CoV-2、MERS-CoV 和 SARS-CoV 免疫学检测方法比较

检测方法	SARS-CoV-2	MERS-CoV	SARS-CoV
ELISA	检测 S 蛋白和 N 蛋白，灵敏度高，特异性好	检测病毒或 S 蛋白、N 蛋白。可大量筛选，用时短，操作简单	S 蛋白、N 蛋白，第一代病毒或裂解后成分作为抗原
IFA	待检测	检测感染病毒的细胞，转染 S 蛋白和 N 蛋白的细胞。特异性高于 ELISA	特异性和灵敏度高于 ELISA，可检测到 10 天后患者血清中 IgG 抗体
PRNT	待检测	靶标为全病毒，特异性强，须在 BSL-3 实验室，用时较长	S 蛋白、假病毒，或病毒均可，特异性强
ICA	检测 N 抗原的 IgG、IgM 抗体特异性和灵敏性高、简便、快捷，需 15 分钟	检测 N 抗原，快速，但未经临床样品验证，灵敏度低于 ELISA	应用 SARS 变异株重组抗原，简便、特异性高，5 分钟出结果，采样量少
胶体金法	快速、简便、特异性高，15 分钟出结果，在患者感染第 7 天或发病第 3 天可检测 IgM 抗体	未应用	未应用
化学发光法	特异性高，速度快，可检测病毒 IgG、IgM 抗体和抗原，可实现自动化批量检测	未应用	未应用

（三）病毒核酸检测

1. 基因测序

病毒的基因组测序是研究病毒进化及毒力变异的基础。国家生物信息中心 2019 新型冠状病毒信息库（http：//bigd.big.ac.cn/ncov），整合了德国全球流感数据库、NCBI、深圳（国家）基因库、国家生物信息中心/国家基因组科学数据中心等机构发布的 SARS-CoV-2 基因和蛋白质序列数据信息，为病毒

进化及毒力变异、研发检测新型冠状病毒试剂盒、抗病毒药物及疫苗设计等提供支持。

2. 逆转录聚合酶链反应(RT-PCR)

新型冠状病毒检测 PCR 试剂盒当前主要分为两大类，一类为双重检测实时荧光 RT-PCR 试剂盒，检测新型冠状病毒 RNA 聚合酶(RdRp)基因及 N 基因，另一类为三重检测实时荧光 RT-PCR 试剂盒，检测 RdRp 基因、N 基因及 E 基因。RT-PCR 检测不受病毒培养的限制，所需时间相对短，容易在实验室检测，在早期诊断中占重要作用。但不能准确定量且操作过程中易污染而使得假阳性率高，病毒载量低的样本可能出现假阴性结果等缺点使其使用受限。

3. 其他核酸检测技术

逆转录环介导等温扩增(RT-LAMP)是一种检测 MERS-CoV N 基因和 ORF1a 基因的 RNA 扩增技术；RT-LAMP-VF 是将 RT-LAMP 垂直流动显示条带相组合，是 RT-LAMP 的变形，One-pot 逆转录环介导的等温扩增是优化后的 RT-LAMP，两者都被用于检测 MERS-CoV 的 N 基因；逆转录等温重组酶聚合酶扩增(RT-RPA)是一种新型的等温扩增技术，针对 MERS-CoV 的 N 基因检测；逆转录重组酶介导检测方法(RT-RAA)，检测 MERS-CoV 的方法灵敏、特异、快速，可用于 MERS-CoV 现场快速诊断及流行病学调查。

不同病毒的不同核酸检测方法比较见表1-2。

表1-2　SARS-CoV-2、MERS-CoV 和 SARS-CoV 核酸检测方法比较

检测方法	SARS-CoV-2	MERS-CoV	SARS-CoV
基因测序	特异性高，需时间长，对人员、设备要求高，不适合临床大批量诊断	特异性高，需时间长，设备及人员要求高，不适合临床大批量诊断	特异性高，需时间长，对人员、设备要求高，不适合临床大批量诊断
RT-PCR	需时间短，约2-3小时，特异性高，灵敏度高，检测 ORF1ab、N 基因、E 基因，用于早期诊断	检测 ORF1a 基因及 upE 基因，用时短，特异性高，灵敏度低	检测 N、M 及 S 基因，特异性高，灵敏度高
其他核酸检测技术	基因编辑技术及核酸质谱技术。均具有灵敏度高，操作简单，前者识别 ORF1ab 及 S 基因，后者可同时检测多种病原体	RT-LAMP、RT-RPA、RT-RAA 等检测 N 基因，用时短，设备要求简单	待检测

第五节　新型冠状病毒疫苗研制进展

由于新型冠状病毒感染目前尚无特效药物，并且病毒可能长期存在于人群并发展为季节性流行，相关疫苗研发已成为全球疫情防控的希望。得益于冠状病毒的共同特性及疫苗技术的飞速发展，新冠疫苗的快速研发成为可能。根据 WHO 统计，截至 2021 年 2 月 5 日，全球在研新冠疫苗有 240 个，其中进入临床试验的疫苗已有 63 个，还有 177 个候选疫苗处于临床前评估阶段。目前新冠疫苗的研发路线主要分为五大类：灭活疫苗、减毒疫苗、重组蛋白疫苗、病毒载体疫苗和核酸疫苗。

一、灭活疫苗

灭活疫苗是一种传统的疫苗，其原理是将体外细胞基质上培养的病毒，通过理化方式灭活，但保留其免疫原性，仍可刺激人体产生免疫应答。灭活疫苗的优势是技术成熟、工艺简单、安全性高。但对于实验室的防护等级要求高，往往需要多次免疫，并且存在抗体依赖性增强（antibody dependent enhancement，ADE）作用风险。ADE 作用是指某些病毒在特异性抗体协助下复制或感染能力显著增强，在感染过程中引发更严重病理损伤。

2020 年 6 月，国药集团中国生物武汉生物制品研究所和北京生物制品研究所分别研制的两款新冠灭活疫苗 Ⅰ/Ⅱ 期临床试验相继揭盲。其中由武汉生物制品研究所和中国科学院武汉病毒研究所联合研制的新冠灭活疫苗 Ⅰ/Ⅱ 期临床试验中期结果显示，疫苗组接种者均产生了中和抗体，并且抗体水平与其他疫苗研究报告的水平相当，证实了该疫苗具有良好的免疫原性。6 月 23 日，国药集团中国生物研发的这两款新冠灭活疫苗获批在阿拉伯联合酋长国启动国际临床 Ⅲ 期试验。2020 年 12 月 30 日，国药集团中国生物北京生物制品研究所公布了新冠灭活疫苗 Ⅲ 期临床试验中期分析数据。临床数据显示疫苗接种后安全性良好，数据结果达到了世界卫生组织及国家药监局相关标准要求。国家药监局于 2020 年 12 月 30 日依法附条件批准了该疫苗的注册申请，即附条件上市，这也是我国第一款获批上市的新冠疫苗。此外，阿联酋和巴林等国家也已批准国药集团中国生物新冠灭活疫苗注册上市。

2020 年 7 月，由另一家中国公司北京科兴中维生物研制的新冠灭活疫苗（克尔来福）也陆续在巴西、智利、印尼、土耳其等国家开展 Ⅲ 期临床研究。2021 年 2 月 3 日，科兴中维宣布，其在巴西和土耳其的 Ⅲ 期临床试验结果显示该疫苗接种后安全性良好，完成两剂接种 14 天后，保护效果达到世界卫生组织及国家药监局相关标准要求。国家药监局已于 2021 年 2 月 6 日依法附条件批准疫苗附条件上市。同时该疫苗也已获批在巴西、智利、土耳其等国家紧急使用，这些成果意味着我国在新冠灭活疫苗研发上走在了世界前列。

二、减毒疫苗

减毒疫苗相较于灭活疫苗，同样历史悠久，有大量的成熟产品应用。其通过野生病毒在体外连续传代培养，逐步获得毒性减弱可用于人体的减毒株，并可诱导全身性的免疫应答。减毒疫苗优势在于可在人体诱导较强的免疫应答，同时产生细胞免疫和体液免疫，并且往往只须接种一次就可以达到免疫效果。不过有研究表明，SARS 减毒活疫苗在小鼠体内多代复制后，还会产生毒性蛋白，表明疫苗安全性较差。同时减毒疫苗对于储存和运输要求高，且开发时间较长，目前国内外新冠减毒疫苗研制相对缓慢。

三、重组蛋白疫苗

相比于传统的灭活/减毒疫苗，重组蛋白疫苗因其安全性高、技术成熟等优势，近年来已成为疫苗研发的热点方向。其过程是利用已知的病毒基因序列，将目标蛋白的基因整合到表达载体中，再转化到细菌、酵母、哺乳动物或昆虫细胞中，诱导目标蛋白的表达，经纯化后制成疫苗。由于重组蛋白疫苗仅使用部分病毒蛋白作为抗原，往往免疫原性较弱。因此，将重组蛋白疫苗设计成病毒样颗粒（virus like particle，VLP）结构，并选择合适的疫苗佐剂，可取得较好的临床效果。

截至 2021 年 2 月，全球已有 20 个新冠重组蛋白疫苗进入临床试验阶段，其中中国的智飞生物和美国的 Novavax 两家公司的研发进度最快。智飞生物和中国科学院微生物研究所联合研制的新冠重组蛋白疫苗于 2020 年 11 月 18 日起在国内开展部分Ⅲ期临床试验。美国 Novavax 公司于 2020 年 9 月 24 日起在英国、南非、美国等国家启动Ⅲ期临床试验，2021 年 1 月 28 日，Novavax 公司在官方网站发布了疫苗的Ⅲ期临床试验中期数据。其中在英国的Ⅲ期临床试验结果显示，该疫苗有效性为 89.3%，且对于英国发现的变异病毒有效率仍然达到 85.6%；而在南非的Ⅲ期临床试验结果显示，针对在南非发现的变异病毒该疫苗有效性明显降低，测试有效率仅为 49.4%。

四、病毒载体疫苗

病毒载体疫苗，是以目前已掌控的病毒（如腺病毒）为载体，将保护性的抗原基因重组到病毒基因组中，使其高效表达病毒抗原所制备成的疫苗。该技术优点在于诱导的免疫原性强，基因的递送效率高。但疫苗研发耗时长，并且对载体的选择、工艺要求高，由于携带抗原基因的载体往往也能在体内诱导较强的免疫应答，会最终影响疫苗的免疫效果，须引起警惕。

2020 年 3 月 16 日，中国康希诺公司和军事科学院联合研制的重组腺病毒载体新冠疫苗（Ad5-nCoV）的 I 期临床试验在武汉开展，共招募了 108 名志愿者，分为高、中、低三个剂量组展开研究。这是全球第一个开展临床试验的新冠疫苗，I 期的研究结果显示疫苗安全、耐受性好，能快速诱导免疫应答。2020 年 4 月 12 日，Ad5-nCoV 进入 II 期随机双盲、安慰剂对照临床试验，完成了 508 名受试者接种。II 期研究结果显示，Ad5-nCoV 在每剂 $5×10^{10}$ vp 病毒颗粒数的剂量下是安全的，单针免疫后，绝大多数受试者体内产生了显著的免疫反应。8 月 11 日，Ad5-nCoV 疫苗专利申请被授予专利权，这也是我国首个新冠疫苗专利。9 月 2 日，康希诺公司发布公告称，Ad5-nCoV 已在俄罗斯启动 III 期临床试验，这是中国第四个启动 III 期临床试验的新冠疫苗。2021 年 2 月 1 日，康希诺公司发布公告称，Ad5-nCoV 疫苗 III 期临床试验的中期分析结果达到预设的主要安全性及有效性标准，将继续推进疫苗的 III 期临床研究。

在国外，由英国牛津大学和阿斯利康制药公司合作研制的腺病毒载体新冠疫苗（AZD1222）于 2020 年 4 月 23 日至 5 月 21 日针对 1077 名受试者开展了 I/II 期临床试验。结果显示，疫苗能够同时诱发人体产生中和抗体反应和较强的 T 细胞应答，并提供至少两个月的保护力。5 月底，AZD1222 已逐步在英国、巴西、南非等地开启 II/III 期临床试验，成为全球最早进入 III 期临床试验的新冠候选疫苗。2020 年 11 月 23 日，阿斯利康制药公司发布公告称，AZD1222 疫苗在英国、巴西开展的 III 期临床试验中期分析结果达到主要疗效终点，平均有效率为 70%。目前，该疫苗已被欧盟授予有条件上市许可。

此外，俄罗斯"加马列亚"流行病与微生物学国家研究中心于 2020 年 8 月 11 日宣布注册了全球首款新冠疫苗"sputnik-V"。其 III 期临床试验中期分析结果显示，该疫苗有效率为 91.6%。目前，sputnik-V 疫苗已在俄罗斯和阿根廷等国家授权使用。

五、核酸疫苗（DNA 疫苗/mRNA 疫苗）

核酸疫苗也被称为基因疫苗，包括 DNA 疫苗和 mRNA 疫苗，其基本路线是将编码病毒蛋白的 DNA 或 mRNA 片段导入人体细胞，表达病毒蛋白，从而诱导人体产生体液免疫和细胞免疫。该技术制备工艺简单，易标准化且成本低廉。但也存在一些安全性问题(DNA整合到宿主基因组的潜在安全性)，同时疫苗稳定性较差，免疫原性较低。核酸疫苗是近年来疫苗研发的热点领域，但值得注意的是，核酸疫苗之前从未有过获批疫苗的先例。

美国辉瑞公司与德国BioNTech公司联合开发了新冠mRNA疫苗(BNT162b2)，2020年11月18日，辉瑞和BioNTech公司联合宣布，候选新冠疫苗BNT162b2在Ⅲ期临床试验中期分析中，显示出高达95%的保护效率。2020年12月11日，美国食品和药品管理局正式批准了BNT162b2疫苗的紧急使用授权。

2020年11月16日，美国Moderna公司发布公告称，其研发的新冠mRNA疫苗(mRNA-1273)，在Ⅲ期临床试验中期分析中，有效率达到94.5%，2020年12月18日，美国食品和药品管理局正式批准了mRNA-1273疫苗的紧急使用授权。

在国内，由军事科学院与苏州艾博生物科技有限公司、云南沃森生物技术股份有限公司共同研发的新冠mRNA候选疫苗(ARCoV)已于2020年6月19日正式通过国家药品监督管理局临床试验批准。这是中国国内首个获批开展临床试验的mRNA疫苗。

六、小结

综上所述，从WHO公布的疫苗研发进度来看，截至2021年2月5日，全球共有63个疫苗处于临床试验阶段，采用的技术路线主要为重组蛋白疫苗(20个)、非复制型病毒载体疫苗(10个)、灭活疫苗(9个)、DNA疫苗(8个)、mRNA疫苗(7个)。上述疫苗中，处于Ⅲ期临床试验阶段的有22个，其中有6个疫苗已在部分国家获批附条件上市或紧急批准使用。在中国，国家药监局已于2020年12月30日和2021年2月6日依法附条件批准了国药集团中国生物北京生物制品研究所和北京科兴中维生物研制的新冠灭活疫苗附条件上市。

目前全球部分国家已陆续开始实施新冠疫苗接种。根据美国约翰斯·霍普金斯大学数据统计，截至2021年2月5日，全球新冠疫苗接种总量已达到1.19亿剂次，其中美国3680万剂，中国3120万剂，英国1099万剂，以色列533万剂。此外，部分国家已陆续开始接种第二剂疫苗，即完成接种。目前全球累计完成接种人数为1396万人，完成接种率为0.18%，其中以色列有196万人完成接种，完成接种率22.12%，为全球最高。

虽然全球新冠疫苗研发正在快速推进，但在研发过程中仍面临一些挑战，如 ADE 作用风险、病毒变异，以及对接种后的抗体产生情况了解不足。而由于国内疫情已基本控制，无法收集到较为准确的临床试验数据，Ⅲ期临床试验也难以开展。因此，如何应对这些挑战，是新冠疫苗研发中须要深入思考的问题。

参 考 文 献

［1］Fehr AR，Perlman S. Coronaviruses：an overview of their replication and pathogenesis［J］. *Methods Mol Biol*，2015，1282：1-23.

［2］Chen Y，Liu Q，Guo D. Emerging coronaviruses：Genome structure，replication，and pathogenesis［J］. *J Med Virol*，2020，92（4）：418-423.

［3］Wu F，Zhao S，Yu B，*et al*. A new coronavirus associated with human respiratory disease in China［J］. *Nature*，2020，579（7798）：265-269.

［4］Fauci AS，Lane HC，Redfield RR. COVID-19：Navigating the uncharted［J］. *N Engl J Med*，2020，382（13）：1268-1269.

［5］Young BE，Fong SW，Chan YH，*et al*. Effects of a major deletion in the SARS-CoV-2 genome on the severity of infection and the inflammatory response：an observational cohort study［J］. *Lancet*，2020，396（10251）：603-611.

［6］Wu A，Peng Y，Huang B，*et al*. Genome composition and divergence of the novel coronavirus（2019-nCoV）originating in China［J］. *Cell Host Microbe*，2020，27（3）：325-328.

［7］Benvenuto D，Giovanetti M，Ciccozzi A，*et al*. The 2019-new coronavirus epidemic：evidence for virus evolution［J］. *J MedVirol*，2020，92（4）：455-459.

［8］Chen L，Liu W，Zhang Q，*et al*. RNA based mNGS approach identifies a novel human coronavirus from two individual pneumonia cases in 2019 Wuhan outbreak［J］. *Emerg Microbes Infect*，2020，9（1）：313-319.

［9］Chan JF，Kok KH，Zhu Z，*et al*. Genomic characterization of the 2019 novel human-pathogenic coronavirus isolated from a patient with atypical pneumonia after visiting Wuhan［J］. *Emerg Microbes Infect*，2020，9（1）：221-236.

［10］Xu X，Chen P，Wang J，*et al*. Evolution of the novel coronavirus from the ongoing Wuhan outbreak and modeling of its spike protein for risk of human transmission［J］. *Sci China Life Sci*，2020，63（3）：457-460.

［11］Lu R，Zhao X，Li J，*et al*. Genomic characterisation and epidemiology of 2019 novel coronavirus：implications for virus origins and receptor binding［J］. *Lancet*，2020，395（10224）：565-574.

［12］Zhou P，Yang XL，Wang XG，*et al*. A pneumonia outbreak associated with a new coronavirus of probable bat origin［J］. *Nature*，2020，579（7798）：270-273.

[13] Su S, Wong G, Shi W, et al. Epidemiology, Genetic Recombination, and Pathogenesis of Coronaviruses[J]. *Trends Microbiol*, 2016, 24(6): 490-502.

[14] Du L, He Y, Zhou Y, et al. The spike protein of SARS-CoV——a target for vaccine and therapeutic development[J]. *Nat Rev Microbiol*, 2009, 7(3): 226-236.

[15] Zhou P, Yang XL, Wang XG, et al. A pneumonia outbreak associated with a new coronavirus of probable bat origin[J]. *Nature*, 2020, 579(7798): 270-273.

[16] Lan J, Ge J, Yu J, et al. Structure of the SARS-CoV-2 spike receptor-binding domain bound to the ACE2 receptor[J]. *Nature*, 2020, 581(7807): 215-220.

[17] Walls AC, Park YJ, Tortorici MA, et al. Structure, function and antigenicity of the SARS-CoV-2 spike glycoprotein[J]. *Cell*, 2020, 181(2): 281-292.

[18] Kirchdoerfer RN, Ward AB. Structure of the SARS-CoV nsp12 polymerase bound to nsp7 and nsp8 co-factors[J]. *Nat Commun*, 2019, 10(1): 2342.

[19] Jin Z, Du X, Xu Y, et al. Structure of Mpro from SARS-CoV-2 and discovery of its inhibitors[J]. *Nature*, 2020, 582(7811): 289-293.

[20] Gao Y, Yan L, Huang Y, et al. Structure of the RNA-dependent RNA polymerase from COVID-19 virus[J]. *Science*, 2020, 368(6492): 779-782.

[21] 国家卫生健康委办公厅. 新型冠状病毒感染的肺炎防控方案(第三版)[EB/OL]. (2020-01-28)[2020-02-06]. http://www.nhc.gov.cn/jkj/s7923/202001/470b128513fe46f086d79667db9f76a5.shtml.

[22] Sung H, Yong D, Ki CS, et al. Comparative evaluation of three homogenization methods for isolating middle east respiratory syndrome coronavirus nucleic acids from sputum samples for real-time reverse transcription PCR[J]. *Ann Lab Med*, 2016, 36(5): 457-462.

[23] Chan JF, Chan KH, Choi GK, et al. Differential cell line susceptibility to the emerging novel human betacoronavirus 2c EMC/2012: implications for disease pathogenesis and clinical manifestation[J]. *J Infect Dis*, 2013, 207(11): 1743-1752.

[24] Kooraki S, Hosseiny M, Myers L, et al. Coronavirus(COVID-19)outbreak: what the department of radiology should know[J]. *J Am Coll Radiol*, 2020, 17(4): 447-451.

[25] Lee SH, Baek YH, Kim YH, et al. One-pot reverse transcriptionalloop-mediated iso-thermal amplification (RT-LAMP) for detecting MERS-CoV [J]. *Front Microbiol*, 2016, 7: 2166.

[26] Abd El Wahed A, Patel P, Heidenreich D, et al. Reverse transcriptionrecombinase polymerase amplification assay for the detection of middle East respiratory syndrome coronavirus[J]. *PLoS Curr*, 2013, 5: 1-14.

[27] 周冬根, 罗洁, 陈健骅, 等. 中东呼吸综合征冠状病毒 RT-RAA 快速检测方法的建立及应用[J]. 病毒学报, 2018, 34(1): 45-51.

[28] Che XY, Hao W, Wang Y, et al. Nucleocapsid protein as early diagnostic marker for SARS[J]. *Emerg Infect Dis*, 2004, 10(11): 1947-1949.

［29］Fujimoto K，Chan KH，Takeda K，*et al.* Sensitive and specific enzyme-linked immu-nosorbent assay using chemiluminescence for detection of severe acute respiratory syndrome viral in-fection［J］. *J Clin Microbiol*，2008，46(1)：302-310.

［30］De Wit E，Rasmussen AL，Falzarano D，*et al.* Middle East respiratory syndrome coro-navirus(MERS-CoV)causes transient lower respiratory tract infection in rhesus macaques［J］. *Proc Natl Acad Sci USA*，2013，11041(41)：16598-16603.

［31］Lee HK，Lee BH，Seok SH，*et al.* Production of specific antibodies against SARS-coronavirus nucleocapsid protein without cross reactivity with human coronaviruses 229E and OC43［J］. *J Equine Vet Sci*，2010，11(2)：165-167.

［32］World Health Organization. Draft landscape of COVID-19 candidate vaccines［EB/OL］.［2021-02-05］https：//www. who. int/publications/m/item/draft-landscape-of-covid-19-can-didate-vaccines.

［33］Xia S，Duan K，Zhang Y，*et al.* Effect of an Inactivated Vaccine Against SARS-CoV-2 on Safety and Immunogenicity Outcomes：Interim Analysis of 2 Randomized Clinical Trials［J］. *JAMA*，2020，324(10)：15543.

［34］Zhu FC，Li YH，Guan XH，*et al.* Safety，tolerability，and immunogenicity of a re-combinant adenovirus type-5 vectored COVID-19 vaccine：a dose-escalation，open-label，non-randomised，first-in-human trial［J］. *Lancet*，2020，395(10240)：1845-1854.

［35］Zhu FC，Guan XH，Li YH，*et al.* Immunogenicity and safety of a recombinant adenovi-rus type-5-vectored COVID-19 vaccine in healthy adults aged 18 years or older：a randomised，double-blind，placebo-controlled，phase 2 trial［J］. *Lancet*，2020，396(10249)：479-488.

［36］Folegatti PM，Ewer KJ，Aley PK，*et al.* Safety and immunogenicity of the ChAdOx1 nCoV-19 vaccine against SARS-CoV-2：a preliminary report of a phase 1/2，single-blind，ran-domised controlled trial［J］. *Lancet*，2020，396(10249)：467-478.

［37］Mulligan MJ，Lyke KE，Kitchin N，*et al.* Phase I/II study of COVID-19 RNA vaccine BNT162b1 in adults［J］. *Nature*，2020，586：589-593.

［38］田亚玲，鲁君艳. SARS-CoV-2 N 蛋白和 S 蛋白抗体检测在 COVID-19 诊断中的应用［J］. 检验医学，2020，35(11)：1136-1139.

第二章

新冠肺炎流行病学特征

2019 年 12 月以来，多个国家相继发现了新冠肺炎病例。该病作为急性呼吸道传染病已纳入《中华人民共和国传染病防治法》规定的乙类传染病，按甲类传染病管理。通过采取一系列预防控制和医疗救治措施，我国境内疫情和输入疫情都得到了控制，但其传播途径、传染源和潜伏期等仍然存在未解之谜。

第一节　新冠肺炎的流行情况

一、新冠肺炎在全球的流行

新冠肺炎疫情发生后，2020 年 1 月 30 日 WHO 宣布新冠肺炎疫情的全球性暴发为"国际关注的突发公共卫生事件"（public health emergency of international concern，PHEIC）时，除中国外的多个国家仅处于散发状态。1 月 31 日，WHO 进一步宣布这一疫情存在发展为"大流行"的可能，但尚未构成大流行。尽管 WHO 已经向国际社会提出了警示，但多国采取的预防措施并不多，疫情关注度也不足。

2020 年 2 月 28 日，WHO 将新冠肺炎疫情的全球传播风险和影响风险级别从"高"上调为"很高"。此后，全球疫情形势进一步发展。根据 WHO 每日发布的疫情报告，截至北京时间 3 月 10 日 17 时，全球波及 110 个国家，其中 62 个国家、领土和地区出现本土传播，并且随着非洲阿尔及利亚等 6 国出现确诊病例，WHO 按照地域划分的全球六大区域全部出现疫情。日内瓦时间 3 月 11 日，WHO 考虑到疫情发展速度和对部分国家、地区响应程度不足的担忧，总干事谭德塞宣布本次疫情已构成"全球大流行"（pandemic）。宣布后，国际疫情仍在蔓延，呈现出暴发态势。截至 2021 年 1 月 19 日 24 时，全球已有 215 个国家和地区报道新冠肺炎确诊患者 93，217，287 人，其中死亡病例 2，014，957 人（表 2-1）。

表 2-1　2021 年 1 月 19 日全球 COVID-19 新增确诊和死亡病例分布

COVID-19	确诊病例总计(过去一周新增)	死亡病例总计(过去一周新增)
全球	93,217,287(4,725,029)	2,014,957(93,882)
非洲	2,313,130(177,252)	52,905(5,000)
美洲	41,329,493(2,467,817)	954,545(43,804)
地中海东部	5,335,273(183,178)	127,817(2,846)
欧洲	30,509,880(1,610,353)	666,237(37,698)
东南亚	12,462,338(204,654)	191,196(3,410)
西太区	1,266,428(81775)	22,444(1,123)

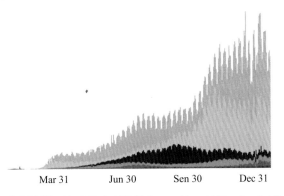

图 2-1　截至 2021 年 1 月 23 日全球 COVID-19 确诊患者数(https://covid19.who.int/)

　　值得关注的是,从全球范围来看,新冠肺炎疫情仍处于大流行中,全球对新冠肺炎疫情的防控重视程度已越来越高,几乎所有国家均已进入紧急状态,并不断升级强化防控措施。

二、新冠肺炎在中国的流行

(一)新冠肺炎在中国早期的流行与控制

　　我国在确定新冠肺炎存在人传人的传播途径后,于 2020 年 1 月 23 日立即对武汉采取了"封城"的措施,随着 1 月 25 日一例新冠肺炎患者在西藏自治区的确诊,我国所有的省市自治区都发现了新冠肺炎确诊患者。在最初对新冠肺炎一无所知的情况下,任何地区一旦出现新冠肺炎病例,都立刻启动Ⅰ级(最高级)应急响应。要求民众在出入公共场合,如超市、宾馆及乘坐公共交通时,必须佩戴口罩;并停止聚集性活动,实行区域性交通管制,对发生社区传播或聚集性疫情的城市居民小区（农村自然村）内的相关场所进行消毒，采取限制人员聚集、进出等管控措施。一系列强有力措施的实施，使得疫情在除了湖北以外的其他地区均得到了有效控制。随着疫情逐渐得到控制，由于复工复产复学的需求，各地不断调整新冠肺炎应急响应级别。根据《中华人民共和国传染病防治法》《突发公共卫生事件应急条例》等法律法规，实施分区分级精准防控。以县区为单位，依据人口、发病情况综合研判，科学划分疫情风险等级，明确分级分类的防控策略，对高风险区实施"内防扩散、外防输出、严格管控"策略。随着4月8日武汉宣布"解禁"，标志着我国新冠肺炎疫情得到全面控制，取得了阶段性的胜利。

（二）"倒灌"新冠肺炎在中国的控制

在我国疫情逐渐得到控制的同时，其他国家确诊人数不断攀升，由国外回国的新冠感染者造成"倒灌"新冠肺炎疫情成了新的防控重点，给我国新冠肺炎疫情防控带来了巨大挑战。我国开始在机场、港口等出入境关口严格进行检验检疫，对所有入境人员进行14天强制隔离，对所有来自境外疫情重点地区的航班，入境时安排专用机位、廊桥和通道，指定安全区域开展口岸卫生检疫，最大限度降低交叉感染风险。对检疫判定的确诊病例、疑似病例、密切接触者等，及时按规定落实转运、治疗、隔离等措施，确保无缝对接、闭环运作，对虚报信息、隐瞒病情的人员依法追究责任。暂停跨境国际道路旅客运输，加强国际航线水路客运管理。对各地特别是境外疫情输入重点地区，通过加强药品、防护物资和抢救设备保障，做好定点医院、隔离病房等措施控制疫情。同时，对跨境流动人员做好安全风险提示，减少不必要的出境活动，暂停组织出入境旅游业务。

我国"倒灌"输入疫情是国内疫情取得全面控制时的主要问题，实施严格的入境人员闭环管理，减少不必要的人员跨境流动，在"倒灌"疫情中成为主要防控手段。"外防输入、内防反弹"是3月到5月间新冠肺炎疫情防控的防控重点。

（三）新冠肺炎疫情聚集与散发并存，防控成为常态

在我国国内新冠肺炎疫情全面得到控制的同时，全球各国不断告急。国内散发病例和聚集性病例时有发生，输入疫情不断给疫情防控工作带来压力。面对这样的情况，国务院在5月8日提出了应对新型冠状病毒感染肺炎疫情要进行联防联控机制，做好新冠肺炎疫情常态化防控工作的要求。

全国疫情防控进入常态化阶段后，国家卫健委对核酸检测能力提出了更

高要求。按照扩大核酸检测范围，对重点人群实行应检尽检，对其他人群实行愿检尽检的要求，加强全国各地核酸检测能力建设，核酸检测量大幅度增长，效率明显提升。在保障核酸检测量增加的同时，必须加强质量控制，保证检测结果准确可靠。各地要高度重视核酸检测质量控制工作，使核酸检测既保"量"又保"质"，为做好常态化疫情防控工作提供有力技术支撑。

第二节　新冠肺炎的传染源及传播途径

一、新冠肺炎的传染源

（一）动物作为传染源

迄今为止关于 SARS-CoV-2 的动物宿主没有完全定论。蝙蝠、穿山甲等作为动物宿主的可能性是存在的，推测 SARS-CoV-2 可能有多个动物宿主，或者是携带 SARS-CoV-2 的动物广泛存在。全基因组测序和系统发育分析表明，导致 COVID-19 的冠状病毒是一种与严重急性呼吸综合征（SARS）病毒（以及几种蝙蝠冠状病毒）属于同一亚属的冠状病毒，但属于不同的分支。中东呼吸综合征（MERS）病毒是另一种病毒，其亲缘关系似乎更为遥远。最相似的 RNA 序列是两种蝙蝠冠状病毒，蝙蝠似乎是其主要来源；SARS-CoV-2 病毒是直接从蝙蝠传播还是通过其他机制（如通过中间宿主）传播尚不清楚。

（二）病人作为传染源

随着华南海鲜市场和多数地区野生动物交易市场的关闭，目前认为野生动物（动物宿主）已经不再是目前疫情流行的主要传染源。传染源主要是新型冠状病毒感染的患者。隐性感染者也可能成为传染源，这种情况既往在 SARS 并没有发生过。隐性感染者没有症状，难以及时被诊断和隔离，容易造成社区中传染源的积累，导致控制疾病传播的难度增大。除了患者和隐性感染者以外，有研究提示，处于潜伏期的患者也可能存在一定的传染性，从而将新型冠状病毒传染给他人。还有研究发现，在恢复期的患者可以检测到病毒的存在，提示也可能具有一定传染性。

1. 潜伏期患者

潜伏期（incubation period）是指自病原体侵入人体到最早临床症状或体征出现的这一段时间。潜伏期患者由于症状尚未出现，不容易被识别，因而具有非常重要的流行病学意义。

COVID-19 潜伏期时间到底有多长？目前关于 COVID-19 潜伏期的研究较多，多数研究认为潜伏期<14 天，中位数从 3~7 天不等。有 2 项研究认为潜伏期平均是 5.2 天，分别是中国 CDC 对于流行初期 10 例病例的回顾分析（95%CI：4.1~7.0，95%的患者为 12.5 天以内）和美国约翰霍普金斯大学根据 38 个省、地区或国家公开的 101 例确诊病例估计（95%CI：4.4~6.0，97.5%的患者为 10.5 天以内）。韩国研究者利用 24 例确诊患者估算平均潜伏期为 3.6 天（中位数 4 天）。我国 31 个省市抽取的 291 例临床确诊病例分析也显示潜伏期中位数为 4（IQR：2~7）天。中国浙江省东部 5 家医院 91 例病例显示潜伏期为 6（IQR：3~8）天。值得注意的是，中国河南省 483 例病例流行病学分析计算潜伏期中位数为 7 天，且该研究发现仍有 7.45%的患者潜伏期>14 天。

2. 临床期患者

临床症状期病人出现特异性临床症状和体征，易于识别，但此时病人体内有大量新型冠状病毒繁殖生长，又有许多有利于病原体排出的临床症状，这是传染性最强的时期。因此，在 2019 年 12 月到 2020 年 1 月 23 日前尚未确定新冠肺炎存在人传人的这一时期，新冠肺炎患者出现症状但并未隔离，其密切接触者也未作防护或防护不足，造成新冠肺炎在武汉的急剧传播，并导致医护人员的大量感染甚至死亡。

3. 恢复期

此时病人的临床症状已消失，人体处于恢复期。此期病人开始产生免疫力，清除体内病原体，一般不再具有传染性。对于新冠肺炎患者，经住院治疗后，在出院前至少间隔 24 小时进行两次病毒核酸检测阴性才可以出院，但在后期的随访过程中，有部分病人核酸检测出现"复阳"的现象。说明新型冠状病毒在一些人体内不能完全清除，只是病毒载量较低，目前的检测方法灵敏度较低检测不到，在免疫力下降时病毒开始繁殖增生，又可以被检测到。这些"复阳"的患者是否具有传染性还存在争议。

（三）无症状感染者

无症状感染（inapparent infection，subclinical infection，asymptomatic infection）又称隐性感染或亚临床感染，是指病原体侵入人体后，仅引起人体产生特异性的免疫应答，不引起或只引起轻微的组织损伤，因而在临床上不表现出任何症状、体征，甚至生化改变，只能通过实验室检查才能发现，隐性感染者又成为健康病原携带者（healthy carrier）。隐性感染者有向体外排出病毒而成为传染源的可能，但是由于临床症状隐匿，这类传染源无法有效识别，容易形成防控措施的漏洞因而无症状感染者也具有非常重要的流行病学意义。

　　能够把病毒传染给 10 人以上的感染者称为超级传播者（super spreader），隐性感染者由于表现隐匿，难以发现，有条件成为病毒的超级传播者。隐性感染者在世界各地都造成新冠肺炎疫情的聚集性暴发，因为对于具有流行病学史的疑似对象都要进行检疫隔离并进行病毒核酸检测，做到"应检尽检"。隐性感染者作为传染源的意义取决于其在人群中的分布、排出病毒的数量和持续时间，以及隐性感染者的职业、行为习惯、生活习惯、活动范围和卫生防疫措施等。目前的研究仅能提供少量的线索，隐性感染者的特征有待进一步明确。密切接触者相对于一般人群有更多的机会成为隐性感染者，在密切接触者中进行隐性感染者筛查，并且评估其传播疾病的风险在现阶段看来具有更高的效率。随着 COVID-19 的发展，了解隐性感染者在一般人群中的比例，对于明确人群中是否已经建立免疫屏障也有重要意义。

二、新冠肺炎的传染途径

　　目前认为，经呼吸道飞沫传播和接触传播是主要的传播途径，多地已经从确诊患者的粪便中检测出新型冠状病毒，存在粪-口传播风险。

（一）呼吸道飞沫传播

　　呼吸道飞沫传播是新型冠状病毒传播的主要方式。含有大量病原体 SARS-CoV-2 的飞沫在传染源呼吸、打喷嚏、咳嗽时经口鼻排入环境，距离大约 1m，易感者直接吸入飞沫后引起感染。飞沫传播主要累及传染源周围的密切接触者。在没有外部条件帮助下，飞沫喷射到 2m 以外的可能性很小。这种传播在一些拥挤且通风较差的公共场所，如会议室、餐馆、车站、公共交通工具、电梯、临时工棚等较易发生。同时，也是引起新冠肺炎聚集性病例发生的重要场所。

（二）接触传播

　　接触传播通常有两种方式，即直接接触和间接接触。间接接触传播是指含有病毒的飞沫沉积在物品表面，接触污染手后，再接触口腔、鼻腔、眼睛等黏膜，会导致感染。广州、山东等地在检测确诊患者的居住环境时，在门把手、手机等物品表面检测到了新型冠状病毒。SARS-CoV-2 主要经间接接触传播，但不排除直接接触传播风险。

（三）粪-口传播

对于 SARS-CoV-2，少数新冠肺炎患者中有胃肠道症状；此外 ACE2 蛋白在胃、十二指肠和直肠上皮的腺细胞中大量表达，从而使 SARS-CoV-2 能进入细胞。在武汉、深圳及美国的确诊患者的粪便中都检测到了新型冠状病毒，说明病毒可以在消化道复制并且存在，提示存在粪-口传播的可能。也有观点认为，粪便中的病毒可能通过含有病毒的飞沫形成气溶胶的方式再传播，须要进一步的调查研究。目前没有 SARS-CoV-2 在各种环境存活时间的有力证据。

（四）气溶胶传播

气溶胶传播是指飞沫在空气悬浮过程中失去水分而剩下的蛋白质和病原体组成的核，形成飞沫核，可以通过气溶胶的形式漂浮至远处，造成远距离的传播。目前已证实在相对密闭的空间中高浓度气溶胶会引起新型冠状病毒通过气溶胶传播，如"钻石公主"号游轮的病例传播可能跟游轮上的中央空调有一定的关系，因此公共交通、电梯中等相对密闭的场所中戴口罩等防护措施确有必要。

（五）母婴传播

目前已经报道母亲为确诊新冠肺炎患者，新生儿出生 30 小时的后咽拭子病毒核酸阳性的病例，提示新型冠状病毒可能通过母婴传播引起新生儿感染。

除上述传播方式外，有学者报告尿液、脑脊液和精液中也可分离到 SARS-CoV-2，提示 SARS-CoV-2 也可以侵袭泌尿系统、神经系统和生殖系统。呼吸系统以外多器官和系统检测到病毒，使新冠肺炎的传染源和传播途径的确定更加复杂，也增加了该病的传播风险。

第三节 新冠肺炎的流行特征及临床特征

一、新冠肺炎的流行特征

传染病的流行影响因素复杂，而新发传染病的广泛流行，更是具有一系列特殊影响因素和条件。如前所述，新冠肺炎的源头尚不清楚，宿主动物和"零号"病人没有确定，并且传染源复杂并具有高传染性等，这些因素都导致新冠肺炎的流行特征仍然有待于进一步探索，本节仅对目前情况下的研究结果进行总结。

（一）传染源复杂

与 2003 年 SARS 疫情相比，SARS 多数感染者在较短时间内出现明显的临床症状，如发热等，且病情进展较快，使其传染源容易识别，因而，控制隔离传染源（包括患者和密切接触者）、切断传播途径等防控措施相对容易实施；而新冠肺炎起病缓慢，潜伏期较长，发病早期临床表现不典型，发病隐匿。这些因素给防控决策带来很大困难。目前资料显示，患者可以作为传染源，潜伏期患者以及无症状的感染者也可以作为传染源。因此，确定新冠肺炎的传染源和完全控制隔离传染源成为本次疫情中的一大难题。

（二）潜伏期较长

相对于其他急性呼吸道传染病，新冠肺炎的潜伏期比较长。国家卫生健康委员会发布的《新型冠状病毒感染的肺炎诊疗方案（试行第六版）》显示，该病的潜伏期通常为 1~14 天，多为 3~7 天。与 SARS 的潜伏期为 2~10 天相比较，新冠肺炎的潜伏期更长。较长的潜伏期及潜伏期具有传染性的特点，是新冠肺炎的一个重要特征。长潜伏期和起病较缓的临床特征给早期的决策形成带来迷惑，同时也给相关防控政策的制定带来挑战。

（三）传染期比较长

目前，新冠肺炎各类传染源的传染期仍不清晰，使不同类别传染源隔离期限的确定缺乏更详细的数据支撑。如临床患者治疗周期一般 20 天左右，治愈出院需隔离观察 14 天，如果再考虑一个常见潜伏期，则一个患者具有传染性的时间达 40 天之久。无症状感染者的传染期更为复杂，除非暴露时间很明确，否则，其传染期更难以判断，有研究显示，无症状传染者的传染期可能高达 29 天。

（四）基本再生数高

基本再生数（R_0）的高低可以决定流行过程中病例增长的速率。就目前疫情发展情况及其在人群传播的聚集性特征，新冠肺炎的传染性很强，R_0 远高于 SARS 和 MERS。WHO 报告显示新冠肺炎病例的 R_0 为 1.4~2.5；国内一项研究发现 R_0 为 3.3~5.5；美国的研究显示 R_0 估计为 3.77（95% CI：3.51~4.05）。考虑到 R_0 影响因素的复杂性，须要进一步评估和持续研究。我国采取的严格防控措施，会大大影响传染源的传播效率。

（五）传播机制非常易于实现

传播机制是病原体从传染源排出、生活在外环境及侵入易感者的更换宿主的过程。新冠肺炎的传播途径较多，最常见的飞沫和接触传播是 SARS-CoV-2 传播机制的具体实现路径。从国内家庭聚集的特征来看，SARS-CoV-2 传播机制容易实现。

（六）病毒在传播途径中的生存状态不清

既往的研究表明 SARS-CoV-2 在污水中，4℃条件下 14 天内仍具有传染性，但在 20℃下仅持续 2 天。SARS-CoV-2 干燥后最多可存活 2 周，在 22~25℃和 40%~50%的相对湿度下可存活 5 天。MERS-CoV 在 20℃和 40%相对湿度下在不同表面上可存活 48 小时，在 30℃和 80%相对湿度条件下可存活 8 小时。李兰娟院士认为，SARS-CoV-2 在干燥的环境中存活时间约 48 小时，在空气中 2 小时后活性明显下降。从人体喷出的飞沫会沉降到不同物体表面，在一些光滑的表面可以存活数小时，如果环境（温度、湿度）合适，也可以存活长达 5 天。目前，没有 SARS-CoV-2 生存力数据及其在各种介质中的生存状态的文献支持。专家认为在 56℃、30min 或 100℃、3min 热水可杀灭病毒。在 2020 年 5 月北京暴发的疫情来看，由欧洲进口的冰冻海鲜包装表面都能检测到 SARS-CoV-2，可见新型冠状病毒的在外环境中生存力很强，给新冠肺炎疫情防控又增加了难度。

（七）人群易感性高

从目前流行的情况看，人群普遍易感，没有发现年龄、性别、种族等易感差异。但有研究发现有基础性疾病的患者可能比没有基础性疾病的患者有更高的新冠肺炎风险。美国的一项大规模数据分析发现，在种族（亚裔与白种人）、年龄（大于 60 岁与小于 60 岁）或性别之间，新型冠状病毒受体 ACE2 基因的表达没有显著差异。而在吸烟者中，ACE2 基因的表达均有升高，提示吸烟人群可能更易感。目前不同年龄、性别等发病率的差异是否与暴露率等有关尚待深入研究。

二、新冠肺炎的影响因素

（一）自然因素

1. 季节因素

冬季是季节性流感等呼吸道疾病发病的高发季节。根据疾病监测资料，有专家提醒，在 2020 年秋冬季节与新冠肺炎一起进入流行季节的有众多其他呼吸道传染病，如流感病毒、副流感病毒、腺病毒、呼吸道合胞病毒、鼻病毒、人偏肺病毒等相关疾病，其临床表现与新冠肺炎有相似之处，难以通过临床表现、胸部影像学鉴别。这些呼吸道感染混杂在当前的新冠肺炎疫情中，对疫情的防控带来很大干扰，钟南山院士多次呼吁强调要注重普通流感和新冠肺炎的区分。

2. 气候因素

气候通过对病原体的生存、传染源的活动、传播途径的物理状况、易感人群的行为等影响疾病流行过程。如天气寒冷，空气干燥，常导致关窗闭门、室内通风不畅，人群室内活动增多等，都是疫情发生的有利因素，短波辐射和温度是影响最大的变量。

（二）社会因素

1. 人口流动

飞速发展的航空、公路和铁路交通运输，促使人口流动更加频繁，这不但加快了疾病传播的速度，也扩大了疾病传播的范围。我国疫情发生时恰是我国传统节日春节前夕，约 500 万人，包括农民工返乡、学生放假、外出旅游及业务交流等人员在武汉封城前期向国内外流动，加之随后各国的撤侨人员，成为促使本次疫情向全球播散的重要原因。

2. 人口聚集

在全民易感的条件下，人口聚集是传染病暴发的导火线。一是春节带来以家庭(单位)聚会(餐)、节日庆祝活动为主的人群聚集；二是各系统年底工作总结交流带来工作人员聚集。这些都加快了新冠肺炎流行的速度和范围。如农历小年，疫情正在蔓延，武汉市百步亭社区举办了第 20 届"万家宴"活动，10 个会场 4 万个家庭汇聚一堂。

3. 野生动物保护不力

野生动物是许多严重新发传染病的自然宿主，有数据显示，目前 70% 的新发传染病均来源于野生动物。食用野生动物以及野生动物的处理过程，是野生动物向人类传播病毒的重要方式。2020 年 2 月 24 日第十三届全国人民代表大会常务委员会第十六次会议通过全国人民代表大会常务委员会关于全面禁止非法野生动物交易、革除滥食野生动物陋习、切实保障人民群众生命健康安全的决定。

4. 疾控系统力量薄弱

2003 年 SARS 疫情之后，我国公共卫生体系建设一度受到高度重视，硬件设备等得到显著加强，在一些新发和重要传染病防控中发挥了很好的作用。但是，近年来各级疾病预防控制中心运行状况令人担忧，公共卫生队伍建设有待加强，高端人才流失严重；基层疾病预防控制中心和社区卫生服务机构人员结构和综合素质都与日益复杂的高信息化的疾病防控工作和应对突发公共卫生事件处置不相匹配。

5. 对传染病流行的模糊认识

一直以来，我们在 SARS、MERS、H7N9 禽流感及其他疫情的防控上，取得了丰富的实践经验，并且我们有平稳运行的国家传染病监测系统。但恰恰是这些优势容易使我们对传染病防控的忧患意识下降。此外，SARS 疫情之后，尤其是近些年，一些重要传染病的大范围流行被遏制，而我国居民慢性非传染性疾病的疾病负担不断加重，导致我们对传染病危害认识不足。在人类的历史长河中，天花、鼠疫、霍乱以及流感等多种传染病给人类带来了巨大的灾难。本次暴发的新发传染病新冠肺炎的流行，使我们再次清醒认识到，人类任何时候都不能对传染病的危害掉以轻心。

三、新冠肺炎的临床特征

（一）临床表现

新冠肺炎患者多数表现为普通型和轻型，总体上其病死率低于 SARS 和 MERS。基于目前的流行病学调查，潜伏期 1~14 天，多为 3~7 天，但亦发现无症状感染者。一般从冠状病毒症状出现到死亡的时间从 6~41 天，中位数为 14 天，这一时期取决于患者的年龄和免疫系统状况。

临床以发热、干咳、乏力为主要表现，部分患者伴有鼻塞、流涕、肌痛、头痛、咽痛和腹泻等症状。重症患者多在发病一周后出现呼吸困难和/或低氧血症，严重者可快速进展为急性呼吸窘迫综合征、脓毒症休克、难以纠正的代谢性酸中毒和出凝血功能障碍及多器官功能衰竭等。值得注意的是重型、危重型患者病程中可为中低热，甚至无明显发热。

部分儿童及新生儿病例症状可不典型，表现为呕吐、腹泻等消化道症状或仅表现为精神弱、呼吸急促。轻型患者仅表现为低热、轻微乏力等，无肺炎表现。从目前的病例情况看，多数患者预后良好，少数患者病情危重。老年人和有慢性基础疾病者预后较差。患有新冠肺炎的孕产妇临床过程与同龄患者相近。儿童病例症状相对较轻。

（二）实验室检查

1. 一般检查

发病早期外周血白细胞总数正常或减少，可见淋巴细胞计数减少，部分患者可出现转氨酶、乳酸脱氢酶（LDH）、肌酶和肌红蛋白增高；部分危重者可见肌钙蛋白增高。多数患者C反应蛋白（CRP）和血沉升高，降钙素原正常。严重者D-二聚体升高、外周血淋巴细胞进行性减少。重型、危重型患者常有炎症因子升高。

2. 病原学及血清学检查

（1）病原学检查：采用RT-PCR或/和NGS方法在鼻咽拭子、痰和其他下呼吸道分泌物、血液、粪便等标本中可检测出新型冠状病毒核酸。检测下呼吸道标本（痰或气道抽取物）更加准确。标本采集后尽快送检。

（2）血清学检查：新型冠状病毒特异性IgM抗体多在发病5天后开始出现阳性，IgG抗体滴度恢复期较急性期有4倍及以上增高。

（三）胸部影像学

早期呈现多发小斑片影及间质改变，以肺外带明显。进而发展为双肺多发磨玻璃影、浸润影，严重者可出现肺实变，胸腔积液少见。

（四）临床分型

1. 轻型

临床症状轻微，影像学未见肺炎表现。

2. 普通型

具有发热、呼吸道等症状，影像学可见肺炎表现。

3. 重型

（1）成人符合下列任何一条

①出现气促，RR≥30次/分。

②静息状态下，指氧饱和度≤93%。

③动脉血氧分压（PaO_2）/吸氧浓度（FiO_2）≤300mmHg（1mmHg=0.133kPa）。高海拔（海拔超过1000m）地区应根据以下公式对PaO_2/FiO_2进行$PaO_2/FiO_2×$［大气压（mmHg）/760］。

④肺部影像学显示24~48小时内病灶明显进展>50%者按重型管理。

（2）儿童符合下列任何一条

①出现气促（<2月龄，RR≥60次/分；2~12月龄，RR≥50次/分，1~5岁，RR≥40次/分；>5岁，RR≥30次/分），除外发热和哭闹的影响。

②静息状态下，指氧饱和度92%。

③辅助呼吸（呻吟、鼻翼扇动、三凹征），发绀，间歇性呼吸暂停。

④出现嗜睡、惊厥。

⑤拒食或喂养困难，有脱水征。

4. 危重型

符合以下情况之一者：

（1）出现呼吸衰竭且须要机械通气。

（2）出现休克。

（3）合并其他器官功能衰竭须ICU监护治疗。

5. 重型、危重型临床预警指标

（1）成人

①外周血淋巴细胞进行性下降。

②外周血炎症因子如IL-6、C反应蛋白进行性上升。

③乳酸进行性升高。

④肺内病变在短期内迅速进展。

（2）儿童

①呼吸频率增快。

②精神反应差、嗜睡。

③乳酸进行性升高。

④影像学显示双侧或多肺叶浸润、胸腔积液或短期内病变。

⑤3月龄以下的婴儿或有基础疾病（先天性心脏病、支气管肺发育不良、呼吸道畸形、异常血红蛋白、重度营养不良等），有免疫缺陷或低下（长期使用免疫抑制剂）。

（五）实验室检查

1. 一般检查

发病早期外周血白细胞总数正常或减少，可见淋巴细胞计数减少，部分患者可出现转氨酶、乳酸脱氢酶（LDH）、肌酶和肌红蛋白增高；部分危重者可见肌钙蛋白增高。多数患者C反应蛋白（CRP）和血沉升高，降钙素原正常。严重者D-二聚体升高、外周血淋巴细胞进行性减少。重型、危重型患者常有炎症因子升高。

2. 病原学及血清学检查

（1）病原学检查：采用 RT-PCR 或/和 NGS 方法在鼻咽拭子、痰和其他下呼吸道分泌物、血液、粪便等标本中可检测出新型冠状病毒核酸。检测下呼吸道标本（痰或气道抽取物）更加准确。标本采集后尽快送检。

（2）血清学检查：新型冠状病毒特异性 IgM 抗体多在发病 3~5 天后开始出现阳性，IgG 抗体滴度恢复期较急性期有 4 倍及以上增高。

（六）胸部影像学

早期呈现多发小斑片影及间质改变，以肺外带明显。进而发展为双肺多发磨玻璃影、浸润影，严重者可出现肺实变，胸腔积液少见。

四、诊断标准

根据国家卫生健康委办公厅和国家中医药管理局办公室发布的《新型冠状病毒肺炎诊疗方案（试行第八版）》，新冠肺炎的诊断标准如下：

（一）疑似病例

结合下述流行病学史和临床表现综合分析，有流行病学史中的任何 1 条且符合临床表现中任意 2 条。

无明确流行病学史的，符合临床表现中任意 2 条，同时新型冠状病毒特异性 IgM 抗体阳性；或符合临床表现中的 3 条。

1. 流行病学史

（1）发病前 14 天内有病例报告社区的旅行史或居住史。

（2）发病前 14 天内与新型冠状病毒感染的患者或无症状感染者有接触史。

（3）发病前 14 天内曾接触过来自有病例报告社区的发热或有呼吸道症状的患者。

（4）聚集性发病 2 周内在小范围如家庭、办公室、学校班级等场所，出现 2 例及以上发热和/或呼吸道症状的病例）。

2. 临床表现

（1）发热和（或）呼吸道症状等新冠肺炎相关临床表现。

（2）具有上述新冠肺炎影像学特征。

（3）发病早期白细胞总数正常或降低，淋巴细胞计数正常或减少。

（二）确诊病例

疑似病例同时具备以下病原学或血清学证据之一者：

1. 实时荧光 RT-PCR 检测新型冠状病毒核酸阳性。

2. 病毒基因测序，与已知的新型冠状病毒高度同源。

3. 新型冠状病毒特异性 IgM 抗体和 IgG 抗体阳性。

4. 新型冠状病毒特异性 IgG 抗体由阴性转为阳性或恢复期 IgG 抗体滴度较急性期呈 4 倍及以上升高。

参 考 文 献

［1］Li Q, Guan X, Wu P, et al. Early Transmission Dynamics in Wuhan, China, of Novel Coronavirus-Infected Pneumonia[J]. *N Engl J Med*, 2020, 382(13): 1199-1207.

［2］Mahase E. COVID-19: WHO declares pandemic because of "alarming levels" ofspread, severity, and inaction[J]. *BMJ*, 2020, 368: 1036.

［3］World Health Organization. Coronavirus disease(COVID-19)Situation Report-209[EB/OL]. (2020-08-16)[2020-08-17]. http://www. who. int/emergencies/diseases/novel-coronavirus-2019/situation-reports.

［4］Fan J, Liu X, Pan W, et al. Epidemiology of Coronavirus Disease in Gansu Province, China, 2020[J]. *Emerg Infect Dis*, 2020, 26(6): 1257-1265.

［5］Fan J, Liu X, Shao G, et al. The epidemiology of reverse transmission of COVID-19 in Gansu Province, China[J]. *Travel Med Infect Dis*, 2020, 37: 101741.

［6］中华人民共和国中央人民政府. 4月8日疫情防控和复工复产最新消息[EB/OL]. (2020-04-08)[2021-01-26]. http://www.gov.cn/xinwen/2020/04/08/content_ 5500406. htm.

［7］中华人民共和国国家卫生健康委员会. 李克强主持召开中央应对新冠肺炎疫情工作领导小组会议，部署调整优化防控措施，进一步精准防范疫情跨境输入输出等[EB/OL]. (2020-3-19)[2021-01-26]. http://www.nhc.gov.cn/xcs/fkdt/202003/802ae654c6b24f12b88a8207316a4001. shtml.

［8］Fan J, Hambly B, Bao S. Updated Epidemiology COVID-19 in Gansu Province, China [J]. *JOJ Dermatol & Cosmet*, 2020, 11(2): 555807.

［9］Fan J, GaoY, Zhao N, et al. Bibliometric Analysis on COVID-19: A Comparison of Research Between English and Chinese Studies[J]. *Front Public Health*, 2020, 8: 477.

［10］Fan J, Hambly B, Bao S. The epidemiology of COVID-19 in the Gansu and Jinlin Provinces, China[J]. *Front Public Health*, 2020, 8: 555550.

［11］中华人民共和国国家卫生健康委员会. 新型冠状病毒感染的肺炎纳入法定传染病管理[EB/OL]. (2020-1-20)[2021-01-26]. http://www.nhc.gov.cn/xcs/fkdt/202001/e-4e2d5e6f01147e0a8df3f6701d49f33. shtml.

［12］中华人民共和国国家卫生健康委员会. 关于进一步做好入境人员集中隔离医学观察和核酸检测有关工作的通知［EB/OL］. (2020-7-23)[2021-01-26]. http://www.gov.cn/xinwen/2020-07/23/content_ 5529594. htm.

［13］中华人民共和国国家卫生健康委员会.国务院应对新型冠状病毒感染肺炎疫情联防联控机制关于做好新冠肺炎疫情常态化防控工作的指导意见［EB/OL］.（2020-5-8）［2021-01-26］.http：//www.nhc.gov.cn/xcs/zhengcwj/202005/4d6106406d274bc69b30e4fb61150ced.shtml.

［14］国家卫生健康委办公厅,教育部办公厅.关于印发高等学校、中小学校和托幼机构秋冬季新冠肺炎疫情防控技术方案的通知［EB/OL］.（2020-8-13）［2021-01-26］.http：//www.gov.cn/zhengce/zhengceku/2020-08/14/content_5534747.htm.

［15］国家卫生健康委办公厅,国家中医药管理局办公室.关于印发新型冠状病毒肺炎诊疗方案（试行第八版）的通知［EB/OL］.（2020-08-18）［2021-01-26］.http：//www.gov.cn：8080/zhengce/zhengceku/2020-08/19/content_5535757.htm.

［16］张利英,史桐凡,周谷城,等.三种冠状病毒流行病学及中药治疗研究比较［J］.中药药理与临床,2020,36(209)：9-14.

第三章

新冠肺炎病理损伤及机制

新型冠状病毒感染所致的COVID-19，可引起呼吸系统、循环系统、消化系统、泌尿系统、中枢神经系统和免疫系统等受累，导致人体出现急性肺损伤、急性呼吸窘迫综合征、酸碱平衡紊乱、出凝血功能障碍以及多器官功能障碍或衰竭等病理损伤。目前，COVID-19具体的发病机制尚未明确，我们认为，SARS-CoV-2感染人体后可能引起血管紧张素转换酶2（angiotensin converting enzyme 2，ACE2）-血管紧张素转换酶（angiotensin converting enzyme，ACE）调节失衡，引发细胞因子风暴，导致组织器官出现严重损伤甚至功能衰竭。

第一节　ACE2-ACE调节失衡与新冠肺炎

ACE2是SARS-CoV-2感染细胞的关键受体，主要表达于气道和肺泡上皮细胞。ACE2不仅是SARS-CoV-2的结合受体，还是调节炎症的关键靶点。SARS-CoV-2与ACE2结合后，导致ACE2-ACE失衡，通过调节下游炎性信号通路作用，促进炎症发生和抗炎效应减弱，造成组织器官的损伤。

一、SARS-CoV-2与ACE2的关系

SARS-CoV-2的刺突糖蛋白S是与宿主细胞受体结合的关键连接蛋白。SARS-CoV-2和SARS-CoV的刺突糖蛋白的三维结构几乎相同，基因序列也具有高度同源性，因此，ACE2是SARS-CoV-2与SARS-CoV感染宿主细胞的靶点受体，SARS-CoV-2刺突糖蛋白也对人ACE2具有较强的亲和力。二者直接结合，促进病毒进入宿主细胞并复制。

ACE2受体主要在人肺泡上皮细胞表达。研究报道显示，83%的ACE2表达于肺泡上皮Ⅱ型细胞和支气管上皮细胞。ACE2不仅是SARS-CoV-2与宿主细胞结合的受体，还积极参与了感染所引起的炎症反应过程。研究发现过量的SARS-CoV会加重小鼠肺损伤，而这种损伤通过阻断肾素-血管紧张素途径而减弱，并依赖于ACE2的表达。参考SARS-CoV-2与SARS-CoV致病的

相似性，ACE2 可能在 SARS-CoV-2 感染引起肺损伤的过程中发挥重要作用。

二、ACE2-ACE 平衡相关的炎症调节机制

（一）ACE2-ACE 平衡调节

ACE 和 ACE2 均是 SARS-CoV-2 感染所致炎症发生发展过程中的重要调节蛋白。ACE 和 ACE2 在肾素-血管紧张素系统（RAS）中相互平衡、相互制约。RAS 系统的运行流程包括：①肝脏释放血管紧张素原进入血液循环系统中，肾脏分泌肾素将其裂解并产生血管紧张素Ⅰ（AngⅠ）。②ACE 和 ACE2 分别对 AngⅠ进行分解，ACE 切割 AngⅠ生成 AngⅡ和 AngⅢ，而 ACE2 切割 AngⅠ或 AngⅡ生成 Ang1-9 和 Ang1-7。③由 ACE 介导的 AngⅡ结合血管紧张素 1 型受体（AT1），激活下游通路促进炎症反应；由 ACE2 介导的 Ang1-7 通过结合 MAS 受体，激活下游通路舒张血管、抗炎、抗氧化和肺泡上皮细胞凋亡抑制等作用。

AEC2 可以通过分解 AngⅡ，从而削弱 AngⅡ对内皮细胞结构和功能损伤，同时通过生成 Ang1-7 拮抗 AngⅡ效应，保护内皮细胞。因此，ACE2 是病毒感染后炎症因子调节蛋白 AngⅡ水平升高或是降低的关键环节，也决定了 RAS 相关炎症是促进还是抑制。见图 3-1。

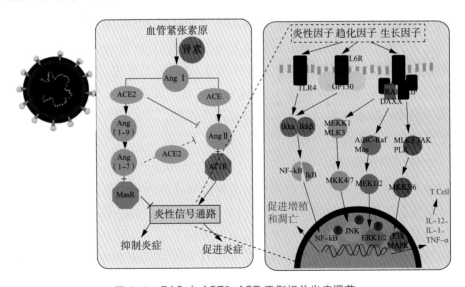

图 3-1　RAS 中 ACE2-ACE 平衡相关炎症调节

（二）ACE2-Ang（1-7）-Mas 轴相关的炎性信号通路

ACE2 对炎性细胞的募集趋化和炎性因子的释放起负向调节作用，其作用途径可能与降解 Ang Ⅱ 和生成 Ang1-7 有关。Ang Ⅱ 可以刺激人视网膜色素上皮细胞 IL-6、IL-8 及 MCP-1 在 mRNA 及蛋白水平表达升高，ACE2/Ang-(1-7)/MAS 受体轴激活能够明显减轻 Ang Ⅱ 诱导人视网膜色素上皮细胞产生的炎症反应。Ang Ⅱ 与 AT1R 结合后，能够激活蛋白激酶 C、细胞外信号调节激酶(ERK)1/2、Janus 激酶、NADPH 激酶等促进炎症的发生。Ang Ⅱ 可通过激活 c-jun 氨基酸末端激酶(c-Jun N-terminal kinase，JNK)、p38/MAPK(38mitogen-activated protein kinase，p38MAPK)信号通路增加内皮细胞黏附分子表达，进一步导致单核细胞、淋巴细胞迁移并聚集在血管壁上，参与血管炎症反应；Ang Ⅱ 结合 AT1R 后通过 p38/MAPK 介导下调肾小管上皮细胞 ACE2 表达。此外，研究已证实了 ACE 羧基端 Ser1270 磷酸化后通过激活 JNK 信号转导通路促进 ACE 自身表达。然而，这些通路不仅是 Ang Ⅱ 诱导炎症发生的关键信号通路，也同样是 ACE2 发挥抗炎作用的关键通路。

1. MAPK 信号通路

丝裂原活化蛋白激酶(mitogen-activated protein kinases，MAPK)通路是细胞炎性信号转导系统的重要组成部分，在急性肺损伤(acute lung injury，ALI)过程中发挥关键作用。Ang Ⅱ 与 AT1R 结合可明显激活 p38/MAPK 细胞内信号转导通路。Ang1-7 通过 Mas 活化酪氨酸磷脂酶-1 抑制 Ang Ⅱ 正向调控的 MAPK 信号通路，发挥抑制炎症反应的作用。Ang1-7 与 Mas 受体结合后，还能够调节 MAPK 下游的 ERK1/2、JNK 信号通路。研究显示，鱼腥草水提物能明显减轻慢性阻塞性肺疾病大鼠的肺脏损伤程度，其机制可能与 ACE2 活化及 p38/MAPK 通路受到抑制有关。

2. NF-κB 信号通路

NF-κB 通路是炎症反应过程中的关键信号通路之一，参与免疫和炎症反应的许多因子都受 NF-κB 的调控，包括 TNF-α、IL-1β、IL-2、IL-6、IL-8、IL-12、趋化因子、黏附分子和集落刺激因子等。在肾缺血-再灌注损伤(IRI)疾病中，Ang Ⅱ 被高度激活，维生素 D 和吡格列酮能够通过激活 ACE2 下调 NF-κB，减少 ICAM-1、TGF-β 等细胞因子表达。在脂多糖(Lipopolysaccharide，LPS)引起的小鼠 ALI 模型中，甘草酸(Glycyrrhizic acid，GA)能够上调 ACE2 的表达，并抑制 NF-κB 信号通路激活，减少内皮细胞黏附分子 E-selectin 和 VCAM-1 的表达，进而保护受损的内皮细胞。

3. ERK1/2 和 JNK 信号通路

ERK1/2 和 JNK 信号通路是 MAPK 下游的调节通路之一，Ang Ⅱ 也可直接作用 ERK1/2 和 JNK 发挥炎症作用。Ang1-7 可以显著抑制 Ang Ⅱ 介导的 ERK1/2 的表达；Ang1-7 也可与 Mas 受体结合后调控 ERK 信号通路抑制 Th1 细胞分化，减少促炎因子产生，并诱导 Th2 细胞分化，并产生抑炎因子 IL-10 等。ACE2 过表达可以明显减轻 LPS 诱导的急性肺损伤程度及炎症因子 TNF-α、IL-1β 释放；抑制 ACE2 表达则明显增强 ERK1/2、JNK 磷酸化水平，显著恶化肺损伤及炎症反应。也有研究证实，卡托普利（Captopril）可通过 ACE2/Ang1-7/Mas 受体轴明显抑制 LPS 刺激所致静脉内皮细胞 ERK1/2 及 JNK 磷酸化水平升高。

除此之外，ACE2-Ang（1-7）-Mas 轴还参与了 AKT、cGMP/PKG、c-Src 等信号通路的调节，积极发挥抗炎作用。

（三）ACE-ACE2 失衡与 SARS-CoV-2 感染炎症损伤

ACE2 表达水平对炎症程度强弱具有重要影响作用。当 ACE2 减少，一方面减少 Ang1-7 的表达，减弱抗炎作用；另一方面，减少 Ang Ⅱ 的分解，导致大量 Ang Ⅱ 与 AT1 受体结合，从而激活炎性信号通路，通过炎性因子和趋化因子的释放促进炎症反应的发生。研究显示，SARS-CoV 所致 SARS、H5N1 所致甲型流感等传染病均可导致严重的 ALI 和急性呼吸窘迫综合征（ARDS）发生，患者血浆 ACE2 水平下降，Ang Ⅱ 水平上升。细胞 ACE2 的表达量与 SARS-CoV S 蛋白的易感性正相关，宿主细胞转染 ACE2 后，病毒的复制能力增加，ACE2 抑制剂可阻碍病毒的复制。冠状病毒进入人体后，ACE2 水平下降，升高 Ang Ⅱ 水平，通过 AT1R 途径引发和加重肺损伤。同时研究显示，ACE2 能保护 ARDS 小鼠的肺部，而重组人 ACE2 已被证明有利于改善 SARS-CoV、酸吸入和败血症等引起的急性肺损伤。肾素血管紧张素受体拮抗剂及血管紧张素转换酶抑制剂（ACEI）等可改善炎症反应，维持或恢复肺微血管屏障的完整性。回顾性研究也发现，院内持续给予 ACEI 有助于降低普通病毒性肺炎患者的死亡率和插管率。也有研究报道，亲脂性 ACEI 能降低患者 30 天死亡率，也能降低老年高血压及合并脑卒中患者的肺炎风险。

SARS-CoV-2 与 ACE2 结合后，通过促进 Ang Ⅱ 和免疫细胞释放炎性因子激活炎性信号通路介导炎症反应，ACE2 介导的抗炎作用减弱，将进一步加强炎症损伤。因此，ACE-ACE2 平衡可能是决定肺部炎症损伤是否发生及其损伤程度的关键环节。

(四) ACE2-ACE 平衡的调节策略

1. 跨膜蛋白酶丝氨酸 2(TMPRSS2) 活性抑制剂

研究表明, SARS-CoV-2 通过 ACE2 受体进入宿主细胞后, 跨膜蛋白酶丝氨酸 2(TMPRSS2) 对其 S 蛋白的激活至关重要。丝氨酸蛋白酶抑制剂甲磺酸卡莫司他(camostat mesylate)已被证明可以阻断 TMPRSS2 的活性, 目前已被批准应用于治疗相关疾病的临床研究阶段。

2. S 蛋白与 ACE2 结合抑制剂

研究发现, SARS-CoV 的 S 蛋白与 ACE2 结合是引起 ACE2 减少的关键原因。SARS-CoV-2 蛋白受体结合结构域(RBD)与 ACE2 蛋白复合物的空间结构的解析, 为进一步研制靶向药物及疫苗合成提供了方向。目前关于对两者结合的阻断, 主要是靶向 S 蛋白或者是 ACE2 的活性位点。研究发现, 针对 S 蛋白的 S1B 区域单克隆抗体 47D11 可以抑制 SARS-CoV-2 和 SARS-CoV, 提示其具有作为 SARS-CoV-2 的 S 蛋白靶向药物的潜力。SARS-CoV-2 的 S 蛋白 S2 包含 HR1 和 HR2 亚单位, 广谱冠状病毒融合抑制剂 EK1 可以靶向 HR1, 抑制 S 蛋白介导的细胞与细胞膜融合。EK1C4 能够有效对抗 SARS-CoV-2 的 S 蛋白介导的膜融合过程。有研究人员提出 ACE2 的结合剂沐舒坦可能对 SARS-CoV-2 感染后炎症有治疗作用, 但其作用机制和临床效果还需得到进一步的研究和验证。

3. ACE 抑制剂(ACEI)

根据临床报道, ACEI 联合他汀类药物对 COVID-19 有一定的治疗效果。ACEI 主要通过抑制血管紧张素Ⅰ转换为血管紧张素Ⅱ, 减少血管紧张素Ⅱ的生成, 抑制缓激肽的降解, 从而发挥抑制炎症效应。血管紧张素转换酶抑制剂卡托普利多被应用于治疗高血压和某些类型的充血性心力衰竭, 目前研究认为也具有控制 COVID-19 炎症的潜在效应。

4. 可溶性 ACE2 中和病毒

可溶性 ACE2 不仅能够减缓病毒进入细胞, 还能发挥抗炎作用。研究显示, 过量的 ACE2 可能与 SARS-CoV-2 竞争性结合, 不仅可以中和病毒, 还可以恢复细胞 ACE2 的活性, 后者负调控 RAS, 以减轻肺损伤。

5. 重组 ACE2

重组 ACE2 可抑制 AngⅡ增多引起的炎症反应。重组人 ACE2(rhACE2、APN01、GSK2586881)用于 ARDS 患者的安全性已被证实, 且 APN01 能够有效降低 ARDS 患者血管紧张素 II 水平和血清 IL-6 浓度。见图 3-2。

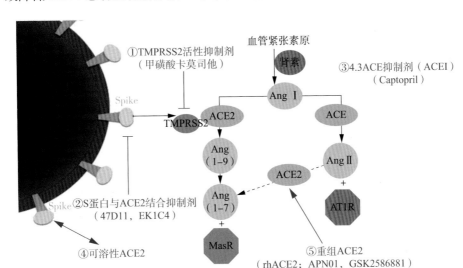

图 3-2　SARS-CoV-2 感染 ACE2-ACE 平衡的调节策略

因此，ACE2-ACE 平衡与炎症损伤的关系主要包括促进上皮细胞自身炎症的发生和抑制外界炎性因子的刺激两个方面。可能机制如下：①SARS-CoV-2 与 ACE2 结合后，被分解的 Ang II 减少，下游炎性信号通路激活增加，促进自身炎症的发生。②ACE2 的抗炎作用须要通过 Ang1-7 与 Mas 受体结合后实现，ACE2 减少就意味着其产生的 Ang1-7 减少，则无法抑制由外界细胞因子激活的炎性信号通路发挥抗炎效应，导致炎症加重。

ACE2 与 ACE 的动态平衡被破坏，一方面促进 Ang II 的分泌增加，导致组织器官毛细血管通透性增加；另一方面介导受感染组织局部免疫细胞的过度激活，通过分泌大量炎症因子以正反馈循环的机制形成 COVID-19 的炎症风暴。因此，ACE2 不仅是潜在抑制病毒与宿主细胞结合、复制的治疗靶点，也是抑制炎症、减轻肺损伤的重要靶点。

第二节　细胞因子风暴与新冠肺炎

细胞因子风暴又称"炎症风暴"，是指人体受到病毒、细菌等侵袭后，尤其是当人体被病毒入侵后，启动人体的免疫系统，激活如白细胞介素（interleukin，IL）、干扰素（interferon，IFN）、肿瘤坏死因子（tumor necrosis factor，TNF）和集落刺激因子（colony stimulating factor，CSF）等多种细胞因子，募集和激活免疫细胞；而激活的免疫细胞进一步分泌更多的细胞因子，后者以正反馈的方式反过来激活和募集更多的免疫细胞，引发免疫系统的过度激活，短时间内聚集的免疫细胞及分泌的炎症因子会导致局部组织的充血、水肿和损伤，最终导致患者 ARDS 或多器官损伤、衰竭乃至死亡。

一、全身炎症反应综合征的研究概述

全身炎症反应综合征(systemic inflammatory response syndrome，SIRS)是指各种感染性因素或非感染因素作用于人体，促进人体释放各种炎症介质，继而激活炎症细胞而产生的一种病理生理状态，继而发展成多器官功能障碍综合征(multiple organdysfunctionsyndrome，MODS)及多器官功能衰竭(multiple organ failure，MOF)。由 SARS-CoV-2 感染引起的 COVID-19，部分病例出现严重的 MODS，并且 MODS 比例在重症及死亡患者中显著增高。究其原因，可能是 SARS-CoV-2 感染人体引起的全身性炎症反应参与了 COVID-19 发生、发展的全过程，炎症反应失控可能是病情恶化乃至预后不良的重要标识，也可能是导致 COVID-19 发生 MODS 的主要病理生理机制。

"细胞因子风暴"于 1993 年首次被提出，多发生于一些自身免疫性疾病、败血症和感染性疾病等，当人体因感染药物或其他刺激导致人体免疫系统被过度激活，免疫细胞会分泌大量细胞因子，包括 IFN、IL、趋化因子(chemokines，CK)、TNF 等，从而导致 MODS 的发生。研究发现，由 SARS-CoV-2 感染引起的 COVID-19 重症患者，其许多促炎症细胞因子，如白细胞介素-6(interleukin-6，IL-6)、TNF、白细胞介素-1(interleukin-1，IL-1)、白细胞介素-2(interleukin-2，IL-2)、白细胞介素-17(interleukin-17，IL-17)，干扰素-γ(interferon-γ，IFN-γ)、粒细胞集落刺激因子(granulocyte colony stimulating factor，G-CSF)、单核细胞趋化蛋白-1(monocyte chemotactic protein-1，MCP-1)、γ 干扰素诱导蛋白-10(IFN-γ inducible protein-10，IP-10)是显著升高的。另有研究也发现，COVID-19 患者的白细胞介素-1β(interleukin-1β，IL-1β)、IL-6 和肿瘤坏死因子-α(tumor necrosis factor-α，TNF-α)，乳酸脱氢酶(lactate dehydrogenase，LDH)、C-反应蛋白(C-reactive protein，CRP)和降钙素原(procalcitonin，PCT)的含量也是升高的。当 SARS-CoV-2 攻击人体后，人体高表达炎症受体 Toll 样受体(Toll like receptors，TLRs)，这些高表达的 TLRs 能够识别表达于白细胞、血管内皮细胞、心肌细胞和肺泡 II 型上皮细胞的病毒配体成分，同时也能够识别肺泡 II 型上皮细胞高表达的 SARS-CoV-2 的功能性受体 ACE2 受体，配体与受体相互作用后，能够通过激发细胞内的炎症信号通路产生炎症因子和趋化因子等炎症介质，从而引发患者的炎症反应或加重患者的血管内皮损伤，如 SIRS 诱导的血管炎的发生，这可能是 SARS-CoV-2 引发 SIRS 或炎症因子风暴的机制之一。见图 3-3。

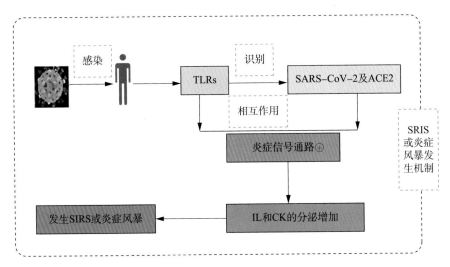

图 3-3　SARS-CoV-2 感染人体引发 SIRS 或炎症风暴的机制

二、新冠肺炎炎症风暴相关研究

（一）病毒的持续复制

COVID-19 患者咽拭子和痰液样本的病毒载量结果显示，在症状出现后约 1 周其病毒载量达到峰值，且病毒载量与年龄越呈现正相关。其他研究结果也显示，轻症患者的病毒载量在第 2 周达到峰值，随后病毒载量逐渐降低，而重症患者的病毒载量则在发病后第 3 周仍然维持较高水平，甚至在死亡的患者身上仍可检测到病毒。提示重症患者的病毒载量较多、且持续时间更久。为此，当 SARS-CoV-2 通过呼吸道飞沫和接触传播感染人体后会沉积于肺，肺内的 SARS-CoV-2 随血循环首先造成病毒血症的发生，此时人体对病毒的反应取决于人体的免疫状态。假如 SARS-CoV-2 能够有效激活人体的免疫功能，就能有效地控制 SARS-CoV-2 的生长繁殖，使人体进入恢复期；假如人体的免疫系统无法及时、有效地控制 SARS-CoV-2 的复制，过度繁殖的 SARS-CoV-2 会逐渐消耗人体的淋巴细胞，会促使人体进一步大量分泌以 IL-6 为主的炎症因子，造成患者的病情恶化，继而进入急性期。因此，SARS-CoV-2 感染人体后可能经过了以下几个阶段：SARS-CoV-2 病毒血症期、急性期（COVID-19 期）和恢复期 3 个阶段。见图 3-4。

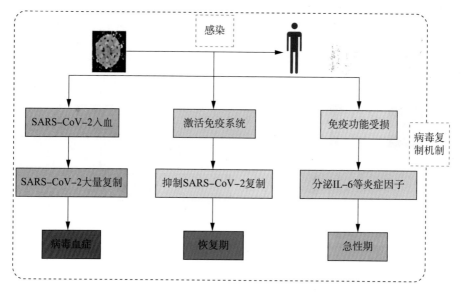

图 3-4　SARS-CoV-2 病毒复制机制

（二）免疫系统功能失衡

国家卫生健康委员会印发《新型冠状病毒感染的肺炎诊疗方案（试行第八版）》指出，SARS-CoV-2 主要通过呼吸道飞沫和接触传播，感染人体后可大量存留于肺部。由于人体难以将其清除，会过度激活免疫系统，免疫系统持续不断的释放大量炎症因子，导致炎症风暴的发生。由此可见，对于由 SARS-CoV-2 感染的 COVID-19 患者，过度免疫应答导致的"炎症风暴"是导致许多患者病情加重乃至死亡的重要原因。

1. 促炎性细胞因子分泌增加

细胞因子是一类主要由某些免疫细胞分泌的小分子蛋白质，主要包括 IL、IFN、TNF、CSF、CK 和 GF 等。这些细胞因子根据功能分为促炎因子和抑炎因子，正常情况下，促炎因子和抑炎因子维持在一种动态平衡状态。当人体的免疫系统受到感染、药物或自身免疫性疾病等因素过度激活时，免疫细胞可以分泌大量的促炎因子来激活和招募更多的免疫细胞，最终形成细胞因子风暴。

2019 年 12 月底暴发的"COVID-19"，可能就是由细胞因子与免疫细胞间的相互正反馈作用导致人体免疫功能过度的激活所致，从而引起重症患者的肺实变、低血压休克、多器官功能衰竭等。研究发现，被 SARS-CoV-2 感染的患者，其初期血清中 IL-1、IL-7、IL-8、IL-9、IL-10 及 TNF-α 等多种细胞因子升高，而重症患者血浆中 IL-2、IL-7、IL-10、G-CSF、IP-10、MCP-1、MIP1A 和 TNF-α 等细胞因子升高。其可能的机制是人体感染病毒等病原体后，宿主细胞的模式识别受体（pattern recognition receptor，PRR）会识别病毒自身释放的核酸、蛋白质及代谢中间产物等病原相关分子模式（pathogen-associated molecular patterns，PAMPs），通过调控不同的分子信号通路来诱导Ⅰ型干扰素、促炎症因子及多种抗病毒基因的表达。研究显示，PRR 主要包括 TLRs、NOD 样受体家族（nucleotide binding oligomerization domain-like receptors，NLRs）、维甲酸诱导基因-Ⅰ样受体家族［retinoid acid-inducible gene-Ⅰ（RIG-Ⅰ）-like receptors，RLRs］和 DNA 识别受体等四类。TLRs 是最早被发现的 PRR，不同的 TLR 可识别不同的 PAMPs，能够识别病毒 ssRNA 的 TLR 主要是 TLR7 和 TLR8，其主要通过活化髓样分化蛋白抗原 88（myeloid differentiation protein88，MyD88）来招募并促进白细胞介素-1 受体相关激酶（interleukin-1 receptor associated kinase，IRAK）的磷酸化反应，磷酸化的 IRAK 进一步激活 TRAF6，TRAF6 通过上调 TAK1/IKK/IκB/NF-κB 信号通路及 TAK1/p38/JNK/ERK1/2 信号通路来激活组织器官内的免疫细胞并使其大量分泌多种细胞因子和趋化因子，包括 TNF-α、IL-1、IL-6、IL-12、IFN-α、IFN-β、IFN-γ、MCP-1 等，导致炎症因子风暴的启动，诱导受感染的人体发生炎症反应。其中最重要的细胞因子为 IFN、TNF-α 和 IL-6。IFN 主要分为Ⅰ型 IFN 和Ⅱ型 IFN，Ⅰ型 IFN 主要由巨噬细胞、树突状细胞和单核细胞产生，包括 IFN-α 和 IFN-β，Ⅱ型干扰素主要由 NK 细胞、CD4$^+$T 细胞、CD8$^+$T 细胞、Th1 细胞产生，包括 IFN-γ。IFN-α、IFN-β 和 IFN-γ 的功能是共同促进人体的免疫应答，TNF-α 和 IL-6 的主要功能是通过信号传导来促进免疫细胞向原发感染部位的转移。研究显示，这些细胞因子会募集并吸引白细胞和淋巴细胞转移到局部病灶部位，并被持续激活，后者进一步释放大量的炎症介质来消灭病毒。但是，这些炎症因子的大量分泌在激活免疫细胞杀伤病毒的同时也破坏了受感染人体自身的免疫系统稳态和正常细胞功能的发挥。见图 3-5。

2. T 淋巴细胞免疫失衡

T 淋巴细胞对免疫平衡的维持起着重要作用，根据细胞表面分化抗原可分为 CD4$^+$T 细胞和 CD8$^+$T 细胞 2 大亚群。研究发现，SARS-CoV-2 感染所致的 COVID-19 重症、危重症患者，其外周血淋巴细胞显著减少，尤其是 T 淋巴细胞减少更为明显。CD8$^+$T 细胞数目的减少和 CD4$^+$/CD8$^+$ 比值的升高可作

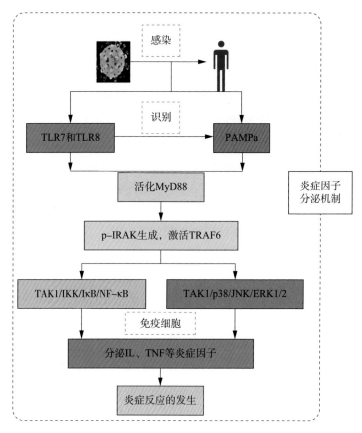

图 3-5　SARS-CoV-2 病毒感染人体引起炎症因子分泌的机制

为临床上判定治疗 COVID-19 患者药物疗效及预后的重要指标。SARS-CoV-2 进入人体后，有可能会引起 CD4$^+$T 淋巴细胞功能受损，从而造成促炎细胞因子 IFN-γ、IL-1、IL-6、IL-12、TGF-β、趋化因子 2（chemokine 2，CCL2）、趋化因子（C-X-C 基序）配体 10 [chemokine（C-X-C motif）ligand 10，CXCL10]、趋化因子（C-X-C 基序）配体 9 [chemokine（C-X-C motif）ligand 9，CXCL9]、IL-8 和 IL-1β 的表达水平明显升高，而抑炎细胞因子 IL-10 表达水平明显降低，进一步引起人体 T 细胞表面衰竭标志物的 PD-1 和 Tim-3 的大量分泌，使 CD8$^+$T 淋巴细胞攻击病毒的能力严重受损，从而造成 SARS-CoV-2 的大量增殖，引发 COVID-19。

对 COVID-19 的首例患者进行尸检报告显示，虽然其外周血 CD4$^+$T 细胞和 CD8$^+$T 细胞数量明显减少，但出现了辅助性 T 细胞 17（helper T cell 17，Th17）高表达和 CD8$^+$T 细胞高细胞毒作用等免疫细胞的过度激活效应。Th17

作为效应 CD4$^+$T 细胞亚群，主要通过分泌 IL-17 来刺激上皮细胞、内皮细胞产生 IL-6、IL-8、巨噬细胞集落刺激因子（macrophage colony-stimulating factor，GM-CSF）等前炎症细胞因子。因此，T 淋巴细胞消耗可能是加剧重症 COVID-19 患者免疫失控的另一重要病理机制。对于导致淋巴细胞减少的原因，研究认为 SARS-CoV-2 可能是通过诱导淋巴细胞凋亡和激活 P53 信号通路来消耗重症 COVID-19 患者的 T 淋巴细胞。

人体被 SARS-CoV-2 感染后，可以使激活的 CD4$^+$T 细胞迅速变成致病性 Th1 细胞，产生 GM-CSF，后者诱导 CD14$^+$、CD16$^+$单核细胞高表达 IL-6，加速 COVID-19 患者炎症的发生。这些异常过度激活的免疫细胞可能通过进一步分泌大量的细胞因子来募集和诱导白细胞和免疫细胞向肺组织聚集，损伤肺组织，最终引发 COVID-19 患者发生呼吸衰竭而死亡。因此，T 细胞免疫失衡可能是细胞因子风暴发生的重要病理生理机制之一。见图 3-6。

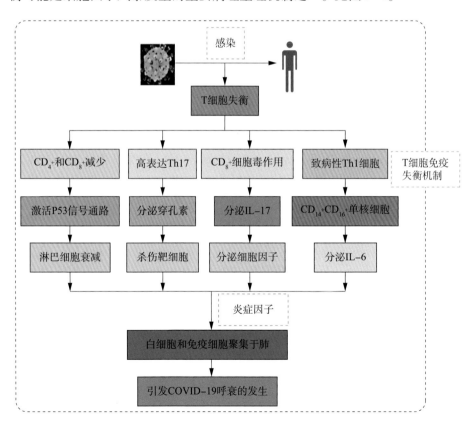

图 3-6　SARS-CoV-2 病毒感染人体后 T 细胞免疫失衡的发生机制

3. 肺泡巨噬细胞在新冠肺炎的发病中发挥的作用

肺泡巨噬细胞(Alveolar Macrophages，AMs)是先天免疫组成部分，具有吞噬、释放炎性因子和趋化因子、激活 Th1/Th2 反应等功能，在保护肺部内环境稳定、清除病原体、恢复人体肺部功能发挥重要作用。由于其具有高度的异质性和可塑性，在稳定或感染时，可极化为不同功能的亚型。在 COVID-19 和其并发症 ALI/ARDS、肺纤维化等情况下，M1 型在感染早期释放促炎因子、募集其他炎性细胞、激活 T 淋巴细胞发挥抗感染的作用，也存在释放过量的炎性因子引起炎性浸润、肺水肿对人体产生损伤，促进 ALI/ARDS 的发生发展；M2 型在感染后期释放抑炎因子和生长因子等抑制过度炎症产生以及促进组织的修复，也可能诱导病毒的免疫逃逸和胶原沉积发生肺纤维化。

(1)肺泡巨噬细胞的分型及功能：巨噬细胞(macrophage，MΦ)是人体先天性免疫中重要组成部分，保护人体免受感染。由于其具有高度的异质性和可塑性，MΦ 通过极化过程构成一个功能不同的群体，在免疫的不同阶段发挥作用。巨噬细胞功能的发挥具有组织特异性，其中位于肺泡腔面的肺泡巨噬细胞(alveolar macrophages，AMs)具有清除微生物、过敏原等功能，维持肺部内环境稳定的作用。与其他组织不同的是肺泡巨噬细胞生存在一个波动的环境中，这种环境对肺泡巨噬细胞的表型、功能等方面均产生影响。在健康人体中，为了执行不同功能，巨噬细胞可分化为不同的表型，主要分为经典激活的巨噬细胞(classically activated macrophages，M1)和交替激活的巨噬细胞(alternatively activated macrophages，M2)。粒细胞/巨噬细胞集落刺激因子(granulocyte/macrophage colony stimulating factor，GM-CSF)、Th1 细胞产生的 IFN-γ、LPS、Toll 样受体(TLR)信号激活可诱导 MΦ 向 M1 型极化，并释放 IL-1β、TNF-α、IL-6 等促炎因子发挥其促炎、杀菌的作用；同时 M1 型也能诱导 Th1 细胞的激活，募集炎性细胞，增强其促炎效应。巨噬细胞集落刺激因子(macrophage colony stimulating factor，M-CSF)、IL-4、IL-13、IL-10 则诱导 MΦ 向 M2 型极化，释放精氨酸酶-1(Arg-1)、前列腺素 E2(PGE2)、IL-10 等抑炎因子，激活 Th2 细胞，从而发挥抗炎、损伤修复、组织重塑的作用，并通过调节中性粒细胞、单核细胞、T 淋巴细胞的功能从而抑制过度的炎症反应。

稳态时，肺内表现为抑炎环境：①肺上皮细胞表达 CD200 和 TGF-β 及分泌在肺泡中的 IL-10 对 AMs 起到负性调节的作用，使保持抑炎状态的 M2 型分泌 TGF-β、维甲酸、PGE2 等抑制 T 淋巴细胞的激活；②肺表面活性物质相关蛋白 A(pulmonary surfactant-associated protein A，SPA)和肺表面活性物质相关蛋白 D(pulmonary surfactant-associated protein D, SPD)在气道中含量丰富，可阻断 TLR2、TLR4 与其配体的相互作用，阻止 NF-κB 信号通路的激活和炎症反应的启动。在感染或组织损伤时，肺泡上皮细胞破坏并释放炎性因子，M2 型 AMs 的耗竭、抑炎受体的暴露和肺部微环境的改变(病原体微生物、氧化应激等)增强 TLR 的表达，使外周血单核细胞(M1 型巨噬细胞前体)极化为促炎性 AMs，激活 NF-κB 等炎性信号通路，释放大量的炎症因子(IL-1β、IL-6、TNF-α 等)和趋化因子(CCL2、CCL3、CCL5)，通过线粒体途径产生氧自由基如活性氧(reactive oxygen species, ROS)、一氧化氮(nitric oxide, NO)等清除胞内感染，促进中性粒细胞、嗜酸性粒细胞等募集到感染部位，激活 T 淋巴细胞等增强促炎效果，进而起到抗菌抗病毒的作用。在呼吸道合胞病毒感染期间，肺泡巨噬细胞负责早期细胞因子和干扰素的产生，这些细胞因子和干扰素协调了最初的抗病毒反应。在感染后期，M2 型巨噬细胞能够抑制促炎因子的释放，释放促组织修复和抗炎细胞因子/介质(如 IL-10、TGF-β 和 PGE2 等)，同时通过促进调节性 T 淋巴细胞(regulatory T lymphocyte, Treg)反应正反馈促进 M2 型极化。在呼吸道合胞病毒模型中，过氧化物酶体增殖物激活受体 γ(peroxisome proliferators-activated receptor γ, PPARγ)诱导 M2 型的发育，减轻肺组织病理改变。此外，M2 型增强了吞噬能力，其最重要的功能是有效清除凋亡细胞以及细胞碎片，阻止死亡细胞释放促炎和毒性物质进入环境，在很大程度上进一步抑制了炎症反应。体内和体外研究表明，凋亡细胞清除可诱导 TGF-β1、PGE2 和血小板活化因子(platelet activating factor, PAF)分泌，并抑制促炎细胞因子和趋化因子的活化。见图 3-7。

(2)肺泡巨噬细胞引发免疫失衡促进炎症细胞因子风暴：COVID-19 患者双肺伴有明显的以淋巴细胞为主的单核细胞炎性浸润，而 SARS-CoV 主要以嗜中性粒细胞和巨噬细胞为主，这些细胞浸润可能与外周血 CD4$^+$T 和 CD8$^+$T 淋巴细胞数量减少相关，其分泌的促炎性因子和趋化因子可能增加淋巴细胞的凋亡。借鉴于 SARS-CoV 的研究，SARS-CoV-2 引起的淋巴细胞减少是否也与巨噬细胞的浸润相关，值得我们关注。通过对感染 SARS-CoV-2 患者进行临床观察，患者血清 Th1 细胞分泌的 IL-1β、IL-6、IL-12、IFN-γ、MCP1 及 Th2 细胞分泌的 IL-4、IL-10 等细胞因子均增加。巨噬细胞能够通过极化活化为不同功能亚型来激活 Th1 和 Th2 反应。SARS-CoV 感染的巨噬细胞显示出干扰素和促炎性细胞因子水平的延迟而表达量升高，进一步诱发对 SARS-CoV 感染的先天免疫反应失调。虽然在 SARS-CoV 和 MERS-CoV 的研究中没有直接证据认为巨噬细胞参与了肺部病理学过程，但来自重症患者的

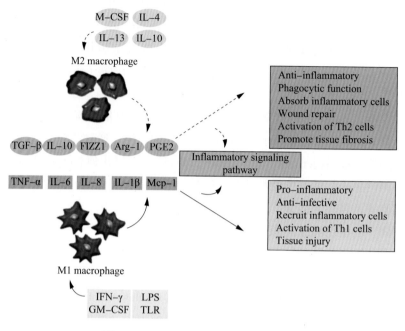

图 3-7　巨噬细胞的分类、功能及调控

相关证据已表明巨噬细胞在 COVID-19 的发病中发挥重要作用。

　　大量的细胞因子可以直接介导 T 细胞减少，并与中性粒细胞、单核-巨噬细胞等形成特定的正反馈调节，促进 AMs 向 M1 型极化并释放过度的炎性因子及氧化因子，形成细胞因子风暴，除了作用于感染的细胞外，还会对未受感染的细胞造成损伤，造成组织的严重损伤。另外，感染了病毒的肺上皮细胞不能抑制 AMs 分泌 TNF-α 等促炎因子。因此，控制这种炎症反应以防止对宿主的组织损伤，并通过诱导 M2 型极化产生抗炎细胞因子介质、细胞因子和趋化因子来调节 M1 型巨噬细胞，以减轻炎症反应，促进和加速伤口愈合过程和组织修复，从而避免严重的免疫损伤。在病毒感染过程中，除了通过细胞因子或者趋化因子等间接激活 AMs 诱发过度的炎症反应外，病毒亦可直接作用于 AMs 上促进 COVID-19 的病理过程。ACE2 受体集中在 II 型肺泡上皮细胞，SARS-CoV-2 在肺内最佳靶细胞可能是 II 型肺泡上皮细胞，AMs 中可见有零星的 ACE2 表达。免疫组化研究显示，在 COVID-19 患者的肺组织部分肺泡上皮和巨噬细胞中 SARS-CoV-2 抗原阳性，也证明其具有直接杀伤作用。

　　研究表明，冠状病毒能通过利用巨噬细胞实现免疫逃避，从而确保它们的生存和复制，其通过抑制由模式识别受体/传感器介导的炎性细胞因子产生和 MΦ 向 M1 型的极化，减少促炎反应并激活 M2 型 MΦ，从而帮助病毒逃避免疫监视而侵入人体，也可通过巨噬细胞的内吞、吞噬或膜融合等方式进入细胞，通过循环系统感染人体各个组织。我们推测 SARS-CoV-2 对 AMs 的直接杀伤作用导致固有免疫功能下降，在感染早期可能无法有效抑制病毒的复制，产生过度的炎症反应，促进损伤组织局部微环境的稳态失衡。

巨噬细胞极化的变化体现出巨噬细胞在抑制/促进病毒感染和传播之间的双向调控机制。巨噬细胞不仅启动和加重组织损伤后的炎症反应，而且还参与炎症和损伤的减轻与修复。在异常的极化状态下，M1/M2 型极化的动态失衡则可能与人体其他免疫细胞协同诱发炎性级联反应，加快组织器官损伤甚至功能衰竭的发生。

第三节 新冠肺炎的病理生理机制及系统、器官损伤

一、新冠肺炎的病理生理机制

从病理生理学的角度来探索 COVID-19 的发病机制，可能主要包括低氧血症、急性肺损伤与急性呼吸窘迫综合征、酸碱平衡紊乱、出凝血功能障碍以及多器官功能障碍或衰竭等。

（一）低氧血症

与多数呼吸道病毒一样，主要通过呼吸道分泌物（如飞沫）或者人与人之间的直接接触进行传播，病毒进入气道后，作用于细支气管上皮细胞及肺泡上皮细胞引起炎症。在呼吸道，ACE2 广泛表达于肺泡上皮细胞、气管上皮细胞、支气管上皮细胞、支气管浆液腺肺泡单核细胞和巨噬细胞。自 2002 年 SARS 暴发以来，SARS-CoV 结构分析揭示了其 RBD 与 ACE2 之间的相互作用，RBD 特异性地识别 ACE2，宿主对 SARS-CoV 易感程度主要取决于病毒 RBD 与宿主 ACE2 的亲和力。SARS-CoV-2 与 SARS-CoV 具有较高同源性，有研究表明其 S 蛋白同样通过与宿主细胞膜受体结合及融合，然后通过宿主细胞膜介导作用进入细胞，进而引起肺部组织损伤。

肺泡上皮由于炎性渗出、肺水肿的存在，导致气体弥散交换的屏障-肺泡毛细血管呼吸膜增厚，导致外呼吸功能出现严重障碍。通过肺泡弥散到血液的 O_2 量减少，同时血液中的 CO_2 也难以弥散到肺泡内，导致动脉血氧分压下降，而动脉血二氧化碳分压升高，临床可表现出低氧血症和 CO_2 蓄积症状。同时，肺间质渗出以吞噬细胞为主的炎性细胞，并伴有黏液物质积聚，肺泡腔及细小气道被大量黏液阻塞，导致阻塞性通气障碍以及肺泡无法实现氧气

有效交换，促进低氧血症的发生。

另外，肺间质中吞噬细胞和Ⅱ型肺泡上皮细胞内均可见包涵体，可作为细胞吞噬病毒和病毒侵袭细胞的证据。Ⅱ型肺泡上皮细胞是产生分泌肺泡表面活性物质的主要细胞，一旦受损，肺泡表面活性物质的合成分泌减少，降低肺泡表面张力的作用减弱，降低肺的顺应性，引起肺不张或肺萎陷。当肺泡扩张受到限制时，肺泡气氧分压下降，无法维持氧气从肺泡向血液的弥散动力，也导致动脉血氧分压下降。

（二）急性肺损伤（ALI）与急性呼吸窘迫综合征（ARDS）

武汉大学人民医院感染科主任龚作炯教授分析了 25 例新冠肺炎死亡患者的临床表现，患者多出现急性肺损伤以及以进行性呼吸困难症状为特征的急性呼吸窘迫综合征，多数患者死于窒息。

1. 急性肺损伤

SARS-CoV-2 作用于气道上皮和肺泡上皮导致炎症发生，炎症细胞和巨噬细胞活化，吸引大量中性粒细胞趋化聚集于肺组织，激活的中性粒细胞释放细胞因子，在蛋白酶、活性氧、血小板激活因子和炎症介质的共同作用下诱导急性肺损伤的发生，表现为肺水肿、透明膜和肺不张形成等。中性粒细胞浸润，肺泡通透性增加，发生肺间质水肿。若损伤进一步加重，Ⅰ型肺泡上皮细胞受损，导致进入肺泡内液体增加，间质水肿可进一步发展为肺泡水肿。毛细血管壁和肺泡上皮细胞严重受损，导致大分子物质蛋白质从血管中渗出，大量蛋白进入肺泡内并沉积于肺泡腔内壁形成透明膜。Ⅱ型肺泡上皮细胞的损伤会导致表面活性物质的产生减少，降低肺泡表面张力的作用减弱，从而导致肺顺应性降低，部分肺泡呈现塌陷或不张状态。

2. 急性呼吸窘迫综合征

急性肺损伤 ALI 进一步发展，肺泡内富含蛋白质的液体积聚进一步加重毛细血管内皮和肺泡上皮的损伤，导致严重的肺水肿、肺泡出血和纤维蛋白沉积，双肺出现大范围炎症，严重者可出现肺实变，患者进行性低氧血症和呼吸困难，发展为急性呼吸窘迫综合征 ARDS。见图 3-8。

3. 酸碱平衡紊乱

任何原因引起的缺氧如低氧血症或严重肺水肿等，都可以使细胞内糖的无氧酵解增强而引起乳酸增加，产生乳酸酸中毒。此外，严重的肝细胞受损使生物转化功能不足，乳酸利用障碍也可引起血浆乳酸过高。动脉血气分析可显示代谢性酸中毒。严重的代谢性酸中毒能产生致死性室性心律失常，心

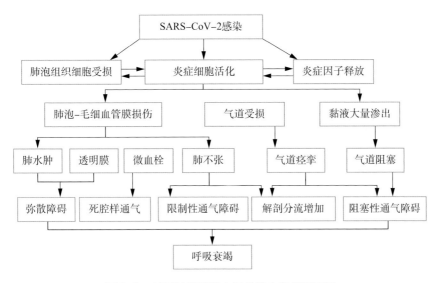

图3-8　新冠肺炎呼吸衰竭的发生机制示意图

肌收缩力降低以及血管对儿茶酚胺的反应性降低，促进或加重循环功能障碍的发生。

当通气、换气功能严重下降时，可导致 CO_2 排出障碍，发生呼吸性酸中毒。

4. 出、凝血功能障碍

COVID-19 也可出现严重的凝血障碍和高比率的静脉血栓形成。此外，尸检发现肺、心、肝、肾毛细血管内有血栓和炎症，是血栓性炎症的特征。目前认为，可能与肺毛细血管内皮细胞受损、凝血酶的产生和血小板的激活有关。

(1)肺毛细血管内皮细胞受损：据报道，与 H1N1 相关的 ALI 相比，COVID-19 所致 ALI 的内皮损伤更为广泛。内皮细胞间的连接和内皮与基底膜之间连接的丢失，从而暴露出促进血栓形成的细胞外基质和基底膜。完整的血管内皮作为有效的抗血栓和抗炎屏障，可以防止凝血的自发激活，并防止病理性血栓形成。CD39、PGI2 和 NO 等可抑制血小板活化。PGI2 可抑制白细胞的招募和激活，而 NO 可以抑制白细胞黏附到内皮。内皮细胞表面通常也会被抑制凝血启动的组织因子途径抑制物 TFPI 和抑制凝血因子前体物质结合的糖胺聚糖所覆盖。另外，内皮血栓调节蛋白激活了有效的抗血栓蛋白 C 通路。COVID-19 所致内皮细胞的严重损伤可能会破坏所有这些保护机制，导致毛细血管易于发生血栓和炎症。

(2)凝血酶的产生：凝血酶是通过连续激活蛋白酶或继发性止血产生的。

凝血酶最终将纤维蛋白原转变为纤维蛋白。一般来说，凝血酶在血栓形成和炎症中发挥多种作用。在血栓形成作用方面，凝血酶的激活为凝血发生提供磷脂表面的血小板。凝血酶还通过 PAR-1 激活内皮细胞，增加血管性假血友病因子（VWF）分泌。在其促炎症作用中，凝血酶增加了内皮细胞表面 P-选择素的表达，从而增加了中性粒细胞向内皮细胞的募集和激活。

在 COVID-19 所致 ALI 患者的肺毛细血管中，致密的富含纤维蛋白的微血栓表明凝血酶活性高，凝血酶是促进凝血和纤维蛋白形成的主要作用环节。在病情最严重的 COVID-19 患者，凝血酶活性增高表现为凝血酶-抗凝血酶复合物水平增高。表明凝血酶在 COVID-19 中的重要意义是来自武汉的临床资料报告，该报告显示接受抗凝剂肝素治疗的患者具有生存优势。在回顾性研究中，449 名重症 COVID-19 患者在住院期间接受了超过 7 天的肝素治疗。在最严重的疾病患者中，接受肝素治疗的患者有 40% 死亡，而没有接受肝素治疗患者有 64% 死亡。静脉血栓栓塞症（深静脉血栓和/或肺栓塞）在 COVID-19 中也被广泛报道。尽管肝素应用于治疗 COVID-19 已显示出一定疗效，但是也有一些临床报道显示在危重 COVID-19 患者中静脉血栓栓塞症发生率高达 30%，其中包括已经用肝素预防性抗凝治疗的患者。这种预防性应用肝素后的高失败率与预期的危重病人使用预防性肝素发生 5%~7% 静脉血栓栓塞症形成对比。显然，对于极为危重的患者仍然须要进一步的抗凝治疗。

（3）血小板激活：血小板除了发挥止血作用外，还有其他功能可能参与 COVID-19 急性肺损伤的发生。活化之后的血小板可分泌出 IL-1β 和 VEGF 等多种细胞因子。血小板在激活时也会从其致密颗粒中释放出多聚磷酸盐（POL-YP）多聚体进行活化。多聚体与血小板表面结合，作为接触通路激活的基质，在病理性血栓形成中发挥作用。活化的血小板与白细胞结合，促进白细胞活化和外渗；活化的血小板也会与中性粒细胞聚合，引起 MAC-1 的上调，有助于中性粒细胞与内皮之间牢固结合。血小板与中性粒细胞聚集常见于血栓性炎症，在 COVID-19 患者也有升高。在发生急性肺损伤的过程中，活化的血小板可诱导中性粒细胞产生 NET，其既有促炎作用，又有促凝作用。在 COVID-19 患者血液中 NET 明显增加，在 ALI 患者应引起重视。

5. 多器官功能衰竭

细胞缺氧进一步加重，加速细胞-组织-器官功能障碍或衰竭进程。临床可表现多器官功能障碍综合征（multiple organ dysfunction syndrome，MODS）。MODS 是指人体遭受严重感染、创伤、烧伤、休克或大手术等严重损伤或危重疾病后，短时间内同时或相继出现两个或两个以上的器官功能损害的临床综合征。MODS 是临床危重病患者死亡的重要原因之一，患者死亡率随着衰竭器官的数量增加而升高。其中，肾功能衰竭和肝功能衰竭对死亡率的影响较大。

基于 COVID-19 目前的相关研究进展，在此着重介绍急性肾损伤和心功能损伤。

（1）急性肾损伤：研究显示，SARS-CoV-2 的主要结合位点 ACE2 蛋白在肾脏中的表达水平较高。ACE2 在近端小管的刷状边缘表达，与血管紧张素转换酶 ACE 共存，并在足细胞中低水平表达。因此，病毒可能首先通过侵入足细胞进入肾脏，到达近曲小管管液，随后与近端小管的 ACE2 结合。冠状病毒进入宿主的靶细胞也需要病毒包膜与细胞膜进行融合。融合激活的 SARS-CoV 多肽是由 S 蛋白的特定蛋白水解裂解产生的，这一步即"启动"。细胞的感染性不仅取决于 ACE2 的表达，而且还取决于在特定细胞类型中的蛋白酶类型。在肾脏中，跨膜蛋白酶丝氨酸 2（TMPRSS2）是 SARS-CoV-2 蛋白质的主要来源，并且表达于远端肾小管而不是近端肾小管。目前尚不清楚近端小管中的其他 TMPRSS 是否与引发步骤有关，例如 TMPRSS4、5 或 9。

无论肾脏是否受到病毒直接感染，血管紧张素 II 在急性肺损伤的情况下可能增加，而在急性肾损伤时反而下调。这可能导致 1 型血管紧张素受体激活，同时降低血管紧张素（1-7）的形成以及促进急性肾损伤的恶化。这在慢性肾脏疾病患者尤其是糖尿病肾病患者尤为重要，在动物实验已显示出 ACE2 和 ACE mRNA 及蛋白表达变化趋势相同。由于 ACE 基础水平上调和 ACE2 基础水平下调，既促进包括补体激活在内的炎症发生，又有利于肾脏纤维化形成。因此，感染 SARS-CoV-2 的糖尿病肾病患者发生急性肾损伤的风险更高。尽管 COVID-19 相关的肾脏损伤研究报道极少，但综合 COVID-19 的发病机制而言，急性肾损伤的发生可能涉及相当复杂的过程，如由病毒介导的损伤、细胞因子风暴、血管紧张素 II 通路激活、补体失调、高凝血状态、常见的急性肾损伤危险因素等综合作用所致。

（2）心功能损伤：COVID-19 所致心肌损伤的机制尚不清楚。心肌损伤的可能机制包括：①严重的炎症和由 T 细胞和单核细胞介导的细胞因子风暴导致心肌炎发生；②呼吸衰竭和低氧血症导致心肌细胞损伤；③降低心肌细胞内 ACE2 的表达和随后的保护性信号通路；④血液高凝状态和冠状动脉微血管血栓形成；⑤弥漫性内皮损伤和多个器官的血管内皮炎症，包括直接由 SARS-CoV-2 感染所致和/或宿主炎症反应引起的损伤；⑥炎症和/或应激引起冠状动脉斑块破裂或供需失调导致心肌缺血梗死。由于心肌细胞上存在 ACE2 受体，SARS-CoV-2 也可能直接浸润心肌。见图 3-9。

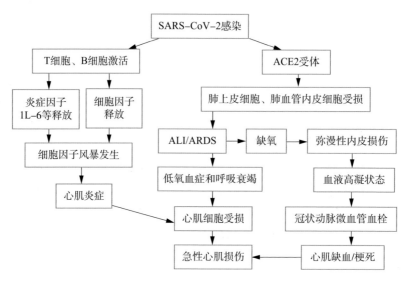

图 3-9　新冠肺炎感染引起急性心肌损伤的可能机制

SARS-CoV-2 靶向 ACE2 导致血管紧张素调节失调，固有和适应性免疫通路激活，高凝血状态导致器官损伤和与 COVID-19 相关的组织器官如肺、心等损伤，由于缺氧和灌注压力的降低，肺、心和肾之间可相互促进或加重受损程度。见图 3-10。

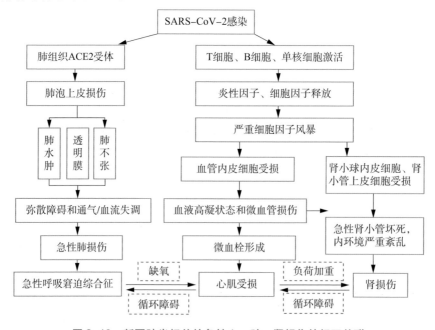

图 3-10　新冠肺炎相关的急性心、肺、肾损伤的相互关联

二、系统、器官损伤

新冠肺炎所致的系统、器官损伤可能累及呼吸系统、循环系统、消化系统、泌尿系统、中枢神经系统和免疫系统。基于新冠肺炎的临床发病特点，目前主要研究集中于呼吸系统。

（一）呼吸系统

临床资料显示，X 线对于早期的磨玻璃样变化容易漏检，检测敏感性及特异性均较低。CT 表现主要特点是磨玻璃样密度影（ground-glass opacity，GGO）和实变影随机分布，对早期筛查疑似病例有重要意义。随着病情发展GGO 逐渐减少，实变病灶先增多后保持一段时间稳定。随着住院治疗时间延长，病情得到控制，肺内出现特征性的纤维索条影。肺纤维化的程度和持续时间还未见报道。此外，无症状感染者肺部 CT 以 GGO 为主要表现，病灶多分布于肺外周胸膜下，下肺叶多见，且累及两个及以上肺叶。极少数患者肺部 CT 影像表现为实变影，考虑由于无症状造成疾病进展而未能及时检查，肺泡内炎性渗出物增多直至发展到实变。

根据 12 例 COVID-19 尸体解剖病理报道，肉眼观察肺组织表现为大白肺，组织水肿、弹性下降，质地变硬。切面有大量黏液样物质，即气道内积存的痰液。镜下观察组织病理学表现为广泛的肺间质纤维化，部分肺透明变性和出血性梗死。炎症细胞包括淋巴细胞、浆细胞和单核细胞。小血管增生、血管扩张、充血；血管壁增厚，管腔狭窄或闭塞，甚至微血栓形成。肺泡上皮细胞肿胀，肺泡腔内浆液渗出。肺泡上皮细胞变性坏死、脱落或鳞化。肺内支气管部分黏膜上皮细胞脱落，小气道及肺泡内存在大量的黏稠分泌物；肺泡腔内出现单核细胞或多核巨细胞、淋巴细胞及浆细胞浸润、纤维素渗出，纤维素与坏死的上皮细胞形成透明膜，提示病毒主要引起深部气道和肺泡损伤为特征的炎性反应。非典型增大的肺泡细胞特点是细胞核较大，双嗜性细胞质内存在颗粒，核仁明显，提示存在病毒胞质样改变。严重者出现程度不等的出血性肺梗死。研究显示，重症和危重症患者呼吸道样本核酸阳性持续时间长。

（二）循环系统

除了出现典型的呼吸系统症状外，少数患者出现心血管系统症状，可能以胸闷、心悸、胸痛等为首发症状，临床表现并不典型。武汉最早确诊的 41例 COVID-19 患者中有 5 例（12%）诊断为病毒相关的心脏损伤，超敏肌钙蛋白水平上升（>28ng/L）。研究发现，无论是轻症还是重症的 COVID-19 患者，其血清心肌坏死标志物水平不同程度升高，其中重症患者心脏损伤比例相对于轻症患者显著升高，死亡患者发生心脏损伤的比例较幸存者显著升高。尸检结果镜下观察显示，心肌细胞可见变性坏死，间质中有少量炎性细胞浸润，无明显的病理变化。

有学者对中国 44672 例确诊病例进行研究，共有 4.2%的患者合并心血管疾病，12.8%的患者合并高血压。22.7%的死亡病例有心血管疾病病史，39.7%有高血压病史。提示合并心血管疾病可能是 COVID-19 患者预后不良的重要危险因素。

（三）消化系统

临床报道，部分 COVID-19 患者出现消化道症状，表现为腹泻、厌食、恶心和呕吐，腹痛、反酸等较少出现。甚至部分患者以消化道症状为首发表现。有学者对 140 例患者进行研究，其中 55 例（39.6%）出现消化道症状，包括恶心（17.3%）、腹泻（12.9%）、厌食（12.2%）和腹痛（5.8%）。对涉及中国 30 个省 552 家医院共 1099 例患者进行回顾性研究显示，一共有 42 例（3.8%）患者表现出腹泻，55 例（5.0%）出现恶心或呕吐的患者。已有研究报道，从患者粪便标本中可检测出 SARS-CoV-2 RNA。

研究显示，COVID-19 患者消化道内镜检查病变轻重程度不等，从无异常到糜烂、溃疡，甚至出血。病理切片观察可见消化腺上皮组织内炎细胞浸润、水肿等表现。有研究报道，COVID-19 患者食管、胃、十二指肠、直肠黏膜上皮未见明显损伤；在胃、十二指肠和直肠的固有层中，有大量浆细胞、淋巴细胞浸润伴间质性水肿，食管鳞状上皮仅偶见淋巴细胞浸润；在胃、十二指肠、回肠的腺上皮细胞的细胞质内可检测出病毒颗粒。但病毒核衣壳蛋白的染色主要出现在胃、十二指肠及直肠腺上皮的细胞质中，而食管上皮细胞中未见染色。研究显示，6 例患者中有 1 例严重病例发生消化道出血，食管糜烂出血部位及胃、十二指肠、直肠组织均检测到 SARS-CoV-2 RNA。而其他 5 例在内镜下无明显异常改变，其中 1 例重症患者的食管、胃、十二指肠和直肠也可检测到核酸，但另 4 例非重症患者仅 1 例在十二指肠检测出 SARS-CoV-2 RNA 外，其余 3 例均未检测到核酸。

研究报道，在 1 例新冠肺炎患者的肝组织活检中出现脂肪变性和肝损伤。在感染 SARS-CoV-2 后，肝脏异常的发生率显著增加，提示 SARS-CoV-2 可能对肝脏直接具有损伤作用或由于药物治疗的副作用所致，目前尚无确凿证据支持是病毒感染或药物引起的肝损伤。《新型冠状病毒肺炎诊疗方案（试行第八版)》发布，肝脏体积增大，暗红色。肝细胞变性、灶性坏死伴中性粒细胞浸润；肝血窦充血，汇管区见淋巴细胞和单核细胞浸润，微血栓形成。胆囊高度充盈。

(四) 泌尿系统

部分患者出现蛋白尿、血尿等泌尿系统异常变化。对 59 名 COVID-19 患者进行的研究发现，34% 的患者在入院第一天出现大量蛋白尿，63% 的患者在住院期间出现蛋白尿。研究发现，在住院的 COVID-19 患者中，44% 有蛋白尿和血尿，26.7% 入院时有血尿。SARS-CoV-2 感染的人似乎比 SARS-CoV 感染的人更容易发生急性肾损伤。

CT 扫描显示肾脏密度降低，暗示肿胀和水肿。研究显示，SARS-CoV-2 感染可引起严重的急性肾小管坏死和淋巴细胞浸润。对 6 例有肾功能损害的 COVID-19 患者标本进行 HE 染色和病理学检查，结果显示 6 例肾脏标本均有不同程度的急性肾小管坏死、管腔刷状缘脱落及空泡变性。2 例出现肾小管间质淋巴细胞浸润明显，3 例呈中度浸润，1 例无淋巴细胞浸润。3 例出现病毒合胞体。未发现严重的肾小球损伤。肾小球囊腔内有蛋白样渗出，肾小管上皮变性，间质充血、灶性纤维化与微血栓形成。

为了确认 SARS-CoV-2 病毒是否直接感染肾小管，导致肾小管损伤，有学者对病毒核衣壳蛋白 N 进行了免疫组化评估，结果显示 6 例肾组织均可见 N 蛋白抗原表达局限于肾小管内，存在阳性包涵体。N 蛋白抗原阳性表达在细胞质中，但未见核表达。肾小球中无 N 蛋白抗原。以上结果表明 SARS-CoV-2 直接感染了肾小管。同时，观察到 6 例 SARS-CoV-2 感染患者肾小管中有很强的补体 5b-9(膜攻击复合体)沉积，表明补体途径被激活。

(五) 中枢神经系统

研究显示，在 214 例 COVID-19 患者中，78 例(36.4%)患者有神经系统症状，其中 53 例(24.8%)出现中枢神经系统症状、19 例(8.9%)出现周围神经系统症状和 23 例(10.7%)出现骨骼肌症状。中枢神经系统最常见症状为头晕 36 例(16.8%)和头痛 28 例(13.1%)。结果提示，与非重症 COVID-19 患者相比，重症患者常表现为急性脑血管病、意识障碍和骨骼肌症状等神经系统症状。同时，此研究显示脑脊液核酸检测呈阳性，提示 SARS-CoV-2 可能穿越血脑屏障导致神经系统发生病变。目前，已在一些国家和地区启动相关研究，以探索 COVID-19 对中枢神经系统认知功能的长期影响及相关机制。

（六）免疫系统

SARS-CoV-2 的大量增殖有可能会造成患病人体的免疫功能发生损伤，特别是 T 淋巴细胞介导的细胞免疫功能和 B 淋巴细胞介导的体液免疫功能都有可能受到损伤；也有可能使巨噬细胞和树突状细胞介导的人体的非特异性免疫功能也受到损伤，使受感染人体的免疫防御功能坍塌。

当 SARS-CoV-2 侵袭人体后，最先侵袭的有可能是人体的 T 淋巴细胞，T 淋巴细胞的恶性消耗或衰竭可能是导致 COVID-19 发生的关键。研究发现，COVID-19 老年患者和重症患者体内的 CD4$^+$ 和 CD8$^+$T 细胞显著减少，同时发现作为 T 细胞表面衰竭标志物的程序性死亡受体-1（Programmed Death-1，PD-1）和 T 细胞免疫球蛋白区域黏蛋白结构域-3（T cell immunoglobulin domain mucin domain-3，Tim-3）表达则显著增加，同时 COVID-19 患者血清炎症因子含量（如 IL-6、IL-10 和 TNF-α 的含量）与 T 细胞数量呈负相关。研究也发现，COVID-19 患者外周血 CD4$^+$T、CD8$^+$T 和 CD4$^+$/CD8$^+$ 比值均明显降低。对 50 例 COVID-19 患者中 45 例的细胞免疫功能检测结果显示，CD4$^+$T 降低的患者为 19 例，CD8$^+$T 降低的患者为 17 例，CD4$^+$/CD8$^+$ 比值降低的患者为 7 例，CD4$^+$/CD8$^+$ 比值升高的为 16 例，显示外周血 CD4$^+$T 细胞和 CD8$^+$T 细胞数目与 SARS-CoV-2 的拷贝数和疾病的严重程度呈现负相关。

《新型冠状病毒肺炎诊疗方案（试行第八版）》中显示：脾脏明显缩小。淋巴细胞数量明显减少，灶性出血和坏死，脾脏内巨噬细胞增生并可见吞噬现象；淋巴结淋巴细胞数量较少，可见坏死。免疫组化染色显示脾脏和淋巴结内 CD4$^+$T 细胞和 CD8$^+$T 细胞均减少。骨髓三系细胞数量减少。

前文已述，肺泡巨噬细胞 M1 型在感染早期释放促炎因子、募集其他炎性细胞、激活 T 淋巴细胞发挥抗感染的作用，同时，通过释放过量的炎性因子引起炎性浸润、肺水肿等病理损伤，促进 ALI/ARDS 的发生发展；而 M2 型在感染后期释放抑炎因子和生长因子等抑制过度炎症产生以及促进损伤组织的修复，也可能诱导病毒的免疫逃逸和胶原沉积发生肺纤维化。

综上，鉴于目前 COVID-19 的发病机制/转归过程及其规律尚不明确，仍需开展大样本及多中心的研究，以便于深入探索疾病本质，挖掘其演变过程及规律，为有效防治 COVID-19 及研制特效药物提供依据和奠定基础。

参 考 文 献

［1］李俊杰，李亚玲，刘永琦，等．M1/M2 型肺泡巨噬细胞亚群在新型冠状病毒肺炎中的作用及中医药调控机制研究进展[J]．中国实验方剂学杂志，2020，26（19）：99-107.

［2］Huang CL，Wang YM，Li XW，*et al*. Clinical features of patients infected with 2019 novel coronavirus in Wuhan，China［J］. *Lancet*，2020，395（10223）：497-506.

［3］Du L，He Y，Zhou Y，*et al*. The spike protein of SARS-CoV- A target for vaccine and therapeutic development［J］. *Nature Reviews Microbiology*，2009，7（3）：226.

［4］欧会林，李兰娟. 肾素血管紧张素系统在新发呼吸系统传染病中的研究进展［J］. 现代实用医学，2019，31（1）：1-3.

［5］麦雨欣，王罗梓怡，等. TO90可通过ACE2/Ang-（1-7）/MAS受体轴减轻Ang Ⅱ诱导人视网膜色素上皮细胞产生的炎症反应［J］. 第三军医大学学报，2019，41（20）：1932-1938.

［6］Khan A，Benthin C，Zeno B，*et al*. A pilot clinical trial of recombinant human angiotensin-converting enzyme 2 in acute respiratory distress syndrome［J］. *Critical Care*，2017，21（1）：234.

［7］Vijayan A，Rumbo M，Carnoy C，*et al*. Compartmentalized Antimicrobial Defenses in Response to Flagellin［J］. *Trends in microbiology*，2018，26（5）：423-435.

［8］Huang C，Wang Y，Li X，*et al*. Clinical features of patients infected with 2019 novel coronavirus in Wuhan，China［J］. *Lancet*，2020，395（10223）：497-506.

［9］Xu H，Zhong L，Deng J，*et al*. High expression of ACE2 receptor of 2019-nCoV on the epithelial cells of oral mucosa［J］. *International journal of oral science*，2020，12（1）：8.

［10］刘茜，王荣帅，刘良，等. 新型冠状病毒肺炎死亡尸体系统解剖大体观察报告［J］. 法医学杂志，2020，36（1）：1-3.

［11］Li F. Receptor recognition mechanisms of coronavirus-es：a decade of structural studies［J］. *J Virol*，2015，89（4）：1954-1964.

［12］Jackson SP，Darbousset R，Schoenwaelder SM. Thrombo-inflammation：challenges of therapeutically targeting coagulation and other host defense mechanisms［J］. *Blood*，2019，133（9）：906-918.

［13］Negrier C，Shima M，Hoffman M. The central role of thrombin in bleeding disorders［J］. *Blood Rev*，2019，38：100582.

［14］Tang N，Bai H，Chen X，*et al*. Anticoagulant treatment is associated with decreased mortality in severe coronavirus disease 2019 patients with coagulopathy［J］. *J Thromb Haemost*，2020，18（5）：1094-1099.

［15］Chen N，Zhou M，Dong X，*et al*. Epidemiological and clinical characteristics of 99 cases of 2019 novel coronavirus pneumonia in Wuhan，China：a descriptive study［J］. *Lancet*，2020，395（10223）：507-513.

［16］Xu Z，Shi L，Wang Y，*et al*. Pathological findings of COVID-19 associated with acute respiratory distress syndrome［J］. *Lancet Respir Med*，2020，8（4）：420-422.

［17］Wei JG，Zheng YN，Yu H，*et al*. Clinical characteristics of 2019 novel coronavirus infection in China［J］. *N Engl J Med*，2020，382（18）：1708-1720.

［18］Song PP，Li W，Xie JQ，*et al*. Cytokine storm induced by SARS-CoV-2［J］. *Clinica*

Chimica Acta, 2020, 509: 280-287.

[19] Shimabukuro-Vornhagen A, Godel P, Subklewe M, *et al.* Cytokinerelease syndrome [J]. *J Immunother Cancer*, 2018, 6: 56.

[20] Crayne CB, Albeituni S, Nichols KE, *et al.* The immunology of macrophage activation syndrome[J]. *Front Immunol*, 2019, 10: 119.

[21] Wang J, Jiang MM, Chen X, *et al.* Cytokine storm and leukocyte changes in mild versus severeSARS-CoV-2 infection: Review of 3939 COVID-19 patientsin China and emerging pathogenesis and therapy concepts[J]. *J Leukoc Biol*, 2020, 108: 17-41.

[22] Zhang H, Penninger JM, Li Y, *et al.* Angiotensin-converting enzyme 2(ACE2) as a SARS-CoV-2 receptor: molecular mechanisms and potential therapeutic target[J]. *Intensive Care Med*, 2020, 46(4): 586-590.

[23] To KK, Tsang OT, Leung WS, *et al.* Temporal profiles of viral load in posterior oropharyngeal saliva samples and serum antibody responses during infection by SARS-CoV-2: an observational cohort study[J]. *Lancet Infect Dis*, 2020, 20(5): 565-574.

[24] Xiong Y, Liu Y, Cao L, *et al.* Transcriptomic characteristics of bronchoalveolar lavage fluid and peripheral blood mononuclear cells in COVID-19 patients[J]. *Emerg Microbes Infect*, 2020, 9(1): 761-770.

[25] Serfozo P, Wysocki J, GuluaG, *et al.* Ang II (angiotensin II) conversion to angiotensin-(1-7) in the circulation is pop(prolyloligopeptidase)-dependent and ace2(angiotensin-converting enzyme 2)-independent[J]. *Hypertension*, 2020, 75: 173-182.

[26] Batlle D, Jose Soler M, Sparks MA, *et al.* Acute kidney injury in COVID-19: emerging evidence of a distinct pathophysiology[J]. *JASN*, 2020, 31(7): 1380-1383

[27] Zhou Y, Fu B, Zheng X, *et al.* Pathogenic T cells and inflammatory monocytes incite inflammatory storm in severe COVID-19 patients[J]. *Natl Sci Rev*, 2020, 7(6): 998 – 1002.

[28] Han H, Yang L, Liu R, *et al.* Prominent changes in blood coagulation of patients with SARS-CoV-2 infection[J]. *Clin Chem Lab Med*, 2020, 58(7): 1116-1120.

[29] Varga Z, Flammer AJ, Steiger P, *et al.* Endothelial cell infection and endotheliitis in COVID-19[J]. *Lancet*, 2020, 395(10234): 1417-1418.

[30] Bavishi C, Bonow RO, Trivedi V, *et al.* Acute myocardial injury in patients hospitalized with COVID-19 infection: A review[J]. *Progress in Cardiovascular Diseases*, 2020, 63(5): 682-689.

第二篇

中医药防治新冠肺炎理论与临床研究

在历史的长河中，发生了许多重大疫情，不仅使全球经济受到巨大损失，而且对世界人民的生命和健康造成了严重威胁，例如天花、鼠疫、2003 年的 SARS、2019 年的新冠肺炎。回顾中国历史上的重大疫情，总结历代防治疫病的方法，系统整理和研究中医药防治新冠肺炎的理论和临床实践，对现在和未来疫病的防治具有重要的借鉴意义。

第四章

历史上重大疫病流行及中医药防治概况

在中国历史上，疫病时有发生，在与疫病的抗争过程中，人们对疫病的认识逐渐深入，疫病的概念也在不断发生着变化。在疫病防治过程中，中医逐渐形成了系统且独特的理论体系，对临床实践具有指导意义。

第一节　疫病概念及历代认识

一、疫病的概念

疫病的概念最早出现于殷商时期的甲骨文，如在殷墟小屯地出土的甲骨文中有："乍(疫)，父乙，妣壬豚，兄乙豚，化口。御众，于祖丁牛，妣癸卢豕。"大致意思为：疫病突发，众人为驱除疫病而举行了一场祭祀，可见在当时的人们已经对疫病有了一定的认识。在一些先秦的著作如《礼记》《淮南子》《吕氏春秋》中，均提到"疫"字，从《礼记》"孟春行秋令，则民大疫"，"民必大疫，又随以丧"等记载来看，当时的人们已经认识到疫病的发生与气候反常有关，其导致的后果比较严重。

中医学的奠基之作《黄帝内经》对"疫病"进行了描述，如《素问·刺法论》指出："五疫之至，皆相染易，无问大小，病状相似……正气存内，邪不可干，避其毒气。"从疫病的发病、传染性、病情特点、预防、治疗等各方面均有描述。

又如《素问·六元正纪大论》说："疠大至，民善暴死。"说明疫病传播范围广、病情严重。"

《伤寒论·伤寒例》："凡时行者，春时应暖而反大寒；夏时应热而反大凉；秋时应凉而反大热，冬时应寒而反大温。此非其时而有其气，是以一岁之中，长幼之病多相似者，此则时行之气也。夫欲候知四时正气为病及时行疫气之法，皆当按斗历占之。"文中明确指出有一类是因气候反常，即"非其时而有其气"产生的"时行之气"的病，称之为"时行疫气"。这类疾病有使"长幼之病，多相似者"的传染性、流行性，因其与春温、夏热、秋凉、冬寒的四时正气为病不同，故时行是指有季节性的流行，"疫气"是导致这类疾病的病因。

东汉许慎的《说文解字》提出"疫，民皆疾也"，一个"皆"字明确点出了疫病是指能传染的病，这与当时对疫病概念的认识是吻合的。

由此可见，汉及汉代以前的早期中医学典籍中，对疫病已经有了初步的概念。

汉代以后，由于各个朝代疫病都有不同程度的流行，因此，历代医家都对疫病有深入研究，"疫病"概念逐步成熟、完善。

隋·巢元方所撰的《诸病源候论》中认为疫疠乃"人感乖戾之气而生病，则病气转相染易，乃至灭门，延及外人"。明确确定了疫病具有传染性这一特征。

明·吴有性在《温疫论》中说："时疫能传染于人……病偏于一方，延门阖户，众人相同。"清·熊立品在《瘟疫传症汇编》中说："阖境延门，时气大发，瘟疫盛行，递相传染。"清·杨栗山在《寒温条辨》中说："凶年温病盛行，所患者众，最能传染，人皆惊恐呼为瘟疫。"清·莫枚士在《研经言》中说："疫者役也，传染之时，病状相若，如役使也。"这些著作中对疫病的论述都体现了这一观念。

清·叶霖在《增订叶评伤暑全书》将"疫病"明确为："疫者，犹徭役之谓，大则一郡一城，小则一村一镇，比户传染……如不传染，便非温疫。"将传染性作为鉴定是否为疫病的必要条件最终确定下来。

综合历代文献，"疫病"的概念可以基本定义为：具有传染性、流行性、明确的致病因素(戾气、疫气、疠气、时气等)以及杀伤力强四大特点，并在一定程度上受环境(气候、运气、地域等)影响的一类疾病。

二、疫病的历代认识

（一）殷商时期

殷商时期的甲骨文对疫病有"疥、疟、虫、痈、风"等病名的记载。另《小屯殷墟文字乙编》中有巫师卜问商王是否染上疫病及疫病是否会传播的记载。《尚书》中记载了疫病为传染病。《诗·小雅·节南山》中记载"天方荐瘥，丧乱弘多"，说明了疫病与气候的关系。

（二）春秋战国时期

该时期对疫病的记载较多，《国语》《春秋》《左传》《史记》《汉书》以及各朝正史的"五行志"中都有关于瘟疫流行传播和防治的文献记载。如《周礼·夏官司马》有："帅百隶而时难，以索室殴疫。"《周礼·天官冢宰》："疾医掌养万民之疾病，四时皆有疠疾。"等记载。《吕氏春秋·季春纪》记载："季春行夏令，则民多疾疫。"《东周列国志》第一百二回："秦王政四年，十月，蝗虫从东方来，蔽天，禾稼不收，疫病大作。"《素问》中更是有对"疠"的记载，如《素问·六元正纪大论》："厉大至，民善暴死。"《素问·风论》："疠者，有荣气热胕，其气不清，故使其鼻柱坏而色败，皮肤疡溃。风寒客于脉而不去，名曰疠风。"其中疠主要是指麻风病。另《素问》中也有关于瘟疫的记载，《素问·刺法论》指出："五疫之至，皆向染易，无问大小，病状相似……正气存内，邪不可干，避其毒气。"《素问·本病论》有"厥阴不退位，即大风早举，时雨不降，湿令不化，民病温疫，疵废。风生，民病皆肢节痛、头目痛，伏热内烦，咽喉干引饮"，指出疫病得病与否与自身正气与外界邪气有关。

（三）秦汉时期

两汉时期为疫病的一个高峰。《说文解字》中有："疫，民皆疾。"的记载。东汉中晚期《太平经》中关于疫病的记载："天地病之，故使人亦病之，人无病，即天无病也；人半病之，即天半病之，人悉大小有病，即天悉病之矣。"称疫病为天地病。东汉末年《伤寒杂病论》记载："建安纪年以来，犹未十稔，其死亡者，三分有二，伤寒十居其七。"其中《伤寒杂病论》有将疫病分为伤寒和温病的意识，如《伤寒论》原文第六条："太阳病，发热而渴，不恶寒者，为温病。若发汗已，身灼热者，名风温。"但其内容仍以伤寒为主。从汉桓帝至汉献帝在位期间，即记载疫病17次，其中有名士如建安七子中徐干、陈琳、应场等人也未能幸免。七子之一王粲在《七哀诗》中也记载："出门无所见，白骨蔽平原。路有饥妇人，抱子弃草间。顾闻号泣声，挥涕独不还。未知身死处，何能两相完？驱马弃之去，不忍听此言。"其惨烈可见一斑。

（四）三国两晋时期

曹植《说疫气》记载："建安二十二年（公元217年），疠气流行，家家有僵尸之痛，室室有号泣之哀。或阖门而殪，或覆族而丧。或以为：疫者，鬼神所作。人罹此者，悉被褐茹藿之子，荆室蓬户之人耳！若夫殿处鼎食之家，重貌累蓐之门，若是者鲜焉。此乃阴阳失位，寒暑错时，是故生疫，而愚民悬符厌之，亦可笑也。"曹丕《与吴质书》："昔年疾疫，亲故多离其灾。"

晋代葛洪《肘后备急方》对瘟疫也有阐述，认为"伤寒、时行、温疫，三名同一种"，"其年岁中有疠气兼夹鬼毒相注，名为温病"，并立"治瘴气疫疠温毒诸方"一章，记载了辟瘟疫药干散、老君神明白散、度瘴散、辟温病散等治疗、预防温疫的方剂。

（五）隋唐时期

隋代巢元方《诸病源候论》对疫病进行了更为详细的整理与总结。其中记载"此病皆因岁时不和，温凉失节，人感乖戾之气而生病，则病气转相染易，乃至灭门，延及外人，故须预服药及为法术以防之"。《诸病源候论·疫疠病诸候》认为疫病"其病与时气、温、热等病相类，皆有一岁之内，节气不和，寒暑乖候，或有暴风疾雨，雾露不散，则民多疾疫。病无长少，率皆相似，如有鬼厉之气，故云疫疠病"。

唐代孙思邈所著《备急千金要方》和《千金翼方》，两书中载有有关治疗疫病方剂共计42首，其中犀角地黄汤为后代各医家治疫病、温病所常用。王焘所著《外台秘要》中也记载了多首治疗疫病所用方剂，推动了中医温病学说的发展。

（六）两宋时期

两宋时期，运气学说得到广泛发展，当时医家们对疫病的分类与病因病性有了新的认识，指出了疫病的两种发病方式，即新感与伏发。而对于疫病的概念也有了新的定义，其传染性、流行性成为区分界定疫病的共识。庞安时在《伤寒总病论》中详细叙述了有关疫病和温病的内容。书中提出"勇者气行则已，怯者则著而成疾矣"，强调了疫病的发生与否和患者体质强弱之间的关系，指出体质强健之人在感受外邪之后能够抵御邪气而不发病，体质虚弱之人感受邪气之后无力抵抗而发病，这与《黄帝内经》中所提到的"至虚之处，便是容邪之所"殊途同归。庞安时在《伤寒总病论》中将一切导致外感热病的因素统称为"毒"，同时书中提到"天行之病，大则流毒天下，次则一方，次则一乡，次则偏着一家"，强调了"毒"的传染性。陈无择在继承前人思想的基础上提出了"三因学说"，即因时、因地、因人制宜，这符合目前中医学对疫病的认识。郭雍所著《伤寒补亡论》，在继承《黄帝内经》《伤寒杂病论》中温病学说的基础之上，又提出了新感温病，即书中所说的"医家论温病多误者，盖以温为别一种病，不思冬伤于寒……冬不伤寒……及春有非节之气……三者之温，自不同也"。

（七）金元时期

金元时期医家涌现，众多医家在其著作之中均涉及了疫病内容。金代刘完素是寒凉派代表人物，首开用寒凉之法治疗温病之先河，刘氏在《伤寒标本心法类萃》中说"凡伤寒、疫疠之病……传染也"，倡导利用寒凉清热之法治疗。罗天益汇集整理其师李东垣生平所用时方著成《东垣试效方》，书中记载"泰和二年，先师以进纳监济源税，时四月，民多疫疠……亲戚不相访问，如染之，多不救"。李东垣当时以普济消毒饮救之，疗效显著，"全活甚众"，而普济消毒饮至今仍然是治疗大头瘟和痄腮的代表方剂。张从正在《儒门事亲》中载有"凡解利伤寒、时气疫疾，当先推天地寒暑之理，以人参之"，强调了治疗外感之病要结合天地气候变化综合分析。关于疫病，朱震亨在《金匮钩玄》中提到"温病，众人病一般者是也，又谓之天行时疫"。朱氏利用"补、降、散"三法对疫病、温病辨证治疗，在当时取得了很好的疗效。

（八）明清时期

进入明清以后，随着疫病的又一次集中暴发，出现了葡萄疫、捻头瘟、大头瘟、瓜瓤瘟等根据症状特点命名的瘟疫及鼠疫、羊毛瘟、疫喉、烂喉丹痧等杂疫，在这个过程中，中医对疫病的认识也有了发展。明代吴有性在1642年撰写了中医第一部疫病学专著《温疫论》。在《温疫论》中，吴有性注重对疫病致病本源的研究，他指出"温疫之为病，非风非寒，非暑非湿，乃天地之间别有一种异气所感"，他将这种致病因素称之为戾气，然而他描述的这种戾气和古人所讲的乖戾之气完全不同，在本质上接近于现代医学中的病原微生物。经过千百年的沉淀，清代各位医家在前人的基础上系统地总结了疫病理论，更注重五运六气和疫病的关系，这其中最具代表性的是马印麟所著的《瘟疫发源》，马氏选取《类经》中五运六气内容，预测每年的主气与客气"和"或"不和"，通过推演，预测瘟疫可能的发生时间，从而早做准备。清代温病四大家叶桂、薛雪、吴瑭、王士雄，对瘟疫都各有阐发。叶桂年少成名，擅长治疗时疫与痧痘，他在《温热论》中提出"温邪上受，首先犯肺，逆传心包"和卫气营血辨证理论，为温热病的辨证治疗增加了新的方法。吴瑭继承并发展了叶桂和吴又可的思想，写成了《温病条辨》。他创立了三焦辨证理论，此法非常适合温热病的辨证和治疗，也由此确立了治"上焦如羽，非轻不举；治中焦如衡，非降不安；治下焦如沤，非重不沉"的治疗原则，这一治疗原则对后世影响深远。王士雄著成《温热经纬》，以《黄帝内经》《伤寒论》等为经，以叶、薛诸家之说为纬，以伏邪、新感为两大辨证纲领。晚清温病名家柳宝诒也指出："就温病言，亦有两证，有随时感受之温邪：如叶香岩、吴鞠通所论是也；有伏气内发之温邪，即《内经》所论者是也。"到了近代以后，随着现代医学的发展，大多数人觉得现代医学对传染病的认识已经很清晰了，但过往的疫情事实告诉我们：在疫病的防治上，只盯着病原微生物是远远不够的。我们要发扬中医"天人合一，整体观念"，把握疫病发生规律，就有可能发挥

"上工治未病"的良好效果。

第二节　中国历史上重大疫病回顾

疫情与历史相始终，与人类共相伴，中国历史上的疫情比比皆是。据不完全统计，秦朝至南北朝的800年间大的疫情记录有47次，隋唐五代不足400年的时间疫情记录为17次，而宋至清的1000年间共有10次疫情记录，总之，秦汉至清2000年间共有大的疫情记录254次。而在清朝以后至今天，我国更是暴发过多次大规模的疫情。

先秦以前即有瘟疫，一般以巫术治疫，杂以医药。秦汉时期，对于疫情严重地区，《史记》中有"十月庚寅，蝗虫从东方来，蔽天。天下疫"的记载。《礼记》记载："孟春行秋行，则民大疫。"伤寒病在东汉末年十分猖獗，有人认为张仲景《伤寒论》所论述的疫情即鼠疫。

魏晋南北朝(222—573)时期，战乱频繁，每逢大战，必有大疫。在此351年里，有74个年份发生瘟疫，共77次，年均4.74次，发生频率21.94%。有关魏晋南北朝时期瘟疫的统计资料已有多种。曹植《说疫气》记载"家家有僵尸之痛，室室有号泣之哀"。《三国志》也记载："公(曹操)至赤壁，与备战，不利。于是大疫，吏士多死者，乃引军还。"

唐宋时期，史书中往往出现有如"贞观十年，关内、河东大疫""江南频年多疾疫"等表述。唐代天宝十三年，李宓"将兵七万击南诏"，因疫病，众多士兵病亡，最终大败，成为安史之乱的导火索之一。这时期的治疗，以中医药为主，多进行隔离治疗。

金元之际鼠疫大行，影响历史深远。有人研究后粗略估计，当时全国近五分之一的人口死亡，多达2570万人。

明代疫病更为频繁，约有上千次以上且死亡人数众多。嘉靖、万历年间，北京经常发生大疫情，"京师饥且疫"。崇祯年间华北山西发生鼠疫，病者吐痰血即死，惨绝人寰，乃至"虽亲友不敢问吊，有阖门死绝无人收葬者"。崇祯十六年疫情更是严重，至"死者数百万"。

明末清初有一次大规模的瘟疫流行，导致数千万人死亡。《明史》记载，从万历年间开始，疫情发生频率逐渐增加，影响范围逐渐扩大。1644年春，鼠疫在北京达到流行高峰，当时的死亡达十万人。《崇祯实录》称："京师大疫，死亡日以万计。"李自成攻打北京之前，北京城鼠疫流行已达一年左右，因此有史学工作者将明代灭亡和鼠疫联系起来。

清代疫情频发，1910 年东北发生大鼠疫，这次鼠疫死亡人数超过六万，相当于东北 1400 万人的 0.4% 左右。这一次的鼠疫，极有可能是通过飞沫在人与人之间进行传播，当时按重症、轻症、疑似进行分级处理，避免交叉感染。政府对哈尔滨疫区进行严格的封锁和交通管制，最终控制了疫情的蔓延。

1918 年，中国暴发了一次严重的肺鼠疫，此次鼠疫传染性极强，疫情波及内蒙古、山西、河北、山东、安徽、南京。据记载，感染者出现头痛、发热、咳嗽等症状，轻者三五日，重者不过二十四小时，即吐血而死，死亡14600 余人。当时的山西地方政府发挥了积极作用，官方与民间良性互动，以较快的速度控制了疫情。

1932 年暴发于陕西的霍乱几乎遍布全国，据《陕西省志·人口志》记载，此次霍乱传染了 60 个县，患病人数约 50 万，死亡人数约 20 万，死亡率在40% 左右。

抗战时期的根据地也发生过大的疫情，其中疟疾是发病最多、流行最广、危害最大的传染病。1942 年 3 月 11 日的《晋察冀日报》写道："病人之多，病祸之延续与反复，死亡率之大，可以说是百余年来所未有的。"有人估算，抗战期间，晋察冀边区人民发病数达 4000 余万人，死亡约 240 余万人。对传染性和流行性较为严重的传染病，如疟疾、痢疾、回归热、伤寒等，根据地组建了各种医疗组和卫生防疫队进行了重点防治，并加紧各种防疫药品和药材等的生产，帮助各级政权训练卫生防疫人员，协助地方卫生工作。

新中国成立后，新成立的公共卫生局设立了防疫班，负责传染病的防治工作。此外，还发起全民运动防治各类疫情。在 20 世纪 50 年代到 60 年代初，中国进行了 3 次强制性全民种痘和 2 次接种行动，5 亿多人口共发放了 18 亿剂牛痘疫苗。

1949 年 10 月，察哈尔省暴发鼠疫，给当地人民造成了极大的生命威胁。这是新中国成立后第一次遭遇重大疫情。当时严密封锁部分道路；停业、停课、停产；调集医疗防疫人员与药品日夜赶赴疫区，为群众注射疫苗；并动员组织群众捕鼠灭蚤。12 月中旬，取得了新中国第一次抗疫的胜利。

1957 年"亚洲流感"（H2N2）在贵州暴发，很快蔓延到国内各省市自治区和其他国家，导致国内各省市自治区 25 万多人患病，是新中国成立后最严重的流感疫情。当年的中国，物质匮乏、缺医少药，无力应对如此大规模的流感疫情，只能通过报纸、广播指导人们防疫，对疫情严重的地区采取强制歇业、停课等措施。

1988 年，上海市部分居民食用不洁毛蚶引起甲型肝炎疫情。国务院就做好防疫工作提出具体意见，对所需物资的生产作出安排。上海市政府采取"谁的人，谁管"措施，利用企业厂房、库房、学校等安置病人，集中隔离，销毁毛蚶，街道、居委会挨家挨户发宣传单、排查病例，疫情很快得到了控制。

2003年的非典疫情波及我国内地24个省市区的266个县市区及国外32个国家和地区，疫情发生后，党中央、国务院立即成立防治非典指挥部，统一指挥、部署，安排人员、物资。建设定点、专项医院收治患者，群防群控。经过有序、科学的防控，2003年6月24日，世界卫生组织宣布解除对北京的旅行警告，中国取得抗击非典的胜利。

第三节　中医药防治疫病概况

一、历代疫病治疗概述

人类文明的发展史同时也是与疾病的斗争史，而疫病因其传染性、流行性、症状相似、治愈难度高等特点一直是斗争的重点难点。在一次次的斗争过程中，中医对疫病的认识不断加深，治则治法不断发展，对疫病的预防治疗有着独特而完善的机制。

我国古代先民对疫病早已有深刻的认识，疫病，在我国历史中亦被称为疠病、天行、时行。疫，《说文解字》释之民皆疾也，《字林》谓病流行也；疠，《说文解字》释为恶疾也。从对疫、疠二字的解释中就可以看出疫病治疗之艰巨。

先秦两汉时期，《黄帝内经》记载"天地迭移，三年化疫"，根据疫病的临床症状将其划属于五脏，而将疫病分为"五疫"，即木疫、火疫、土疫、金疫、水疫。根据"正气内存，邪不可干""风雨寒热，不得虚，邪不能独伤人""谨察阴阳之所在，以平为期"，"故治病者，必明天道地理，阴阳更胜，气之先后，人之夭寿，生化之期"等观点，产生了扶正祛邪，以平为期，三因制宜，升降相宜等治则治法，在《素问·五常政大论》《素问·至真要大论》等篇更是蕴含了"汗、和、下、吐、温、清、消、补"八法的雏形。

东汉建安年间，中原地区伤寒流行，死者甚众，《伤寒论》序中更有"余宗族素多，向余二百。建安纪年以来，犹未十稔，其死亡者，三分有二，伤寒十居其七"的记载。根据东汉时期的气候特点与社会环境，此时之疫病主要为由寒邪伤人引起的一系列外感疾病，张仲景察邪之盛衰，在扶正祛邪的治疗总则下应用扶阳气、保胃气、存津液、力主攻邪的治则，在寒疫治疗的过程中，辛温解表、急下存津、回阳救逆等具体治法脱颖而出，其中麻黄汤、麻杏甘石汤、四逆汤等方剂更是成为日后治疫常用方。

晋代葛洪所著《肘后备急方》中将伤寒、时行、温疫统称为伤寒，在治疗伤寒初期解表方中，辛温解表药与辛寒、苦寒之药合用，解表与清里同施。同时在《肘后备急方》中记载有内服(服老君神明散)、纳鼻(纳赤散方)、佩戴、悬挂、烧熏(烧熏配挂太乙流金方)等多种防疫治疫手段。唐代孙思邈在实践中发现疫病的临床表现有别于汉代伤寒，以热证居多，故而用药偏于清热养阴，治疗善用石膏，清热解毒、表里双解为主，后世温病学派治疗疫病的治则治法已初现端倪。

宋金元时期，战争频发，疫病随之流行，此时民众体质多偏阳胜，疫病多为火热之毒炽盛，刘完素以火热立论，治疗三因制宜，以人为本，清热解毒，内外分消。张子和倡导病由邪生、攻邪已病，治疗结合气候、地理、体质等多方面因素，三因制宜，合理决定理法方药，善用汗、吐、下三法。1232年元军兵围汴梁城，当时城中大疫暴发，李东垣结合当时环境因素，提出此疫病为脾胃虚损而外感，在治疗时独重阳明，补脾胃、升清阳、降浊阴，扶正以驱邪。朱丹溪强调滋阴以降火，治疗温病宜补、宜降、宜散，寒温并用以除疾，滋阴之法对疫病后期阴液亏损的治疗有重要意义。

明崇祯年间疫病肆虐，死者众多，吴有性深入研究，提出异气致病之说，著成我国第一部瘟疫学专著《温疫论》，提倡治疗疫病以驱邪为主，同时扶正气、存阴津。

清朝时期喻昌创瘟疫三焦论治、创逆流挽舟法以治痢。戴天章指出："疫邪见证，千变万化，然总不出表里二者。"叶桂在《温热论》指出："温邪上受，首先犯肺，逆传心包。""若论治法，则与伤寒大异。"叶天士将疫病发展概括为卫、气、营、血四个阶段，在治疗时分阶段论治，汗清透散，表里双解。治疗久病体虚之人更是顾护脾胃，滋养胃阴。吴鞠通将温疫病的发展传变概括为上焦病、中焦病、下焦病三个阶段，治疗注重清热养阴，芳香化湿，清心开窍。

随着社会的进一步发展，西医快速崛起，中医药事业发展相对缓慢。虽然如此，但中医仍在世界舞台上展示着它深邃迷人的魅力。屠呦呦团队从治疗疟疾的单方中受到启发，排除重重险阻研制出青蒿素，为有效治疗疟疾做出卓越贡献。面对2003年的非典，中医亦是披荆斩棘，挽国民安康于危难之际。2019年发生的新冠肺炎疫情，中医药发挥了巨大的作用。历史向我们证明，中医药在面对疫情时有着明确的疗效，时至今日，在天人合一、扶正祛邪等理论指导下传承几千年的中医仍然为守护众人健康发挥着巨大的贡献。

《黄帝内经》提出天人合一，扶正祛邪之观点，仲景结合气候、地域、疫病之临床症状以护阳气、保胃气、存津液为治则，唐孙思邈认识到疫病临床之热证而开始加用清热解毒，发表攻下之法，到温病学派形成，戾气致病学说提出，再到现代社会中医药辨证论治结合大数据信息工具以诊疗新冠肺炎，在历史车轮的滚滚转动之中，中医对于疫病的认识和治疗措施在不断进步完善。

从六经传变、表里传变、卫气营血传变、三焦传变，中医对疫病发展传变规律的认识在不断完善，由此发展出六经辨证、卫气营血辨证、三焦辨证等多种治疗疫病行之有效的辨证体系。

二、历代防治疫病的基础方法概述

（一）精神调摄法（意念吐纳法）

《素问·刺法论》记载："气出于脑，即室先想心如日，欲将入于疫室，先想青气自肝而出，左行于东，化作林木；次想白气自肺而出，右行于西，化作戈甲；次想赤气自心而出，南行于上，化作焰明；次想黑气自肾而出，北行于下，化作水；次想黄气自脾而出，存于中央，化作土。五气护身之毕，以想头上如北斗之煌煌，然后可入于疫室。"

《鼠疫约编》记载："避疫圣法，若能静心调息，一志凝神，以运气法行之，无不灵验。"

《时方妙用·瘟疫》记载："避疫之法，惟在节欲、节劳，仍勿忍饥，以受其气。胆为中正之官，胆气壮，则十一经之气皆壮，邪不能入。"

（二）种痘法

董玉山《牛痘新书》记载："考世上无种痘，诸经唐开元间，江南赵氏，始传鼻苗种痘之法。"

孙思邈《备急千金要方》记载："治小儿体有赤黑疵方：针父脚中，取血贴疵上即消"，"治小儿疣目方：以针及小刀子决目四面，令似血出，取患疮汁黄脓敷之。"

张璐《张氏医通》记载"种痘说"即："原其种痘之苗，别无他药，惟是盗取痘儿标粒之浆，收入棉内，纳儿鼻孔……痘痂无可窃，则以新出痘儿所服之衣，与他儿服之，亦能出痘。"

（三）隔离法

《汉书·平帝纪》有载："民疾疫者，舍空邸第，为置医药。"

《睡虎地秦墓竹简》记载：疫情发生，百姓若发现身边人有染疫之迹象，患者必须向官府报告，并在"疠迁所"隔离区强制隔离。亦有记载："丙与里人及甲等会饮食，皆莫肯与丙共梧（杯）器。甲等及里人弟兄及他人智（知）丙者，皆难与丙饮食。"

盛唐时期，疫情暴发后，会设立专门医治或隔离病人的场所，如官办"养疾坊"、民办"病坊"，寺院办"悲田坊"或"福田院"。宋时期政府兴办官办医疗机构，隔离并收治病人。清·陆曾禹《康济录》记载："（宋）神宗熙宁八年，吴越大饥，赵抃知越州，多方救济，及春人多病疫，乃作病坊以处疾病之人，募诚实僧人分散各坊，早晚视其医药饮食，无令失时，以故人多得活。"

（四）改善环境卫生

《礼记·内则》记载："凡内外，鸡初鸣，咸盥、漱，衣服，敛枕、簟，洒扫室堂及庭。"

《济众新编·瘟疫》说："不传染法：门户并开，水二升置堂中心，煎苏合香丸二十丸，其香能散疫气，医者诊视不染。"

清代王世雄著《霍乱论》则提出："平日即宜留意，或疏浚河道，毋使积污，或广凿井泉，毋使饮浊。"

《仙方合集·辟瘟诸方》说："天行时疫传染，凡患疫之家，将病人衣服于甑上蒸过，则一家不染。"又有："闻邻里沾疫，宜用贯众置水缸内浸，用此水造饮食，亦能辟瘟不染。"

《经验良方大全·瘟疫时症门》说："除夕日夜以红小豆、川椒各十七粒，投井中，勿令人知，能却瘟疫。或以大麻子二十一粒，于元旦投井中，亦良。"

清代王学权《重庆堂随笔》中提出："衣被宜洁净，饮食宜淡泊。"

清代尤乘《寿世青编》中提出："人卧室宇，当令洁净，净则受灵气，不洁则受故气。故气之乱人室宇，所为不成，所依不立，即一身亦尔，当常令沐浴洁净。"

三、中医药防治法

（一）外治之法

1. 佩戴法

《神仙济世良方》记载："冬至日，用大黄一块约一二钱，将线穿好，合家大小佩之，瘟疫即不染矣。"

《急救广生集》记载："（辟一切瘴疾时气风寒时气）红川椒（去闭口者）以绛纱囊贮，椒约两许，悬佩近里衣处，一切邪气不敢侵犯。"

《伤寒直指》记载："辟疫法：乌头四两（炮），桔梗二钱半，白术一钱，为末，绛囊盛佩之，同居闾里，皆不染疫。"

《备急千金要方》辟温杀鬼丸，熏百鬼恶气。其方组成为：雄黄、雌黄各二两，龙骨、龟甲、鲮鲤甲、猬皮各三两，羖羊角、虎骨各七两，樗鸡十五枚（无，以芫青五枚代），空青一两（无，以石绿代），芎䓖、真朱砂各五两，东门上鸡头一枚。细末，烊蜡二十两，并手丸如梧子，正旦门前烧一丸，带一丸，男左女右，辟百恶；独宿吊丧问病，各吞下丸，小豆大；天阴大雾，日烧一丸于户牖前佳。

《千金翼方》卷十引书生丁季受杀鬼丸，药物组成：虎头骨（炙）、丹砂、真朱、雄黄、雌黄、鬼臼、曾青、女青、皂荚、（去皮子，炙）、桔梗、芜荑、白芷、芎䓖、白术、鬼箭（削取皮羽）、鬼督邮、藜芦、菖蒲各二两。功效：辟疫。主治：时气瘴疫。用法用量：带之，男左女右。制备方法：上药捣筛蜜和如弹丸大。

张景岳"治天行时气，宅舍怪异，用真降真香烧焚，大解邪秽，小儿带之，能解诸邪，最验"。

明代王肯堂曰："以明雄黄一块重五钱，以绢帛包系头顶心亦妙。"

郑肖严《鼠疫约编》载："避疫香粉：生大黄钱半，甘草五分，皂角一钱，丁香二钱，苍术一钱，檀香二钱，山柰一钱，甘松二钱，细辛一钱，雄黄一钱。共研末，用绸小袋，佩戴身上。"

清代刘奎《松峰说疫》记载："悬挂马尾松枝，可免瘟疫。"又有"务成子萤火丸，主避瘟疾恶气，百鬼虎野狼，蛇虺蜂虿诸毒。五兵白刃，盗贼凶害，皆避之。其方组成为：萤火虫、鬼箭羽（去皮）、蒺藜、矾石各一两，雄黄、雌黄、矾石各二两，羊角、锻灶灰、铁锤柄（入斧头木，烧焦）各两半。共为粗末，以鸡子黄、丹雄鸡冠一具，和之如杏子大，红绸缝三角绛囊盛五丸，带左臂上，若从军，系腰下勿离身，若在家，挂户之上，辟绝贼盗、温疫，神良。"

2. 烧熏法

《松峰说疫》苍降反魂香："苍术降真香各等分，共末，揉入艾叶内，绵纸卷筒，烧之，除秽祛疫。"

李时珍谓："张仲景辟一切恶气，用苍术同猪蹄甲烧烟，陶隐居亦言术能除恶气，弭灾疹。故今病疫及岁旦，人家往往烧苍术以辟邪气。"

《太医院秘藏膏丹丸散方剂》的"避瘟丹"由乳香、降香、苍术、细辛、川芎、甘草、枣组成，谓："此药烧之能令瘟疫不染，空房内烧之可避秽气。"

《肘后备急方》太乙流金方：雄黄三两，雌黄二两，矾石、鬼箭各一两半，羚羊角二两，捣为散，三角绛囊贮一两，带心前并门户上，可辟瘟气。

《验方新编》以"苍术末、红枣，共捣为丸如弹子大，时时烧之，可免时疫不染"。

《良朋汇集经验神方》记载："凡遇天年大行瘟疫，四时不正，一切疠气者，多以苍术烧之，能辟瘟邪，至奇。"

3. 涂抹法

涂抹法是以药液或药膏直接涂于皮肤以发挥作用的外用法。

孙思邈《备急千金要方·雄黄散辟温气方》曰："雄黄五两，朱砂、菖蒲、鬼臼各二两。上四味，治下筛，以涂五心、额上、鼻人中及耳门。"

《外治寿世方》记载："辟瘟方，又名雄黄散。雄黄五两，朱砂、菖蒲、鬼臼各二两，上四味，捣筛末，以涂五心、额上、鼻、人中及耳门。"

《伤寒总病论》记载："辟温粉其组成有：芎、术、白芷、藁本、零陵香等分为末，每一两半入英粉四两，和匀，常扑身上，无英粉，蚌粉亦可。凡出汗大多，欲止汗，宜此法。"

明代王肯堂"用水磨雄黄涂于鼻上"。

明代龚信"用雄黄末，水调鼻内。虽与病人同卧，亦不相染"。

清代《验方新编·咽喉》"辟瘟防护保身良法"中云："涂雄黄酒于鼻孔中"，效果更佳。

4. 塞鼻法

鼻气通天，疫邪易从鼻而入，药物塞鼻防止邪气从鼻而入是防止疫病传染的重要途径。

《串雅内外编》在辟疫条下指出："凡入瘟疫之家，以麻油涂鼻孔中，然后入病家去，则不相传染。"

《救生集》记载："入病家不染方：香油调雄黄、苍术末涂鼻孔中。"

唐孙思邈《备急千金要方·辟温疫气》赤散："藜芦、踯躅花各一两、附子、桂心、真朱各六铢、细辛、干姜各十八铢、牡丹皮、皂荚各一两六铢，右九味，末之，内真朱合治之，分方寸七……觉有病之时，便以粟米大内鼻中。"

清刘奎《松峰说疫》也运用的孙思邈赤散方。

吴崑在《医方考》辟瘟法中说："凡觉天行时气，恐其相染，须日饮雄黄酒一卮，仍以雄黄豆许用绵裹之塞鼻一窍，男左女右用之，或用大蒜塞鼻，或用阿魏塞鼻，皆良。"

《温病学全书·温疫疫萃言》之避忌法载"张三丰方，治天时温疫疬气，用孩儿菊，俗名醒头草，取叶塞鼻中，秽气不染"。

沈金鳌《杂病源流犀烛》记载"雄黄散"，主要用法及组成是以"雄黄末水调，以笔浓蘸，涂鼻窍中，虽与病人同床，亦不相染。初洗面后，及临卧点之"。

清王世雄记载："用川椒研末时涂鼻孔，则秽气不入矣。"

5. 取嚏法

取嚏法是通过刺激鼻腔，使人不断地打喷嚏，从而达到祛除病邪的治疗方法。

《万世济世良方》"瘟疫不相传染方"中指出："凡入疫疬之家，以麻油涂鼻孔中，然后入病家，则不相传染。既出，或以纸捻探鼻，深入令嚏之为佳。"

清代丁尧臣曰："雄黄、苍术共末，香油调涂鼻孔。既出病家，用纸条探鼻取嚏并饮雄黄酒一杯(烧酒尤妙)，入病家不染疫。"

《保命歌括·瘟疫》记载："救苦散，专治伤风、伤寒，头目不清，如被疫气所侵之人，少觉头昏脑闷，急取嚏之，毒气随散，永无染著。川芎、藿香、藜芦各三钱，牡丹皮、玄胡、朱砂水飞各二钱，雄黄水飞、白芷、牙皂各四钱。右为细末，每用一些先噙水在口中，以竹筒吹两鼻，嚏出清涕，佳。"

清代刘奎在《松峰说疫·诸方·避瘟方》中曰："凡遇时令不正，瘟疫流行，人各带之，或嗅鼻，可免侵染。"其组成及用法是：白芷、细辛、当归、明雄、牙皂(等分)，共为细末，瓷瓶贮，勿泄气。用时令病者噙水口内，将药嗅鼻，吐水取嚏，不嚏再吹，嚏方止。已患未患者皆宜用。

《续信验方·内科》记载："救瘟散，皂荚、肉桂、蟾酥、千里马，等分，麝香十分之一。共研细末，觉有时症，入鼻少许，得嚏即愈。男左女右。孕忌。"

清代沈金鳌《杂病源流犀烛》记载"通气散"，其组成和用法是："延胡索钱半，皂角、川芎各一钱，黎芦五分，踯躅花二分半，用纸燃蘸药，搐于鼻中取嚏，日三五次。"

6. 点眼法

点眼药法是将药物直接点入眼部，以治疗各种眼病的一种外治方法。

清代鲍相璈首先明确提出用"人马平安散"点眼预防时疫，其组成和用法为："冰片、麝香、飞过明雄、飞过朱砂各五分，牙硝一钱，共为细末，瓷瓶紧收勿泄气，男左女右以少许点目大眦，用此入时疫病家则不沾染。"

《经验良方大全·瘟疫时症门》中太乙救苦散"治一切瘟疫无汗，头痛身热，口渴心烦等症。火硝三钱，雄黄（水飞）三钱，麝香五分。同研极细末，入瓷罐收贮，男左女右，点大眼角内"。

7. 探吐法

凡邪实上焦、痰食气逆不通欲吐不吐者均可用此法祛邪以御病。探吐法指内服或者吸入某些药物，并配合一定的手法来取吐祛邪的治疗方法。瘟疫文献中多用辛香之品探吐畅达气机，以预防疫病。

较早记载用于取吐以预防瘟疫的方剂为晋·葛洪《肘后备急方》赤散方，若时疫"初觉头强邑邑，便以少许纳鼻中，吸之取吐"，皂荚五分(炙之)、细辛、干姜、附子各三分，肉桂二分，真朱四分，踯躅四分。捣，筛为散。

远志苦辛温归肺经、定心气、止惊悸、益精杀毒、散痰涎、养气血，避瘟方中记载"于春分日，用远志去心，水煎。日未出时，东面饮二盏，探吐，则疾投不生"。运用了远志以调畅气机，祛邪避疫。

除瘟方中记载仙传吐法，饮百沸汤之后，反复用手揉肚，用鸡翎探吐，吐后服用葱醋煎汤顾护胃气，见效快，方式便捷。

8. 粉身法

粉身法是将药碾碎，筛细末，或与米粉调和，撒扑肌肤的外用法。

晋代葛洪在《肘后备急方》中记载的赤散方以"牡丹五分，皂荚五分(炙之)，细辛、附子、干姜各三分，真朱四分，肉桂二分，踯躅四分。捣，筛为散……晨夜行，及视病，亦宜少许以纳粉，粉身佳"。该方以祛邪辟秽药物为主，外粉肌肤周身以抵御时行邪气。

《外台秘要》记载辟温粉，可预防瘟疫传染。其方组成及用法为："川芎、苍术、白芷、藁本、零陵香，等分为末，每一两半入米粉四两，和匀，常扑身上，无米粉蚌粉亦可。凡出汗大多，欲止汗，宜此法。"

9. 药浴法

洗浴是用药液或含有药液的水洗浴全身或局部的一种方法。是防疫可以采用的外用方法之一。药液直接作用于皮肤，在防疫方面有利于调畅气机，使秽浊之气不能停留于人身体表面而导致疾病，同时调节相应内脏功能以增强正气。

《本草纲目》记载："白茅香、茅香、兰草（并煎汤浴，辟疫气）。"

《普济方》治时气瘴疫浴汤方："桃枝叶十两，白芷三两，柏叶五两，上为散。每服三两，煎汤浴之，极良。"

清代刘奎《松峰说疫·卷之五·诸方·避瘟方》："于谷雨以后，用川芎、苍术、白芷、零陵香各等分，煎水沐浴三次，以泄其汗，汗出臭者无病。"

清代鲍相璈《验方新编》："东向桃枝煎汤，日浴二次，自然不染。"

清代丁尧臣记载："常将向东桃枝熬汤洗浴不染瘟疫。"

10. 熨法

熨法是把药物加酒、醋炒热，布包熨摩患处，使腠理疏通而达到治疗目的一种方法。

清代郑肖严《鼠疫约编·验方篇·辟疫验方十二则》"治疫气传染方"曰："凡入患疫之家，感其气入鼻内，即时布散经络。初觉头痛喉干，急用芥菜子研末，温水调末，填入肚脐中，隔衣一两层，以壶盛大热水，（开水亦可）频频熨之，至汗出自愈。"

《经验良方大全·瘟疫时症门》记载："疫病初发但觉头痛，即以水调芥菜子填脐内，用热物隔布一层熨之，汗出而愈。"

（二）内服药物

1. 直接口服

《素问·刺法论》所载"小金丹方"，辰砂二两，水磨雄黄一两，叶子雌黄一两，紫金半两，同入盒中，外固了地一尺，筑地实，不用炉，不须药制，用火二十斤煅之也，七日终。候冷七日取，次日出盒子。埋药地中七日取出，顺日研之三日。炼白沙蜜为丸。如梧桐子大。每日望东吸日华气一口。冰水下丸。和气咽之。服十粒，无疫干也。

窦材《扁鹊心书》记载的神方"中和汤"，治伤寒、瘟疫，头目昏痛，发热，鼻流清涕。其方剂为："苍术一斤（米泔浸），川乌（炮）、厚朴（姜制）、陈皮、甘草各四两，草果二两，共为末。每用四钱，生姜七片，水煎和渣服。"他特别指出："服此不致传染。"

《万病回春·瘟疫》记载："内府仙方，治肿项大头瘟、虾蟆瘟病：僵蚕二两，姜黄二钱半，蝉蜕二钱半，大黄四两。上共为细末，姜汁打糊为丸，重一钱一枚，大人服一丸，小儿半丸，蜜水调服，立愈。"

晋代葛洪《肘后备急方》度瘴散，为辟山瘴恶气而设，"若有黑雾郁勃及西南温风，皆为疫疠之候方"，若冒雾行，辟毒诸恶气宜服此方。组方以"麻黄、椒各五分，乌头三分，细辛、术、防风、桔梗、桂、干姜各一分。捣，筛，平旦酒服一盏匕"。

唐代王焘《外台秘要》在上基础上加升麻、附子及防己，因主要为山中常住人所设，故增剂量，筛为末，密封贮之，山中所在有瘴气之岁，且空腹服一钱匕，覆取汗，病重稍加之。

《和剂局方》所载"仙术汤"，能"辟瘟疫，除寒湿，温脾胃，进饮食"。以苍术为君，配合干姜、枣、杏仁、甘草而成。

《医方简义》中的"避瘟丸"，由雄黄、鬼箭羽、丹参、赤小豆组成，服之"可不染瘟疫也"。

《圣济总录》记载"调中丸"，其组成及用法为：大黄、麻仁、枳壳、茯苓、芍药、前胡、黄芩组成，"食后饮下，微利为度"，"辟四时疫疠非节之气"。

《医经会解·瘟疫》说："治四时瘟疫，头痛项强，憎寒壮热，发斑烦躁，大渴面赤，目红，或面紫黑，狂言等证，宜用代天宣化汤：甘草甲巳年君，黄芩乙庚年君，栀子丁壬年君，黄柏丙辛年君，黄连戊癸年君，香附、紫苏叶各减半，大黄酒蒸用三倍，人中黄一倍，雄黄、朱砂各用少许为末。水煎，去滓，调雄黄、朱砂末冷服。"

宋代庞安时《伤寒总病论》中屠苏酒，预防伤寒、瘟疫。其方组成用法为："大黄、桂枝、桔梗、川椒各十五铢，白术十铢，乌头、荜茇、防风各六铢。缝囊盛，以十二月晦日早，悬沉井中至泥，正旦平晓，出药置酒中，屠苏之东，向户饮之。"庞安时规劝人们积极饮用此酒："屠苏之饮，先从小起，多少自任。一人饮一家无病，一家饮一里无恙。饮药酒三朝，还置井中。若能岁岁饮，可代代无病，当家内外井皆悉着药，辟温气也。忌猪肉、生葱、桃李、雀肉等。"

《圣济总录·伤寒疫疠》记载："七物赤散，治伤寒辟毒气疫病，其组成及用法为：丹砂（别研）、乌头（炮制，去皮、脐）各二两，细辛（去苗叶）、羊踯躅、干姜(炮制)、白术(切炒)各一两,瓜蒌一两半。右七味,捣罗为散,每服半钱匕,温酒调服,汗出解;不解,增至一钱匕。"

许季山撰千敷散,辟温疫恶疾,其方组成及用法为:"附子一个(一分者),细辛、干姜、麻子、柏实各一分。细末,和入柏实、麻子令匀,酒服方寸匕。"其疗效"服药一日,十年不病;二日,二十年不病;三日,三十年不病,受师法保应。三日服之,岁多疫则预服之。不饮酒,井花水服亦得。忌猪肉、生菜"。

朱肱《南阳活人书》记载老君神明散,辟疫疠,其方组成及用法为:"白术二两,桔梗一两,附子二两(炮,去黑皮用),乌头四两(炮,去皮脐),真华阴细辛一两。上捣粗筛,缝绢囊盛带之,居闾里,皆无病。若有疫疠者,温酒服方寸匕,覆取汗,得吐即瘥。若经三四日,抄三寸匕,以水二碗,煮令大沸,分三服。"

《疫疹一得·疫疹诸方》记载:"清瘟败毒饮,治一切火热,表里俱盛,狂躁烦心,口干咽痛,大热干呕,错语不眠,吐血衄血,热盛发狂,不论终始,以此为主。生石膏大剂六两至八两,中剂二两至四两,小剂八钱至一两二钱;小生地黄大剂六钱至一两,中剂三钱至五钱,小剂二钱至四钱……五分引毒外透。"

《温病条辨·上焦篇》谓:"温毒咽痛喉肿,耳前耳后肿,颊肿,面正赤,或喉不痛但外肿,甚则耳聋,俗名大头温、虾蟆温者,普济消毒饮去柴胡、升麻主之,初起一二日,再去芩、连,三四日加之佳……上共为细末,每服六钱,重者八钱,鲜苇根汤煎,去渣服,约二时一服,重者一时许一服。"

2. 口服含化

张景岳《景岳全书》:"福建香茶饼能辟一切瘴气时疫,伤寒秽气,不时噙口中,邪气不入。沉香、白檀各一两,儿茶二两,粉草五钱,麝香五分,冰片三分,上为极细末,糯米调饮汤为丸,黍米大。噙化。"

张锡纯《医学衷中参西录》记载卫生防疫宝丹治霍乱吐泻转筋,下痢腹疼,及一切痧症。平素口含化服,能防一切疠疫传染。粉甘草十两(细末),细辛两半(细末),香白芷一两(细末),薄荷冰四钱(细末),冰片二钱(细末)、朱砂三两(细末),先将前五味和匀,用水为丸如桐子大,晾干,不宜日晒,再用朱砂为衣,勿令余剩。装以布袋,杂以琉珠,来往撞荡,务令光滑坚实。如此日久,可不走气味。若治霍乱证,宜服八十丸,开水送服。余证宜服四五十丸。服后均宜温复取微汗。若平素含化以防疫疠,自一丸至四五丸皆可。此药又善治头疼、牙疼(含化),心下、胁下及周身关节经络作疼,气郁、痰郁、食郁、呃逆、呕哕。醒脑养神，在上能清，在下能温，种种利益，不能悉数。

《重订广温热论·验方》记载："普济消毒饮，专治大头天行，初觉憎寒体重，次传头面肿盛，口不能开，气喘舌燥，咽喉不利等证，川柴胡一钱，苏薄荷一钱，炒牛蒡钱半，白芷八分，板蓝根钱半，白僵蚕、苏马勃五分，升麻五分，小川连三分，青子芩八分均用酒炒，广橘红八分，生甘草八分，白桔梗一钱，玄参钱半，水煎，食远徐服，或炼蜜为丸，每重一钱，嚼化尤妙。"

3. 药食同服

《救生集》记载："预辟瘴疠：桃仁一斤，吴茱萸、青盐各四两，同炒热入瓶密封，一七取出炼去茱萸盐，将桃仁去皮尖，每嚼一二十枚，山居尤宜。"

《验方新编》记载："六月六日采马齿苋晒干收藏，于元旦日煮熟，盐醋腌食，一年可免时疫。"

《奇效简便良方》记载："生大黄切片，装钟内，用纸封口，每做饭时，于饭锅内蒸之。"

第四节　敦煌医学有关疫病防治概述

一、敦煌医学简述

敦煌医学发源于古丝绸之路，是关于整理和研究敦煌遗书、敦煌壁画或其他敦煌文物中涉及医药史料及其应用转化的一门学科。敦煌医学既是"敦煌学"研究的一个分支，也是中医学的重要研究领域，许多内容是对传统中医学有力的补充，特色鲜明。

敦煌医学的内容，尤其是医学卷子大多撰写或抄写于魏晋至隋唐时期。地处古代西域的敦煌，随着不同国家和民族的经济、文化、宗教在这里交流、碰撞、融合，中外医术思想大行于敦煌，中外多个国家或民族医药学与中医药学渗透融合。敦煌医学内容以中医学为主体，融合了印度医学、藏医学等多民族医学理论及治疗学思想与方法，体现了不同民族医药的文化个性和时代特征。这种融合为后续中外多民族医药文化的发展与传承、中西医学融合与结合打下了基础。

敦煌医学倡导顺应四时的理论思想，重视自然界气候变化对人的生理活动与病态过程的影响，确立了结合天时地理、形气阴阳进行诊察的方法和辨证施治的治疗原则，发展并完善了《黄帝内经》局部与整体辩证统一的学说。敦煌医学的诊法首重脉诊，在阐述三部九候法、寸口诊法、趺阳脉诊法外，记载了独具特色的弹踝诊法及其理论；组方用药方面，以五行格局经纬五脏用药，善于将西北道地药材与西域香药有机结合；外治疗法种类多样，富有多民族特色；针灸内容传承并融合了古丝绸之路、西北地域及多民族针灸学术理论和经验。同时敦煌医学将养生保健、医疗方法、医事活动以壁画的形式进行展现，具有鲜明的"形象医学"特色。

敦煌医学从阴阳五行学说到以脏腑学说为中心的中医基础理论，从脉学诊断到内、外、妇、儿临床各科，从针灸到大量的古医方，从本草学著作到医事杂论，从古藏医药文献的发现到独具一格的道医、佛医的展示，许多内容均有区别于传统中医学的特色，也丰富了中医学的内涵，促进了祖国医学的发展。

二、敦煌医学有关防疫法

敦煌医学弥补了汉唐间中医学在医经、诊法、本草、方剂、针灸及医事活动等医学史料的不足，丰富和拓展了"中医学"的研究领域。有关防疫内容包括药浴法、口服法、针灸等。

（一）药浴法

敦煌遗书《王宗无忌单方》中有"治时气取蔓菁煎取汁，洗身体，大吉"的记载，说明通过蔓菁煎汁药浴，可以有效防治一些流行性疾病。

（二）口服法

敦煌遗书《杂证方书第十种》中记载：疗天行病后呕逆不止方，竹叶（切）一升，芦根一握，人参一两，生麦门冬二两，橘皮三两，生姜四两，小麦（熬）一升，上以水十□煮取□□熟内□□煮取三升，去滓，渴即饮一合。

敦煌遗书《杂证方书第十种》中记载："疗天行后热毒痢，小赤如豆汁。取车前子捣如末，以饮汁每旦服一匕，以差为度。"

敦煌遗书《杂证方书第十种》中记载："天行后热痢。取甘草三小两，以水大煎取三合，重服。"

敦煌遗书《杂证方书第五种》中记载："又方大黄二两，甘草一两，打碎，以水一升，渍一宿……必泻三两行，差。"

敦煌遗书《杂证方书第五种》中记载："治一切天行、一切时气热病。初得一两日……家白陈家黄冷食饮差。如不差……差。如不差，四五日后热入腹，宜合……升，须打鸡子破取白，绞五百遍，去……"

敦煌遗书《杂证方书第七种》中记载的疗时气天行方中"上初觉身热头痛即取好牛乳，每日空腹服三四升，不过三、二日即差，纵痢无妨"。

（三）针灸

在敦煌遗书中记载了许多利用针灸，防治疫病的方法，内容丰富，值得借鉴和实际应用。

敦煌遗书《杂证方书第四种》中记载了针刺治疗瘟疫的方法，"凡得时行病及伤寒、温疫之疾，皆是热病。一日在……食豉粥即愈。二日宜针刺……"

此记载中，用时行病的不同时期，采用不同的方法，针灸也是防治疫病的不可缺少的方法。

敦煌遗书《杂证方书第五种》中记载："治天行时气热病后变成骨蒸……上灸病人手臂内大横文后四指……量四指三壮，于足左右同壮灸。"

敦煌遗书《火灸疗法》中记载："瘟热聚积于头顶，颈项左右转动时疼痛，耳中风成疾，使患者正立左右平衡，脚跟着地，一脚向上，挺胸后仰，从手能触及处向腓骨量一排，再由此量四指，火灸七壮即可治愈。"

此记载说明了灸法治疗瘟疫类疾病的具体操作方法和具体部位，具有独特理论和实际应用意义。

参 考 文 献

［1］张伟娜，李兵，李立，等．古代瘟疫预防方法探析［J］．陕西中医，2018，39（6）：787-789．

［2］董文军，王秀莲．"天牝从来，复得其往"理论指导下的瘟疫预防研究［J］．长春中医药大学学报，2012，28（2）：193-195．

［3］郑肖严．珍本医书集成七：内科类 鼠疫约编［M］．上海：上海科学技术出版社，1986．

［4］吴兆利，王庆其．刘奎《松峰说疫》治瘟疫学术思想［J］．实用中医内科杂志，2014（2）：8-10．

［5］鲍相璈．验方新编［M］．北京：中国医药科技出版社，2011．

［6］曾庆华．中医眼科学［M］．北京：中国中医药出版社，2003．

［7］王肯堂．证治准绳［M］．上海：上海科学技术出版社，1984．

［8］张景岳．景岳全书［M］．北京：人民卫生出版社，1991．

［9］鞠煜洁．内经温疫理论及清代防治温疫方药规律研究［D］．长春：长春中医药大学，2008．

［10］郭震海．古人防疫话"隔离"［J］．山东人大工作，2020(3)：61-62.

［11］吴大真，刘学春．中医谈"瘟疫"的预防［J］．中国中医基础医学杂志，2004，10(1)：6-8.

［12］凤山．战胜瘟疫历程中的中国医学［J］．中国减灾，2010(7)：46-47.

第五章

新冠肺炎的中医认识

2019 年 12 月发生的新冠肺炎在短时间内席卷全球，对世界人民的健康造成了严重威胁。在新冠肺炎的防治过程中，中医药在预防、治疗和康复等方面都发挥了积极的作用。深入研究新冠肺炎的病因病机和中医防治，从而更好地发挥中医药防治新冠肺炎的优势。

第一节　新冠肺炎的病因病机

一、新冠肺炎的中医病名

新冠肺炎属于中医学"疫病"范畴，其临床表现主要以发热、乏力、干咳为主。吴又可《瘟疫论》提出："瘟疫之为病，非风、非寒、非暑、非湿，乃天地间别有一种异气所感。""异气"即属疫毒，具有强烈的传染性和季节性。雷丰《时病论》也明确指出："温热本四时之常气，瘟疫乃天地之疠气。"故此次新冠肺炎暴发的根本原因是天地间杂气-疫疠之邪，加之"湿"邪为患，由此中医学认为，此病可谓"湿毒疫"。

二、中医学对新冠肺炎病因病机的认识

（一）对病因的认识

中医学认识病因的方法与西医学不同，中医的方法是审证求因，是在人体发病以后，通过四诊采集症状和体征，进行辨证分析来确定病因，疾病的临床表现是辨别病因的依据。经过系统的总结归纳，形成独具特色的病因病机理论体系，有效地指导临床辨病和辨证论治。

1. 外因

湿热疫毒是新冠肺炎的致病主因。吴又可《温疫论》提及："疫者，感天行之疠气也。"明确指出"疫"是自然界疫疠之气，是发生疫病的病因。《温疫论·原病》曰："疫者，感天地之病气，在岁运有多寡；在方隅有厚薄；在四时有盛衰。此气之来，无论老少强弱，触之者即病，邪从口鼻而入。"这说明

疫病从口鼻进入人体，通过呼吸道传播。我国南方气候炎热，江河纵横交错，湿热氤氲，利于湿热病邪甚至湿热疫毒流行。清代医家叶天士曾说"吾吴湿邪害人最广"。

新冠肺炎暴发于己亥年终之气，己亥年为土运不及之年，风木相对亢胜，气候整体风热偏盛，冬季气候本应寒冷，但据气象资料显示，2019年12月武汉的月平均最高温度12.6℃，比2018年同期最高温度高出约3.5℃，吴鞠通《温病条辨》指出："冬温者，冬应寒而反温，阳不潜藏，民病温也。"此种"冬时应寒而反温"的异常气候和阴雨潮湿天气为新型冠状病毒的生存与蔓延提供了有利条件。

2. 内因

(1)运气因素：由于己亥年为土运不及之年，根据阴阳五行学说和藏象理论，脾属土，脾土衰弱导致肝木来克，从而形成肝强脾弱格局。脾主运化水湿，脾虚则运化无权，可造成湿浊内生，故许多患者可见舌苔偏腻、乏力、倦怠，或腹胀、便溏、恶心呕吐等消化系统症状，此乃脾虚湿滞表现；脾虚则肝亢，肝主升、主风，可出现发热、周身酸痛或面红目赤等风火上扰症状；土生金，金克木，然木盛侮金，肺金受损，导致咽干、咳嗽。

(2)体质因素：《灵枢·百病始生》道："风、雨、寒、热，不得虚，邪不能独伤人。卒然逢疾风暴雨而不病者，盖无虚，故邪不能独伤人。此必因虚邪之风，与其身形，两虚相得，乃客其形。"当人体正气不足，防御能力下降时，邪气入侵人体导致发病。

湿热疫毒多由口鼻侵入人体，往往潜伏三焦膜原或中焦脾胃。湿热疫毒能否导致人体发病，取决于人体抗病能力与疫毒致病力二者的力量对比。一般情况下，人体防御能力能够制约疫毒，疫毒难以侵犯人体，或者虽然侵犯人体也不会发病。只有人体抵抗力下降，或者疫毒致病力超越了人体的防御能力时就会发病。湿热疫毒发病符合急性外感热病的发病规律，即病理演变由表入里，由浅入深，由轻到重，由实到虚。与其他急性外感热病所不同的有两点：一是湿为阴邪，重浊黏腻，难以化解。湿与热合，更是如油入面，难分难解，所以本病大多病程较长，缠绵难愈。二是湿热疫毒主要损伤肺脾，致病力很强，极易出现疫毒闭肺和内闭。

(二) 对病机的认识

中医药在此次战"疫"中发挥了巨大作用，中医将疾病发生发展过程的关键，称之为"病机"，《素问·至真要大论》首先提出"谨守病机"。"病机"是疾病一段时期的病变机理，而"证"是某一时间点病理表现的概括，中医诊疗思维就是要将病机与临证相结合，而首先要解决的就是弄清病机。

此次新冠肺炎传播途径主要为呼吸道飞沫传播，病毒从口鼻而入，直袭肺脏，故初期多见发热、咳嗽等肺部疾病症状，后"逆传心包"出现胸闷气短、喘促憋闷等症状；新冠肺炎亦可通过接触感染，经体表皮毛腠理随气血循行，直中脏腑，严重者出现乏力、纳差、口干、便溏等脾胃症状。本病的病位主要在肺，并脾胃密切相关，后期可累及其他脏腑。

结合此次新冠肺炎的发病时间和地区特点，有许多学者认为新冠肺炎的病性为湿毒，临床表现主要在于肺系和脾胃系，热、毒特点鲜明，因此病位在于肺与脾，病机特点为"湿、热、瘀、毒、虚"，治则治法当以清热解毒、祛湿化痰、益气养阴、扶正固本为主。

新冠肺炎以感受寒湿戾毒疫气为主，病机主要为寒湿疫气闭肺困脾，气机不畅，其病位以肺为主，可涉及脾胃。同时根据地域特征、气候、患者体质因素不同，或从热化，或可寒化，甚至出现阴阳俱损的危重证候。

在疾病初期，寒、湿邪侵袭肺卫，郁遏卫表，肺气郁闭，宣发肃降功能难以正常运转，且湿邪困阻，气机不畅，两邪相合郁而化热，肺失宣降而致咳嗽、胸闷、喘促、憋闷等症状。并且疫毒善困阻于膜原，发展中期邪实加重，湿热困阻，化毒化瘀，病由气分入营血，疫毒之邪深陷，耗损人体正气，人体抗邪无力，邪毒不能及时从膜原透出，内生五邪，感而发病，水谷腐化为秽浊，弥漫于三焦，至气机不畅，或郁而化热、化毒，气血津液难以输布，发生危重证候。若正气尚足以抗邪，则发展进入疫病后期，此时阴虚毒恋，转为肺胃气阴两虚证，治疗之时当以益气养阴为本。

疫病治疗过程中当结合其病机分析，抓其根本，在诊断过程中，当及时准确辨别传变趋势，防患于未然，谨防出现功能失常与实质损害等危重证候。

第二节　新冠肺炎的中医治疗

新冠肺炎病机变化多端，治疗有常有变。我们以三焦辨证为基础进行诊治，对变证则根据具体情况，分三种情形诊治。

一、病机复杂，变化多端

新冠肺炎传变迅速，病机变化较快，《瘟疫论》所谓"一日之间而有三变"。其病机演变规律是疫毒入侵，首先犯肺，致肺失宣肃，肺气郁闭，肺与大肠相表里，肺中之邪可传入大肠，致肺中有邪盘踞，肠腑有滞不通。在肺之邪，日久可传入中焦，出现湿热阻滞，引起中焦脾胃升降失常之变，湿热久不解也可蒙蔽上焦，流注下焦，而出现弥漫三焦的种种表现。若患者素体不足，邪气也可流着于虚损之脏腑，最常见是患者心包之气不足，邪毒陷于心包。秽浊之邪闭阻心包在本病发展过程中，还可因正气不支而出现正气骤然外脱，可与邪热闭阻心包证同时出现，所谓"内闭外脱"，属危症。

病至后期，患者往往因湿邪留滞日久伤气，其病位主要在肺脾，治当运脾益肺、培元固本；若有微邪未解，可兼以祛邪。

二、三焦为基，辨证论治

临床发现，新冠肺炎初起往往表现为肺部症状，之后累及脾胃、心、肝，故宜采用三焦辨证之法，《温病条辨》所谓："温病由口鼻而入，鼻气通于肺，口气通于胃。肺病逆传，则为心包；上焦病不治，则传中焦，胃与脾也；中焦病不治，即传下焦，肝与肾也。始上焦，终下焦。"就新冠肺炎而言，湿邪是重要因素，并且有寒湿和湿热之分；病位在肺，并以肺为核心，而旁涉中焦。

在上焦，该病表现为疫邪犯表，肺气失宣。由于湿邪为患，易致脾胃失调，偏于寒湿者，表现为发热恶寒或未发热、身重、咳嗽咳痰、四肢倦怠乏力、胸闷腹胀、舌淡、苔白腻、脉濡；偏于湿热者，表现为低热或未发热、咳嗽咳痰且黏、胸闷心烦、倦怠乏力、纳差脘痞、舌质略红、苔黄略腻、脉濡数。治疗上主要采取宣肺散表、祛除湿邪之法。并根据寒热不同，选用麻杏薏甘汤、升降散、达原饮、羌活胜湿汤等加减。若湿热较甚，或寒湿化热，闭阻肺气，可出现发热、口渴、胸闷喘息、气短咽干、舌红苔黄等，治当宣肺透邪，清热祛湿。肺与大肠相表里，我们观察发现，部分患者热毒也易由肺传入大肠，出现邪毒闭肺，腑气不通，患者表现为高热不退、面红、咳喘、痰黄黏稠不易咳、胸闷气短、喘促、腹胀、大便不通、舌红、苔黄腻、脉滑数等，治当宣肺通腑、泄热解毒，可用宣白承气汤等加减。

湿热侵犯极易引起中焦病变。临床上，有些患者起病初期即出现中焦症状，如脘痞、呕恶、纳差、便溏等，有的则是在病情发展过程出现中焦症状，以致肺脾同病。湿为阴邪，易阻气机。中焦为枢，乃三焦气化之轴，湿邪困阻，则三焦不利，故见胸闷气短、乏力纳差、腹泻便溏，并且疫邪其性峻烈，极易由浅入深，变证纷起。故本次疫病之治非立足肺脾不可。湿邪为因，影响病机转归，治当祛湿为核心，并根据病势，截断扭转，方可提高疗效，缩短病程。

治肺重在宣肺化湿透热，湿去热散，肺气宣肃正常则咳喘平；治脾重在调和气机，通达膜原，脾升胃降，清升浊降，则湿邪得除，枢机通达，三焦和畅。肺脾同治，宣上畅中，热透湿化，邪去正安。方用麻杏薏甘汤、藿朴夏苓汤、三仁汤、王氏连朴饮等加减。

疾病后期，正气不足，邪气也较轻微，临床表现为气短、乏力、轻咳、纳呆腹胀、便溏不爽、易汗出、苔薄白或白腻、脉濡细等。治当运脾益肺、培元固本，方选补中益气汤、沙参麦冬汤、五叶芦根汤等加减。

三、常中有变，变有三端

新冠肺炎来势凶猛，病情变化复杂，《医学源流论》所谓"病有经有纬，有常有变，有纯有杂，有正有反，有整有乱，并有从古医书所无之病。历来无治法者，而其病又实可愈。既无陈法可守，是必熟寻《内经》《难经》等书，审其经络脏腑受病之处，及七情六气相感之因"。因此，在诊疗过程中除运用常法外，还有权变之法，"即病随时变，施治尤贵圆通"（《医醇剩义》）。

（一）兼夹诸邪，随邪化裁

临床观察发现，新冠肺炎患者或兼夹痰饮，或兼食滞，或兼气郁等。痰饮的产生或因患者素有痰饮，复感邪气，或邪气影响体内津液代谢而致痰饮内停，治疗或清热化痰、祛除水饮，或燥湿理气、温通阳气，药用瓜蒌、半夏、胆南星等；夹食滞者，实则导滞通腑，虚则健脾和胃消食，药用枳实、莱菔子、酒大黄、鸡内金、炒白术等。另据我们观察，很多患者抑郁焦虑等情绪较重，出现肝气郁结之象，加之湿邪易损伤脾胃，故易出现肝郁脾虚之证，治宜疏肝解郁、健脾益气等，方选柴胡疏肝散、逍遥散、补中益气汤等，效果良好。

（二）症非常见，随证治之

临床上，我们接诊一例有与确诊患者接触史的病例，其咽拭子新型冠状病毒核酸呈阳性结果而被确诊，但患者主要表现为间断性胸闷不适而无肺部感染的咳嗽、发热等症状，也无其他不适，对此，我们选用《金匮要略》治疗胸痹的瓜蒌薤白半夏汤加减，治疗后患者症状很快缓解，新型冠状病毒核酸也在短时间内转阴。

（三）内外合病，治当谨慎

临床上，年老体衰且有多种慢性疾病患者，一旦感染新型冠状病毒，则病情极为复杂。如有些心有宿疾者，感染病毒后很快出现心悸、怔忡、胸闷、心痛等，或原有发作者，其症状发作次数会显著增加；原有肝功能不佳者，也可出现肝功能恶化。故治疗要在祛除邪毒基础上，兼顾宿疾，或先祛邪后扶正，或内外兼治。另外，有慢性疾病而感染新冠肺炎病毒，其疾病演变过程极为复杂，往往不会按照由上焦到中下焦的规律传变，而是迅速加重，兼诸多并发症。另外，一些患者因心包之气血素有不足，邪毒犯及心包，机窍不用，则见发热、神昏、胸腹部灼热、四肢逆冷等邪毒闭阻心包证，部分患者由于毒邪阻滞日久，正气耗伤过甚，也会出现正气外脱证候，以致形成"内闭外脱"危候。此时须中西医结合积极抢救，中医可根据气脱、阳脱之别，热闭、湿蒙之辨，选用生脉饮或参附汤冲服安宫牛黄丸、至宝丹或苏合香丸。

几千年来，中医在防治疫病方面做出了卓越贡献，在新冠肺炎疫病大流行时期，充分发挥中医治疗的优势显得尤为重要。建议针对不同病期及主症特点，并根据当地气候、自然环境等实际情况，制定相应治法和方药，以充分发挥中医辨证论治优势。

第三节　中药及单体成分抗冠状病毒治疗的比较

目前冠状病毒感染尚无特异性抗病毒药物和有效的临床救治方案。临床常用治疗方案主要以抗病毒治疗为主，同时抗菌治疗、血清被动免疫疗法、激素治疗、中医药治疗等治疗方式也起到了非常重要的作用。

一、处方药及中成药治疗冠状病毒策略

SARS、MERS 和 COVID-19 均属于中医学"温病"的范畴。病因为感受风温之邪或疫毒时邪，病位主要在肺。基本病机特点为风温、疫毒，夹湿或夹瘀，壅阻肺络，耗气伤阴，甚则出现气急、喘脱危象。本病来势迅猛，证型变化多端，中医的治疗采用"辨证施治"的方式，治疗所用处方和中成药比较相似。SARS 和 COVID-19 在我国形成了"养肺汤""清肺排毒汤"等推荐处方，能够"宣肺化湿""清肺通络"，效果较好。中成药也采用解表退热类、清热解毒类、清热化痰开窍类、活血化瘀类、扶正类药物对症治疗。但是，中药抗冠状病毒的研究中，缺乏随机、安慰剂对照、双盲和多中心临床试验数据支撑，最终使这些处方的推广受到限制。同样，中成药在市面上种类繁多，虽有一定的广谱抗病毒等作用，但是特异性较差，也缺乏临床和实验研究的科学数据，这应成为广大中医药工作者今后努力的重点方向。

二、中药提取物的靶向研究

新型中药及提取物的研发过程中，针对冠状病毒 S 蛋白、N 蛋白、3CLpro、PLpro、RdRp、ACE2 蛋白等各个靶点进行了药物设计和新型中药及提取物的研发。三种抗病毒药物开发时已找到了相似的靶点蛋白，但每一种病毒侧重的靶点药物研发不完全相同。SARS 主要针对 3CLPro 和 RdRp 进行中药新药研发。MERS 的中药研发靶标主要集中在 N 蛋白和 S 蛋白，此外靶向 3CLPro 研发出了抗 MERS 的西药 Ponicidin。COVID-19 在新药的研发过程中还处于早期阶段，人们更关注靶向 ACE-2 的研究，该靶点在 SARS 中也有同源性表达，也发现了潜在药物靶点 3CLPro 和 PLpro。

现将针对三种冠状病毒的中医治疗处方、药物及提取物进行比较，见表 5-1。

表 5-1　中药及单体成分治疗 SARS、MERS 和 COVID-19 的比较

名称	推荐处方	中成药	中药及中药提取物或中药新型药物的研发
SARS	国家中医药管理局公布了六种处方，这些处方是麻杏石甘汤、达原饮、参附汤、生脉散、独参汤、宣白承气汤、安宫牛黄丸、紫雪丹等的加减方	银翘散、清开灵注射液、鱼腥草注射液、板蓝根冲剂、新雪颗粒、金莲清热颗粒、灯盏细辛注射液、复方苦参注射液、香丹注射液	桑菊饮和玉屏风散组合加大青叶、黄芩，复方甘草酸苷、柴胡滴丸联合藿香正气滴丸、甘草酸苷（甘草素）、香椿叶提取物；靶向 3CLPro 的药物：板蓝根提取物、靛蓝、芥子苷、芦荟大黄素、橙皮素；2 种狗脊提取物和穗花杉双黄酮；靶向 3CLPro 和 RdRp 的药物：鱼腥草提取物；龙胆提取物、山药提取物、决明子提取物、桑寄生提取物、石蒜提取物、青蒿提取物、石韦提取物、乌药提取物、利血平、七叶皂苷
MERS	越婢汤、大青龙汤、小柴胡汤、葛根芩连汤、藿朴夏苓汤	连花清瘟胶囊、感冒清热颗粒、感冒灵颗粒、热毒宁注射液、血必净注射液、痰热清注射液	紫锥菊全草和根醇提物、靶向 N 蛋白的白藜芦醇、靶向 S 蛋白的二氢丹参酮、Silvestrol RNA 螺旋酶、吐根碱、石蒜碱

续表

名称	推荐处方	中成药	中药及中药提取物或中药新型药物的研发
COVID-19	国家推荐使用清肺排毒汤、化湿败毒方等,这些处方是麻杏石甘汤、升降散、达原饮、甘露消毒丹、苏合香丸和安宫牛黄丸等的加减方	喜炎平注射液、血必净注射液、热毒宁注射液、痰热清注射液、醒脑静注射液、连花清瘟胶囊、疏风防毒胶囊、防风通圣丸	靶向ACE2的药物:葛根素(中药柴胡、川牛膝、葛花、萱草根和葛根中含有葛根素)、桑叶、金银花、连翘、贝母、瓜蒌;靶向3CLPro的潜在药物:脱氧土大黄苷、虎杖苷、山豆根查尔酮、双硫仑、卡莫氟、紫草素、依布硒;靶向PLpro的潜在药物:橙皮素、紫云英苷、山奈酚-3-O-芸香糖苷等,大黄、瓜蒌、贝母

　　面对COVID-19的迅速蔓延,国家积极治疗、强力应对。中医药在对抗冠状病毒的感染过程中发挥了积极的作用,尤其是针对靶点进行研发新型中药及提取物,给抗击冠状病毒开拓了新的思路,也为中药的现代化提供了方法。我们应基于COVID-19的流行病学特点进行防控,运用现代的手段和方法进行药物研发来治疗,做好"防"与"治",最终保障人民的生命健康。

参 考 文 献

[1] 张利英,史桐凡,周谷城,等.三种冠状病毒流行病学及中药治疗研究比较[J].中药药理与临床,2020,36(5):9-14.

[2] 魏本君,王庆胜,雍文兴,等.甘肃新型冠状病毒肺炎特征及中医治疗[J].中国中医药信息杂志,2020,27(10):13-16.

[3] 刘柳毅,刘丽君,周本杰.中医药对新型冠状病毒肺炎的认识与防治[J].中国药业,2020,29(5):23-26.

[4] 唐旭东.发挥好中医药在抗疫中的独特优势[J].红旗文稿,2020(6):36-39+1.

[5] 喻京英.临床疗效是评价中医优势的金标准[N].人民日报海外版,2020-03-19(002).

[6] 秦裕辉.发挥中医药抗击新冠肺炎重要作用[J].新湘评论,2020(6):32-34.

[7] 苗青,丛晓东,王冰,等.新冠肺炎的中医认识与思考[J].中医杂志,2020,61(4):286-288.

第六章

国家及各省市区新冠肺炎防治方案分析

在《新型冠状病毒肺炎诊疗方案（试行第八版）》中，将中医治疗 COVID-19 观察对象分为医学观察期、临床治疗期（确诊病例）。临床治疗中，清肺排毒汤适用于轻型、普通型、重型患者，在危重型患者中可结合患者实际情况合理使用。轻型包括寒湿郁肺证、湿热蕴肺证，用寒湿疫方等治疗；普通型包括湿毒郁肺证、寒湿阻肺证，用宣肺败毒方等治疗；重型包括疫毒闭肺证、气营两燔证，用化湿败毒方等治疗；危重型内闭外脱证，用人参、黑顺片、山茱萸送服苏合香丸或安宫牛黄丸等治疗。本章中将对国家及各省、直辖市、自治区新冠肺炎防治方案进行分析。

第一节　新冠肺炎全国预防方的用药特点分析

国家及各省市卫生管理部门针对此次疫情相继发布的《新型冠状病毒感染的肺炎中医药诊疗方案》，其中大部分包含预防用药处方，显示了传统中医药"治未病"的理论特色，亦显示了各省区的用药特色。

一、新冠肺炎的中医药预防方案用药的功效特点分析

全国各省市共有 26 个地区卫生管理部门发布了《新型冠状病毒感染的肺炎防治方案》，其中有 20 个地区制定并发布中医药的预防方案，涉及 66 个预防方。主要包含中药分别为解表药，与疠气为外感病因，防御疫毒入侵的预防原则相对应；清热药、芳香化湿药，与"湿毒"为主要病理因素相对应；补阴药、补气药，与扶助人体正气的预防原则相对应；尚有化痰止咳平喘药，与病位属肺相对应。见表 6-1。

表 6-1　20 个省市 66 个新冠肺炎预防方用药分析

序号	类别	功效	中药名称
1	解表药	祛风解表	防风、羌活、柴胡、淡豆豉、白芷、牛蒡子、菊花
2	清热药	清热解毒	石膏、知母、芦根、贯众、金银花、青果、玄参、连翘、紫草、射干、蒲公英、竹叶、板蓝根、桑白皮、地骨皮、黄芩
3	芳香化湿药	健脾化湿	苍术、佩兰、藿香、厚朴、草果、白豆蔻
4	补阴药	滋阴润肺	山药、百合、石斛、北沙参、麦冬、玉竹
5	补气药	扶助正气	黄芪、党参、甘草、太子参、大枣
6	化痰止咳平喘药	化痰止咳平喘	半夏、瓜蒌、桔梗、前胡、杏仁

二、预防用药的人群差异性分析

通过统计 20 个地区发布的《新冠肺炎的中医药预防方案》，针对不同人群的预防措施有 4 类：普通成人预防措施、密切接触者预防措施、虚体易感人群预防措施、儿童预防措施。发布地区数量分别为普通人群 15 个，密切接触者 12 个，虚体易感人群 8 个，儿童 6 个。

通过统计 20 个地区中 4 类人群预防方案中的用药频次，结合功效显示，补气药出现的频次最高（如甘草、黄芪），补虚以扶正；其次为清热药（如金银花、连翘），功效为清热解毒，以达到防御疫毒的目的；再次为解表药（如防风），但以疏散祛风为主，以祛风固表，使腠理致密，增强卫外功能，使肌表坚固，抵御外邪入侵；甘草用药频次较高，其功效补脾益气，清热解毒，调和诸药，符合统筹兼顾的用药目的，见表 6-2。普通人群扶正与祛邪并重，故补气药和清热药并重；密切接触者更须提高正气，则补气药用药增多，但此时接触病邪密切，故清热解毒的同时，解表祛风的用药呈现增多趋势；虚体易感人群，则以补气药扶助正气，以解表药祛风固表，并且清热药用药减少，防止清热驱邪伤及正气；儿童具有"稚阴稚阳"的生理特点，决定了其体质嫩弱，御邪能力不强，又由于"稚阴未长"，故易见呈阴伤阳亢，表现为热证，而疫毒属热。因此，儿童清热药用药频次较高，其次扶助正气为辅，见图 6-1。

表6-2　新冠肺炎预防方在不同人群中用药频次分析

普通人群		密切接触者		虚体易感人群		儿童	
药名	出现频次	药名	出现频次	药名	出现频次	药名	出现频次
甘草	13	黄芪	10	白术	8	甘草	6
黄芪	11	甘草	7	黄芪	7	贯众	5
金银花	11	防风	6	甘草	7	金银花	5
白术	9	金银花	6	防风	7	太子参	4
防风	9	白术	5	陈皮	5	白术	3
桔梗	8	贯众	4	桔梗	4	黄芪	3
连翘	7	苍术	4	金银花	4	麦冬	3
苍术	6	藿香	4	藿香	3	陈皮	3
芦根	5	连翘	4				
陈皮	5						

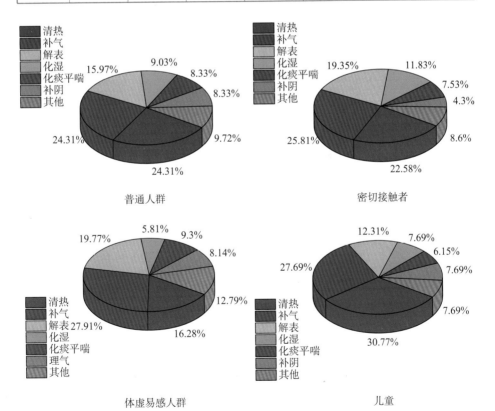

图6-1　4类人群新冠肺炎预防方中药功效分布

三、预防用药的区域特点分析

《素问·异法方宜论》曰:"东方之域,天地之所始生也……南方者,天地所长养,阳之所盛处也,其地下,水土弱,雾露之所聚也。"言地理有四方高下阴阳之异,五方之人得病各异。通过统计 20 个地区南方和北方预防方案中所使用的中药用药频次,结合功效,南方和北方均以补气和清热并重为首,其次为解表和化湿,与防御疫毒入侵和扶助人体正气的预防原则相对应,显示南北方在本病的预防思维上具有同向性,见表 6-3 和图 6-2。

表 6-3　不同区域新冠肺炎预防方用药频次分析

应用地区	中药	频次	应用地区	中药	频次
秦岭-淮河以北地区:北京、甘肃、陕西、河北、河南、天津、黑龙江、辽宁、山西、宁夏、山东、内蒙古	黄芪	26	秦岭-淮河以南地区:湖北、江西、贵州、海南、上海、湖南、浙江、云南	黄芪	7
	甘草	24		防风	6
	金银花	23		甘草	6
	白术	18		金银花	5
	防风	17		白术	5
	陈皮	13		苍术	5
	藿香	12		贯众	4
	桔梗	12		陈皮	3
	贯众	11		连翘	3
	连翘	11		藿香	3

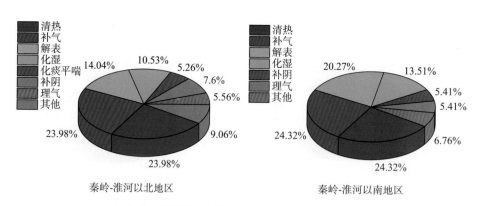

秦岭-淮河以北地区　　　　　　　秦岭-淮河以南地区

图 6-2　不同区域新冠肺炎预防方中药功效的分布

四、预防用药的效应相关性分析

通过对 20 个地区预防方案中的用药归类，显示以补气药、清热药、解表药、芳香化湿药、化痰平喘药、补阴药为主，见表 6-1；各地区高频次中药的功效主治见表 6-4。

表 6-4　各地区新冠肺炎预防方中高频次中药的功效主治

药名	性味	归经	功效	主治
甘草	甘，平	归心、脾、肺、胃经	补脾益气，润肺止咳，清热解毒，缓解止痛，缓和药性	用于脾胃虚弱，气短乏力，心悸怔忡，咳嗽痰少，热毒疮疡，药食中毒，脘腹急痛，四肢挛痛
黄芪	甘，微温	归脾、肺经	益卫固表，补气升阳，托毒生肌，利水消肿	用于气虚乏力，食少便溏，中气下陷，久泻脱肛，自汗盗汗，血虚萎黄，阴疽漫肿，气虚水肿，内热消渴
金银花	甘，寒	归心、肺、胃经	清热解毒，凉散风热	用于痈肿疔疮，喉痹，丹毒，热毒血痢，风热感冒，温病发热
白术	苦、甘，温	归脾、胃经	补气健脾，燥湿利水，止汗，安胎	用于脾气虚弱，食少便溏，痰饮水肿，表虚自汗，胎动不安
防风	辛、甘，温	归膀胱、肝、脾经	解表发汗，祛风除湿	主治风寒感冒，头痛，发热，关节酸痛，破伤风
桔梗	辛、苦，平	归肺经	宣肺，利咽，祛痰，排脓	用于咳嗽痰多，胸闷不畅，喑哑，肺痈吐脓，疮疡脓成不溃
连翘	苦，微寒	归肺、心、胆经	清热解毒，消痈散结	用于外感风热，温病发热，疮疡肿痛，瘰疬
苍术	辛、苦，温	归脾、胃、肝经	燥湿健脾，祛风散寒，明目	用于湿阻中焦，脘腹胀满，泄泻，水肿，脚气痿躄，风湿痹痛，风寒感冒，夜盲，眼目昏涩
贯众	苦、涩，寒	归肝、胃经	杀虫，清热，解毒，凉血止血	用于风热感冒，温热斑疹，吐血，咯血，衄血，便血，崩漏，血痢，带下及钩、蛔、绦虫等肠寄生虫病

药名	性味	归经	功效	主治
陈皮	苦、辛，温	归肺、脾经	理气健脾，燥湿化痰	用于脘腹胀满，食少吐泻，咳嗽痰多
藿香	辛，微温	归脾、胃、肺经	芳香化浊，和中止呕，发表解暑	用于湿浊中阻，脘痞呕吐，暑湿表证，湿温初起，发热倦怠，胸闷不舒，寒湿闭暑，腹痛吐泻，鼻渊头痛
芦根	甘，寒	归肺、胃经	清热生津，除烦，止呕，利尿	用于热病烦渴，胃热呕吐，肺热咳嗽，肺痈吐脓，热淋涩痛
太子参	甘、微苦，平	归脾、肺经	补气生津	用于食少口渴，燥咳痰少
麦冬	甘、微苦，微寒	归肺、心、胃经	养阴润肺，益胃生津，清心除烦	用于燥咳痰稠，劳嗽咯血，口渴咽干，心烦失眠

补气药具有补肺气、益脾气的功效，适用于肺气虚及脾气虚等症。其中，甘草中的甘草多糖具有调节免疫功能的作用，甘草酸可增加抗菌基因的表达，激活鸡巨噬细胞，增强吞噬细胞和沙门菌的杀伤能力，在传统中医治疗呼吸系统感染、病毒性呼吸系统疾病、肝炎、口腔溃疡等诸多细菌感染或病毒感染疾病中显示良好的治疗优势。黄芪中的黄芪多糖能显著增强免疫功能；白术可抑制炎症反应介导的细胞因子生成，调节免疫系统而起到抗炎作用，以黄芪、白术为主药的玉屏风散可通过调节炎症反应和巨噬细胞吞噬作用来提高免疫力；太子参多糖能够激活巨噬细胞，具有潜在的免疫调节活性。

清热药具有清热泻火、解毒凉血等作用。其中，金银花中的黄酮类成分具有抗炎、解热、抗内毒素等作用，三萜皂苷类成分对流感病毒、单纯疱疹病毒、柯萨奇病毒、肠道病毒具有良好的抑制作用；连翘具有显著的抗内毒素、解热及抗炎作用，具有较强的杀菌活性、抗病毒作用，连翘酯苷可增强实验动物非特异性免疫功能；贯众具有抗菌、抗病毒作用；芦根具有显著的抗氧化和抗炎活性。

解表药具有解热发汗、镇咳平喘作用。其中，防风具有解热、镇痛作用，防风多糖具有调节人体免疫功能的作用。芳香化湿药具有芳香化浊、和中止呕的作用。其中，苍术及其有效成分具有抗胃溃疡、促进胃排空、调节胃肠推进运动、抗腹泻、利胆保肝以及提高消化吸收功能等作用，显示出抗炎和免疫调节作用；广藿香油对阴道念珠菌、黄曲霉菌、新型隐球菌、球毛壳霉和短柄帚霉等真菌均有明显的抑制作用，对季节性流感病毒 A 型流感病毒等具有较好的抑制作用，在预防和治疗流感病毒方面具有广阔的前景。

化痰平喘药有祛痰平喘的作用。其中，桔梗是常用的止咳祛痰药，对治疗支气管炎、咽喉炎、鼻窦炎等多种炎症疾病疗效明显；谢菲研究发现桔梗提取液能有效治疗由传染性喉气管炎病毒（ILTV）导致的传染性喉气管炎。陈皮具有祛痰作用和促消化作用。补阴药有生津、滋液、润燥的作用。研究表明麦冬总皂苷对体内的羟基自由基有一定的清除作用，同时能调节巨噬细胞的吞噬功能，麦冬总皂苷及其各部位的提取物对改善炎症具有良好的作用，能从多途径有效保护肺组织，不同程度抑制或减轻肺泡的炎性反应。

各地区 66 个新冠肺炎预防方涉及的中药显示良好的抗菌、抗病毒和免疫调节活性，与防御疫毒入侵和扶助人体正气的新冠肺炎预防用药原则相符合。

第二节　全国各省区中医药治疗新冠肺炎的诊疗方案分析

疫情发生后，根据对不同地区新冠肺炎的分析，各省市卫生健康委员会相继发布了关于新型冠状病毒的诊疗方案，其中包括中医治疗方案。针对各省区新冠肺炎不同的病因病机，中医诊疗方案差异较明显。为了更好地理解各省区的中医药用药规律，本部分通过对国家《新型冠状病毒感染的肺炎诊疗方案（试行第五版）》及各地区《方案》进行总结，对中医药治疗新冠肺炎的中医证候分型、方药进行分析，并从现代药理学基础方面进行分析，为方药治疗新冠肺炎提供理论参考。

一、新冠肺炎的中医辨证分析

本病具有强烈的传染性和流行性，属于中医学"瘟疫"范畴，病位属肺，命名为"肺瘟"。病因为外感疠气，即"毒"邪，"湿毒"是新冠肺炎的病理核心，基本病机特点为"湿、毒、瘀、闭"，治疗原则为早治疗、早诊断；重祛邪；防传变。

在本次发病过程中，大部分患者症状表现为轻、中度，发病初期呈现恶寒发热、头身疼痛等症状，随之出现胸闷气短、干咳、乏力，亦会表现脘腹痞闷、腹泻等，病机依次为寒湿袭表、寒湿阻肺、寒湿碍脾，因此，初期治疗原则为散寒祛湿、辟秽化浊、健运脾胃，并且注意慎用苦寒之品；中期患者肺气郁闭加重，多表现为高烧不退、胸闷、咳嗽有痰，因此，以宣发肺气、清热解毒、通腑泄热为治疗原则；晚期患者表现为高热、喘憋加重、呼吸困难、极度乏力、少尿等内闭外脱症状，因此，须以开闭固脱、解毒救逆为主。国家《方案》的中医方案明确将临床治疗新冠肺炎分为四期：早期为寒湿郁肺、中期为疫毒闭肺、重症期为内闭外脱、恢复期为肺脾气虚，提示扶助正气亦为本病的治疗原则。

二、新冠肺炎的中医用药规律分析

统计分析，我国24个省、直辖市、自治区发布的中医药防控方案，其中山东、河南单纯为预防方案，西藏与内蒙古分别为藏医和蒙医的防治方案，其余20个地区为中医药防治方案。

（一）早期治疗中药用药规律分析

通过统计20个省、市、自治区发布的中医药治疗新冠肺炎的处方，早期应用的94味，除粳米与新疆《方案》中的苍术未分类，以解表药、清热药、化痰止咳平喘药为主，具体见表6-5。出现频次较高的前10味中药中化湿药有4个，与国家《方案》中早期治疗原则除秽化浊、健运脾胃相对应，详细见表6-6。

表6-5　20个地区《方案》中医药早期治疗使用中药功效分类

序号	中药功效	中药
1	解表药	生姜、麻黄、羌活、牛蒡子、荆芥、柴胡、薄荷、淡豆豉、蝉蜕、桂枝、生麻黄、紫苏叶、防风、蜜麻黄、炙麻黄、葛根、桑叶、菊花、细辛、蝉蜕、栀子、白芷
2	清热药	连翘、黄芩、金银花、芦根、生石膏、黄连、竹叶、知母、淡竹叶、射干、土茯苓、马勃、荷叶、青蒿、木蝴蝶、生地黄、牡丹皮、玄参、犀角（水牛角代）、赤芍
3	化痰止咳平喘药	杏仁、桔梗、法半夏、桑白皮、姜半夏、白前、紫菀、伊贝母、清半夏、前胡、冬瓜仁、款冬花、葶苈子、浙贝母、百部
4	补虚药	甘草、白术、大枣、党参、白芍、白扁豆、山药、生黄芪
5	化湿药	厚朴、藿香、草果、苍术、白蔻仁、姜厚朴、广藿香、川朴
6	利水渗湿药	薏苡仁、茯苓、猪苓、泽泻、通草、滑石、赤茯苓
7	理气药	陈皮、枳壳、枳实
8	活血化瘀药	川芎、桃仁
9	消食药	焦山楂、建曲

序号	中药功效	中药
10	开窍药	石菖蒲
11	平肝息风药	僵蚕
12	驱虫药	槟榔
13	祛风湿药	独活
14	泻下药	酒大黄

表 6-6　20 个地区《方案》中医药早期治疗使用中药频次前 10 味分布

序号	中药名称	频次
1	杏仁	22
2	甘草	20
3	桔梗	14
4	厚朴	14
5	连翘	14
6	薏苡仁	14
7	藿香	13
8	草果	12
9	苍术	12
10	茯苓	11

（二）中期治疗中药用药规律分析

通过统计 20 个地区发布的中医药治疗新冠肺炎的处方，中期应用中药共 72 种，除山芝麻未分类外，共有 14 类中药，以清热药、化痰止咳平喘药和活血化瘀药为主，详细见表 6-7。出现次数较高的有麻黄、杏仁、石膏、葶苈子、大黄、瓜蒌、甘草等，详细见表 6-8。处方以麻杏石甘汤、宣白承气汤等处方加减为主，与国家《方案》中的中期治疗原则宣发肺气、清热解毒、通腑泄热相对应。

表 6-7　20 个地区《方案》中医药中期治疗使用中药功效分类

序号	中药功效	中药
1	清热药	石膏、黄芩、赤芍、连翘、金银花、知母、黄连、芦根、牡丹皮、玄参、生地黄、竹叶、土茯苓、鱼腥草、重楼、水牛角、青蒿、竹茹、天花粉
2	化痰止咳平喘药	杏仁、葶苈子、瓜蒌、浙贝母、桑白皮、法半夏、胆南星、土贝母、浙贝母、桔梗、清半夏、枇杷叶、沙参
3	活血化瘀药	桃仁、郁金、姜黄、土牛膝、苏木、土鳖虫、丹参、水蛭
4	补虚药	甘草、山药、西洋参、太子参、生黄芪、白术、麦冬
5	解表药	麻黄、蝉蜕、柴胡、生姜、薄荷
6	化湿药	苍术、草果、白蔻仁、藿香、厚朴
7	利水渗湿药	滑石、薏苡仁、茯苓、茵陈
8	理气药	陈皮、橘络、枳壳
9	平肝息风药	僵蚕、地龙
10	泻下药	大黄
11	驱虫药	槟榔
12	开窍药	石菖蒲
13	消食药	莱菔子
14	祛风湿药	丝瓜络

表 6-8　20 个地区《方案》中医药中期治疗使用中药频次前 10 味

排序	中药名称	频次
1	麻黄	33
2	杏仁	29
3	石膏	29
4	葶苈子	21
5	大黄	21
6	瓜蒌	20
7	甘草	18
8	桃仁	15
9	黄芩	14
10	赤芍	13

（三）晚期治疗中药用药规律分析

通过统计 20 个地区发布的中医药治疗新冠肺炎的处方，晚期应用中药频次最高的为人参，未用人参的省市用红参、西洋参等，其次为附子、山茱萸等，具体见表 6-9。人参为补气固脱的第一品药，附子为回阳救逆的要药，有补火助阳、散寒止痛的功效；山茱萸味酸涩，性微温，具有补益肝肾、收敛固涩的功效，为防止元气虚脱之要药，与国家《方案》中的晚期开闭固脱、解毒救逆的治疗原则相对应。除中药外，使用较多的中成药为安宫牛黄丸与紫雪散，可解毒辟秽，镇惊开窍，为醒神开窍的急救之品，亦与晚期开闭固脱、解毒救逆的治疗原则相对应。

表 6-9　20 个地区《方案》中医药晚期治疗使用中药频次前 10 味

序号	中药名称	频次
1	人参	15
2	附子	14
3	山茱萸	15
4	地龙	3
5	生晒参	3
6	生石膏	3
7	麦冬	3
8	五味子	3
9	葶苈子	2

（四）恢复期治疗中药用药规律分析

总结 20 个省、直辖市、自治区恢复期使用的中药，发现吉林、黑龙江、新疆及云南未列恢复期这一分型，其余 16 个地区使用中药频次较高的有黄芪、陈皮、茯苓、麦冬等，具体前 10 味见表 6-10。在前 10 味频次较高的中药中补虚药占 6 味，并且黄芪、甘草、太子参、党参均属于补气药，沙参和麦冬为补阴药，符合各省市对于恢复期益气养阴的治法。

表 6-10　20 个地区《方案》中医药恢复期治疗使用中药频次前 10 味

序号	中药名称	频次
1	黄芪	12
2	陈皮	12

序号	中药名称	频次
3	茯苓	12
4	麦冬	11
5	法半夏	10
6	甘草	10
7	砂仁	9
8	党参	8
9	太子参	7
10	沙参	6

三、新冠肺炎的中医用药现代药理学基础分析

对 138 例新冠肺炎住院患者的临床特征进行统计分析，发现发病时最常见的症状是发烧，占比为 98.6%，疲倦占比为 69.6%，干咳占比为 59.4%，肌痛为 34.8%，呼吸困难为 31.2%，也有 10.1% 的患者最初出现腹泻和恶心。根据目前确诊病例的临床学表现及《新型冠状病毒感染的肺炎诊疗方案（试行第五版）》，武汉新型冠状病毒早期感染患者的主要特点有发热、干咳、痰少、乏力，多伴消化道症状，口干且苦，舌质多暗或边尖稍红，80% 的舌苔表现为厚腻。因此，在使用中医药辅助治疗疾病时，应使用具有解热镇痛、镇咳平喘的中药，也应辅以止泻、缓解胃肠功能的中药。

（一）解热镇痛

解热镇痛的中药多为解表药，如麻黄、荆芥、紫苏等，也有清热解毒中药金银花。麻黄中的生物碱具有发汗作用，发挥解热作用的物质基础为生物碱组分、挥发油组分及酚酸组分，但作用较缓慢且微弱。荆芥内酯能够明显抑制神经中枢系统，降低发热模型大鼠体温，具有明显的发汗、解热作用；荆芥挥发油能够升高致痛模型动物痛阈值、减少扭体次数，达到抗炎、镇痛作用。紫苏叶挥发油可显著降低 2,4-二硝基苯酚所致的大鼠发热现象，其效果与安乃近相近。金银花水提物在大剂量（22.5mg/kg）时，破坏内毒素结构，抑制内毒素导致的发热；金银花水提物可以抑制人体三羧酸循环、氨基酸及脂肪酸的代谢，使氨基酸及脂肪酸代谢的中间产物 3-羟基丁酸、亮氨酸、异亮氨酸等含量升高，从而达到清热解毒的作用。干姜有明确的解热作用，其

脂溶性成分，包括挥发油与姜辣素类是干姜解热作用的主要有效部位，干姜中的姜酚类化合物有明显的镇痛消炎效果。

（二）止咳平喘

镇咳药多为化痰止咳平喘药，如半夏、瓜蒌、浙贝母、川贝母等。此外，有些解表药，如麻黄、薄荷，也有宣肺平喘的作用。半夏中生物碱是止咳平喘的有效成分之一，可以抑制咳嗽中枢；半夏还能预防和有效改善喘咳症状。瓜蒌水煎剂（2.5g/kg）对小鼠氨水引咳有明显的镇咳作用，祛痰实验（酚红法）也显示有较显著的祛痰作用。贝母素甲和贝甲素乙是浙贝母镇咳的有效成分，通过作用于气管平滑肌上的 M 受体，舒张气管平滑肌，缓解气管痉挛，进而起到镇咳作用。麻黄平喘的主要成分为生物碱组分和多糖组分，这些成分可以舒张气管平滑肌发挥平喘作用。薄荷醇通过对呼吸道黏液细胞产生直接作用以及通过使呼吸道的泡沫痰减少，增大有效通气腔道，从而产生祛痰作用。

（三）调节胃肠功能

具有止泻和调节胃肠功能的中药分布比较多，以化湿药为主，如厚朴、苍术、草果等，此外，还有紫苏、半夏等。厚朴的有效成分厚朴酚及和厚朴酚可治疗大肠杆菌产肠毒素引起的腹泻，主要是通过对抗回肠、空肠等处的炎症；厚朴酚及和厚朴酚还可以促进胃肠动力，通过松弛胃肠平滑肌，改善胃排空和肠推进。苍术具有抗腹泻作用，β-桉叶醇既可以在胃肠运动亢进时抑制胃肠运动，又可以在胃肠运动低下时促进胃肠运动；苍术的醇提取物可以升高胃动激素和胃酸分泌素的含量，抑制生长素抑制素和促肾上腺皮质激素的释放，从而促进胃排空。草果挥发油可以明显增加胃黏膜血流量、胃液分泌量，增加血清胃泌素水平，从而调节胃肠功能。紫苏常用于胃脘疼痛、嗳气呕吐等；紫苏梗水提液和紫苏叶油均可通过增加平滑肌收缩振幅和收缩率，升高细胞内钙离子浓度，促进结肠收缩以及小肠运动，从而调节胃肠道动力和促进肠胃消化吸收能力。小半夏汤通过促进胃排空和肠推进、降低胃动素水平、影响催吐中枢等机制达到止吐作用。薏苡仁不抑制蓖麻油引起的腹泻作用，抑制番泻叶引起的腹泻，对胃肠推进作用无影响。

（四）保肝作用

研究使用两个独立队列的单细胞 RNA-seq 数据对健康肝脏组织中血管紧张素转换酶Ⅱ（ACE2）的细胞类型特异性表达进行了评估，该发现表明 SARS 和新冠肺炎患者的肝异常可能不是由于肝细胞损伤，而是胆管细胞功能障碍和其他原因，如药物诱导的和全身性炎症反应引起的肝损伤。因此，在治疗过程中，加以保肝作用的中药，以减少毒副作用，如黄芩。研究表明黄芩苷可减弱血清中丙氨酸氨基转移酶（ALT）的活性，增强肝组织匀浆 ALT 的活性，从而起到保护肝脏的作用。黄芩苷可以减少凋亡蛋白 Bax 的表达、降低 Caspase-3/7 活性，从而缓解肝细胞损伤，保护肝脏。

（五）增强免疫功能

研究发现新冠肺炎患者在发病早期外周血白细胞总数正常或减少，淋巴细胞计数减少，部分患者出现转氨酶、乳酸脱氢酶（LDH）、肌酶和肌红蛋白增高。多数患者 C 反应蛋白（CRP）和血沉升高，降钙素原正常。严重者 D-二聚体升高、外周血淋巴细胞进行性减少。同时，白细胞与淋巴细胞减少，免疫功能降低，也是新冠肺炎发病的一个原因。因此，在中医药辅助治疗过程中，增强免疫功能显得尤为重要，如采用的方剂麻杏石甘汤，中药牛蒡子、茯苓、薏苡仁等。

麻杏石甘汤有效治疗痰热壅肺型肺炎的作用，其机制可能与调节人体的免疫功能有关。实验研究发现麻黄制剂麻杏石甘汤可升高患者 CD4$^+$、CD4$^+$/CD8$^+$，而 CD8$^+$、TNF-α、IL-6 下调。牛蒡子苷元是牛蒡子解表功能的主要有效成分，当浓度为 50mg/kg 时，对脂多糖引起的肺组织炎症有一定作用，通过 MAPK、HO-1 和 iNOS（一氧化碳合酶）通路降低中性粒细胞、淋巴细胞、巨噬细胞和白蛋白的含量。天花粉多糖可促进人外周血单个核细胞淋巴细胞的增殖和活化作用，上调 T 细胞含量，显著增强免疫作用。茯苓酸性多糖通过提高巨噬细胞的吞噬能力、胸腺指数和脾脏指数及小鼠的细胞因子 IL-2、TNF-α、INF-γ 的含量，以调节免疫功能。薏苡仁多糖，可以恢复 Th1/Th2 平衡，使 IgG、IgA 和 C3 含量升高，人体体液免疫功能增强。瓜蒌皮能提高免疫抑制小鼠的吞噬系数和血清溶血素含量，促进 T 淋巴细胞的转化以及巨噬细胞的活性，从而提高免疫功能。附子多糖是提高人体免疫的活性成分，酸性多糖能增强自然杀伤细胞活性，促进淋巴细胞增殖，提高抗体产生能力，显著提高白细胞数量，具有提高免疫功能的作用。人参多糖可以通过刺激免疫细胞的成熟与分化，提高免疫活性。

（六）抑制"细胞因子风暴"

通过对 2019-CoV 感染病人临床数据的观察，发现细胞因子风暴是引起急性呼吸窘迫综合征和多器官衰竭的重要原因。细胞因子风暴，指的是高浓度的不受控制的细胞因子释放。新冠肺炎病人会表现出高水平的 IL-1β、IFN-γ、IP-10 和 MCP1，重症患者中会表现出高水平的 IL-2、IL-7、IL-10、

GSCF、IP-10、MCP1 及 TNF-α 等细胞因子。因此，治疗新冠肺炎需要降低以上细胞因子的中药，如解表药中的麻黄、桂枝等，清热药的黄芩、金银花等，利水渗湿药的茯苓、薏苡仁，其他中药如藿香。

不同剂量炙麻黄、麻黄均可以升高哮喘大鼠中嗜酸性粒细胞、白细胞、中性粒细胞的表达，降低 IL-4、IL-13、IFN-γ 等炎症因子的表达。麻黄-甘草药对抗炎机制与抑制前列腺素 E2（PGE2）及促炎细胞因子 TNF-α、IL-1β 的生成以及氧化产物 MDA 的生成有关。桂枝中的桂皮酸和桂皮醛通过抑制 COX-2（环氧合酶 2）和 mPGES-1，进而抑制前列腺素 E2（PGE2）的分泌，从而发挥解热抗炎作用。蝉蜕水提物的平喘机制为通过降低血清中 IL-2、IL-5、TXB2 的含量，升高 6-keto-PGF1a 含量，TXB2/6-Keto-PGF1α 比值显著性下降，缓解炎症反应，改善"微观血瘀"从而缓解支气管平滑肌痉挛，使支气管以及肺组织形态恢复正常。

有研究发现，连翘脂素通过抑制 TNF-α 和 IL-6 的含量，发挥抗炎作用消除小鼠耳肿胀；除此之外，连翘脂素可以抑制 Akt 磷酸化来减少炎症反应并影响葡萄糖代谢参数。金银花中的咖啡酸以及酯类化合物是金银花抗炎的主要有效成分，通过抑制脂多糖刺激巨噬细胞 RAW264.7 细胞产生的 NO、TNF-6 和 IL-6。生石膏可以降低大鼠下丘脑中前列腺素 E2（PGE2）的含量，达到降温的作用。黄芩中苷类以及苷元类成分对 2,4-二硝基苯酚和干酵母导致的发热具有显著调节作用，而且明显抑制二甲苯所致的小鼠耳肿胀。

茯苓中的四环三萜化合物茯苓酸、猪苓酸 C、去氢土莫酸等通过增加排钠保钾，达到利尿的效果。实验发现薏苡仁油和薏苡仁蛋白，可以降低大鼠血清中 TNF-α、IL-1、IL-6 的含量，抑制小鼠关节炎症反应。

广藿香具有显著的抗炎作用，浓度为 10~40mg/kg 时，可抑制 TNF-α、IL-1β、iNOS 和 COX-2 的表达，降低 TNF-α、IL-1β、iNOS 和 COX-2 的生成，从而产生抗炎作用。

第三节　南北方中医药治疗新冠肺炎方案分析

通过对各省市卫健委发布的文件统计，我国的 24 个省、直辖市、自治区发布了中医药防控方案，其中有 11 个地区（北京、辽宁、甘肃、吉林、黑龙江、河北、宁夏、陕西、天津、山西、新疆）属于北方，9 个地区（广东、广西、上海、云南、湖南、海南、四川、江西、湖北）属于南方。本部分将 20 个地区发布的《方案》进行比较，分析新冠肺炎在南北地区的发病特征以及使用的中药处方，为各省市地区起草新的诊疗方案提供参考和帮助。

一、南北方使用中医药早期治疗新冠肺炎的比较

国家《方案》(第五版)中，将早期新冠肺炎规定为寒湿郁肺，其临床表现为恶寒发热或无热，干咳，咽干，倦怠乏力，胸闷，胸痞或呕恶，便溏。舌质淡或淡红，苔白腻，脉濡。

分析 20 个地区《方案》中对于早期新冠肺炎的辨证分型，发现北方地区中早期仅分一个证型的有北京(疫毒袭肺)、辽宁(寒湿郁肺)、甘肃(温邪犯肺)、黑龙江(湿温郁肺)、河北(湿浊郁肺)、宁夏(寒湿郁肺)、天津(疫毒袭肺)；其他地区分为多个证型，吉林(湿邪郁肺；邪热袭肺)、陕西(寒湿束表、热郁津伤；风寒袭表，气虚湿滞；热毒袭肺；外寒内热)、山西(湿阻肺胃；寒湿郁肺)、新疆(风寒袭肺，湿邪困脾；湿邪郁肺，枢机不利；邪热郁肺，肺失宣降)。

南方地区仅一个证型的有广西(湿邪郁肺夹表)、上海(湿毒郁肺)、云南(湿邪郁肺)、江西(寒湿郁肺)；多个证型的有广东(湿邪郁肺，枢机不利；邪热壅肺，肺失宣降)、湖南(温邪犯肺；咳嗽微喘型；邪犯胃肠型)、海南(热毒袭肺；湿毒阻肺)、四川(风热犯肺；风热夹湿；风寒夹湿；湿邪郁肺)、湖北(风寒袭表；热毒袭肺)。

据 20 个地区中医药早期治疗新冠肺炎处方的统计，南北方均使用了 67 味中药，并且南北方出现频次较高的前 20 味中药多为解表药、化湿药、清热药等，详细见表 6-11。在这 20 味中药中，有 15 种中药均在南北方使用，例如杏仁、麻黄、厚朴、苍术、藿香等。

处方中使用较为频繁的有麻杏石甘汤、藿朴夏苓汤、银翘散等。其中，藿朴夏苓汤由藿香、半夏、赤茯苓、杏仁、生薏苡仁、白蔻仁、通草、猪苓、淡豆豉、泽泻、厚朴组成，主治湿温初起湿重于热证，症见身热恶寒、肢体倦怠、胸闷口腻、舌苔薄白、脉濡缓。此方对湿热型疾病疗效较好，对湿热型头部疾病、咽部疾病、呼吸系统性疾病、消化系统性疾病均发挥疗效。银翘散出自《温病条辨》："太阴风温、温疫、温热……用辛凉平剂银翘散治之。"由连翘、金银花、桔梗、薄荷、牛蒡子、竹叶、荆芥穗、生甘草、淡豆豉等药味组成，金银花和连翘联用以清热解毒、辛凉透表，共为君药；薄荷、牛蒡子为解表药，清热解毒利咽用作臣药；桔梗、竹叶、芦根主要用来退热、生津、止咳、止渴，三者共同用作佐药；甘草可调和诸药，用作佐使药。目前临床上用来抗炎止痛、防止过敏以及杀灭细菌、抑制病毒等作用。

表 6-11　南北方使用中医药早期治疗新冠肺炎的频次较高的前 20 味中药

序号	北方		南方	
	中药	频次	中药	频次
1	杏仁	9	杏仁	13
2	麻黄	9	甘草	12
3	厚朴	9	桔梗	9
4	藿香	8	连翘	9
5	甘草	8	麻黄	8
6	陈皮	7	厚朴	7
7	草果	7	薏苡仁	7
8	薏苡仁	7	藿香	7
9	苍术	6	黄芩	6
10	生姜	6	牛蒡子	6
11	茯苓	6	金银花	6
12	生石膏	6	半夏	6
13	槟榔	6	茯苓	5
14	黄芩	5	生姜	5
15	桔梗	5	槟榔	5
16	羌活	5	草果	5
17	连翘	5	苍术	5
18	柴胡	5	薄荷	5
19	芦根	4	荆芥	5
20	豆蔻	4	豆蔻	5

二、南北方使用中医药中期治疗新冠肺炎的比较

国家《方案》(第五版)中，将中期新冠肺炎规定为疫毒闭肺，其临床表现为身热不退或往来寒热，咳嗽痰少，或有黄痰，腹胀便秘，胸闷气促，咳嗽憋喘，动则气喘，舌质红，苔黄腻或黄燥，脉滑数。

分析 20 个地区中医药中期治疗新冠肺炎的诊疗方案发现，仅有一个分型

的有北京(疫毒壅肺)、辽宁(疫毒闭肺)、黑龙江(痰热壅肺)、河北(浊毒闭肺)、宁夏(疫毒闭肺)、陕西(热毒壅肺)、新疆(热毒闭肺,腑气不通);多个分型的有甘肃(温热壅肺;温毒闭肺)、吉林(湿热蕴毒、肺气闭塞;邪毒闭肺)、天津(疫毒闭肺;热毒炽盛)、山西(痰热壅肺;疫毒闭肺)。

南方的多数地区有多个分型,有一个分型的有上海(热毒闭肺)、海南(疫毒闭肺)、江西(疫毒闭肺);其余为多个分型,如广东(邪热闭肺,腑气不通;湿热蕴毒,肺气闭塞)、广西(邪热壅肺;邪毒闭肺)、云南(邪热壅肺;邪毒闭肺)、湖南(邪热壅肺;疫毒闭肺)、四川(湿热蕴肺;邪热壅肺;邪毒闭肺)、湖北(少阳夹湿;湿热郁肺;毒瘀壅肺)。

分析20个地区中医药中期治疗新冠肺炎的处方发现,北方使用了54味中药,南方使用了58味中药,在使用频次较高的前20味中药中,有16味中药相同。在这些中药中,多为清热药及化痰止咳平喘药。在处方中发现多使用宣白承气汤、黄连解毒汤、解毒活血汤等。

其中,宣白承气汤为吴鞠通《温病条辨》中"脏腑合治"的代表方剂,由生石膏、生大黄、苦杏仁和瓜蒌皮组成,生石膏可清肺胃之热;杏仁、瓜蒌皮,可化痰平喘,宣降肺气;大黄为泻下药,泄热通便。因此,此方可通降肺腑之气、清宣肺热。临床上该方主要用于肺热气壅便结所致的疾病,如支气管炎、肺炎、哮喘、急性上呼吸道感染等肺系常见病、多发病。黄连解毒汤是经典的清热解毒方剂,出自唐代王焘所著的《外台秘要》,其组成是黄芩、黄连、黄柏、栀子四味中药材,具有清热解毒的功效,在传统医学中主要治疗三焦火毒症。该方中以黄连为君药清心泻火,主要清泻上中焦火毒;黄芩为臣药,主清上焦火毒;黄柏、栀子为佐药,前者泻下焦火毒,后者清利三焦的火毒。目前,临床上使用黄连解毒汤消炎抗菌、降压、止血和改善慢性脑缺血等。

表6-12 南北方使用中医药中期治疗新冠肺炎的频次较高的前20味中药

序号	北方		南方	
	中药	频次	中药	频次
1	麻黄	17	杏仁	16
2	生石膏	15	麻黄	16
3	杏仁	12	生石膏	14
4	葶苈子	12	甘草	11
5	大黄	11	大黄	10

序号	北方		南方	
	中药	频次	中药	频次
6	瓜蒌	10	瓜蒌	10
7	赤芍	8	葶苈子	9
8	桃仁	8	黄芩	8
9	甘草	7	桃仁	7
10	苍术	6	桑白皮	6
11	黄芩	6	苍术	5
12	草果	4	浙贝母	5
13	槟榔	4	赤芍	5
14	连翘	3	草果	4
15	郁金	3	金银花	4
16	浙贝母	3	连翘	4
17	蝉蜕	3	半夏	3
18	金银花	3	黄连	3
19	知母	2	槟榔	3
20	胆南星	2	石菖蒲	3

三、南北方使用中医药晚期治疗新冠肺炎的比较

国家《方案》(第五版)中，将重症期新冠肺炎规定为内闭外脱，此期临床表现为呼吸困难、动辄气喘或须要辅助通气，伴神昏、烦躁，汗出肢冷，舌质紫暗，苔厚腻或燥，脉浮大无根。

总结20个地区对重症期的辨证分型，发现除北京《方案》(第二版)为疫毒闭肺、黑龙江(邪毒闭肺；邪毒蒙窍)，其余18个地区都为内闭外脱，使用频次较高的中药多为补虚药，频次最高的三位为人参、山茱萸和附子。使用的处方多为四逆加人参汤、参附汤、安宫牛黄丸和紫雪散。

其中，安宫牛黄丸是中医治疗高热症的"凉开三宝"之一，该方源自《温病条辨》，由牛黄、麝香、郁金、水牛角、珍珠、栀子、黄连、黄芩、冰片、朱砂和雄黄11味药组成，具有清热解毒、豁痰开窍之功效，主治邪热内陷心包，临床上广泛用于治疗脑出血、颅脑损伤、病毒性脑炎、中风等各种脑病

及各种原因所致的高热昏迷。紫雪散，也是"凉开三宝"之一，出自《外台秘要》，由寒水石、石膏、滑石、磁石、水牛角、青木香、沉香、玄参、升麻等16味药物组成，有清热开窍、镇静安神的作用，临床上多用于小儿高热惊搐属热盛风动，麻疹热毒内盛而见高热喘促昏迷等情况。参附汤，源自《校注妇人良方·卷九》之，由人参、附子两味药组成。其中人参大补元气，能促使阳复血行；附子味辛，能通行阳气，温补元阳，回阳救逆；二者联用，具有益气、温阳、固脱之功，主治厥脱及阳虚诸证。

表6-13 南北方使用中医药晚期治疗新冠肺炎的频次较高的前10味中药

序号	北方		南方	
	中药	频次	中药	频次
1	人参	8	附子	9
2	山茱萸	8	人参	7
3	附子	8	山茱萸	7
4	地龙	3	麦冬	2
5	葶苈子	2	五味子	2
6	丹参	2	红参	1
7	生大黄	2	三七	1
8	生晒参	2	干姜	1
9	生石膏	2	西洋参	1
10	知母	2	寒水石	1

第四节 "药食同源"中药在新冠肺炎中的应用探索

在中医药发展史上，"药食同源"的思想源远流长，其蕴含的食疗文化贯穿"治未病"整个过程。《素问·四气调神论》，"是故圣人不治已病治未病，不治已乱治未乱"。中医治未病的根本原则在于道法自然、平衡阴阳，通过提前采取预防措施，防止疾病的发生与发展。早在《素问·刺法论》中即有"小金丹……服十粒，无疫干也"的记载，朱丹溪云："已病而不治，所以为医家之法；未病而先治，所以明摄生之理。"唐代《黄帝内经太素》中所说的"空腹食之为食物，患者食之为药物"就充分反映出"药食同源"的思想，"正气须食补，邪气宜药攻"，提示我们在"治未病"思想引领下的新冠肺炎防治中，"药食同源"之品发挥着实际的作用。因此，本部分通过运用中医传承辅助系统（traditional Chinese medicine inheritance support system，TCMISS）软件，以期发掘"药食同源"中药在新冠肺炎中的应用规律，探索潜在价值，为临床医生辨证施药及社会居民居家防御提供参考。

一、新冠肺炎的"药食同源"中药数据挖掘

（一）处方收集

在课题团队前期研究的基础上，收集检索国家及各省市、直辖市、自治区卫健委发布的《新型冠状病毒感染的肺炎中医诊疗方案》中的全部处方。

（二）"药食同源"中药收集

收集和判定依据国家卫健委、国家市场监督管理总局《关于对党参等 9 种物质开展按照传统既是食品又是中药材的物质管理试点工作的通知》《按照传统既是食品又是中药材物质目录》（含"2018 年：新增中药材物质"及"2019 年：新增中药材物质"）。

（三）数据规范化与录入

在录入处方过程中，参考 2015 年版《中国药典》及《中华本草》规范中药名称，同一品种的不同炮制品及不同药用部位按照不同饮片录入。纳入的所有处方以人工"双录入"模式（由 1 人录入、另 1 人核对）逐一录入。

（四）用药分析

采用中医传承辅助平台（TCMISS V 2.5）进行用药分析。采用关联规则挖掘组方规律，设定支持度（表示在所有药物中出现的次数）为 20、置信度为 0.6，分析药物组合及用药关联规则；采用复杂系统熵聚类，以改进的互信息法的药物间关联度分析结果为基础，设定相关系数为 10、惩罚系数为 4 分析核心组合。在核心组合提取的基础上采用熵层次聚类法，使用提取组合功能分析新组方，得到网络可视化展示。

二、用药频次分析

共筛选出符合条件的方剂 389 首，涉及中药 442 味，总频次 5129 次，涉及"药食同源"中药 79 味，其中使用频次≥20 的中药有 34 味，排名前 9 位的依次是甘草、杏仁、藿香、金银花、桔梗、陈皮、茯苓、黄芪、草果，使用频次均超过 50 次，见表 6-14。归纳中药分类和功效显示，涉及新冠防控的中

药主要为补虚药（共 23 次，其中补气药 15 次，补阴药 5 次，补血药 3 次）、其次为解表药（共 9 次，其中发散风热药 6 次，发散风寒药 3 次）和清热药（共 9 次，其中清热解毒药 4 次，清热凉血药 3 次，清热泻火药 2 次）等组成，见图 6-3，显示这些"药食同源"中药在新冠肺炎防控中重要的应用意义，寓意益卫固表，解毒散邪，并符合"培固正气"和"避其毒气"的预防原则，可进行进一步挖掘分析。

表 6-14 "药食同源"中药的用药频次分析

序号	中药	用药频次	序号	中药	用药频次	序号	中药	用药频次
1	甘草	183	27	太子参	24	53	生地黄	11
2	杏仁	125	28	山茱萸	23	54	白扁豆	9
3	藿香	116	29	浙贝母	23	55	荜茇	6
4	金银花	107	30	麦冬	22	56	炒麦芽	6
5	桔梗	89	31	淡豆豉	22	57	荷叶	5
6	陈皮	86	32	紫苏	21	58	蒲公英	5
7	茯苓	73	33	桑叶	20	59	粳米	5
8	黄芪	68	34	砂仁	20	60	莲子	4
9	草果	50	35	大枣	19	61	川贝母	4
10	薄荷	47	36	丁香	19	62	山楂	3
11	生姜	46	37	葛根	18	63	肉桂	3
12	薏苡仁	46	38	白芷	17	64	车前子	3
13	人参	42	39	红花	17	65	焦山楂	3
14	白术	41	40	百合	16	66	麦芽	2
15	槟榔	37	41	山药	15	67	木瓜	2
16	炒白术	36	42	干姜	14	68	青果	2
17	知母	35	43	菊花	13	69	酸枣仁	2
18	牛蒡子	31	44	西洋参	13	70	藕节	2
19	当归	29	45	炙黄芪	13	71	阿胶	1
20	桃仁	29	46	牡丹皮	13	72	布渣叶	1
21	党参	28	47	红参	12	73	花椒	1
22	炙甘草	28	48	石斛	12	74	黄精	1
23	鱼腥草	27	49	姜黄	11	75	火麻仁	1

续表

序号	中药	用药频次	序号	中药	用药频次	序号	中药	用药频次
24	白豆蔻	26	50	淡竹叶	11	76	鸡内金	1
25	玄参	25	51	玉竹	11	77	胖大海	1
26	白芍	25	52	木香	11	78	山奈	1
						79	紫苏子	1

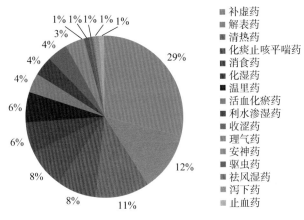

图 6-3　"药食同源"中药分类分析

三、药食同源中药的药性分析

对涉及新冠防控的 79 味"药食同源"中药进行药性分析,其中四气频次最高为平性,其次为温性,具体结果见图 6-4;五味频次最高为甘味,其次为辛味,具体结果见图 6-5;归经频次最高为脾经,其次为肺经、胃经,再次为同入脾胃二经,具体结果见图 6-6。有学者通过文献检索认同并佐证"平而有性,有性无功,以味为用"的理论,即平行的药性与五味有相关性,也有学者提出平性药药性特点为药性平和、不显寒热、温凉偏差小,药性调和、随证配伍、适用广泛,作用特点可分为两类:一类是性平力缓、以补为主者多甘味;另一类是性平力峻、药效速猛者多辛、苦、酸味。甘味能补、能缓、能和,辛味能行、能散,以甘平、甘温补气温阳,辛平、辛温疏散表邪。脾主运化,脾的运化功能主要依赖脾气升清和脾阳温煦的作用:脾宜升则健。"人纳水谷,脾气化而上升"(《医学三字经·附录·脏腑》),结合"平、甘、辛"之性,则达到补脾健脾之功,"一有此身,必资谷气,谷入于胃,洒陈于六腑而气至,和调于五脏而血生,而人资之以为生者,故曰后天之本在脾"

（《医宗必读·肾为先天本脾为后天本论》），"五味入口，藏于胃，脾为之行其精气"（《素问·奇病论》），人以水谷为本，脾胃为水谷之海，故称脾胃为后天之本，气血生化之源。肺主气司呼吸，为华盖之脏，肺居五脏最高之部位，因其高，故曰盖。因其主气，为一身之纲领。恰如花开向荣，色泽流霞，轻清之体，华然光彩，故曰华盖（吴克潜《大众医药：卫生门》），指肺具有保护诸脏、抵御外邪、统领一身之气的作用，结合"平、甘、辛"之性，则达到补益和宣达肺气之功。

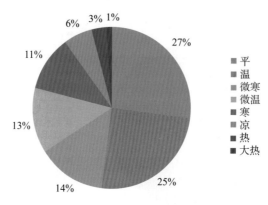

图6-4 "药食同源"中药四气分析

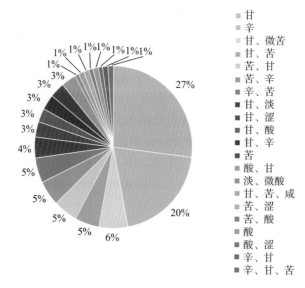

图6-5 "药食同源"中药五味分析

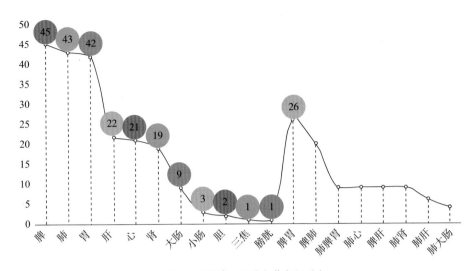

图 6-6　"药食同源"中药归经分析

综上所述，新冠肺炎防控中的"药食同源"中药，药性特点以平温之气，辛甘之味配合，达到祛风散邪，补气助阳以固表的作用，又寓意"扶脾保肺""健脾化湿"，改善症状，亦符合"培固正气""避其毒气"的预防原则，具有进一步挖掘的实际意义。

四、药食同源中药的关联规则分析

对涉及新冠肺炎防控的 79 味"药食同源"中药进行进一步分析，共得到 47 种药食同源中药的药物组合，见表 6-15。对所得出的药物组合进行关联规则分析，共得到 19 条用药规则，涉及中药 18 味，见表 6-16，关联规则的网络展示见图 6-7。其中，甘草、杏仁、藿香、桔梗、金银花、薄荷等在多个药物组合中多次出现，是关联网络的核心。

甘草能调和百药、解百毒，被称为"国老"，首载于《神农本草经》，曰："主五脏六腑寒热邪气，坚筋骨，长肌肉，倍力，金疮肿，解毒。"现代药理研究显示，甘草含有甘草总黄酮、甘草酸、甘草次酸、三萜类、甘草苷等成分，具有抗氧化、抗炎调免疫、解毒等作用。

苦杏仁具有降气止咳平喘、润肠通便的作用，《本草纲目》记载："杏仁能散能降，故解肌、散风、降气、润燥、消积，治伤损药中用之。治风寒肺病药中，亦有连皮尖用者，取其发散也。"主要成分苦杏仁苷可镇咳祛痰，保肝，抗突变，抗炎，抗肺纤维化，抗高氧诱导性肺损伤，免疫抑制及免疫调节，抗氧化，止咳和镇痛，苦杏仁油可驱虫杀菌。

广藿香为传统芳香化湿类中药，《药品化义》记载："藿香，其气芳香，善行胃气，以此调中，治呕吐霍乱，以此快气，除秽恶痞闷。且香能和合五脏，若脾胃不和，用之助胃而进饮食，有醒脾开胃之功。辛能通利九窍，若岚瘴时疫用之，不使外邪内侵，有主持正气之力。凡诸气药，独此体轻性温，大能卫气，专养肺胃。"广藿香醇和广藿香酮是其主要的药效物质，具有抗病原微生物、抗炎、解热、抗氧化和调节免疫系统作用。

《日华子本草》称桔梗"下一切气，止霍乱转筋，心腹胀痛，补五劳，养气，除邪辟温，补虚消痰，破癥瘕，养血排脓，补内漏及喉痹"。药效成分主要是三萜皂苷类和多糖类，具有抗炎、保肝与免疫调节活性。

《重庆堂随笔》谓金银花"清络中风火湿热，解温疫秽恶浊邪……"其化学成分主要包括有机酸类、黄酮类、环烯醚萜苷类、三萜皂苷类、挥发油类成分，具有抗炎解热、抗菌抗病毒、抗氧化、保肝、保护肺脏、保护神经、增强人体免疫功能等作用。

《本草经疏》记载："薄荷，辛多于苦而无毒。辛合肺，肺合皮毛，苦合心、而从火化，主血脉，主热，皆阳脏也。贼风伤寒，其邪在表，故发汗则解。风药性升，又兼辛温，故能散邪辟恶。"现代研究显示薄荷具有抗病毒、抑菌、抗氧化等作用。

综上所述，新冠肺炎防控中关联核心的"药食同源"中药，味甘、辛，性平和，具有补脾益气、宣肺解表、疏风解毒的功效，以及提高免疫、抗病原微生物、改善症状的药理作用，既可针对原发病因治疗，又注重针对病理因素的治疗，与"培固正气"和"避其毒气"的预防原则亦相符合，具有进一步探索潜在关联组方的价值，以便发掘更广泛、便捷的防控途径，适配医疗及大众的自主防御需求。

表 6-15 "药食同源"中药的高频药物组合分析

序号	药物组合	频次	序号	药物组合	频次
1	甘草，杏仁	88	25	甘草，草果	31
2	甘草，桔梗	74	26	藿香，茯苓	30
3	金银花，甘草	73	27	金银花，人参	30
4	甘草，藿香	67	28	陈皮，桔梗	29
5	甘草，薄荷	44	29	草果，杏仁	29
6	陈皮，甘草	42	30	甘草，薏苡仁	28
7	甘草，茯苓	42	31	藿香，桔梗	28

续表

序号	药物组合	频次	序号	药物组合	频次
8	陈皮，藿香	41	32	藿香，杏仁	27
9	金银花，藿香	41	33	甘草，牛蒡子	26
10	金银花，桔梗	41	34	桔梗，杏仁	26
11	金银花，杏仁	40	35	薄荷，草果	24
12	金银花，黄芪	38	36	薄荷，茯苓	24
13	草果，槟榔	38	37	薄荷，藿香	23
14	茯苓，桔梗	37	38	甘草，槟榔	23
15	茯苓，杏仁	37	39	金银花，牛蒡子	22
16	金银花，薄荷	37	40	牛蒡子，杏仁	20
17	陈皮，金银花	36	41	陈皮，茯苓	19
18	薏苡仁，杏仁	36	42	黄芪，藿香	19
19	薄荷，桔梗	35	43	炒白术，甘草	18
20	薄荷，杏仁	35	44	生姜，藿香	18
21	槟榔，杏仁	34	45	知母，甘草	17
22	陈皮，黄芪	33	46	白术，甘草	16
23	黄芪，炒白术	32	47	薄荷，牛蒡子	16
24	黄芪，甘草	32			

表6-16 "药食同源"中药组合的关联规则分析

序号	关联规则	置信度	序号	关联规则	置信度
1	桔梗→甘草	0.9102	11	草果→槟榔	0.6324
2	槟榔→草果	0.8357	12	薄荷→金银花	0.6252
3	知母→甘草	0.7832	13	炒白术→甘草	0.6168
4	炒白术→黄芪	0.7521	14	槟榔→甘草	0.6140
5	槟榔→杏仁	0.7412	15	牛蒡子→金银花	0.6140
6	薄荷→甘草	0.7273	16	牛蒡子→杏仁	0.6057
7	杏仁→甘草	0.7064	17	薏苡仁→甘草	0.6057
8	薏苡仁→杏仁	0.6947	18	薄荷→桔梗	0.6008
9	牛蒡子→甘草	0.6630	19	薄荷→杏仁	0.6008
10	白术→甘草	0.6552			

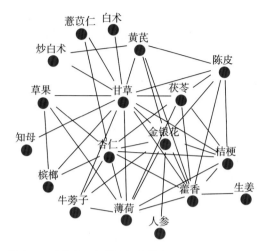

图 6-7 "药食同源"高频中药的关联规则网络展示

五、基于复杂系统熵聚类的药食同源中药关联度分析

结合经验判断和系统所提取的不同参数所得数据的预读，设置相关度为 10，惩罚度为 4，进行熵聚类分析，得到处方中药对的关联度，将关联系数≥0.03 的药对列表，见表 6-17。

表 6-17　基于改进的互信息法的"药食同源"中药关联度分析

药对	关联系数	药对	关联系数
薄荷-西洋参	0.04522	淡竹叶-杏仁	0.03572
薄荷-山楂	0.04522	淡竹叶-甘草	0.03572
藿香-槟榔	0.04476	淡竹叶-生姜	0.03425
藿香-炒白术	0.04476	陈皮-牛蒡子	0.03425
藿香-白术	0.04476	陈皮-干姜	0.03237
炙甘草-干姜	0.04174	杏仁-白扁豆	0.03237
金银花-炒白术	0.04059	杏仁-人参	0.03209
金银花-知母	0.04059	杏仁-粳米	0.03209
金银花-石斛	0.04059	杏仁-炙黄芪	0.03186
金银花-白术	0.04059	甘草-粳米	0.03186
金银花-川贝母	0.04059	茯苓-荷叶	0.03113
鱼腥草-人参	0.03653	陈皮-生姜	0.03113
鱼腥草-牛蒡子	0.03653	炙甘草-薏苡仁	0.03065
鱼腥草-炙黄芪	0.03653	紫苏子-山楂	0.03065

六、基于复杂系统熵聚类的核心组合分析

以药物关联度分析结果为基础，设定相关度与惩罚度，得到核心组合 20 个，见表 6-18。核心组合的网络展示见图 6-8。

表 6-18　基于复杂系统熵聚类的"药食同源"中药核心组合分析

序号	核心组合	序号	核心组合
1	桔梗-浙贝母-杏仁	11	桔梗-杏仁-紫苏子
2	桔梗-白芍-杏仁	12	白芍-杏仁-太子参
3	淡竹叶-陈皮-白扁豆	13	淡竹叶-白扁豆-百合
4	淡竹叶-薄荷-白扁豆	14	薄荷-木瓜-干姜
5	炒麦芽-山药-白芷	15	山药-金银花-白芷
6	白芍-黄芪-炙黄芪	16	黄芪-葛根-炙黄芪
7	陈皮-红花-葛根	17	陈皮-葛根-山奈
8	陈皮-鱼腥草-炙甘草	18	陈皮-炙甘草-山奈
9	荷叶-菊花-荜茇	19	荷叶-阿胶-荜茇
10	藿香-姜黄-青果	20	藿香-姜黄-川贝母

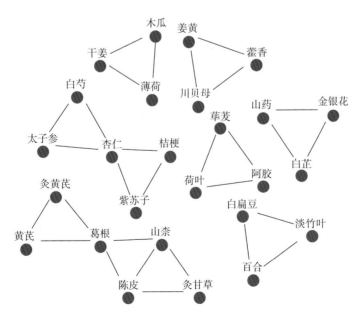

图 6-8　"药食同源"中药核心组合的网络展示

七、基于无监督熵层次聚类的新处方（组合）分析

在核心组合提取的基础上，运用无监督熵层次聚类算法，得到 10 个潜在的新处方(组合)，见表 6-19。潜在新处方的网络展示见图 6-9。新方组合作用解析如图 6-10：组合 1 依次分别具有宣肺祛痰、止咳平喘、清肺化痰、降气润肠的作用，总体维护肺的宣发肃降功能，以调畅气机，宣发腠理，抵御外邪，适合体质壮实人群使用；组合 2 依次分别具有宣肺祛痰、养血柔肝、止咳平喘、平补气阴的作用，适合气阴不足者使用；组合 3 依次分别具有清热利尿、健脾化痰、补脾和中、养阴润肺的作用，偏健脾和胃，适合脾胃不和者使用；组合 6 依次分别具有养血柔肝、益卫固表、补中益气、升阳解肌的作用，偏补益，故适于平素体虚者；组合 7 依次分别具有健脾化痰、活血通经、升阳解肌、温中化湿的作用，偏温通，故适用于体寒人群；组合 4 依次分别具有清热利尿、疏散风热、补脾和中、化湿和胃、温肺化饮的作用；组合 5 依次分别具有消食健胃、益气养阴、解表燥湿、清热解毒的作用；组合 8 依次分别具有健脾化痰、清热解毒、补脾益气、温中化湿的作用；组合 9 依次分别具有健脾益肾除湿、疏风解毒、温中散寒、补虚滋阴润肺的作用，与组合 4、5、8 类似，均兼具解表散邪、补虚祛湿的功能，故适于密切接触者使用；组合 10 依次分别具有化湿解暑、活血行气通经、清热解毒生津、润肺化痰止咳的作用，偏透热达表、化湿解毒，适宜南方湿热环境使用。

由上可知，新方组合整体达到补虚、健脾、益肺、解表、解毒、透热等作用，与新冠肺炎防控用药原则相对应，又符合"培固正气"和"避其毒气"的预防原则，具有一定的应用价值。

表 6-19　基于复杂系统熵聚类的"药食同源"中药潜在新处方

序号	新方组合
1	桔梗-浙贝母-杏仁-紫苏子
2	桔梗-白芍-杏仁-太子参
3	淡竹叶-陈皮-白扁豆-百合
4	淡竹叶-薄荷-白扁豆-木瓜-干姜
5	炒麦芽-山药-白芷-金银花
6	白芍-黄芪-炙黄芪-葛根
7	陈皮-红花-葛根-山柰
8	陈皮-鱼腥草-炙甘草-山柰
9	荷叶-菊花-荸荠-阿胶
10	藿香-姜黄-青果-川贝母

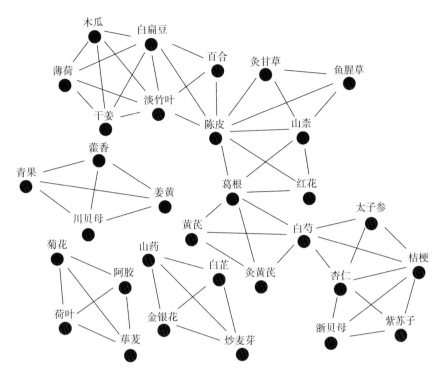

图 6-9　"药食同源"中药潜在新处方的网络展示

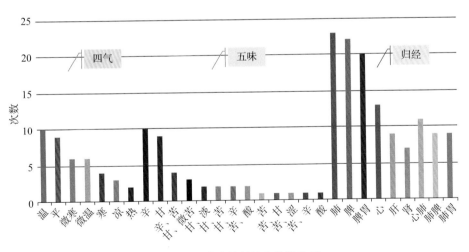

图 6-10　潜在的新处方药性分析

综上所述，新型冠肺炎的中医药诊疗方案中涉及"药食同源"中药共 79 味，分类以补虚药、解表药、清热药为主。药性特点显示四气频次最高为平性，其次为温性；五味频次最高为甘味，其次为辛味；归经频次最高为脾经，其次为肺经、胃经，再次为同入脾胃二经。甘草、杏仁、藿香、桔梗、金银花、薄荷等中药是关联网络的核心，得到 10 个潜在新处方(组合)。在发布的中医药预防方案中，补气药出现的频次最高，其次为清热药，第三为解表药，与防御疫毒入侵和扶助人体正气的预防用药原则相符合。针对不同人群体质特点补虚、解表、清热各有侧重，但南方和北方不同区域均以补气和清热并重为首，其次为解表和化湿，显示南北方在新冠肺炎预防思维上具有同向性。根据对中医药治疗新冠肺炎的处方中药分析，大多数省、市、自治区均使用麻黄、杏仁、石膏、茯苓、薏苡仁、甘草、法半夏、浙贝母、川贝母、藿香、草果、苍术等中药，均符合清热宣肺、化湿解毒的作用。而且，从现代药理学基础角度分析，处方中药及其化学成分在改善新冠肺炎症状，抑制病情发展等发挥着重要的作用。不同阶段的治疗过程中南北方用药同中求异，早期治疗方案差异较小，而在中期治疗新冠肺炎的过程中，南北方均以清热解毒药和化痰止咳平喘药为主，使用频次较高的前 20 味中药中，大多数也相同。在重症期，均以内闭外脱证进行分型，主要治法为开闭固脱，解毒救逆，并且使用中药主要为人参、附子、山茱萸等，主要处方有安宫牛黄丸与紫雪散。南北方的防治方案虽然在分型上略有差异，但在用药处方上殊途同归，但在使用中医药治疗新冠肺炎的探讨中，须因地制宜。

参 考 文 献

[1] 任伟钰，苏敬，刘永琦，等. 全国各省区中医药治疗新型冠状病毒肺炎(COVID-19)的诊疗方案分析[J]. 中草药，2020，51(5)：1139-1146.

[2] 侯雯倩，宁艳梅，苏敬，等. 新型冠状病毒肺炎(COVID-19)全国 66 个预防方的用药特点分析[J]. 中草药，2020，51(6)：1443-1449.

[3] 马怡怡."治未病"理念对二级中医院发展的启示[J]. 基层医学论坛，2019，23(22)：3209-3212.

[4] 国家药典委员会. 中华人民共和国药典：一部[S]. 北京：中国医药科技出版社，2015.

[5] 国家中医药管理局《中华本草》编委会. 中华本草[M]. 上海：上海科技出版社，1999.

[6] 宋亚刚，苗明三. 平性药性味内涵探讨[J]. 时珍国医国药，2018，29(12)：2981-2984.

[7] 穆兰澄，顾成娟，徐立鹏，等. 平性药药性及应用特点[J]. 中医杂志，2017，58(1)：23-26+45.

［8］李冀，李想，曹明明，等．甘草药理作用及药对配伍比例研究进展［J］．上海中医药杂志，2019，53（7）：83-87.

［9］吕建珍，邓家刚．苦杏仁苷的药理作用研究进展［J］．现代药物与临床，2012，27（5）：530-535.

［10］王彬辉，章文红，张晓芬，等．苦杏仁苷提取工艺及药理作用研究新进展［J］．中华中医药学刊，2014，32（2）：381-384.

［11］利仕伟．杏仁的加工炮制及现代药理研究［J］．内蒙古中医药，2014（1）：84.

［12］徐雯，吴艳清，丁浩然，等．广藿香的药理作用及机制研究进展［J］．上海中医药杂志，2017，51（10）：103-106.

［13］邓亚羚，任洪民，叶先文，等．桔梗的炮制历史沿革、化学成分及药理作用研究进展［J］．中国实验方剂学杂志，2020，26（2）：190-202.

［14］吴娇，王聪，于海川．金银花中的化学成分及其药理作用研究进展［J］．中国实验方剂学杂志，2019，25（4）：225-234.

［15］徐佳馨，王继锋，颜娓娓，等．薄荷的药理作用及临床应用［J］．食品与药品，2019，21（1）：81-84.

［16］李想，李冀．甘草提取物活性成分药理作用研究进展［J］．江苏中医药，2019，51（5）：81-86.

［17］张耀峰．甘草及其活性成分的药理活性研究进展［J］．中医临床研究，2019，11（9）：141-142.

［18］史丽芬，王庆淑．黄芪在临床中的应用探析［J］．名医，2019，11：262.

［19］顾思浩，孔维崧，张彤，等．白术的化学成分与药理作用及复方临床应用进展［J］．中华中医药学刊，2020，38（1）：69-73.

［20］张丽娟，王珍，廖尚高．太子参多糖对RAW264.7巨噬细胞免疫调节作用的初步研究［J］．中国野生植物资源，2018，37（4）：14-17.

［21］张家燕．中药金银花的药用成分及药理作用分析［J］．中国医药指南，2019，17（17）：177-178.

［22］高攀．金银花临床药理作用的研究进展［J］．医学信息，2018，31（23）：37-40.

［23］田丁，史梦琪，王赟．连翘挥发油化学成分及其药理作用研究进展［J］．天然产物研究与开发，2018，30（10）：1834-1842.

［24］张宁．连翘主要有效成分的提取与药理作用［J］．世界最新医学信息文摘，2019，19（91）：180-189.

［25］崔月曦，刘合刚．贯众的研究进展［J］．中国现代中药，2014，16（12）：1043-1048.

［26］孙淑玲．中药芦根的药理作用及临床应用［J］．中西医结合心血管病电子杂志，2016，4（36）：165.

［27］王玉光，齐文升，马家驹，等．新型冠状病毒肺炎中医临床特征与辨证治疗初探［J］．中医杂志，2020，61（4）：281-285.

［28］刘双利，姜程曦，赵岩，等．防风化学成分及其药理作用研究进展［J］．中草药，2017，48(10)：2146-2152.

［29］张明发，沈雅琴．苍术及其有效成分消化系统药理作用的研究进展［J］．药物评价研究，2017，40(3)：411-419.

［30］齐乐辉，王知斌，孟永海，等．中药广藿香有效成分及药理作用研究进展［J］．化学工程师，2018，32(2)：49-50+56.

［31］谢菲．桔梗提取物对鸡传染性喉气管炎经呼吸道感染的预防效果研究［D］．保定：河北农业大学，2008.

［32］雷玲，李兴平，白筱璐，等．金银花抗内毒素、解热、抗炎作用研究［J］．中药药理与临床，2012，28(1)：115-117.

［33］王亚琼，陈卫，钟水生，等．金银花清热解毒作用的血清代谢组学研究［J］．中药材，2016，39(5)：1129-1133.

［34］孙凤娇，李振麟，钱士辉，等．干姜化学成分和药理作用研究进展［J］．中国野生植物资源，2015，34(3)：34-37.

［35］曾颂，李书渊，吴志坚，等．半夏镇咳祛痰的成分-效应关系研究［J］．中国现代中药，2013，15(6)：452-455.

［36］Huang C，Wang Y，Li X，*et al*. Clinical features of patients infected with 2019 novel coronavirus in Wuhan, China［J］．*The Lancet*，2020，395(10223)：497-506.

［37］王艳宏，王秋红，夏永刚，等．麻黄化学拆分组分的性味药理学评价——麻黄化学拆分组分"辛温"发汗、利水作用的实验研究［J］．中国中医药科技，2011，18(6)：489-491.

［38］左军，牟景光，胡晓阳．半夏化学成分及现代药理作用研究进展［J］．辽宁中医药大学学报，2019，21(9)：26-29.

［39］阮耀，岳兴如．瓜蒌水煎剂的镇咳祛痰作用研究［J］．国医论坛，2004(5)：48.

［40］周颖，季晖，李萍，等．五种贝母甾体生物碱对豚鼠离体气管条 M 受体的拮抗作用［J］．中国药科大学学报，2003(1)：60-62.

［41］王艳宏，王秋红，夏永刚，等．麻黄化学拆分组分的性味药理学评价——麻黄化学拆分组分"辛宣苦泄"平喘作用的研究［J］．中国实验方剂学杂志，2011，17(24)：136-139.

［42］黄兴雨，杨黎燕，尤静．薄荷挥发油研究进展［J］．化工科技，2019，27(3)：70-74.

［43］邓燕莉．厚朴酚与和厚朴酚抗腹泻作用及分子机理研究［D］．长沙：湖南农业大学，2012.

［44］Zhang W，Li Y，Wang X，*et al*. Effects of magnolol and honokiol derived from traditional Chinese herbal remedies on gastrointestinal movement［J］．*World Journal of Gastroenterology*，2005，11(28)：4414-4418.

［45］王金华，薛宝云，梁爱华，等．苍术有效成分 β-桉叶醇对小鼠小肠推进功能的影响［J］．中国药学杂志，2002(4)：28-30.

［46］Kimura Y，Sumiyoshi M. Effects of an Atractylodes lancea rhizome extract and a volatile component β-eudesmol on gastrointestinal motility in mice[J]. *Journal of ethnopharmacology*, 2012，141(1)：530-536.

[47] 邱赛红，首第武，陈立峰，等.芳香化湿药挥发油部分与水溶液部分药理作用的比较[J].中国中药杂志，1999(5)：3-5.

[48] 何育佩，郝二伟，谢金玲，等.紫苏药理作用及其化学物质基础研究进展[J].中草药，2018，49(16)：3957-3968.

[49] 敖慧.小半夏汤止吐功效药理研究进展[J].内江科技，2010，31(9)：25.

[50] 朱自平，王红武，张明发，等.薏苡仁的消化系统药理研究[J].基层中药杂志，1998(4)：36-38.

[51] 刘晓君，杨洁芳.黄芩苷对急、慢性肝损伤模型鼠的保护作用[J].中国药房，2014，25(15)：1374-1376.

[52] 余晶，覃洁萍，邱华，等.黄芩苷对抗牛磺酸脱氧胆酸诱导肝细胞损伤的实验研究[J].广西中医药大学学报，2014，17(2)：3-7.

[53] 刘毅，胡娇娇，潘杰，等.麻杏石甘汤加减对痰热壅肺型社区获得性肺炎肺功能及免疫系统的影响[J].世界中医药，2019，14(9)：2295-2299.

[54] Zhang WZ, Jiang ZK, He BX, *et al*. Arctigenin Protects against Lipopolysaccharide-Induced Pulmonary Oxidative Stress and Inflammation in a Mouse Model via Suppression of MAPK, HO-1, and iNOS Signaling[J]. *Inflammation*, 2015, 38(4): 1406-1414.

[55] 徐水凌，赵桂珠，屠婕红，等.天花粉多糖对人外周血单个核细胞的免疫活性作用[J].中国中药杂志，2010，35(6)：745-749.

[56] 罗辉，周元科，邓媛媛，等.茯苓酸性多糖调节免疫功能活性研究[J].中药材，2015，38(7)：1502-1504.

[57] 王彦芳，季旭明，赵海军，等.薏苡仁多糖不同组分对脾虚水湿不化大鼠模型免疫功能的影响[J].中华中医药杂志，2017，32(3)：1303-1306.

[58] 张霄翔，王艳苹，王玉凤，等.瓜蒌皮对环磷酰胺致免疫功能低下小鼠免疫功能的影响[J].中国药房，2009，20(9)：648-650.

[59] 高长久，张梦琪，曹静，等.蝉蜕的药理作用及临床应用研究进展[J].中医药学报，2015，43(2)：110-112.

[60] 宋建平，张立伟.连翘木脂素研究进展[J].文山学院学报，2019，32(06)：28-34.

[61] 宋亚玲，王红梅，倪付勇，等.金银花中酚酸类成分及其抗炎活性研究[J].中草药，2015，46(4)：490-495.

[62] 杨柳，张义生，徐惠芳，等.矿物类中药石膏清热作用研究进展[J].中国药师，2016，19(10)：1943-1945.

[63] 王洪玉，苑艺蕾，陈平平，等.黄芩解热抗炎作用有效组分筛选的研究[J].哈尔滨商业大学学报(自然科学版)，2016，32(5)：542-545.

[64] 熊秋韵，李梦婷，缪璐琳，等.附子不同炮制品抗炎、镇痛和提高免疫功能作用

的比较研究[J]. 中药药理与临床, 2017, 33(1): 123-127.

[65] 王荣. 中药饮片人参成分及药理作用的研究讨论[J]. 北方药学, 2019, 16(9): 194-195.

[66] 许杰红, 曹厚然, 陈玉兴. 中药单剂炙麻黄、麻黄对哮喘大鼠气道炎症反应的影响[J]. 新中医, 2014, 46(12): 197-199.

[67] 赵杰, 余林中, 方芳, 等. 麻黄-甘草药对的抗炎作用及机制研究[J]. 中国实验方剂学杂志, 2012, 18(15): 163-166.

[68] 朱华, 秦丽, 杜沛霖, 等. 桂枝药理活性及其临床应用研究进展[J]. 中国民族民间医药, 2017, 26(22): 61-65.

[69] 徐海青, 贾妮. 论银翘散现代临床应用[J]. 辽宁中医药大学学报, 2020, 22(2): 164-167.

[70] 贾晓儒, 吴振起. 宣白承气汤制方特点探微[J]. 河北中医, 2017, 39(12): 1889-1891.

[71] 张綦慧, 张丽, 刘晶, 等. 黄连解毒汤系列制剂临床应用研究[J]. 吉林中医药, 2016, 36(11): 1181-1184.

[72] 李雅. 黄连解毒汤的现代临床研究进展[J]. 中国中医药现代远程教育, 2018, 16(24): 158-160.

[73] 周本宏, 罗顺德, 蔡鸿生. 黄连解毒汤的药理及临床应用研究进展[J]. 中成药, 1991(11): 38-39.

[74] 田婷, 陈华, 殷璐, 等. 茯苓和茯苓皮水和乙醇提取物的利尿作用及其活性成分的分离鉴定[J]. 中国药理学与毒理学杂志, 2014, 28(1): 57-62.

[75] 岳静. 薏苡仁及其组分对类风湿关节炎大鼠抗炎作用研究[D]. 济南: 山东中医药大学, 2017.

[76] Li YC, Xian YF, Ip SP, et al. Anti-inflammatory activity of patchouli alcohol isolated from Pogostemonis Herba in animal models[J]. Fitoterapia, 2011, 82(8): 1295-1301.

[77] 邓中甲. 方剂学[M]. 北京: 中国中医药出版社, 2006.

[78] 张安国. 藿朴夏苓汤临床应用[J]. 大家健康(学术版), 2016, 10(8): 61-62.

[79] 刘静. 安宫牛黄丸的临床应用进展[J]. 现代中医药, 2019, 39(4): 142-146.

[80] 李云谷, 董玉秀, 郭占峰, 等. 紫雪散质量标准及药理作用的研究[J]. 中成药研究, 198(2): 12-14.

[81] 贾波, 李冀. 方剂学[M]. 9版. 北京: 中国中医药出版社, 2018.

[82] 林梦南. 紫苏芳香物质的提取、成分及其解热作用的研究[D]. 杭州: 浙江大学, 2012.

第七章

甘肃方剂临床分析

甘肃方剂是在《新冠肺炎诊疗方案》的基础上，结合甘肃地域、气候特征，因地制宜所形成的系列方剂，主要包括扶正避瘟方、宣肺化浊方、清肺通络方、益肺健脾方等方剂。其涵盖了预防、治疗、康复等各个阶段，遵循"宣肺散邪、祛湿健脾、扶正祛邪"的治疗原则进行论治，在甘肃及全国防治新冠肺炎中取得了显著的疗效。

第一节　甘肃省新冠肺炎中医防治方案分析

一、甘肃省新冠肺炎的发病特点与防治思路

新冠肺炎患者因地处长江中游，气候湿润，故致病以湿邪为主。湿邪缠绵，如油裹面，治疗须围绕湿邪论治。甘肃省位于我国西北部，地处黄土高原、青藏高原和内蒙古高原三大高原的交汇地带，地形以山地和高原为主，冬季降雪偏少，气候严寒、干燥，水土刚强，与武汉"阴霾冷雨缠绵"的气候截然不同，故致病多以燥邪、风寒为主。甘肃首发 COVID-19 患者为输入性病例，其余相继发现病例多为人传人感染者。甘肃省 COVID-19 中医治疗组，结合甘肃气候、地域特征及临床观察治疗，认为此次疫情大多以湿邪为患，虽有寒湿、湿温、湿毒之分，但湿邪是其共性。湿为阴邪，易阻气机，损伤阳气，温湿相合易伤阴耗气，引发变证。同时认为，甘肃省 COVID-19 患者热郁的特征较突出；湿邪也有兼夹，但不及武汉突出；化热较为迅速且易出现阳明脏腑证候。孙思邈曰："凡用药，皆随土地之所宜。"因此，根据甘肃与武汉地域、气候、饮食差异，治疗应同中求异、因地思辨。故重在广泛预防的基础上，将 COVID-19 分为温邪犯肺、温热壅肺、温毒闭肺、内闭外脱、脾肺气虚等 5 个证型进行论治。

二、中医预防措施

（一）食疗

《素问·四气调神大论》曰："圣人不治已病治未病，不治已乱治未乱，此

之谓也。夫病已成而后药之，乱已成而后治之，譬犹渴而穿井，斗而铸锥，不亦晚乎?"《丹溪心法》更明确地指出:"与其救疗于有疾之后，不若摄养于无疾之先。"《素问·五常政大论》曰:"大毒治病，十去其六;常毒治病，十去其七;小毒治病，十去其八;无毒治病，十去其九。谷肉果菜，食养尽之，无使过之，伤其正也。"高度评价了食疗养生的作用。因此，根据本次 COVID-19 流行病学及发病学特征，立足于普通人群、体虚易感人群、已患有普通感冒(肺炎)或肺炎易感人群及武汉返(来)甘人群，推荐如下预防措施。

1. 普通人群

给予银耳莲子百合排骨山药汤。食材组成:银耳 50g，百合 60g，山药 50g，排骨 500g，荷叶 40g，莲子数粒。以上食材洗净，加水适量入煲内，慢煲 3 小时，适量带汤食用。甘肃地处西北，冬季气候偏燥，燥易伤肺耗津，方中银耳、莲子、百合、排骨、山药均有补肺滋阴润燥之功，同时还可增强人体免疫力。

2. 体虚易感人群

食材组成:萝卜 250g，马蹄 250g，甘蔗 200g，百合 150g，生黄芪 30g，草果 15g，白豆蔻 30g，陈皮 30g，大枣 4 枚，生姜少许。以上剂量适合 4 人服用，可凭个人喜好加入瘦肉适量，慢煲 3 小时，甜食或咸食均可。体虚易感者因自身正气不足，易受外邪发为感冒，病程反复缠绵。本病主要病位在肺，与脾密切相关。清代李用梓《证治汇补·伤风》曰:"如虚人伤风，屡感屡发，形气病气具虚者，又当补中，而佐以和解……"方中萝卜、马蹄、甘蔗、百合滋阴润肺，除燥生津;陈皮理气健脾、燥湿化痰;草果、白豆蔻燥湿除寒;大枣、生黄芪补中益气。全方共奏补肺脾兼燥湿除寒之功。

3. 已患有普通感冒(肺炎)或肺炎易感人群及武汉返(来)甘人群

食材组成:板栗 250g，瘦大肉 500g，生薏苡仁 300g，党参 15g，陈皮 30g，淡豆豉 30g，盐少许，姜少许。将板栗去皮，大肉切块，加水适量，煮烂即可带汤食用。《周易·文言》曰:"同声相应，同气相求。"人的体质与邪性同类，易受邪犯而质助邪。COVID-19 属于"湿毒疫"，患有普通感冒或肺炎易感人群及武汉返(来)甘人群尚未出现损耗气血津液之象。方中板栗养胃健脾;生薏苡仁健脾祛湿;党参补中益气生津;陈皮健脾和胃、行气宽中;淡豆豉解表除湿，全方共奏补脾利湿之功。

（二）口服汤剂

1. 普通人群

方药组成：贯众 9~12g，紫苏梗 12~15g，淡豆豉 3~6g，酒大黄 3~6g，苍术 6~9g，荷叶 3~6g。上药加水 500mL，水煎 2 次，每次 30 分钟，兑取 200mL，不拘时服。方中贯众杀虫，清热解毒；紫苏梗理气宽中，化湿利水；淡豆豉解表，除烦，宣发郁热；酒大黄泻火解毒，逐瘀散结；苍术燥湿健脾，祛风湿，解表；荷叶清暑化湿，升发清阳。全方共奏清热除湿之功。

2. 体虚易感人群

方药组成：黄芪 15~30g，麸炒白术 15~30g，姜半夏 3~6g，防风 6~9g，羌活 3~6g，佩兰 10~15g，生姜 3~6g。上药加水 500mL，水煎 2 次，每次 30 分钟，兑取 200mL，不拘时服。方中黄芪补气固表；麸炒白术健脾祛湿；半夏性燥而化痰，其所化之痰，以脾不化湿、聚而成痰者为主，为治湿痰之要药；防风、羌活祛风解表，胜湿止痛；佩兰解暑祛湿；生姜温中行气。全方共奏补气固表除湿之功。

3. 武汉返（来）甘人群

方药组成：贯众 9~12g，苍术 6~9g，羌活 6~9g，生黄芪 9~15g，藿香 10~15g，淡豆豉 3~6g，生姜 3~6g。上药加水 500mL，水煎 2 次，每次 30 分钟，兑取 200mL，不拘时服。方中贯众杀虫，清热解毒；苍术、藿香、羌活解表化湿；黄芪补气固表；淡豆豉解表除烦，宣发郁热；生姜解表散寒，全方共奏解表除湿之功。

（三）香囊

方药组成：藿香 15~30g，佩兰 15~30g，冰片 6~9g，雄黄 3~6g，白芷 15~30g。上述药物制粗散，装致密小囊，随身佩戴，个人可根据基本方自制。孙思邈《备急千金要方》曰："佩……绛囊……避疫气，令人不染。"将药物制成香囊佩戴可预防疾病。藿香解表化湿，理气和中；佩兰解暑祛湿；冰片开窍醒神，清热散毒；雄黄解毒杀虫，燥湿祛痰，截疟；白芷祛风除湿，解阳明郁热。全方共奏避瘟除秽、芳香化浊之功。

（四）足浴方

方药组成：杜仲 30~45g，川续断 30~45g，当归 15~20g，炙黄芪 30~45g，藿香 15~30g，木瓜 20~35g，生姜 15~20g。上药加水 1000mL，水煎 45 分钟，取汁，入桶中足浴。每日 2 次，每次 15~30 分钟，以全身微微汗出为

度。足浴最早记载可追溯至葛洪的《肘后备急方》，经络理论认为，五脏六腑
自足三阴经(脾、肝、肾)始，踝部以下有66个穴位。因此，足浴有推动血
运、温煦脏腑、健身防病的功效。杜仲、川续断补肝肾，强筋骨，通血脉；
黄芪、当归调补气血；藿香解表化湿，理气和中；木瓜舒筋活络，化湿和胃；
生姜解表散寒，全方共奏芳香化湿之功。

三、治疗

《温病条辨》记载："温病者，有风温、温热、温疫、温毒、暑温、湿温、
秋燥、冬温、温疟。"而此次疫病属于湿邪为主的温病范畴，其特点为湿热疫。
病位在肺，旁涉三焦，致病患者大多出现发热、咳嗽、疲乏、头痛、恶心、
呕吐，甚则出现多器官功能障碍综合征。故应当早诊断、早治疗，各地可根
据病情、当地气候特点以及不同体质等，参照下列方案进行辨证论治，以下
所有治疗处方不可用于预防。

(一)初期(温邪犯肺)

临床表现：低热或未发热，干咳少痰，咽干咽痛，头晕头痛，倦怠乏力，
肌肤酸痛，汗出，胸闷脘痞，或呕恶，或便溏，舌淡红，苔白或薄黄腻，脉
浮数。

病机：湿热壅肺。口鼻为肺之门户，肺合皮毛，主一身之表，故温邪侵
袭人体首先侵犯肺卫，出现肺卫证候，故发热，咳嗽，咽干咽痛，头晕头痛，
舌淡红，苔白。湿性黏着，困遏肌肤，则肌肤困痛。湿邪郁肺，困阻气机，
枢机不利，则胸闷脘痞，或呕恶。

治法：宣肺散邪，清热祛湿。

推荐处方：麻杏薏甘汤合升降散，或达原饮，或羌活胜湿汤加减。

基本方药：蜜麻黄、苦杏仁、草果、姜厚朴、焦槟榔、马勃、荷叶、青
蒿、连翘、羌活、苍术、桔梗、酒大黄。

方解：麻杏薏甘汤出自《金匮要略·痉湿暍病脉证治》，曰："病者一身尽
疼，发热，日晡所剧者，名风湿。可与麻黄杏仁薏苡甘草汤。"方中麻黄疏风
散邪，除湿温经；苦杏仁宣肺卫之表，充卫通阳；薏苡仁除湿祛风，兼能运
脾化湿；甘草调和诸药，四药合用，共奏除风、祛湿、解表、通阳之功。

清代医家杨栗山在《伤寒瘟疫条辨》中将升降散列为治疗温病十五方的总
方。方药组成：僵蚕、蝉蜕、姜黄、大黄。本方升清降浊，散风清热。

达原饮出自吴又可《温疫论》。方药组成：槟榔、厚朴、草果、知母、白
芍、黄芩、甘草。槟榔、厚朴、草果三味辛温燥烈，直达其巢穴，使邪气溃

败，速离膜原，促其传变。

羌活胜湿汤出自李东垣《内外伤辨惑论》，主治风湿在表的病证，其证多由汗出当风，或久居湿地，风湿之邪侵袭肌表所致。方药组成：羌活、独活、藁本、防风、甘草、蔓荆子、川芎。羌活、独活祛风除湿；防风、藁本祛风胜湿，善治头痛；川芎活血祛风；蔓荆子祛风止痛；甘草调和诸药。诸药配伍，辛散温燥，轻而扬之，发汗以除风湿。

（二）中期（温热壅肺）

临床表现：发热，口渴不欲饮，胸闷喘息，乏力或劳力性气短，咽干少痰，纳差，大便不畅或便溏，舌红，苔黄厚腻，脉滑数。

病机：温热壅肺。温热邪气内壅于肺导致邪热壅肺，肺失宣降，则致发热，胸闷喘息。热伤津液，湿邪偏盛时，湿郁不化，脾气不升，津液不布，故口渴不欲饮，纳差，大便不畅或便溏。

治法：宣肺透邪，清热解毒。

推荐处方：麻杏石甘汤合银翘散加减。

基本方药：蜜麻黄、苦杏仁、生石膏、金银花、连翘、黄芩、郁金、浙贝母、赤芍、胆南星、酒大黄。

方解：麻杏石甘汤出自张仲景《伤寒论》，是治疗肺热咳喘的基本方，具有辛凉宣泄、清肺平喘之功。方药组成：麻黄、苦杏仁、石膏、甘草。麻黄宣肺解表平喘，石膏泻肺热以生津，二者合用，寒热相制，宣肺不助热，清肺不留邪；苦杏仁苦降肺气、止咳平喘；甘草调和诸药、补益胃气。

《温病条辨·上焦篇》第4条："太阴风温、温热、瘟疫、冬温……但热不恶寒而渴者，辛凉平剂银翘散主之。"金银花、连翘辛凉透表，清热解毒；薄荷、荆芥、淡豆豉疏风解表，透热外出；桔梗、牛蒡子、甘草宣肺祛痰，利咽散结；淡竹叶、芦根甘凉轻清，清热生津止渴。方以辛凉药为主，微佐辛温药，是良好的清疏兼顾之方。

（三）中期（温毒闭肺）

临床表现：高热不退，咳嗽痰少，痰黄黏稠不易咳或有黄痰，胸闷气短喘促，腹胀便秘，四肢欠温，微汗，舌红，苔黄腻或黄燥，脉滑数。

病机：温毒闭肺。肺与大肠相表里，主宣发肃降。温邪犯肺，肺失宣降，津液不布，痰涎壅滞，腑气不通，则高热，咳嗽，痰黄黏稠不易咳，胸闷气短喘促，腹胀便秘，四肢欠温，舌红、苔黄腻或黄燥，脉滑数。

治法：宣肺通腑，泄热解毒。

推荐处方：宣白承气汤合黄连解毒汤，可配合犀角地黄汤加减。

基本方药：蜜麻黄、苦杏仁、生石膏、胆南星、酒大黄、葶苈子、水牛角、桃仁、赤芍、水蛭、生甘草。

方解：宣白承气汤出自吴鞠通《温病条辨·上焦篇》，主治阳明温病，肺气不降，下之不通，为脏腑同治之方。方药组成：生石膏、生大黄、苦杏仁、瓜蒌皮。生石膏清泄肺热，生大黄泄热通便，苦杏仁宣降肺气助腑气通调，瓜蒌皮润肺化痰。全方共奏清宣肺热、通降腑气之功。

黄连解毒汤始见于葛洪《肘后备急方》卷二："治伤寒时气温病方第十三。"方药组成：黄芩、黄连、黄柏、栀子。黄芩泻上焦肺火，黄连泻中焦之火，黄柏泻下焦肾火，栀子通泻三焦之火，本方三焦兼顾，上下具清。

《备急千金要方》卷十二："犀角地黄汤治伤寒及温病应发汗而不汗之内蓄血者……犀角一两，生地黄八两，芍药三两，牡丹皮二两。"全方共奏清热养阴、凉血散瘀之功。

（四）重症期（内闭外脱）

临床表现：神昏烦躁，胸腹灼热，手足逆冷，呼吸急促或须要辅助通气，舌紫绛、苔黄褐或燥，脉浮大无根。

病机：内闭外脱。邪气壅盛，郁闭于内，元气衰微，脱失于外，是热陷心包的进一步发展。邪热郁闭于内，气机不可外达则胸腹灼热，手足逆冷；热灼津液为痰，痰扰心窍则神昏烦躁；元气衰微，失于固摄则呼吸急促。

治法：开闭固脱、解毒救逆。

推荐处方：四逆加人参汤、安宫牛黄丸、紫雪丹。

基本方药：人参、附子、山茱萸、天竺黄、乌梅煎汤合安宫牛黄丸或紫雪丹鼻饲。

方解：四逆汤方含附子、干姜、甘草，主治阳衰阴盛之四肢厥逆证，有回阳救逆之功，加人参可益气生津，回阳复脉。

安宫牛黄丸、紫雪丹均可清热开窍，但同中有异，《温病条辨》曰："大抵安宫牛黄丸最凉，紫雪次之，至宝又次之，主治略同，而各有所长，临用对证斟酌可也。"整体而言，安宫牛黄丸长于清热解毒豁痰，紫雪丹长于息风止痉。

（五）恢复期（脾肺气虚）

临床表现：气短，乏力，轻咳，纳呆腹胀，便溏不爽，易汗出，苔薄白或白腻，脉濡细。

病机：脾肺气虚。肺气虚则呼吸无力，宣降失司，气逆于上，故咳嗽气短；脾气虚，运化失职，则乏力，纳呆腹胀，便溏不爽。

治法：运脾益肺、培元固本。

推荐处方：补中益气汤加减。

基本药方：红参、炙黄芪、陈皮、当归、柴胡、桔梗、山茱萸、砂仁、麸炒白术、何首乌、升麻。

方解：补中益气汤是中医传统补益剂之一，始于《脾胃论》。方中黄芪益肺固表，益气升阳；人参、炙甘草补脾益气，助黄芪益气和中；白术补脾，当归养血和营，协同人参、黄芪补气养血；陈皮理气和胃，使诸药补而不滞；柴胡、升麻升举清阳，辅助黄芪升提下陷之中气。

第二节　甘肃方剂疗效分析

一、甘肃方剂简介

根据新冠肺炎发病急骤、来势凶猛、传染性强、易于流行及病情重等特征，属中医学"疫病"范畴。新冠肺炎的基本病机特点多为"湿、毒、瘀、闭"，病程缠绵，湿邪为患。以国家卫生健康委员会发布的《新冠肺炎诊疗方案》为基础，甘肃省卫健委组织中医专家组依据本省新冠肺炎疫情特征，积极响应国家防疫方针，第一时间建立了中西医结合联动工作机制。充分发挥中医特色与优势，抓住此次疫情大多湿邪为患的特征，又结合甘肃位于我国西北部，气候多为严寒干燥，故常见寒邪、温热夹杂，并部分地区海拔较高，易发生气阴两虚的不同，临床详细辨证，精心施治，不断跟进，总结经验，形成了因地制宜的"甘肃方剂"。

甘肃方剂涉及预防、治疗、康复等各个阶段，在预防方面，针对本次疫情特征，从扶正和避瘟角度出发，形成了扶正避瘟方，用于普通人群和密切接触者预防用药。在治疗方面，在辨证施治的基础上，总结临床经验，形成了针对普通型和重型患者治疗的中药方剂。普通型患者使用宣肺化浊方，重型患者使用清肺通络方。在康复方面，针对部分患者因病后体虚和脾胃受损、肝郁气滞等造成的气短、乏力、食欲不振、失眠、焦虑等症状，形成益肺健脾方，通过中药进行调理，帮助患者快速恢复。同时，为发挥藏医药在疫病防治中的作用，我省还总结形成了藏药防治的系列方剂。预防阶段使用催汤颗粒，在治疗阶段，普通型患者使用催汤颗粒和流感丸，在恢复阶段使用仁青芒觉颗粒。

二、甘肃方剂治疗原则

新冠肺炎由于感受"疫戾"之气，病邪既有"寒"的性质，又有"毒"邪致病特性，并且因地域与人群体质，发病后形成"寒、湿、毒、热、虚"等证素特点。仝小林院士指出，此次新冠肺炎是由寒湿之疫邪引起，邪气攻击的脏腑主要是肺和脾，病性上属于阴病，是以伤阳为主线，因而大的治疗原则是针对寒和湿。基于甘肃地区的地域特征和气候特征总结出湿邪是甘肃省新冠肺炎的重要因素，并贯穿整个病程。因此，临证立足肺脾，遵循"宣肺散邪、祛湿健脾、扶正祛邪"的治疗原则进行论治。

三、甘肃方剂疗效分析

（一）宣肺化浊方

1. 组成及功效

宣肺化浊方是甘肃省在新冠肺炎疫情暴发以来，在总结中医药参与防治新冠肺炎经验的基础上，由省卫生健康委组织专家形成的甘肃系列方剂之一，其组成为：蜜麻黄6g，连翘15g，前胡9g，法半夏12g，麸炒苍术12g，广藿香6g，羌活9g，酒大黄6g，陈皮6g，黄芩6g。宣肺化浊方既可宣畅肺气而止咳，又可清热利湿而化浊，既能外散表邪，又能内清浊热，是双向调节、表里双解之良方。

全方具有宣肺化浊、祛热止咳、健脾利湿的作用，临床辨证论证在寒湿疫毒侵犯肺卫发病、起病之初的病人中选用，有效发挥了甘肃中西医结合治疗新冠肺炎中治病于早期，治愈于初期，截断扭转预防普通型患者发展为重症患者优势。

2. 治疗效果

（1）患者一般情况：在所收集的资料中男11例，女18例，男女比例为1：1.6，年龄22~77岁，平均43±15岁，病程8~23天，平均13.6±5.2天。其中轻型2例，普通型21例，重型6例。

（2）患者用药时主要中医证型分析：在29例使用宣肺化浊方治疗的新冠肺炎患者中，中医证型主要为寒湿郁肺62.1%和寒湿犯肺37.9%（表7-1），舌苔主要为白腻苔64.3%（表7-2）。

表 7-1　用宣肺化浊方患者时主要中医证型（n=29）

用药时证型	频数	所占比例
寒湿郁肺	18	62.1%
寒湿犯肺	11	37.9%

表 7-2　用宣肺化浊方时患者主要舌苔表现（n=14）

	白腻苔	黄腻苔	薄白苔	薄黄苔
n	9(64.3%)	2(14.3%)	1(7.1%)	2(14.3%)

（3）临床症状改善情况：使用宣肺化浊加减方治疗的 29 例患者临床症状改善情况可见表 7-3，患者在用药前主要临床症状为咳嗽（79.3%）、咳痰（34.5%）、发热（58.6%）、食欲不振（34.5%）、乏力（34.5%）和胸闷气短（37.9%）。用药后除了有个别患者咳嗽外，其余症状皆有好转。

表 7-3　宣肺化浊方治疗新冠肺炎前后症状变化比较（n=29）

症状	用药前（%）	用药后（%）	χ^2	P 值
发热	17(58.6%)	0(0%)	30.83	$P<0.05$
咳嗽	23(79.3%)	1(3.4%)	40.40	$P<0.05$
咳痰	10(34.5%)	0(0%)	15.96	$P<0.05$
胸闷气短	11(37.9%)	0(0%)	17.85	$P<0.05$
腹泻	9(31.0%)	0(0%)	9.01	$P<0.05$
食欲不振	10(34.5%)	0(0%)	15.96	$P<0.05$
恶心	3(10.3%)	0(0%)	4.32	$P<0.05$
乏力	10(34.5%)	0(0%)	15.96	$P<0.05$
头痛头晕	4(13.8%)	0(0%)	5.84	$P<0.05$
恶心呕吐	4(13.8%)	0(0%)	5.84	$P<0.05$

（4）治疗前后患者发热改善情况：使用宣肺化浊方治疗的 29 例患者退热时间为 3.5±2.39 天，治疗后温度（36.73±0.56）较治疗前温度（37.13±0.78）经配对 t 检验计算得出 $P<0.05$，治疗前与治疗后差异显著，有统计学意义（表 7-4）。

表 7-4　宣肺化浊方治疗前后患者发热改善情况(n=23)

	治疗前	治疗后	t 值	P 值
实测温度(℃)	37.13±0.78	36.73±0.56	2.14	$P<0.05$
退热时间(天)		3.5±2.39		

(5)血常规比较:29 例患者在用药前的异常指标主要是白细胞总数降低(37.9%),淋巴细胞百分比降低(37.9%),中性粒细胞百分比升高(34.5%),淋巴细胞计数下降(24.1%),红细胞计数异常的患者较少(10.3%),以 C 反应蛋白升高(48.2%)和血沉升高(48.2%)为主。用药后,患者血常规各项指标基本恢复正常(表 7-5)。

表 7-5　患者用药前后血常规异常指标频数(n=29)

指标	用药前	用药后	χ^2	P 值
白细胞总数 WBC(10^9/L)	11(37.9%)	1(3.4%)	11.22	$P<0.05$
淋巴细胞百分比 LYM%	11(37.9%)	1(3.4%)	11.22	$P<0.05$
中性粒细胞百分比 NEUT%	10(34.5%)	1(3.4%)	7.18	$P<0.05$
淋巴细胞绝对值 LYM#(10^9/L)	7(24.1%)	0(0%)	5.85	$P<0.05$
红细胞总数 RBC(10^12/L)	3(10.3%)	1(3.4%)	0.27	$P>0.05$
C 反应蛋白 CRP(mg/L)	14(48.2%)	0(0%)	15.91	$P<0.05$
血沉 ESR(mm/h)	14(48.2%)	1(3.4%)	12.95	$P<0.05$

(6)治疗前后生化指标变化情况:用药前 29 例患者总胆红素升高(34.5%)、乳酸脱氢酶升高(41.3%)以及 AST 与 ALT 比值异常(41.4%)的相对较多,用药后基本恢复正常(表 7-6)。

表 7-6　患者用药前后血生化异常指标频数(n=29)

指标	用药前	用药后	χ^2	P 值
总胆红素 TBIL(μmol/L)	10(34.5%)	1(3.4%)	7.18	$P<0.05$
谷丙转氨酶 ALT(IU/L)	0(0%)	1(3.4%)	0.00	$P>0.05$
谷草转氨酶 AST(IU/L)	0(0%)	1(3.4%)	0.00	$P>0.05$
AST/ALT	12(41.4%)	4(13.8%)	4.23	$P<0.05$
总蛋白 TP(g/L)	2(6.9%)	0(0%)	0.52	$P>0.05$
尿素 BUN(mmol/L)	2(6.9%)	0(0%)	0.52	$P>0.05$
肌酐 CREA(μmol/L)	1(3.4%)	0(0%)	0.00	$P>0.05$
乳酸脱氢酶 LDH(U/L)	12(41.3%)	2(6.9%)	5.15	$P<0.05$

(7)治疗前后患者核酸检验和 CT 变化情况：治疗前 29 例患者咽拭子病毒核酸检测均为阳性，肺部 CT 检测中 24 例有异常，大多数伴有斑片状磨玻璃影。经治疗目前均已全部治愈出院。出院患者三次核酸检验均为阴性，肺部 CT 示感染病灶均已吸收，治愈率为 100%。至 3 月 24 日未有发生核酸检测转阳者复发病例(表 7-7)。

表 7-7　患者用药前与用药后核酸检验和 CT 变化情况(n=29)

	肺部 CT(异常)	咽拭子病毒核酸检测(阳性)
治疗前	24	29
治疗后	0	0
治愈率	100%	100%

(8)治疗前后患者症状与临床指标积分比较：经宣肺化浊加减方治疗的 29 例患者在治疗前积分为 8.97±3.76，治疗后积分为 1.52±1.90，经配对 t 检验计算得出 $P<0.05$，治疗前与治疗后差异显著，有统计学意义(表 7-8)。

表 7-8　治疗前后症状与临床指标积分比较(n=29)

分组	积分值	t	P 值
治疗前	8.97±3.76	12.61	$P<0.05$
治疗后	1.52±1.90		

3. 作用机制探讨

新冠肺炎属于中医"疫病"范畴，国内多位中医专家认为该病与湿、热、毒、瘀以及气虚、浊毒、湿浊有关，其中"湿邪"是本病的主要特点。使用宣肺化浊方的患者主要症状为咳嗽(79.3%)、咳痰(34.5%)、发热(58.6%)、食欲不振(34.5%)、乏力(34.5%)和胸闷气短(37.9%)，舌苔主要为白腻苔(64.3%)。由新冠肺炎的致病特点以及甘肃的地域特征可推断其病机为寒湿束表、热郁津伤，病位主要在脾肺，证型主要为寒湿侵肺。湿邪侵袭肺脾，若以肺为主，则卫表被遏，肺失宣降，肺气上逆，可出现低热、身热不扬、干咳、少痰、咽干、咽痛、胸闷等症；若以脾为主，则脾失健运，中焦枢机不利，消化吸收功能异常，出现倦怠乏力、脘痞纳差、恶心欲呕、大便溏泄等症。具体来说，因为寒邪被湿邪所抑遏，治疗寒邪，要温散、透邪，用辛温解表之法；治疗湿邪，要芳香避秽化浊；并且该病病邪为"寒湿"，所以应该慎用苦寒药，饮食上要避免寒凉，多食用温热饮食。因此，治疗总体以祛寒湿、调理肺脾为主。但是疫邪致病特点导致临床多变证，多夹兼证，甚至有内伤杂病的病证，须注意辨痰水、辨郁、辨瘀、辨虚，王清海教授提出祛痰的重要性，认为辨证施治过程须注意"证"的变化，适当联用化痰之品，疏通肺气，宣畅气机，同时须兼顾通腑泄热。

中医在治疗疾病会因时、因地、因人制宜。三因制宜中最主要的是以人为中心，根据患者的年龄、体质、生活习惯等因素分析疾病的性质，结合"用凉远凉、用热远热"等因时制宜的防治原则，及"西北之气，散而寒之；东南之气，收而温之"的因地制宜的原则将人与自然统一起来进行辨证分析。新冠肺炎的暴发遍布全国各地区，涵盖了从儿童到老年人的所有年龄段，潜伏期长且传染性极强，然而各地的主要症状及不同人群的生理病理不同，因此，不能用单一的治疗方案，必须根据时令、气候及体质的异同进行辨证论治。西北地区冬季气候特征以寒冷干燥为主，患者初期症状以"风、寒、湿"为主，久病郁而化热，形成"外寒内热"的独特证型。甘肃地区新冠肺炎的特点主要以轻症为主，重危较少；初起证候，症状轻微；湿邪突出，贯穿全程。患者初起证候有寒湿、湿热之别，在疾病发展过程中易出现阳气郁滞而化热，湿热并重，阻滞中焦，影响脾胃升降，或湿热蒙上流下，累及三焦而出现发热汗出、胸闷气短、头晕乏力、腹泻纳呆等。《温疫论》曰："客邪贵乎早逐。""不传则邪不去，邪不去则病不瘳，延缠日久，愈沉愈伏，多致不起。"瘟疫以祛邪为第一要义，根据病邪的特点，驱逐邪气，给邪以出路。西北地区病机以温邪犯肺，该区域自然地理状况相对复杂，风、寒、燥夹杂，因此，治疗以润肺疏风、生津透邪为主，以清热药、解表药及化痰止咳平喘药多用。

在使用宣肺化浊方为主方的 29 例患者中，经治疗后，患者发热、咳嗽、食欲不振等症状和各项生化指标皆有好转。咽拭子病毒核酸检测三次阴性，肺部 CT 示感染病灶已吸收，均符合出院标准已全部治愈出院，治愈率为 100%，至今未有发生核酸检测转阳者复发病例。因此，宣肺化浊方能有效治疗新冠肺炎中辨证属寒湿郁肺和寒湿犯肺的患者。

SARS-CoV-2 感染人体后，除了冠状病毒直接导致肺组织损伤外，其引发的细胞因子风暴会进一步加重炎症反应。因此，抗病毒与抗炎治疗是目前最为主要的治疗手段，但至今为止尚无特效抗病毒药物，而试行方案中推荐的抗病毒药物也尚处于观察阶段。宣肺化浊方中的麻黄，其生物碱具有发汗作用，发挥解热作用的物质基础为生物碱组分、挥发油组分及酚酸组分，但作用较缓慢且微弱。不同剂量炙麻黄、麻黄均可以升高哮喘大鼠嗜酸性粒细胞、白细胞、中性粒细胞的表达，降低 IL-4、IL-13、IFN-γ 等炎症因子的表达。连翘中的连翘脂素可通过抑制 TNF-α 和 IL-6 水平，发挥抗炎作用，减轻小鼠耳肿胀。除此之外，连翘脂素可以抑制蛋白激酶 B(Akt)磷酸化来减少炎症反应，并影响葡萄糖代谢参数，现代药理学研究中已证实连翘具有抗病毒功效。29 例患者经宣肺化浊方治疗后，白细胞计数和淋巴细胞绝对值上升，病毒核酸检测全部转阴，说明宣肺化浊方在减轻炎症反应和促进病毒清除方面具有明显效果。有基础疾病的患者在治疗过程中由于服用了大量的药物，有可能出现肝功能损伤，因此，在治疗过程中不能忽视对肝脏功能的保护。宣肺化浊方里黄芩中的黄芩苷可减弱血清中谷丙转氨酶(ALT)的活性，增强肝组织匀浆 ALT 的活性，从而起到保护肝脏的作用。黄芩苷也通过可以减少凋亡蛋白 Bax 的表达、降低 Caspase-3/7 活性，从而缓解肝细胞损伤，保护肝脏。用药前有部分患者(34.5%)总胆红素 TBIL(μmol/L)值异常偏低或偏高，用药后基本恢复正常，这说明在治疗过程中及时应用中医药治疗，不仅可以清除病毒，也能有效缓解患者肝功能的损伤。

(二)清肺通络方

1. 组成及功效

清肺通络方是由麻杏石甘汤衍化而来，由蜜麻黄 9g、杏仁 9g、生石膏 30g(先煎)、胆南星 6g、葶苈子 15g、桃仁 9g、赤芍 15g、射干 9g、生薏苡仁 15g、水蛭 3g 组成。

方中蜜麻黄，味辛、微苦，性温，归肺、膀胱经，功擅宣肺、解表、平喘，又寓"火郁发之"之意，兼解表散邪，《神农本草经》记载："主中风、伤寒头痛，温疟。发表出汗，去邪热气，止咳逆上气，除寒热，破症坚积聚。"《本草正》记载："麻黄以轻扬之味，而兼辛温之性，故善达肌表，走经络，大能表散风邪，祛除寒毒。一应温疫、疟疾、瘴气、山岚，凡足三阳表实之证，必宜用之。"生石膏，味辛、甘，性大寒，归肺、胃经，功擅解肌清热，除烦止渴，以清泄肺胃之热以生津，《本草经疏》记载："石膏，辛能解肌，甘能缓热，大寒而兼辛甘，则能除大热，故《本经》主中风寒热，热则生风故也。"两药相辅，清泄肺热，兼透热生津，清热宣肺止咳，石膏倍于麻黄可制麻黄温热之性，使整方不失为辛凉之剂，麻黄得石膏则宣肺平喘而不助热。杏仁，味苦性温，归肺、大肠经，功擅祛痰、止咳、平喘，以降利肺气而平喘咳，与麻黄相配则宣降相因，与石膏相伍则清肃协同，《本草求真》记载："杏仁，既有发散风寒之能，复有下气除喘之力，缘辛则散邪，苦则下气，润则通秘，温则宣滞行痰；杏仁气味俱备，故凡肺经感受风寒，而见喘嗽咳逆、胸满便秘、烦热头痛,与夫蛊毒、疮疡、狗毒、面毒、锡毒、金疮,无不可以调治。"射干,味苦性寒,归肺经,功擅开结消痰,解毒利咽,《本草经疏》:"射干,苦能下泄,故善降;兼辛,故善散。故主咳逆上气,喉痹咽痛,不得消息,散结气,胸中邪逆。"胆南星,味苦、微辛,性凉,归肺、肝、脾经,清热化痰。薏苡仁,味甘、淡,性凉,归脾、胃、肺经,除湿祛风,兼能运脾化湿。葶苈子,辛、苦、大寒,归肺、膀胱经,泻肺化痰利水。桃仁,味苦、甘,性平,归心、肝、大肠经,能破血行瘀,润燥滑肠,《用药心法》记载:"桃仁,苦以泄滞血,甘以生新血,故凝血须用。又去血中之热。"赤芍,味苦,性微寒,归肝经,功擅清热、凉血、活血。水蛭,味咸、苦,性平,归肝经,功擅破血,逐瘀,通经,与桃仁、赤芍相配清血之热兼以化瘀以通肺络。诸药相伍,解表与清肺并用,以清为主;宣肺与降气结合,以宣为主;兼以化痰祛湿,逐瘀通络,共奏清肺通络、化瘀解毒之功。用于治疗因温热郁闭引起的高热不退、胸痛、喘息气短、呼吸急促、大便不畅或黏滞、小便短赤等。主要针对新冠肺炎普通型和重型患者。

2. 治疗效果

(1)患者一般情况(表7-9):

表7-9 患者一般情况(n=32)

分型	人数	男女比例(男:女)	平均年龄(均数±标准差)
普通型	19	1:3.25	39±14.68
重型	13	2:1	54±13.11

(2)患者用药时主要中医证型(表7-10):32例新型冠状病毒肺炎患者用药时的证型有湿热郁肺(65.63%)、湿温壅肺(34.38%)。清肺通络方主要用于新冠肺炎的湿热郁肺证、寒湿犯肺证和湿温壅肺证。32名患者证型以湿为主,发病初期皆为寒湿犯肺证,继而发展为湿热郁肺和湿温壅肺证,患者以咳嗽、咳痰为主要临床表现。因此,以清肺通络方为主方,结合不同证型加减变化。湿热郁肺证加枳实、陈皮等。寒湿犯肺证加苍术、桂枝等。湿温壅肺证加金银花、连翘等。

表7-10 患者治疗前主要中医证型(n=32)

用药时主要证型	频数	所占比率
湿热郁肺	21	65.63%
湿温壅肺	11	34.38%

（3）患者用药前与用药后的临床症状变化情况（表7-11）：32例患者在用药前与用药后的临床症状频数，以及治疗前后的缓解率。用药平均时间为6.23天。由表7-11可知，患者在用药前的主要临床症状是发热（40.63%）、乏力（28.13%）、咽痛（9.38%）、咳嗽（90.63%）、咳痰（56.25%）、头晕头痛（6.25%）、胸闷气短（40.63%）、腹泻（3.13%）、食欲不振（21.88%），使用清肺通络方后，咳嗽、咳痰的症状缓解率是89.66%和88.89%，其余缓解率为100%。32例患者中有13例患者有发热的临床表现，服用清肺通络方后，热退的平均时间为2±1.1天。

表7-11　患者用药前后主要临床症状变化情况（n=32）

	治疗前	治疗后	χ^2	P 值	缓解率
发热	13(40.63%)	0(0%)	16.31	$P<0.05$	100%
乏力	9(28.13%)	0(0%)	10.47	$P<0.05$	100%
咽痛	3(9.38%)	0(0%)	1.4	$P>0.05$	100%
咳嗽	29(90.63%)	3(9.38%)	42.25	$P<0.05$	89.66%
咳痰	18(56.25%)	2(6.25%)	18.62	$P<0.05$	88.89%
头晕头痛	2(6.25%)	0(0%)	0.52	$P>0.05$	100%
胸闷气短	13(40.63%)	0(0%)	16.31	$P<0.05$	100%
腹泻	1(3.13%)	0(0%)	0.04	$P>0.05$	100%
食欲不振	7(21.88%)	0(0%)	5.77	$P<0.05$	100%

注：缓解率=（治疗前频数-治疗后频数）/治疗前频数

（4）患者用药前与用药后血常规异常指标变化情况（表7-12）：患者用药前主要是白细胞总数降低（46.88%）、淋巴细胞百分比降低（56.25%）、中性粒细胞百分比升高（43.75%）、淋巴细胞计数下降（56.25%）、C反应蛋白升高（40.63%）和血沉升高（53.13%）为主。红细胞计数异常的患者较少（6.25%）。到用药后，患者血常规各项指标基本恢复正常。

表7-12　患者用药前后血常规异常指标变化情况（n=32）

指标	用药前	用药后	χ^2	P
WBC	15(46.88%)	1(3.13%)	16.33	$P<0.05$
LYM%	18(56.25%)	2(6.25%)	18.62	$P<0.05$
NEUT%	14(43.75%)	3(9.38%)	9.69	$P<0.05$
LYM#	18(56.25%)	3(9.38%)	15.95	$P<0.05$

指标	用药前	用药后	χ^2	P
RBC	2(6.25%)	0(0%)	0.52	$P>0.05$
CRP	13(40.63%)	1(3.13%)	13.17	$P<0.05$
ESR	17(53.13%)	2(6.25%)	16.84	$P<0.05$

(5)患者用药前与用药后血生化异常指标变化情况(表7-13)：用药前总胆红素升高的患者(34.38%)和乳酸脱氢酶升高的患者(34.38%)相对较多，用药后基本恢复正常。其余血生化指标异常的患者较少。

表7-13　患者用药前后血生化异常指标变化情况(n=32)

指标	用药前	用药后	χ^2	P
TBIL	11(34.38%)	4(12.5%)	4.27	$P<0.05$
AST	3(9.38%)	2(6.25%)	0.21	$P>0.05$
BUN	2(6.25%)	1(3.13%)	0.35	$P>0.05$
CREA	2(6.25%)	0(0%)	0.52	$P>0.05$
LDH	11(34.38%)	3(9.38%)	5.85	$P<0.05$

(6)患者用药前与用药后核酸检验和CT变化情况(表7-14)：32例患者治疗前咽拭子病毒核酸检测均为阳性，肺部CT为斑片状磨玻璃影，其中19例为轻症患者、13例重症患者。经治疗目前均已全部治愈出院。出院患者咳嗽、咳痰症状消失，三次核酸检验阴性，肺部CT示感染病灶已吸收，治愈率100%。出院后服用益肺健脾方，至3月17日未有发生核酸检测转阳复发病例。

表7-14　患者用药前后核酸检验和CT变化情况(n=32)

	咽拭子病毒核酸检测	肺部CT
用药前	阳性	斑片状磨玻璃影
用药后	阴性	感染病灶已吸收

3. 作用机制探讨

中医治病有别于西医治病，中医治疗疾病讲究因时制宜、因地制宜和因人制宜，治疗上应结合气候特点、地区特点和病人体质而有所不同。河南地区湿邪偏重，患者疾病中期多见湿阻肺胃、湿热蕴肺、疫毒闭肺，治疗上分别以藿朴夏苓汤合麻黄定喘汤加减、桑白皮汤合小陷胸汤加减、清瘟败毒饮合宣白承气汤加减。广东地处岭南，气候常年多雨潮湿，居民体质多脾虚夹湿，其病机特点以"湿郁"为主，多数患者可见脾胃湿热困阻的表现，出现如恶心欲呕、纳差、大便溏等，治疗上以麻杏石甘汤为主方，加减布渣叶、陈皮、广藿香、木棉花等祛湿药。武汉地区患者疾病中期以湿毒闭肺、毒损肺络、腑气不通为主，治疗用千金苇茎汤合升降散加减。甘肃地区气候寒冷而干燥，湿邪本身具有易夹寒夹热的特点，并且甘肃地区气候干燥，容易使病邪化热，因此，甘肃地区的患者以寒湿和湿热为主。甘肃省 91 例患者中大部分在早期进行了中药预防，治疗中体现同中求异、因地思辨，中医治病能够做到一人一方，分期而治疗。在甘肃省内 32 例使用清肺通络方的新冠肺炎患者中，证属湿热为主。常见临床症状为发热、乏力、咳嗽、咳痰和胸闷气短，而腹泻的症状较少见。临床辨证论治，坚持治病于早期、治愈于初期、截断扭转预防普通型患者发展为重症患者的基本原则。32 例患者至 3 月 17 日均已全部治愈出院。出院患者咳嗽、咳痰症状消失，三次核酸检验阴性，肺部 CT 示感染病灶已吸收，治愈率 100%，至今未有发生核酸检测转阳复发病历。通过中西医结合治疗有效防止了疾病传变和疾病的恶化发展。

（三）益肺健脾方

1. 组成及功效

益肺健脾方由炙黄芪 15g、党参 6g、陈皮 9g、当归 9g、柴胡 6g、桔梗 3g、麸炒白术 15g、炒白芍 9g、砂仁 3g、生麦芽 15g、炙甘草 6g 组成，具有运脾益肺、培元固本的功效，用于新冠肺炎恢复期表现为气短、乏力、轻咳、心虚胆怯、夜寐欠安、纳呆腹胀、便溏不爽、易汗出、苔薄白或白腻、脉濡细等的肺脾气虚证患者。

2. 治疗效果

（1）患者一般情况：益肺健脾方主要用于新冠肺炎治疗康复期，在甘肃省的 91 例患者中，处于康复治疗期的患者有 20 例使用的是益肺健脾方。

（2）患者用药时主要中医证型（表 7-15）：20 例处于康复治疗期的患者以脾肺气虚为主，常兼有气阴不足、痰浊内阻、寒湿侵袭和肝气郁结。

表 7-15　患者治疗前主要中医证型(n=20)

用药时主要证型	频数	所占比例
脾肺气虚	9	45%
脾肺气虚兼气阴不足	3	15%
脾肺气虚兼湿浊内阻	6	30%
脾肺气虚兼寒湿袭肺	1	5%
脾肺气虚兼肝气郁结	1	5%

(3)患者用药前与用药后的临床症状变化情况(表7-16):新冠肺炎患者经过前期的治疗,到康复期时,大部分症状得到改善,仅有小部分患者仍有咳嗽咳痰的临床表现,经过健脾益肺方的治疗后,患者临床症状全部改善。

表 7-16　患者用药前后主要临床症状变化情况(n=20)

症状	用药前	用药后	χ^2	P 值
乏力	3(15%)	0(0%)	1.44	$P>0.05$
咳嗽	6(30%)	0(0%)	7.06	$P<0.05$
咳痰	2(10%)	0(0%)	2.11	$P>0.05$
胸闷气短	1(5%)	0(0%)	1.01	$P>0.05$
恶心	2(10%)	0(0%)	2.11	$P>0.05$
食欲不振	1(5%)	0(0%)	1.01	$P>0.05$

(4)患者用药前与用药后血常规、血生化异常指标变化情况(表7-17):处于康复期患者的各项实验室检查指标大部分都恢复正常,其中4例患者血沉和乳酸脱氢酶到康复治疗期时没有恢复正常,经继续治疗后都恢复正常。

表 7-17　患者用药前后异常指标变化情况(n=20)

指标	用药前	用药后	χ^2	P 值
WBC	1(5%)	0(0%)	1.01	$P>0.05$
HGB	2(10%)	0(0%)	2.11	$P>0.05$
HCT%	1(5%)	0(0%)	1.01	$P>0.05$
LYM#	3(15%)	0(0%)	1.44	$P>0.05$
RBC	1(5%)	0(0%)	1.01	$P>0.05$
CRP	3(15%)	0(0%)	1.44	$P>0.05$

续表

指标	用药前	用药后	χ^2	P 值
MCH	1(5%)	0(0%)	1.01	$P>0.05$
PCT	1(5%)	0(0%)	1.01	$P>0.05$
ESR	4(20%)	0(0%)	4.44	$P>0.05$
TP	1(5%)	0(0%)	1.01	$P>0.05$
GLB	2(10%)	0(0%)	2.11	$P>0.05$
TBIL	2(10%)	0(0%)	2.11	$P>0.05$
LDH	4(20%)	0(0%)	4.44	$P>0.05$

3. 作用机制探讨

益肺健脾方是补中益气汤加减化裁而成，全方由炙黄芪、党参、陈皮、当归、柴胡、桔梗、麸炒白术、炒白芍、砂仁、生麦芽、炙甘草组成。方中炙黄芪益气补中，实卫固表。党参补中益气，健脾益肺，《本草正义》记载："党参力能补脾养胃，润肺生津，健运中气，本与人参不甚相远；其尤可贵者，则健脾运而不燥，滋胃阴而不湿，润肺而不犯寒凉，养血而不偏滋腻，鼓舞清阳，振动中气，而无刚燥之弊。"白术健脾益气，燥湿止汗，培土而实卫，助黄芪以加强益气固表之力，两药相配，补气健脾。当归养血和营，又能行血，补中有动，行中有补，诚血中之气药，亦血中之圣药也。陈皮理气和胃，燥湿化痰。柴胡升阳透邪。白芍养血敛阴，柔肝缓急，《医学启源》记载："安脾经，治腹痛，收胃气，止泻利，和血，固腠理，泻肝，补脾胃。"砂仁醒脾和胃，行气化湿。生麦芽行气消食，健脾开胃。甘草引药入脾，与麦芽相合，共奏复元益气之妙。桔梗宣肺利气，宽胸利隔以助调畅气机，通调水道以利祛湿，并且为舟楫之剂，可载诸药上行，入手太阴肺经而开达肺气，以寓"培土生金"之意。诸药合用，升降并施，调畅气机，散敛并用，疏中兼养，气血兼利，阴阳和合，益气复元。

新冠肺炎经过前期治疗，到康复期时，大部分症状得到改善，仅有小部分患者仍有咳嗽咳痰的临床表现，患者往往表现为脾肺气虚，兼有气阴不足、痰浊内阻、寒湿侵袭和肝气郁结。在甘肃省91例患者中，有20例患者经过健脾益肺方的治疗后，患者临床症状全部改善，并且各项实验室检查指标都恢复正常。

(四) 扶正避瘟方

1. 组成与功效

扶正避瘟方由生黄芪 15g、防风 9g、麸炒白术 15g、麸炒苍术 6g、连翘 9g、荷叶 6g、生姜 3g 组成。方中玉屏风散益气扶正以补不足，现代研究认为玉屏风颗粒可明显调节免疫失衡，提高免疫作用；麸炒苍术、连翘、荷叶、生姜醒脾化湿，兼清郁热，针对湿邪为患，最易伤及体湿之人，并且感邪易于化热的特点而设，也即损有余。

2. 临床应用

在预防方面，针对本次疫情特征，从扶正和避瘟角度出发形成了扶正避瘟方，作为普通人群和密切接触者的预防用药。

2020 年 2 月，甘肃省卫健委下发《关于在全省推广使用新冠肺炎防治中医药系列方的通知》，在全省定点医疗机构、集中隔离点全面推广使用"甘肃方剂"系列方药。甘肃省中医院药学部全体人员接到通知，紧急调配第一批 6520 付"甘肃方剂"颗粒中药，调往武汉，其中扶正避瘟方颗粒中药 4520 付，为甘肃支援武汉的医疗队员在高强度的前线工作中做好预防。

2020 年 6 月，甘肃省卫生健康委、甘肃省药监局在充分调研、组织专家论证的基础上，将"甘肃方剂"中的预防方开发为院内制剂进行备案，甘肃中医药大学附属医院制剂名为扶正屏风合剂，甘肃省中医院制剂名为扶正避瘟丸，并在全省调剂使用。

第三节　甘肃方剂在新冠肺炎防治中的应用策略分析

一、关口前移，辨体选用扶正避瘟方，保障防治在早期

《素问·刺法论》云："五疫之至，皆相染易，无问大小，病状相似。"据其发病特点，COVID-19 应属中医学"瘟疫"范畴，仝小林进一步指出其为"寒湿(瘟)疫"。COVID-19 潜伏期较长，一般 1~14 天，最长者可达 24 天，多为 3~7 天，这与湿性重浊、黏滞，起病较缓，病势缠绵，及"时疫感久而后发"的特点相一致。《黄帝内经》载有"两虚相得，乃客其形""邪之所凑，其气必虚"的发病观，提示疫病的发生有邪气侵袭和正气亏虚两方面因素，而正气的亏虚是导致发病的关键因素，疫病发与不发、发之迟早与其关系密切，如《温疫论》所言："本气充满，邪不易入……正气稍衰者，触之即病。""其感之深

者，中而即发；感之浅者，邪不胜正，未能顿发，或遇饥饱劳碌，忧思气怒，正气被伤，邪气始得张溢，营卫营运之机，乃为之阻，吾身之阳气，因而屈曲，故为病热。"在防治措施上《素问·刺法论》指出"不相染者，正气存内，邪不可干，避其毒气。天牝从来，复得其往，气出于脑，即不邪干"，阐明扶助正气、避其毒气是预防的手段，驱邪外出是治疗的方法。

扶助正气并非都须补益，祛邪亦可扶正，损有余，补不足，使"阴平阳秘，精神乃治"，便可达扶助正气之效。疫情防治中，对素体偏虚，易于外感的人群，给予补益为主的方法预防，选用扶正避瘟方：生黄芪 15 克，防风 9 克，麸炒白术 15 克，麸炒苍术 6 克，连翘 9 克，荷叶 6 克，生姜 3 克。方中玉屏风散，益气扶正以补不足，现代研究认为玉屏风颗粒可明显调节免疫失衡，提高免疫作用；麸炒苍术、连翘、荷叶、生姜醒脾化湿，兼清郁热，针对湿邪为患，最易伤及体湿之人且感邪易于化热的特点而设，也即损有余。对于素体湿热内盛者，可辨证使用三仁汤、连朴饮等清热化湿之剂，以防内外相招，达到预防目的。素体强健，很少外感的人群，着重推荐食用药膳，调养肺脾，配合精神调摄、体育锻炼、足浴等措施以安定神志、固摄精气，起到"养正"防疫的作用。"忧思气怒，正气被伤，邪气始得张溢""气出于脑，即不邪干"，说明不良情绪刺激会影响人体免疫功能，良好的精神心理对人体免疫有正面调节作用。COVID-19 来势汹汹，传播迅速，再加上无特效治疗药物及网络充斥的部分不实报道，给各类人群带来极大的心理压力。因此，在疫情防控中，告诉大众要正确对待疫情，调畅情志，保持平常心态，以达到"守正"御邪的作用，正如《素问·上古天真论》曰："恬淡虚无，真气从之；精神内守，病安从来？"

"避其毒气"是针对 COVID-19 的另一预防措施。对确诊、疑似患者及其密切接触者进行隔离是控制传染源以防治疫情的有效方法。在我国古代对隔离防疫颇为重视，如《汉书》记载汉元始二年对疫灾的救治："民疾疫者，空舍邸第，为置医药。"《晋书》载晋穆帝永和十二年规定"朝臣有时疾，染易三人以上者，身虽无疾，百日不得入宫"。通过消毒切断传播途径，也是我国古代防疫重要方法，如《寿世保元·卷二》有"天行瘟疫传染，凡患瘟疫之家，将出病人衣服于甑上蒸过，则一家不染"的记载，针对患者用过的所有衣物，用蒸煮的方法，进行高温灭菌，预防传播。此外，药物制成香囊，随身佩戴，或室内燃烧，以辟秽化浊，也可切断传播途径，预防瘟疫，如《备急千金要方》中："赤散辟温疫伤寒热病方……右九味，末之……分一方寸匕，置绛囊中带之，男左女右，著臂自随。"《肘后备急方》记载："断温病令不相染，密以艾灸病人床四角，各一壮，不得令知之，佳也。"研究表明，藿香、佩兰等芳香类中药制成的香囊可有效抑制病毒、细菌，艾烟可有效抑制引发传染性、流行性疾病的多种致病细菌、真菌和病毒，具有杀菌、抗病毒的药理作用，用于空气消毒能够达到卫生学标准。因此，研制了具有散寒除湿、芳香化浊功效的避瘟香囊，用于疫情防控，建议大众疫情期间随身佩戴，并为相关医务人员、检测点工作人员发放中药避瘟香囊4000余个，艾条1万余支，采用艾条熏烟、佩戴避瘟香囊的方法进行空气消毒以切断传播途径。专家组除严格按国家防疫方案对确诊病例、疑似病例及密切接触者采取隔离措施，运用上述中医药防疫方法外，同时要求大众戴口罩，勤洗手，经常通风，规避密集人群以控制传染源，切断传播途径，减少疫病传播。这些措施都是把COVID-19防疫关口前移，早期防治的体现。

《素问·八正神明论》云："上工救其萌芽，必先见三部九候之气，尽调不败而救之，故曰上工。"即疾病处于萌芽阶段，病势较轻，如能够早期干预，就可阻止发病或延缓疾病进程。COVID-19的无症状感染者，即处于疾病的萌芽状态，专家组根据"天牝从来，复得其往"的驱邪外出治疗原则，通过辨证选用宣肺化浊汤，宣肺化湿，透邪外出，配合调畅情志、规律饮食、适度锻炼、劳逸结合扶助正气，使得很多无症状感染者很快痊愈，对医学观察期人员有疑似症状但未确定COVID-19感染者，以及疑似病例，通过辨证及早使用中药治疗，从而达到了早期防治的目的。国家卫生健康委员会从《新型冠状病毒感染的肺炎诊疗方案(试行第四版)》开始，也推荐医学观察期人员在出现疑似症状后，早期干预使用中成药。中国工程院院士钟南山教授则明确表示：中医一开始就要介入，别到最后不行了才看。因此，对各类人群，应制定不同中医药防疫措施，把防疫关口前移，及早及时使用中医药，以实现COVID-19防治在早期的目标。

二、截断扭转，辨证选用宣肺化浊方、清肺通络方促进治愈在初期

"截断扭转"学说是著名中医学家姜春华教授在20世纪70年代提出的，"截断是采取果断措施和有特殊功效的方药，直捣病巢，迅速祛除病邪或拦截病邪深入，杜绝疾病的自然发展和迁延；扭转是扭转病情，使之向好的方向发展，以求提高疗效，缩短病程"。COVID-19属于瘟疫病，其发病符合卫气营血传变规律，治疗须以卫气营血辨证为主，结合脏腑辨证，用药着眼于透邪外出，使"天牝从来，复得其往"。《温疫论》云："温疫发热……早服达原饮……午前……午后……急投大承气汤……此一日之间，而有三变，数日之

法，一日行之。因其毒甚，传变亦速，用药不得不紧。设此证不服药，或投缓剂，羁迟二三日，必死。"可见，瘟疫传变较速，若守常法，循序渐进，治不及变，虽治病进，效果不佳，若根据病情传变规律，提前设防，先证而治，截断扭转，则可控制病情发展，提高临床疗效。

《新型冠状病毒感染的肺炎诊疗方案(试行第六版)》指出：COVID-19 病因为感受疫疠之气，各地可根据病情、当地气候特点及不同体质辨证论治。仝小林根据武汉发病患者的临床表现认为 COVID-19 的起病初期以寒湿疫毒为主，刘清泉认为 COVID-19 初期以湿邪为主，多伴有热象。上述认识与甘肃疫情特点相符合，寒湿疫毒侵犯肺卫发病，起病之初，多兼热化，出现咽部不适等轻微症状，而无新冠肺炎典型的发热、咳嗽、乏力等症状，影像学检查阴性。此时当迅速驱邪外出，如《尚论篇》云："邪既入，则以逐秽为第一义，上焦如雾，升而逐之。"又即叶天士"在卫汗之可也"，王孟英"疫邪达表，当从汗解"之谓，故选宣肺化浊方(蜜麻黄 6 克，连翘 15 克，前胡 9 克，法半夏 12 克，麸炒苍术 12 克，广藿香 6 克，羌活 9 克，酒大黄 6 克，陈皮 6 克，黄芩 6 克)发汗解表、宣肺化湿，兼清郁热。寒湿为患，透表畅中，内外兼治，肺脾同调，麻黄、羌活发汗祛湿，苍术、二陈燥湿运脾。吴鞠通指出"疠气流行，多兼秽浊"，《时病论》云："所谓秽浊，宜用芳香宣解之方。"故用藿香芳香透邪。病虽在卫，发汗透邪，须防气热炽盛，故用黄芩、连翘清气防变。若病邪渐深，湿热壅肺，卫气同病，症见发热、咳嗽少痰、胸闷喘息、乏力或劳力性气短、纳差，影像学可见肺炎表现，则用宣肺化浊方加重清气之品，或合麻杏石甘汤清热化湿、辛凉宣透。此时发汗不可太过，过则湿浊不去，热陷营分，神昏谵语。此外，病及气分，清气之中，还须凉营，可依证选加麦冬、玄参等品。重症患者邪传气营，热毒闭肺，症见高热不退、咳嗽痰少、痰黄黏稠不易咳、胸闷气短喘促、腹胀便秘。辨证选用清肺通络方：蜜麻黄 9 克，杏仁 9 克，生石膏 20 克(先煎)，胆南星 6 克，葶苈子 15 克，桃仁 9 克，赤芍 15 克，射干 9 克，生薏苡仁 15 克，水蛭 3 克，宣肺清热，通络解毒，截断扭转，防传血分。麻杏石甘汤宣透肺热；麻杏薏甘汤宣肺化湿；葶苈子泻肺平喘，桃仁、赤芍、水蛭活血通络，先证而治，取"凉血散血"之意。热入血分，病情危重，邪盛正衰，急宜固正防脱，扭转危势，反击疫毒，治须中医扶正固脱，配合西医呼吸、循环支持等疗法。如此，在卫气营血各个阶段，提前设防，步步为营，先证而治、截断扭转，使很多轻型和普通型 COVID-19 患者在疾病初期阶段即可痊愈，大多重型患者转为普通型，部分危重患者转危为安，提高了临床疗效，缩短了病程，大幅减少了重型、危重型发生率，从而降低了死亡率。

　　轻型、普通型患者向重型、危重型的转化过程伴随着炎症因子的不断升高，细胞因子风暴被认为是轻型、普通型患者向重型、危重型进展的重要节点，也是重型、危重型患者引发急性呼吸窘迫综合征(ARDS)和脓毒症导致患者死亡的主要原因。中医通过截断扭转的治疗方法可抑制细胞因子风暴，阻断 COVID-19 轻型、普通型患者向重型、危重型的转化。研究表明，中医药在抑制细胞因子风暴方面有一定的优势。麻黄及其提取物能抑制支气管肺组织中白细胞介素-13(IL-13)嗜酸细胞活化趋化因子蛋白的表达，下调 IL-13、γ-干扰素(IFN-γ)等炎症因子水平，减轻哮喘小鼠气道炎症，可被用于治疗支气管哮喘。大黄具有很好的抗病毒作用，其蒽醌类成分能够有效抑制病毒的合成，甚至有直接灭活病毒的作用。另外，大黄还可降低内毒素血症的阳性率及血浆内毒素浓度，抑制巨噬细胞的过度激活和细胞因子的过度分泌，防止或减轻急性感染中可能出现的内毒素血症，从而保护器官，降低病死率。用于治疗 COVID-19 轻型、普通型的宣肺化浊方中即有这两味药，该方宣肺透邪，卫气同治，截断扭转，将病情治愈在初期的疗效，反映了中药早期干预可抑制病毒复制，减少炎症因子释放，避免炎症风暴，阻滞病情发展为重症。细胞因子风暴可使 COVID-19 患者气道黏性分泌物增多，出现呼吸困难和/或低氧血症，发展为重症，临床出现高热、咳嗽咳痰、痰少质黏或咳吐黄痰、气短喘息等症，此病患者尸体解剖显示，肺部具有弥漫性肺泡损伤伴细胞纤维黏液性渗出的病理特点与临床一致。中医健脾化痰方药，可以化解气道黏液，缓解气道壅阻，提高吸氧疗效，改善患者缺氧状态。宣肺化浊方中法半夏、陈皮即是中医治痰名方二陈汤的主药，此病初期使用该方可防治气道黏液形成，可取得"欲病救萌"的效果。叶天士言"初为气结在经，久则血伤入络"，又说"热邪、湿邪皆气也，由募原分布三焦，营卫不主循环，升降清浊失司，邪属无形，先着气分……但无形之邪久延必致有形，由气入血一定理也"，指出热毒稽留不去，气病及血，血伤入络，可见瘀血阻络及耗血动血之征。重症型患者，病未及血，先证而治，在清肺通络方中选用赤芍、桃仁、水蛭以活血通络，可截断病势，扭转病情。以活血化瘀为主的血必净注射液的一项回顾性临床研究也表明，其用于治疗老年重症肺部感染可明显改善患者高凝状态，降低炎症因子水平，对免疫反应具有双向调节的作用，可纠正人体的"过度免疫"，从而有利于控制疾病向"细胞因子风暴"发展。因此，COVID-19 初期及时使用中医药治疗，截断扭转病情，可以将其治愈在初期，不至于发展为重症、危重症，重症患者也可逆转病情，避免病情加重死亡。

三、愈后防复，立足肺脾，培土生金，益肺健脾复正气

《伤寒论》云"伤寒解后，虚羸少气，气逆欲吐，竹叶石膏汤主之"，指出疾病治愈后，还须继续调治，以防复发。COVID-19恢复期患者出院后10天复检核酸有出现阳性者，说明治愈出院并不是疫情防控的终点，出院后还须居家隔离，同时配合药物治疗。COVID-19属寒湿疫毒为患，病位涉及肺脾两脏。"脾为生痰之源，肺为贮痰之器"，脾虚不运，湿痰内生，上承于肺，肺失宣肃，咳喘不息；脾为肺母，土不生金，肺气虚弱，无力驱邪，邪留日久，子盗母气，则肺脾两虚，疲乏无力，纳差便溏。COVID-19恢复期患者，常表现核酸检测阴性，但肺部病变并没有完全消失，或者仍存在疲乏、纳差、腹泻、轻微咳嗽等症状，证属余邪未尽，肺脾气虚，辨证选用益肺健脾方（炙黄芪15克，党参6克，陈皮9克，当归9克，柴胡6克，桔梗3克，麸炒白术15克，炒白芍9克，砂仁3克，生麦芽15克，炙甘草6克）益肺健脾，培土生金，化湿和胃，在消除后遗症状的同时以防复发。《素问·热论》云："诸遗者，热甚而强食之，故有所遗也；病热少愈，食肉则复，多食则遗。"可见，愈后防复除药物治疗外，还须饮食调摄。

甘肃省坚持中西医结合的防疫原则，在疫情防治开始阶段就制定了中医药防治方案，并在实践中不断总结完善，形成了"甘肃方剂"，为本省的防疫工作做出了突出的贡献。在疫情的防治中，探索出"关口前移、截断扭转、防治在早期、治愈在初期"的策略。未病之前，将关口前移，扶助正气，避其毒气，欲病救萌，以防患于未然；发病以后，先证而治，截断扭转，驱邪外出，将COVID-19治愈在初期阶段；病愈之初，健脾益肺，培土生金，和胃化湿，以防复发。通过中医药为主的治疗方法，辨证选用"甘肃方剂"阻止了轻型、普通型向重型、危重型的转化，提高了临床疗效，缩短了病程，减少了重型、危重型发生率，从而降低了死亡率。

参考文献

[1] 冯彩琴，雍文兴，刘永琦，等.甘肃省新型冠状病毒肺炎中医防治经验分析[J].甘肃中医药大学学报，2020，37(2)：10-15.

[2] 李春波，苏韫，刘永琦，等.清肺排毒汤治疗新型冠状病毒肺炎的中医理论及现代药理学机制[J].中医杂志，2020，61(15)：1299-1302.

[3] 王鑫，张志明，王功臣，等."甘肃方剂"在新型冠状病毒肺炎防治中的应用策略分析[J].中国实验方剂学杂志，2020，26(16)：21-25.

[4] 雍文兴，冯彩琴，张利英，等.中西医结合治疗甘肃地区新型冠状病毒肺炎验案4

则[J].上海中医药杂志,2020,54(3):21-24.

[5]国家卫生健康委办公厅,国家中医药管理局办公室.关于印发新型冠状病毒肺炎诊疗方案(试行第六版)的通知[EB/OL].(2020-02-18)[2020-03-05].http://www.gov.cn/zhengce/zhengceku/2020-02/19/content_5480948.htm.

[6]仝小林,李修洋,赵林华,等.从"寒湿疫"角度探讨新型冠状病毒肺炎的中医药防治策略[J].中医杂志,2020,61(6):465-470+553.

[7]GUAN W J,NI Z Y,HU Y,et al.Clinical characteristics of 2019 novel coronavirus infection in China[J].N Engl J Med,2020,382(18):1708-1720.

[8]占心佾,甘海宁,李钰婷,等.玉屏风颗粒对免疫失衡大鼠的影响[J].中草药,2020,42(1):204.

[9]赵书策,贾强,廖富林.广藿香提取物的抗炎、镇痛药理研究[J].中成药,2007,29(2):285-287.

[10]王旭东,谢飞,高益明.辟秽香囊抗流感病毒的实验研究[J].中华中医药杂志,2010,25(6):927-929.

[11]项丽玲,王瑞,苗明三.艾烟防疫毒的特点与思考[J].中国实验方剂学杂志,2020,26(11):35-39.

[12]新浪网新闻中心.专家支招:艾叶烟熏可防治非典[EB/OL].(2003-04-05)[2020-03-05].http://www.cnhubei.com/200305/ca262562.htm.

[13]梅全喜,徐景远.艾烟的化学成分及药理作用研究进展[J].时珍国医国药,2003,14(8):3.

[14]张令令.艾灸燃烟自由基生物活性研究[D].武汉:中南民族大学,2015.

[15]肖思思,王攀.病例还会不会大规模增加——与钟南山面对面话疫情防控[EB/OL].(2020-01-29)[2020-03-05].http://www.xinhuanet.com/politics/2020-01/29/c_1125509110.htm.

[16]姜春华.姜春华论医集[M].福州:福建科学技术出版社,1986.

[17]刘清泉,夏文广,安长青,等.中西医结合治疗新型冠状病毒肺炎作用的思考[J].中医杂志,2020,61(6):463-464.

[18]尹明星,曹艳,施春阳,等.中药防治细胞因子风暴的研究进展[J].中草药,2020,51(5):1089-1095.

[19]许杰红,曹厚然,陈玉兴.中药单剂炙麻黄、麻黄对哮喘大鼠气道炎症反应的影响[J].新中医,2014,46(12):197-199.

[20]王娇,熊瑛,熊彬,等.麻黄水提物雾化吸入对哮喘小鼠气道炎症的影响[J].重庆医学,2013,42(3):304-307.

[21]金丽霞,金丽军,栾仲秋,等.大黄的化学成分和药理研究进展[J].中医药信息,2020,37(1):121-122.

[22]刘琳,黄超发,汪浩,等.分析血必净用于治疗老年重症肺部感染对患者凝血机制及炎症因子的影响[J].中外医疗,2019,38(30):44-46.

［23］苏亦瑜．成都一新冠肺炎治愈患者出院 10 日后复检出核酸阳性［EB/OL］．（2020-02-21）［2020-03-05］．https：//www.chinanews.com/sh/2020/02-21/9099542.shtml.

［24］蔡秋杰，张华敏，王乐，等．论寒疫与新型冠状病毒肺炎（COVID-19）防治［J］．中医药信息，2020，37（2）：1-5.

［25］冯芮琪，路童，战丽彬．"三因制宜"理论辨治新型冠状病毒肺炎探析［J］．中华中医药学刊，2020，38（4）：15-19.

［26］王辉，邱建强，乔黎焱，等．新冠肺炎中医论治初探［J］．陕西中医，2020，41（3）：285-286+397.

［27］刘秋江，陈垚，赵海方，等．新型冠状病毒肺炎的辨证施治［J］．中华中医药学刊，2020，38（5）：1-3.

［28］闵瑞，刘洁，代喆，等．新型冠状病毒肺炎发病机制及临床研究进展［J］．中华医院感染学杂志，2020，30（8）：1171-1176.

［29］王艳宏，王秋红，夏永刚，等．麻黄化学拆分组分的性味药理学评价——麻黄化学拆分组分"辛温"发汗、利水作用的实验研究［J］．中国中医药科技，2011，18（6）：489-491.

［30］宋建平，张立伟．连翘木脂素研究进展［J］．文山学院学报，2019，32（6）：28-34.

［31］刘晓君，杨洁芳．黄芩苷对急、慢性肝损伤模型鼠的保护作用［J］．中国药房，2014，25（15）：1374-1376.

［32］余晶，覃洁萍，邱华，等．黄芩苷对抗牛磺酸脱氧胆酸诱导肝细胞损伤的实验研究［J］．广西中医药大学学报，2014，17（2）：3-7.

［33］李建生，李素云，谢洋．河南省新型冠状病毒肺炎中医辨证治疗思路与方法［J］．中医学报，2020，35（3）：453-457.

［34］曾建峰，李乐愚，缪灿铭，等．运用"三因制宜"理论指导中山地区新冠肺炎诊疗探微［J］．天津中医药，2020，37（7）：743-746.

［35］陈瑞，罗亚萍，徐勋华，等．武汉地区 52 例新型冠状病毒肺炎中医证治初探及典型病案分析［J］．中医杂志，2020，61（9）：741-744.

［36］XU Z，SHI L，WANG Y J，et al. Pathological findings of COVID-19 associated with acute respiratory distress syndrome［J］．*Lancet Resp Med*，2020，8（4）：420-422.

第八章

新冠肺炎的中医治疗分析

中医在新冠肺炎的治疗过程中发挥了不可替代的作用，对其临床辨证思路和规律进行系统总结和分析，深入挖掘中医在治疗新冠肺炎过程中的优势，发现其不足，扬长避短，有利于更好地防治新冠肺炎。

第一节 中医临床辨治策略分析

一、抗疫名方，各期辨用

经历了 2000 多年与疫病的反复斗争，古代医家对瘟疫的治疗形成了系统认识和方法体系，临床用药及组方众多。朱丹溪在《丹溪心法·卷一·温疫五》中总结治疫方法有三：宜补，宜散，宜降；吴又可则认为治疫重在"胃气"，强调疫邪侵入人体后伏于"半表半里"之膜原，并创立达原饮；余师愚根据热疫的病证特点创立"清瘟败毒饮"，为瘟疫的辨证论治开拓了新的境地；杨栗山创立了以升降散为主的治温十五方。经典医方对于新冠肺炎的治疗仍有指导意义，中医药防治新冠肺炎诊疗方案中推荐处方多由数个经方加减化裁而来，频次最高的为麻杏石甘汤，其次为宣白承气汤、升降散和银翘散。

二、经方化裁，组建新方

清肺排毒汤由麻杏石甘汤、小柴胡汤、五苓散、射干麻黄汤 4 个经典方组成，功能祛寒利湿，又可通利三焦，调和脾胃，可安全、快速、高效治疗新冠肺炎。在各地区的治疗新冠肺炎的过程中，发挥了极为重要的作用。

三、有效成药，广泛运用

连花清瘟方以麻杏石甘汤合银翘散化裁而来，巧用大黄通腑泄热，配伍红景天益肺化瘀，功能清瘟解毒，宣肺泄热。连花清瘟胶囊（颗粒）作为防治新冠肺炎的推荐中成药，临床疗效获得认可。

连花清瘟胶囊(颗粒)能明显缓解发热、乏力、咳嗽等主要症状,同时对于胸闷、呼吸困难和肺部湿啰音等症状体征亦具有显著的改善作用。

四、健脾祛湿,贯穿始终

在诊疗过程中,我们总结出湿邪是新冠肺炎的重要因素,并贯穿整个病程,因此,临证立足肺脾,遵循"宣肺散邪、祛湿健脾、扶正祛邪"的治疗原则进行论治,在祛湿、宣肺的基础上尤重健脾,根据中医学"脾旺不受邪"理论,脾气健旺不仅是增强抵抗力的有效保障,还是截断邪气内传的有力措施。尤其值得注意的是,在舌象表现中,舌苔的厚腻不仅是判断病邪轻重的依据,也是用来判断疗效及是否痊愈的指征。

五、清瘟解毒,截断防变

对新冠肺炎的治疗,早期诊断、早期中医介入是关键。通过早期中医干预,可阻断和扭转病势。对疑似病例,做到及时隔离观察,尽快检测确诊;对发展较快的病例,一日多次服药,不局限于常规服药方法,以尽快控制发热为主,力求 3~5 天解除发热,以阻断病势,防止普通型向重症型转化,减少重症的发生率,降低死亡率,提高疗效。

新冠肺炎既是感染疫毒,治疗上必须辨证结合辨病,抓住疫毒病机关键,在各个阶段重视清瘟解毒。早期在清解宣肺时,加入金银花、青蒿、连翘、藿香等清热解毒辟秽之品;中期痰热闭肺,及时加黄芩、栀子、黄连清气分热毒,或酌用水牛角、生地黄、牡丹皮、紫草等凉血化瘀解毒。由于本病湿毒合象较为显著,常须配合土茯苓、黄柏、藿香、佩兰等化湿解毒药物。又因疫毒致病的特殊性,疾病过程既有顺传,亦多逆传而出现病情急剧恶化。根据新冠肺炎的一般发展规律,可以采取截断疗法,病在气分,根据情况予以清气凉营解毒或清气凉血解毒,以防邪毒内陷生变。

六、养肺益气,补脾固正

此法首先用于恢复期,因被寒、湿、热、瘀、毒等病邪所伤,故恢复期表现为肺脾两虚、气阴耗损,当以六君子汤、生脉饮或沙参麦冬汤益气养阴,加入化痰、祛湿、解毒之品,扶正兼祛余邪。其次,虽然新型冠状病毒有普遍易感性,但终须考虑"邪之所凑,其气必虚",尤其是普通型转为重型、危重型的病例,多与正虚导致邪毒内陷有关,因此,顾护正气也是整个病程中不可或缺的一环。如湿伤阳气,则须采用益气温阳,或阴阳双补等法,临证

163

不可不知。

七、灵活化裁，三因制宜

目前对新冠肺炎的治疗，国家和各地区都颁布了相应的方案，具有明显的差异性。这提示我们既要把握本病的一般辨证论治规律，还应顺应异法方宜，因人、因时、因地制宜，掌握"三因制宜"原则。南方地区患者病发于冬季，故多以寒湿为主；我们观察的江苏患者以湿热疫毒为主；随气候转暖，湿邪由寒化热，表现为热毒炽盛者可能会逐渐增加，治疗也要随证变法。再则还当重视个体化差异，只有掌握"三因制宜"原则，才能充分体现辨证论治的临床思维。

八、关注全程，防治并举

除了积极治疗新冠肺炎确诊病例外，还有巨大的预防性工作。至少有三个层次的人群须要干预，即疑似病例、与新冠肺炎患者密切接触者、高危人群，普通民众也有预防的要求。中医药治未病是其优势之一，要遵循中医药理论，结合本病的发病特点和不同地区人群的具体情况，开展预防性治疗，总以扶正祛邪为原则。扶正兼顾肺脾两脏和气阴不足，可用玉屏风散、生脉饮；祛邪则从疏风、祛湿、清热、解毒着手，可参藿香正气散、银翘散、藿朴夏苓汤等名方配合加减。要针对不同干预对象分层设计，确定扶正与祛邪的主次，辨证预防。

九、辨证论治，一人一方

在新冠肺炎病例诊治中，坚持中医及早介入治疗，对所有确诊患者建立中医档案，坚持一患一方、一人一策原则，疗效明显。

十、抓住时机，疏肝运脾

受社会环境影响，绝大部分新冠肺炎患者有焦虑和抑郁情绪，加之湿邪影响，致肝郁气滞、脾虚失运证候普遍存在。为此，我们临证在治疗肺部之邪基础上，着重疏肝理气、运脾祛湿。

十一、愈后回访，瘥后防复

有些新冠肺炎患者临床痊愈后，还存在湿邪未尽的情况，加之起居饮食、情志等因素影响，往往易致湿邪复来。因此，除对已出院患者嘱继续服用运脾除湿、扶助正气之品外，还指导其调摄，以防瘥后复发。

第二节　中医治疗新冠肺炎的优势与不足

一、中医学防治新冠肺炎的优势

（一）思维优势

1. 天人合一

（1）整体研究：中医药在新冠肺炎的治疗中之所以能起到良好的效果，是建立在中医理论和实践经验基础上的。中西医对疾病认知的角度是不一样的，对于病毒感染的诊断，西医主要是寻找特异性指标，治疗上主要针对病原采取特异性的、对抗的治疗方法。而中医是把人当成一个整体，主张天人合一，在应用过程中，一方面强调人自身是一个整体，另一方面更注重人与自然是统一体。

在新冠肺炎的防治过程中，通过对自然现象变化的研究，可以探究其为病的一般规律，从而知常达变，帮助我们准确认识新冠肺炎的特性，从而及时、有效地应对疫病的发生、发展和流行，同时在疫病的预防及后期防变中也有积极的作用。

在传染病的治疗过程中，医学水平也在不断地发展进步。然而，人类却无法完全消灭细菌和病毒。因此，在西医进步的同时，更应突出中医学天人合一观念的独特优势，中医学始终谋求和探索与万事万物的共存之道，从人与其所生存的环境与社会的平衡与互动中更深刻地认识疾病，更有效地防治疾病。

（2）五运六气：五运六气是中国古代研究天时气候变化规律，以及天时气候变化对生物（包括人体）影响的一门学说，以阴阳五行为理论框架，以天干地支系统为演绎工具。通过结合五运六气可综合分析及预测每年气候变化和疾病流行的一般规律，还可以推测各年气候变化和疾病流行的特殊情况，从而为预防疾病流行和临床诊断治疗提供依据。

五运六气是中医药理论中的重要组成部分，在很多重大疾病，尤其是传染病的治疗中提供其独特的理论支持及方药指导，疫病的发生，虽然不能单纯用气候原因来解释，但古人观察到，疫气的出现与气候变化仍有着必然的联系。不同的疫气具有不同的气候特性，而相同运气的疫气又具有一定的相似性，说明致病原不能脱离自然变化的影响，并有一定的周期规律可循。在外感性疾病的防治上，不管是普通外感还是疫疠，都须要洞察天时，了解气候的周期变化，把握疾病的发生规律。

根据五运六气理论结合近代研究，发现并印证了很多观点，其科学性不容忽视，对防治流行病及传染病具有很高指导价值。但是对于五运六气的应用不能刻板，拘泥于演算规律，要结合不同的地理环境，气候变化以及不同时间间隔的具体问题进行具体分析。

2. 因发知受

(1)以不变应万变：中医学认为，外邪侵入人体，随着个体差异而发生性质的改变，易感邪气与侵入病邪性质不同，却与人体体质相一致。正如石寿棠在《医原》论述道："六气伤人，因人而化，阴虚体质，最易化燥，燥固为燥，即湿亦化为燥；阳虚体质，最易化湿，湿固为湿，即燥亦必夹湿。"

因此，中医确认邪气的立足点是实际感受的邪气和个体体质之间相互作用的综合体，这个就是所谓的"发"。在新冠肺炎的诊疗中，我们须四诊合参收集所"发"病情资料，立足于人体当前状态探求所"受"病因，最后综合致病因素，全面分析，审证求因，整体把握病因病机，进而辨证论治。

"因发知受"的思维模式立足于整体，体现了司外揣内的诊断原理和审证求因的辨证方法，司外揣内是依据，审证求因是本质。新型冠状病毒具有极强的变异性，运用中医"司外揣内""审证求因"的思想，借助准确的分子诊断可以控制传染病和疫情的再暴发，以准确的分子诊断为基础，以不变应万变，找出病因，积极选择合适方案应对各种病毒的感染。"发"即外在证候的表现，新型冠状病毒的发展变化都有其相应的外在表现，观察"发"，可以了解其变化动态，随疾病的演变及时调整治疗方案，及时准确地处理新冠肺炎的各种变化。

"因发知受"的思维模式能从多层次、多角度地系统掌握基本外在证候，更好地能从整体、动态、个体差异等方面明确病因病机，做到精准辨证，力求较好的临床疗效。故"因发知受"在治疗具有病势危重、传变迅速、高死亡率的新冠肺炎中具有较大的优势，应贯穿治疗的全过程。

(2)因发施治："因发知受"是中医认识疾病的独特思维模式，通过分析表现出的症状、体征来推测人体内在病变机制，从而寻找导致疾病发生的真正原因。钱天来《伤寒溯源集》曰："外邪之感，受本难知，发则可辨，因发知受。"发"指人在疾病中的症状表现，"受"指人体感受邪气和人体反应的综合状态。

由此可见，中医认识病因的特点是对具体的致病因素并不进行终极追究，而是根据结果推测病因，其本质为审证求因。

新型冠状病毒变异较快，现代医学中，要想找到对新冠肺炎具有针对性、疗效确切、起效快的药物，难度较大且存在滞后性。中医药"因发知受"的思维模式，在未查明病原体前，在辨证论治理论指导下，根据疾病的临床表现即可提出相应的防治方药，这是中医药明显的理论优势。

（3）证候演变：在新冠肺炎的患者中，在疾病的不同阶段会表现出不同的临床症状与体征，故疾病在不同阶段，表现为不同的证，并呈现出一定的证的演变、转化和兼夹特点。中医的证是对疾病某一阶段本质的概括，新冠肺炎属于疫病，具有传染性强、传变迅速等特征，因此，其证的变化也较为迅速。在临床中可根据"因发知受"的思维，通过其表现出来的症状体征，而掌握疾病证候演变的基本规律，有助于估计疾病的转归和预后，不仅能优化中医治疗思路，还能对进一步治疗给出合理建议。

3. 三因制宜

中医很早就提出了"三因制宜"的观念，诊疗疾病必须根据不同的时间、地域和个体的具体情况而采取不同的方法。

（1）因时制宜：人作为宇宙万物之一，其生命活动与自然界阴阳消长盛衰相适应，有同步变化的规律。《素问直解·卷一》说："生气通天者，人身阴阳五行之气，生生不已，上通于天地。"在不同的季节、不同的时间段产生的疫情，必然也有不同特征；四时寒暑的变换，昼夜晨昏的交替，日月星辰的运行，都会对人的生理活动和病理变化产生影响。因此，对新冠肺炎的防治必须考虑天时，在不同的季节和不同的时间段，采用不同的防治方案。明代医家吴琨说："岁气有偏，人病因之，用药必明乎岁气。"

（2）因地制宜：因地制宜是根据地理环境特点，来制定适宜的治法和方药。《医学源流论·卷下·五方异治论》说："人禀天地之气以生，故其气体随地不同。西北之人，气深而厚，凡受风寒，难于透出，宜用疏通重剂；东南之人，气浮而薄，凡遇风寒，易于疏泄，宜用疏通轻剂。"就地域环境而言，东西南北，高下悬殊，寒温迥异。东南湿热，故治宜清化；西北寒燥，故治宜辛润；南人柔弱，药量宜小；北人粗犷，药量宜大。在新冠肺炎的防治过程中，课题组研究了南北防治方案，发现南北方在防治新冠肺炎的过程中，存在显著的差异，这也说明了因地制宜的必要性和客观性。

（3）因人制宜：人的体质有厚薄，禀赋有强弱，年龄有长幼，性别有男女，所以在患新冠肺炎的过程中，每个人的反应是不同的，本次新冠肺炎过程中，轻症患者一般较为年轻，无其他并发症，恢复期短；重症患者中老年人居多，有并发症，恢复期较长；死亡病例主要集中在年龄偏大、基础病多、并发症多的患者。所以在新冠肺炎的治疗过程中，既要关注病，也要关注人的状态，要病与人兼顾，才能取得较好疗效。正如《素问》中所言："不适贫富贵贱之居，坐之厚薄，形之寒温，不适饮食之宜，不别人之勇怯，不知比类，足以自乱，不足以自明，此治之三失也。"

（二）治疗优势

1. 综合全程

关口前移、早期介入、全程干预是中医药深度介入新冠肺炎诊疗的全过程。坚持尽早对患者进行分层干预，对医学观察期患者推荐服用中成药，居家隔离。对于集中隔离的疑似患者，按照中医诊疗方案协定处方尽快给予中药治疗，做到缩短病程，减少重症发生率，切实落实关口前移。

在重症患者的治疗中，在西医学治疗的基础上，中医药可使患者的呼吸功能明显改善，显著缓解患者的剧烈咳嗽、呼吸急促、胸闷、发烧等症状；缩短患者病程，减少医护人员平均作业时间；提高重症病人向普通病型转变的概率。

2. 分层治疗，对因治疗

中医对新冠肺炎病因治疗的优势在于中医的外感病治疗体系。通过审证求因的方法，基于临床所见的主要矛盾，总结病因，指导治疗。根据外邪作用于患者后，患者的表现出来的具体情况，确定病因。然后根据病因，或祛风，或散寒，或除湿，或清热，或多法并行，从而达到消除病因、缓解症状、治疗疾病的作用。此方法的优势是无论感受哪种邪气，总能找到其病因，进而进行相应的治疗。

（1）对症治疗：中医药可以快速减轻患者不适症状，对"症"治疗的药物往往兼有对"证"治疗的作用，故对症治疗不仅可使症状缓解，也有利于全身状态的调整。

（2）对证治疗：所谓"证"，是人体在疾病发展过程中某一阶段的病理概括，也是中医治疗的主要落脚点。通过针对证的治疗可以截断病势，改善症状，进而使患者的病情得到缓解乃至痊愈。

（三）方法优势

"上工治未病"，中医强调预防保健，固护正气，调理情志，注重人体精神心理因素，怒、喜、思、悲、恐是许多疾病的重要因素。预防可通过服用预防药物、悬挂香囊、精神调摄、泡脚等方式，增强正气、避开邪气而起到预防作用；治疗多采用口服中药汤剂、外用药物、针灸、刮痧；康复期可通过药食同源之品进行调理。

（四）康复优势

康复期患者的恢复也能体现中医药优势。中医对肺功能康复治疗早已有成熟方法，包括呼吸训练、调气、采气、养气、练气等，还有耐力、排痰、放松训练等。

患者在隔离病区容易出现焦虑、失眠、腹胀、没有胃口等症状，在采用针灸、八段锦、穴位贴敷、耳穴压豆等中医传统疗法治疗后，这些症状得到了明显改善。

在武汉方舱医院，湖南中医药大学第一附属医院国家中医医疗队开启了一整套中医疗法：患者按时服用中药汤剂；耳穴压豆调理患者咳嗽、头痛、失眠；穴位敷贴驱寒祛湿，缓解颈肩腰腿痛；八段锦疏通经络，调理气血，强身健体，这一整套中医组合疗法深受患者的欢迎。

新冠肺炎患者出院后整体临床症状显著改善，但多数患者仍存在不同程度的肺部炎症、食欲不振等症状，通过中医巩固治疗，同时辅助火罐、刮痧、食疗等非药物疗法帮助患者进行恢复，症状明显减轻。

在隔离防护基础上，选择有提高正气、药食同源的中药产品，太极拳、养生操等传统强身手段、中医理论指导下的药膳、传统防病知识的采信等，能有效提高身体免疫力，降低疫病感染风险。

二、中医学防治新冠肺炎的不足

（一）对中医药防治新冠肺炎的价值认识不足

在此次抗击新冠肺炎进程中，国家和地方卫健委及中医药管理部门第一时间对中医参与治疗作出安排部署，并取得了积极作用。但现实中，不少地方中医药参与治疗不及时、不全面、不深入的现象仍然存在。同时，部分患者和医护人员对中医药存在偏见或者缺乏信心，中医的诊断和方案得不到呼应。在防控方面采用现代化的隔离手段和集中治疗的模式，中医医疗机构和诊所等获得准入不多，不能够与防控体系相统一，缺乏中医参与疫情的渠道和标准化机制。

（二）诊断不足

从整体、功能、动态上认识生命是中医的强项，代表了生命科学的方向。但同时也存在着不重量化、不重分析所带来的负面效应，如生理上细节不清、病理上结构不清，诊断上具有一定的"艺术性"、模糊性，其理论也具有一定的万能性。此次新冠中，西医在治疗新冠肺炎的过程中可通过核酸检测，肺部 CT 尽早确诊。

然以"望闻问切"四诊为诊察手段的传统中医，缺少标准与证据，难以及时做出准确的诊断，从而不能迅速控制疾病蔓延。所以中医诊断应该积极补充西医诊断的优势，做好中西医结合，通过现代医学的检查手段先有明确诊断，再通过辨证论治的优势进行治疗。

（三）疗效观察不足

西医学通过检测新冠肺炎患者各项指标，可及时监控生命体征，当患者的相关症状出现加重情况时，西医也可及时给予患者呼吸支持、营养支持等生命支持治疗。同时可确保患者治愈，进一步防治疾病的传染。而中医只能通过四诊合参来判断疾病的发展阶段，现代医学中，没有生命体征检测和数据指标的参考，稍有不慎，疾病逆传深入，发展危重。并且在判断治愈与否，西医可通过实验室检查确保患者无传染性，减少了传染的风险。中医在此方面是不足的。

（四）防治体系不完善

中医药防治新冠肺炎虽然有丰富的经验和行之有效的办法，但缺乏全面系统的理论梳理、基本统一的诊疗体系以及规范、客观有力的科研数据，基础理论、临床诊疗和科学研究协同不够，没有形成独立的学科体系。

中医药临床研究方法的顶层设计有待完善，前方后方同步，临床诊疗和研究力量的协同性须要优化，更快形成优势互补、资源整合的综合力量。虽然中医有了定点医院，但数量及床位仍较少，各支队伍缺乏协调统筹，缺乏系统全面的中医诊疗体系，尤其缺乏中医特色诊疗设备支持。对中医药的偏见或者说是信心不足的现象还是普遍存在。

（五）对新冠肺炎急危重症的治疗不足

在新冠肺炎患者的急危重症中，病情危重，经常合并有多种基础疾病，并且多种中医证候并存，多种中医证型交错，给临床诊断和用药带来了极大的挑战。众所周知，中医强调整体和综合治疗，对治疗病因复杂、多脏腑慢性病有明显优势，但在急危重症的治疗上，存在明显的不足。

中医药起效缓慢，对急危重症难奏速效，并且一些能起速效的中药带有毒性，用量又大，临床上用药多有限制。加之其炮制、煎煮方法讲究，如先煎、后下、另煎、烊化、包煎等，在新冠肺炎患者的急危重症中往往难以单独胜任。

中医在"整体观念"指导下通过整体气化、调节阴阳治病救人，这是中医药治疗疑难杂症及慢性疾病的巨大优势，但这种"黑箱式"的治病方式使其缺乏直视下进行精确定位、靶向治疗的特点，在一定程度上限制了对新冠肺炎患者某些急症的治疗。

中医缺少急危重症建设团队，中医急危重症的乏术、乏人情况比较严重。另外，与西医的手术、除颤、颅内减压、控制血压、控制血糖等相比，对部分急危重症中医也缺少强有力手段。

参 考 文 献

［1］宋美芳，陈家旭，卞庆来，等.对"因发知受"发病学原理的探讨［J］.北京中医药大学学报，2018，41(9)：709-712.

［2］夏淑洁，李书楠，林雪娟，等.从"因发知受"到中医状态辨识［J］.中华中医药杂志，2020，35(1)：27-30.

［3］夏淑洁，李灿东."因发知受"的思维原理剖析［J］.中国中医基础医学杂志，2020，26(10)：7-9+21.

［4］陈谦峰，李灿东."因发知受"是中医诊断思维的体现［J］.中医杂志，2020，61(11)：1004-1006.

［5］刘利娟，周德生.脑出血中医药临床研究的困境与对策［J］.医学与哲学(B)，2014，35(9)：84-86.

［6］张博，张春红.石学敏院士"醒脑开窍"针刺法临床实践［J］.中华针灸电子杂志，2012，1(2)：1-5.

［7］王玉光，齐文升，马家驹，等.新冠肺炎中医临床特征与辨证治疗初探［J］.中医杂志，2020，61(4)：281-285.

［8］宋琴.升降散临床应用的研究进展［J］.临床合理用药杂志，2019，12(18)：176-179.

［9］李影，刘红宁，邓晓霞，等.试述羌活胜湿汤的临床应用现状［J］.江西中医药大学学报，2017，29(3)：113-114.

［10］何力，沈艳莉.中药辨证治疗外感发热即刻退热效果临床观察［J］.辽宁中医药

大学学报，2015，17(1)：176-178.

[11] 孙思邈. 备急千金要方[M]. 北京：人民卫生出版社，1987.

[12] 岳红梅，曾自珍. 补中益气汤加减联合温针灸治疗脾胃虚寒型胃痛的临床研究[J]. 中华中医药学刊，2020，38(9)：207-209.

[13] 顾植山. 从SARS看五运六气与疫病的关系[J]. 江西中医学院学报，2003(3)：13-16.

第三篇

代表方药的生物信息学/网络药理学分析

中医药凭借有效性、安全性在此次抗 COVID-19 过程中发挥了及时且重要的作用，生物信息学和网络药理学技术可以通过多层次网络图预测中药复方作用于疾病的复杂机制。因此，本篇运用生物信息学和网络药理学分析重点国家方剂和甘肃方剂防治新冠肺炎主要起效成分及关键作用靶点，并以此预测其可能的机制。

第九章

生物信息学/反向对接/网络药理学在中医药研究中的应用

生物信息学和网络药理学的整体性、系统性和注重药物间相互作用的特点与中医药学的基本特点相吻合，符合中医药对疾病本质的认识，本章对二者进行理论阐释，并简述其在中医药研究中的应用。

第一节 生物信息学/网络药理学在中医药研究中的应用

一、生物信息学/网络药理学

（一）生物信息学

生物信息学（Bioinformatics）是生命科学和计算机科学相结合形成的一门学科，其采用计算机技术和信息论方法，对生物信息进行采集、检索、储存、表达、传递、分析和解释，是现代生命科学与信息学、计算机、数学、统计学、物理、化学等学科相互渗透和高度交叉形成的新兴边缘学科。

生物信息学作为系统生物学的关键技术组成，是建立在分子生物学的基础上的，实质就是利用计算机科学和网络技术来解决生物学问题，研究重点主要体现在基因组学（Genomics）和蛋白质组学（Proteomics）两方面，具体就是从核酸和蛋白质序列出发，分析序列中表达的结构功能的生物信息。其应用计算机技术和数学模型等方法对海量生命科学相关的信息进行储存、提取和分析计算，因而又被称为计算生物学，具有解读不同类型数据之间的关联和挖掘海量数据背后所蕴含的生物学规律的优势，研究目标是揭示"基因组信息结构的复杂性及遗传语言的根本规律"，解释生命的遗传语言。从生物信息学研究的具体内容上看，生物信息学应包括这3个主要部分：①新算法和统计学方法研究；②各类数据的分析和解释；③研制有效利用和管理数据的新工具。

（二）生物信息学在中医药研究中的应用

中医药学具有独特的思维方式，其受古代哲学思想的影响和指导，讲究从宏观的角度观察事物，注重整体上的研究，以辨证论治为核心，"故因脉以识病，因病以辨证，随证以施治，则能事毕矣"（南宋陈无择《三因极一病证方论》），因而具有丰富的诊疗信息，并且现代科学研究的成果（活性成分、药理作用、毒性和临床观察结果等方面）的内容都是须要提炼整理的宝贵数据。

以生物信息学的有关理论与方法作为桥梁，将生命科学中最前沿、最热点的研究与中医药联系起来，以信息、系统的观点切入中医药学研究，将有助于深入了解以整体观、辨证论治为核心的中医诊疗规律。

数千年的历史沉淀使传统中医药的信息量浩如烟海，生物信息学的研究热点及方向是知识发现，将中医诊断、辨证和治疗的各种数据集中起来，借鉴当代生物信息技术，充分利用国内外现有的文献信息资源，建立各专业及相关的数据库，可逐步达到中医药文献和信息的数字化。通过对数据进行整理、完善和提高，以及与国际相关数据库（如生物学、有机化学、医学等）的信息网的连接，可高效地获得大量有用的信息，从多层次信息中发掘中医药的科学内涵，将对中医药学的现代化研究具有重要的促进作用。

中医药在生物信息学中的应用首先体现在诊断方面，中医讲究四诊合参，辨证论治，其中舌诊和脉诊是中医辨证的重要客观指标。舌诊仪采用光电转换原理和计算机技术，将舌质或舌苔颜色的判断用三组数码显示出来，进一步基于学习矢量量化神经网络分类器，对舌象分析中的舌色、苔色自动分类，并通过不断技术优化实现舌图像的彩色校正、舌体区域分割、舌质与舌苔特征分析、舌象裂纹分析。根据中医脉象的多信息特征，在超声图像动态分析和识别技术的基础上，将 B 超与柔性传感器结合，构建了脉诊复合信息检测系统，对超声波动态图像、压力脉搏波、光电容积脉搏波和心电图进行信息整合，并通过计算机信息处理技术综合分析，建立了脉象特征分析方法，形成了描述中医脉诊"位数形势"4 种属性的优化解决方案。亦可通过生物信息学技术对证候学进行准确的判断，如根据差异基因表达与证候的相关程度，建立基因表达谱的数学模型，进而探讨相关证候的基因诊断指标和疗效的分子评价，对证候学进行高通量的信息注释。

在治疗方面，主要是运用基因组、蛋白质组、生物信息学等现代先进科技手段来分析中药的复合作用，以"国际通用的医学语言"阐明中药特别是复方中药的作用机制和规律。如在中医临床疗效基础上说明分子机制，深化中药的基因研究，进而发展为中药分子药理学；立足于利用多学科的思路与工具促进中草药研究，基于 DNA 测序、基因预测、亲缘及变异与功能、蛋白质结构预测、生物芯片技术、基因多样性、生物安全、活性成分的药靶和预测活性成分结构、代谢过程的模拟、能量中草药药理等进行药靶与活性成分结构预测、代谢模拟和药理的能量预测，通过中药指纹图谱的信息获取、信息处理和信息挖掘三方面内容的研究，开展指纹图谱信息与药效活性信息相关性研究，实现中药化学指纹图谱向中药药效组分指纹图谱的转化，形成中药组效学研究体系。并通过建立道地中药生物信息数据库、开发生物信息计算方法和分析软件、探索个体用药的生物信息学基础，使"道地"属性具有明确的标准性和可控性。利用生物信息学技术构建疾病的基因网络，识别相应的功能模块，筛选疾病的潜在生物标志物并筛选可能的小分子药物。利用中药分子机制的生物信息学预测中药及复方的分子靶点，探讨作用机制。

随着人类基因组计划的完成，生物信息学的地位显得越来越重要。生物信息学是一门分析科学，更是一种重要的研究开发工具。通过生物信息学的计算处理，能从众多分散的生物学观测数据中获得对生命运行机制的详细和系统的理解，以系统和信息化的视角研究复杂的中医药理论体系，从多层次信息中分析发掘和提取中医药的科学内涵，探讨中医药之诊疗规律，揭示其本质对中医药学的现代化具有重要意义。

（三）网络药理学

网络药理学（network pharmacology）是由英国邓迪大学（University of Dundee）Andrew L. Hopkins 于 2007 年提出的，并阐述为"下一代药物研发新范式"，是建立在高通量组学数据分析、计算机虚拟计算和网络数据库检索基础上的生物信息网络构建、网络拓扑结构分析策略和技术基础上的科学思想和研究策略。网络药理学融合了系统生物学、网络生物学、计算生物学、多向药理学、分子药理学、分子动力学等多学科技术和内容，通过构建和整合"疾病-表型-基因-药物"多层次网络，阐释疾病的发生发展过程、分析药物在网络中与特定节点的相互作用关系，进行药物有效性、毒性、代谢特性的揭示，从改善或恢复生物网络平衡的整体观角度认识药物与人体的相互作用并指导新药发现。

网络药理学具有整体性、系统性的特点，注重网络平衡（或鲁棒性）和网络扰动，包括网络的构建及可视化、网络拓扑属性分析、网络模型预测、生物学功能分析 4 个步骤，主要包括数据库技术、建模及分析技术和实验技术等关键技术。数据库技术包括数据检索、数据提取、数据整合、计算和文献检索；建模及分析技术包括网络构建、关键节点分析、关键模块分析和关键通路分析；实验技术包括分子水平、细胞水平和整体动物水平的实验验证。

目前网络药理学在药理学研究、复杂性疾病机制的揭示和药物的发现、中医药研究、新药创制等方面取得了显著的进展，尤其为传承和发展中医药理论、揭示中药复方科学内涵、发现药物靶标、指导中药新药研发、阐释中医药多靶点、多成分、整体性、系统性的作用机制研究提供了有益的技术支持。

（四）网络药理学在中医药研究中的应用

生命是一个复杂的过程和体系，疾病是由多个彼此之间存在着相互作用和动态变化的基因、蛋白引起的基本生理和病理现象，中医学以整体观、辨证论治、方剂干预为鲜明特色，将复杂的生命系统作为对象，发挥"多成分、多靶点、低亲和力、低选择性"的优势，而网络药理学通过构建"疾病—基因—靶点—药物"网络，对"人体—药物—疾病"之间的复杂关系进行全局、系统、动态的研究，与中医药的整体观和辨证论治观存在一定的共性。

中药复方具有"多成分、多靶点、低亲和力、低选择性"的特点，中药中多种有效成分可作用于多种疾病相关靶点，在治疗多因素/多基因复杂性疾病上具有明显的优势，但也存在复杂的作用途径和机制原理，须要整合中药多成分、多途径、多靶点的整体生物学效应，进而系统阐释药物对人体的调控作用。网络药理学以组学、高通量筛选、分子交换验证及网络分析为工具，以现有的生物学数据库信息（如蛋白网络库、基因网络库、疾病网络库和药物网络库等）为研究对象，将疾病—基因—靶点—药物之间的复杂关系运用专业的可视化网络分析软件，以网络信号的形式表现出来，通过分析网络的拓扑结构、节点、冗余与多向性，来模拟、分析药理作用机制，可从网络层面揭示药物对人体的协同作用，其整体性、系统性和注重药物间相互作用的特点与中药多成分、多途径、多靶点的整体系统调控相一致。

目前中医药网络药理学的研究思路如下：提取经典文献或传统经验形成假说→提取数据库中关于中药成分、靶点、基因、通路、疾病的信息形成节点→使用软件（包括数据挖掘、分子对接技术、药物动力学分析平台、蛋白-蛋白互作网络、聚类分析、数学建模、网络拓扑属性分析技术）计算节点相互关系，构建关联网络模型，模拟药物与人体相互作用情况。研究范围主要集中在基础研究领域，探索疾病与药物潜在的关系，研究对象涉及中医证候学病理机制和单味药、中药配伍、复方、中药单体等的药效机制，模式包括基于药物→基因→疾病（证候）多层次网络的中药疗效机理分析，以及将病证生物分子网络当作靶标预测中药药效物质等，如基于网络的疾病基因预测；基于受体、配体结构及计算机程序学习方法的预测中药靶标；根据计算机模拟预测所得的中药小分子成分和靶点信息组合药-靶网络，使用高通量技术能快速有效地对中药活性成分进行筛选；从基因、分子水平去分析多种药物分子作用于不同靶点、细胞和器官的生物学行为，系统地预测和揭示不同药物分子的作用及机理；将中药的药物配伍细化为有效成分群的配伍，说明中药方剂的配伍规律和网络调节机制，利用有效组分配伍说明中药方剂多成分协同作用和中药整合治疗作用；基于"靶点—药物—疾病"互作网络去分析中药小分子的药理机制，挖掘疾病新靶点，对中药药物重新定位等。

以系统预测、快速发现为特点的网络药理学方法，通过计算与实验、还原与系统、微观与宏观的融合，阐释中医药疗效机理、发现中药药效物质、形成中药研制新策略，进一步促进对中医药特色内涵的理解，加强促进中医学与现代医学融合，推动整个医学生命科学朝向"个体""系统""整体"发展。

二、生物信息学/网络药理学研究方法

（一）构建中药-归经网络

先通过资料将每味中药的归经信息进行查询，再将中药的归经信息进行整理之后通过软件 Cytoscape 3.7.2 进行绘制中药-归经网络。

中药归经信息的整理步骤如下：

在 Excel 表格中根据中药-归经进行整理，文件命名为"归经-1"，然后将中药与归经进行归类，文件命名为"归经-2"。

Cytoscape 3.7.2 软件绘制网络图的步骤如下：

第一步：打开 Cytoscape 3.7.2 软件，点击 File—Import—Network from File System(Ctrl+L)输入归经-1 的文件，点击 OK。

第二步：点击 File—Import—Table from File 输入归经-2 的文件，点击 OK。

第三步：在 Select 栏目中点击加号(+)—Column Filter—Node：Type，在下方的方框中输入归经-2 中的分类编号，如：A/B，选中的部分会变成黄色。

第四步：在 Layout 栏目中选择 Settings—Layout Algorithm 选择布局的类型，下面的方框中输入数字可以调整布局的大小，最后点击 Apply Layout 完成布局的设置。

第五步：在 Style 栏目下方可以根据自己的需要设置网络节点的 Height(高度)、Width(宽度)、Shape(形状)、Fill Color(颜色)、Label Front Size(节点字

体的大小)等。

第六步：将中药-归经网络图在软件中构建好之后，调整图片的大小(确保整个图形都出现在该软件中)，最后点击下面的输出箭头 Export as Image—Export File Format：PNG—Save Image as：选择保存路径—Image Size—Zoo(%)：100%—units：pixels，完成中药-归经网络图的构建。

(二)建立化合物靶点数据库

通过中药系统药理学数据库和分析平台(Traditional Chinese Medicine Systems Pharmacology Database and Analysis Platform，TCMSP，http://tcmspw.com/tcmsp.php)以及中药分子机制的生物信息学分析工具(a Bioinformatics Analysis Tool for Molecular mechANism of Traditional Chinese Medicine，BATMAN-TCM，http://bionet.ncpsb.org/batman-tcm/)中分别以中药名为关键词，检索中药中所含的化合物和靶点，将两个数据库中查找的化合物靶点整合到一起，删除重复的靶点与化合物，最后完成化合物靶点数据库的构建。

在 TCMSP 中查询化合物与靶点的步骤如下：

第一步：在搜索框内输入中药的名称，点击 Search，再点击蓝色的拉丁文链接，设置分别设置 OB 值≥30%，DL 值≥0.18。

第二步：将筛选后的化合物信息复制到 Excel 表格中，再点击化合物的蓝色链接，将该化合物的相关靶点复制到 Excel 表格中，如果该化合物没有相关靶点，则在后面标注 NA，表示该化合物没有相关的靶点。其他化合物以此类推。

第三步：将所有中药的化合物靶点搜集完之后，在 UniProt(https://www.uniprot.Org/)数据库中将 Target 名称复制到搜索栏，点击 Search，选择黄色图标，基因来源为人类(human)，将基因的名称缩写(加粗部分)与 UniProt ID(字母与数字组合)复制到 Excel 表格中，完成化合物靶点数据库的构建。

在 BATMAN-TCM 中查询化合物与靶点的步骤如下：

第一步：打开网站，在首页中的 Please input the interested TCM 栏目中的 Select input type 中选择 Herb or Herb list，然后在下面方框中输入中药名称的拼音/拉丁名/英文名。

第二步：在 Parameters setting 栏目中设置 Score cut off>20 值和 Adjusted P-value<0.01 值。

第三步：在 Now start to predict and analyze 栏目中点击 Start 开始搜索。

第四步：等待进度条到 100%之后，点击 Download all the target prediction

results，完成结果的下载。

第五步：将下载的 txt 文件转换成 excel 文件，根据靶点后面括号中的数值筛选大于 20 的靶点，在 UniProt 数据库将查询靶点的 UniProt ID，最后进行整理。

（三）构建化合物靶点网络图

将化合物靶点数据库中的化合物和靶点进一步整理，按照中药-化合物，化合物-靶点的顺序整理成两列数据，文件命名为"网络构建-1"，然后将网络构建-1 中的所有中药、化合物、靶点复制到"网络构建-2"文件中，删除重复值，整理成一列数据，并在第二列中以 A、B、C 将中药、化合物、靶点进行归类。中药化合物靶点网络图的构建方法在 Cytoscape 3.7.2 软件中完成，具体操作与中药-归经网络构建相同。

（四）疾病靶点搜集与整理

1. 疾病靶点查询

在 GeneCards、NCBI 以及 CTD 数据库中以"COVID-19"为关键词搜索到的新型冠状病毒靶点整理在一起，删除重复靶点，作为新冠肺炎疾病靶点。查询步骤如下：

打开 GeneCards 数据库（https://www.genecards.org/），在 Keywords 栏目中输入 COVID-19，点击搜索，将搜索结果中的 Symbol 栏目复制到 Excel 表格中，完成在 GeneCards 数据库中的查询。

打开 NCBI 数据库（https://www.ncbi.nlm.nih.gov/），在 All Databases 栏目中输入 COVID-19，点击搜索，再点击 Gene 栏目中的蓝色方框，将基因名称复制到 Excel 表格中，完成在 NCBI 数据库中的查询。

打开 CTD 数据库（http://ctdbase.org/），点击 Search—Gene Query—Disease 输入 COVID-19—Curated—Search，将蓝色加粗部分复制到 Excel 表格中，完成在 CTD 数据库中的查询。

2. 发热疾病靶点查询

与查新型冠状病毒的靶点类似，在 NCBI、CTD、OMIM、TTD 数据库中以"fever"为关键词搜索，将搜索到的靶点整理，删除重复的靶点，作为发热疾病的靶点。查询步骤如下：

NCBI 和 CTD 数据库中查询的方法与新型冠状病毒靶点查询一致。

打开 OMIM 数据库（https://www.omim.org/），在搜索栏输入 Fever，点击搜索，然后再点击 Gene Map Table，将搜索结果中的 Gene/Locus 栏目中的结

果复制到 Excel 表格中,完成在 OMIM 数据库中的查询。

打开 TTD 数据库(http://db.idrblab.net/ttd/),在搜索栏目中输入 Fever,点击搜索,将 Target Name 栏目括号中的内容复制到 Excel 表格中,完成在 TTD 数据库中的查询。

3. 肺、心及脾、肾损伤疾病靶点查询及共有靶点分析

在 OMIM、TTD、CTD、NCBI 数据库中,分别以"Acute lung injury""Myocardial injury""Spleen injury""Kidney injury"为关键词检索各脏器损伤的靶点,将检索到的各脏器损伤靶点删除重复靶点,得到各脏器伤的靶点。检索方法与新型冠状病毒和发热靶点相同。

然后将检索到的各脏器损伤的靶点与代表处方中的靶点在 Omicshare Tools (http://www.omicshare.com/tools/index.php/)中的"韦恩图"进行映射,得到各脏器损伤与处方的共同靶点。

Omicshare Tools 在线软件"韦恩图"的映射步骤如下:

第一步:先将各脏器损伤的靶点与处方的整理到同一 txt 文件中(最多可整理六项内容)。

第二步:登陆 Omicshare Tools,在云平台找到韦恩图,上传前面保存的文件,点击提交,等任务完成之后刷新任务,点击预览,下载 png 格式的图片。

4. 免疫损伤靶点查询及共有靶点分析

在 OMIM、TTD、CTD、NCBI 数据库中以"immune injury"为关键词搜索免疫损伤的靶点,将得到的靶点删除重复值,最后得到免疫损伤的靶点。免疫损伤靶点的查询与处方共有靶点的操作方法与 3 相同。

5. SARS 靶点查询及共有靶点分析

在 OMIM、TTD、CTD、NCBI 数据库中以"SARS"为关键词搜索免疫损伤的靶点,将得到的靶点删除重复值,最后得到 SARS 的靶点。SARS 靶点的查询与处方共有靶点的操作方法与 3 相同。

(五)代表方对细胞炎症因子风暴靶向分析

首先根据文献调研查询与 COVID-19 有关的炎症因子,然后在代表方中查询与上述炎症因子对应的靶点与化合物,并标注代表方中与炎症因子有关的靶点与化合物出现的次数,即靶向次数。靶向次数越高说明该方对 COVID-19 的炎症因子风暴作用效果越好。

（六）GO 和 KEGG 富集分析

1. GO 富集分析

第一步：将处方中的基因名删除重复项，文件保存为 txt 格式，然后打开 string（https://string-db.org/cgi/input.pl）网站，选择 multipe proteins，将保存的 txt 文件上传，基因来源选择人类（Homo Sapiens），点击 Search。

第二步：点击 Settings—minimum required interaction score：highest confidence（0.9000）—display simplifications：hide disconnected nodes in the network—update。

第三步：点击 Exports—download TSV。

第四步：将第一步下载的 TSV 文件导入到 Cytoscape 3.7.2 软件中进行分析，Tools—Network Analyzer—Network Analysis—Analyze Network—Treat the network as undirected—OK。点击输出箭头 Export Table to File—选择保存路径—OK，完成文件的下载。

第五步：将导出的表格按照 Betweenness Centrality 与 Degree 分别高于平均值进行筛选，保存筛选后的结果，得到处方的关键靶点。

第六步：将关键靶点按照第一步的方法重复操作，将下载的 TSV 文件导入到 Cytoscape 3.7.2 软件中，按照中药-归经网络中的操作方法绘制关键靶点 PPI 网络。

第七步：在 UniProt 中查询关键靶点的 UniProt ID，进入到 DAVID（https://david.ncifcrf.gov/）网站，选择 Gene ID Conversion—输入关键靶点的 UniProt ID 或者以文件形式上传—UniProt accession—Gene List—Submit List，点击 Gene_Ontology—下载 BP、CC、MF 数据，Pathways—下载 KEGG 数据。

第八步：将下载的 GO 数据在作图软件中根据 Term、Count 和 P-value 分别绘制 BP、CC、MF 的柱状图。

2. KEGG 富集分析

第一步：打开 KOBAS 3.0（http://kobas.cbi.pku.edu.cn/kobas3）软件，在 Gene-list Enrichment—Input—type：UniprotKB AC—Species：Homo sapiens（human）—输入关键靶点的 UniProt ID，在 Datebase 中只选择 KEGG Pathway，点击 Run，下载 KEGG 的数据。

第二步：将 David 数据库中下载的 KEGG 数据中的前 20 条保留结果。将前 20 条结果的 Term、Count、P-value 三列数据保存到 KEGG 作图数据中，将第一步中下载的 KEGG 结果中与 David 数据库下载结果对应 Term 的 Background number 也保存到 KEGG 作图数据中，文件保存为 txt 格式，完成

KEGG 作图数据的准备。

第三步：在 Omicshare 平台找到高级气泡图，输入源文件：第二步中保存的文件；输入文件类型：type 1；参数：P-value；顺序：p/q 值从小到大；类型：KEGG，点击提交。

第四步：在我的任务栏中刷新任务状态，点击下载，完成 KEGG 高级气泡图的绘制。

三、方法模式图的构建

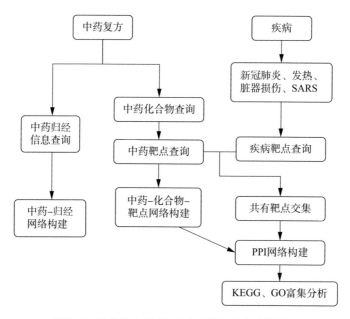

图 9-1　生物信息学/网络药理学方法构建模式图

第二节　反向对接/网络药理学在中医药防治 COVID-19 中的应用

一、反向对接/网络药理学在中医药研究中的进展

（一）反向对接

随着结构生物学与计算化学的发展，基于计算机辅助设计的药物发现过程逐渐为人们所重视。与传统药物筛选过程相比，计算机辅助药物设计从理

论出发，避免传统药物筛选过程中的盲目性并能进行直观的设计，它的出现极大地节省了资本，加快了新药开发的进程。2001 年反向分子对接（inverse docking）概念的提出，无疑为药物靶点发现掀起了一场新的革命。反向分子对接技术是基于分子对接技术之上，是分子对接技术的逆向思考，它以小分子或者化合物作为探针，在具有三维结构的靶点数据库内进行对接，通过空间匹配和计算小分子与靶点之间的能量，对小分子化合物作用靶点进行筛选，从而预测药物作用的潜在靶点。反向分子对接技术基于"锁钥模型"，在一组与临床相关的大分子靶标结合腔中插入小分子药物配体，根据结合紧密程度对靶标蛋白质进行排名。锁钥模型原理是 E. Fisher 于 1894 年提出并最早应用于解释受体与配体作用的理论模型，它认为配体和受体之间通过几何匹配和能量匹配而相互识别。突出除空间构象上要相互匹配之外，二者间的相互作用还应满足能量匹配，即所谓的互补匹配原则——配体与受体二者要在空间立体结构、静电作用、范德华力作用、氢键及疏水作用等各方面互补匹配反向对接以药物小分子或者化合物作为探针，在已知的靶点数据库里面搜索可能与之结合的生物靶点大分子，通过空间和能量匹配相互识别形成复合物，鉴定药物潜在的作用机制以及副作用或者配体的分子靶标。

采用反向对接和生物技术进行靶点识别的主要步骤是：筛选出所有能够与生物学活性明确的小分子化合物相互匹配的蛋白质；分析这些蛋白质并根据一定的算法筛选出候选靶点；通过生化或细胞实验验证靶点；测定给定小分子化合物与蛋白质形成的复合物的结构，在原子水平上验证对接的存在。整个过程需要大量结构已知的蛋白质。蛋白质结构通常来自蛋白质数据库。反向分子对接技术须要在数据库中搜索相应的小分子及生物大分子的分子结构。搜索相关文献，得知小分子结构数据库包括中药小分子数据库（TCM Database@ Taiwan、CNPD、CHCD、CHDD、BPCD、TCM – ID、TCM – PCD、CHMIS – C、GPNDBTM、CEMTDD、CVDHD、Chem–TCM）及其他小分子结构数据库（Pub-Chem、ZINC、DrugBank、NIH、NCGC Pharmaceutical Collection、World Drug Index、ChEMBL Database）等。疾病相关靶点数据库（PDTD、PDB、TTD、Binding-DB、KiBank、AffinDB、MMDB、TargetBank、sc–PDB、PDBbind、RELI–BASE）等。其中数据库 PDTD（蛋白质药物靶标数据库）具有已知 3D 结构的药物靶点，可在 http://www.dddc.ac.cn/pdtd/上在线获取；PDB（蛋白质数据库）包含 7 万多个蛋白质结构信息，该数据库可在 http://www1.rcsb.org/访问；TTD（治疗靶标数据库）可在 http://db.idrblab.net/ttd/访问。

反向对接的显著优点是可以发现与活性已知化合物产生作用的所有靶点，

即药理作用的靶点和引起毒副作用的靶点，前提条件是靶点数据库涵盖了所有可能的靶点。然而，反向对接也存在许多不足。首先，蛋白质数据库收录的蛋白质不可能涵盖所有疾病相关基因组的蛋白质信息。其次，对接没有考虑蛋白质的柔性，而且很多蛋白质并不能通过 X 射线单晶衍射来确定结构。再次，对接的准确性还有待提高。因此，反向对接所采用的算法须要改进，相关程序须要优化，相关的蛋白质数据库须要不断更新。

（二）反向对接在中医药研究中的进展

网络药理学与多向药理学等新兴学科的出现迫使科学家们重新认识与探索已有药物新的作用机制。药物靶点的预测对阐释药物分子作用机制和老药新用等领域都具有重大意义。反向对接技术也逐步成为中药现代化研究的有力工具，将一个小分子药物对接在一组临床相关大分子靶标的潜在结合腔中，通过对结合特征的详细分析，根据结合紧密程度对靶标进行排名，从而鉴定潜在的可能与其作用机制或副作用相关药物的新分子靶标。近年来，为了探索中药的作用机制、筛选中药有效成分以及寻找药物作用于疾病的靶点，反向分子对接技术被广泛运用并取得了瞩目的成绩。临床上少用单味中药而多用复方治疗疾病，很难判定发挥疗效的是单味中药还是多味中药的协同作用，基于中药成分复杂性、多样性的特性，阐明中药发挥疗效成分的作用机制须要用更精确的科学数据。反向分子对接技术很好地解决了这一难题，"多靶点-单配体"对接模式根据空间和能量匹配，小分子化合物与生物大分子相互识别形成分子复合物，从而预测药物潜在作用靶点、药物潜在的作用机制、新药毒性及副作用，以及中药复方作用机制，节约成本和时间。

反向对接技术是预测中药潜在靶点的有效手段，在中药治疗心血管疾病靶点预测方面的应用，在心血管疾病治疗用药方面，中药发挥着不可忽视的作用，但是作用靶标尚不明确，反向对接技术为药物潜在靶点的预测提供了新思路。李姣等采用反向分子对接技术和网络药理学分析得出 HMOX1、F2、ALB、REN 和 CASP3 等可能是吴茱萸次碱的关键作用靶点。吴茱萸次碱可能是通过作用于这些靶点参与调控血管内皮生长因子（VEGF）、丝裂原活化蛋白激酶（MAPK）、HIF-1 等信号通路。吴茱萸次碱是一个潜在治疗心血管疾病的候选药物。有研究为了探讨丹酚酸 B 对阿霉素诱导心肌细胞毒性的保护作用及其可能的作用靶标蛋白，运用 PharmMapper 进行反向对接，预测相关作用靶点，用 AutoDock 做正向对接以验证反向对接结果，得出结论丹酚酸 B 对阿霉素诱导的心肌细胞有一定保护作用，作用靶点可能是调控丝裂原活化蛋白激酶磷酸酶 12 和 DNA 拓扑异构酶 2。在中药抗肿瘤靶点预测方面的应用，赵松峰等利用反向分子对接技术和网络药理学分析方法，建立臭椿酮抗肿瘤的"化合物—靶标—通路—疾病"网络，得出结论臭椿酮有望作为治疗前列腺癌、非小细胞肺癌、胶质瘤、黑色素瘤等多种肿瘤的一个新的潜在药物。

药物的毒副作用在新药的筛选中起着决定性的作用，研发的新药是否上市及上市的药物是否被撤市，取决于该药物的不良反应，基于反向分子对接技术高效的靶点预测能力，可用于化合物毒副作用机制的预测研究作用，反向对接技术可以快速地预测出药物的毒副作用，有利于降低药物研发的成本，减少新药研发的时间。Chen YZ 等运用 INVDOCK 对数据库中与毒性和副作用相关的蛋白靶标进行自动搜索，对阿司匹林、青霉素、布洛芬等药物的 3D 结构进行对接，发现了这些药物的毒副作用。

反向对接技术靶点预测联合网络药理学分析，可帮助阐明中药复方作用的潜在机制中，李跃文等通过构建香丹注射液主要活性成分-作用靶点网络和蛋白相互作用网络，对靶点涉及的功能和通路进行分析，探讨其多成分-多靶点-多通路治疗冠心病的作用机制。依据反向分子对接服务器（PharmMapper）预测香丹注射液活性成分的靶点，得出结论，香丹注射液主要活性成分作用于 PPAR、补体和凝血级联、缺氧诱导因子 l、雌激素等信号通路，通过抗炎、抗凝、抗缺氧、抗凋亡和调节激素等作用治疗冠心病。

二、反向预测/网络药理学方法概述

（一）中药化合物结构信息收集

1. 通过中药系统药理学数据库和分析平台（TCMSP，http://tcmspw. com/tc-msp. php）及中药综合数据库（Traditional Chinese Medicine Integrated Database，TCMID，http://119. 3. 41. 228:8000/tcmid/）等数据库收集复方中各药味的化合物。

2. 获取化合物结构的简化分子线性输入规范，即 SMILES 编码。通常有以下两种获取方法：

（1）在 TCMSP（https://tcmspw. com/tcmsp. php）数据库中通常会检索到化合物的 Pubchem Cid，点击即可直接链接进入 Pubchem（https://pubchem. ncbi. nlm. nih. gov/）数据库，在 Names and Identifiers 部分可获取到 Canonical SMILES。

（2）若已经获得相应化合物的 MOL2 文件，可直接导入 Pubchem（https://

pubchem. ncbi. nlm. nih. gov/)数据库，进行格式转化获取 SMILES 编码。

（二）中药化合物靶点反向预测

中药化合物与特定靶点结合，通过调节靶点相应的生物学功能，使药物发挥治疗疾病的作用。通常可用于化合物靶点预测的数据库有 PharmMapper、Swiss Target Prediction、SEA、STITCH 等。依据分子相似性原理，预测化学成分的作用靶点，是化合物作用靶点预测的有效方法。本书中采用 Swiss Target Prediction 在线分析工具（http://www. swisstargetprediction. ch），预测方中非直接阻断药味的作用靶点，并将概率值大于 0.5 的生物大分子作为该成分的潜在有效靶点（如须提高靶点预测的富集度，也会有将概率值标准提高至≥0.7 或 0.9）。具体操作方法是：将已转化好的 SMILES 编码导入 Swiss Target Prediction，设置属性为"Homo sapiens"，点击 predict targets 即可进行靶点预测，结果以 CSV 格式下载。

须要补充的是，在利用 Swiss Target Prediction 预测之前，通常要依据口服生物利用度（OB）和类药性（DL）两个参数对医方成分进行筛选，选择方中成药性较高的成分用于靶点预测。通常选择 OB≥30%、DL≥0.18 的成分，对于数据库没有 OB 和 DL 数据的化合物，用 Lipinski 规则进行筛选。

（三）中药-成分-靶点网络分析

基于复方化合物潜在作用靶点，在 Cytoscape 中构建药味-成分-靶点网络，依据活性成分-作用靶点网络的中心性参数分析的主要有效成分和关键靶点。中心性（centrality）是生物网络中任意节点在整个网络中所在中心的程度，度值（degree）是在网络节点中心性指标。节点度值越大这个节点的中心性越高。

（四）靶点蛋白互作网络构建

利用 STRING 数据库对靶点的蛋白间相互作用（PPI）进行分析，将靶点信息导入 STRING 数据库，物种选择"Homo sapiens"，通常设定将蛋白互作综合得分（high confidence）>0.7 作为筛选条件从而得到靶点的 PPI 信息，最后将得到的 PPI 信息导入 Cytoscape，得到 PPI 网络图。

研究流程图见图 9-2、图 9-3。

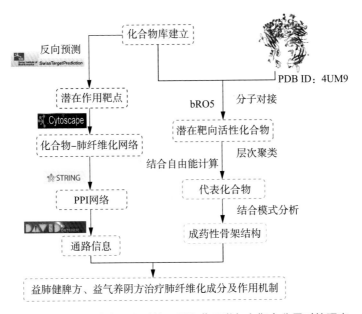

图 9-2　益气健脾方反向对接、网络药理学与多靶点分子对接研究

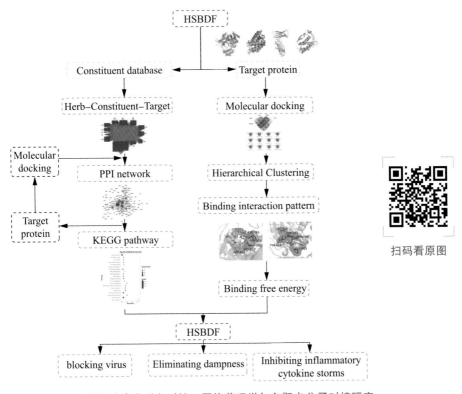

扫码看原图

图 9-3　化湿败毒方反向对接、网络药理学与多靶点分子对接研究

参 考 文 献

［1］Hopkins A L. Network pharmacology［J］. *Nature Biotechnology*，2007，25(10)：1110-1111.

［2］Hopkins A L. Network pharmacology：the next paradigm in drug discovery［J］. *Nature Chemical Biology*，2008，4(11)：682-690.

［3］陈铭. 生物信息学［M］. 2版. 北京：科学出版社，2015.

［4］Chen YZ，Zhi DG. Ligand-protein inverse docking and its potential use in the computer search of protein targets of a small molecule［J］. *Proteins*，2001，43：217-226.

［5］Jorgensen W L. Rusting of the lock and key model for protein-lig-and binding［J］. *Science*，1991，254(5034)：954.

［6］戴恩来. 中西医结合导论［M］. 2版. 北京：中国医药科技出版社，2019.

第十章

全国代表方的生物信息学/网络药理学分析

中医对"疫"病已有上千年的认识，本次疫情以来，中医方药显示了独特的优势，现代医家结合古籍记载及临床研究对本病防治进行积极的理论探索，本章重点对麻杏石甘汤、荆防败毒散两个"全国方"进行生物信息学/网络药理学机制分析，为预防及治疗 COVID-19 提供理论参考。

第一节 麻杏石甘汤

麻杏石甘汤始载于《伤寒论》，由麻黄、杏仁、甘草、石膏四味中药组成，为治疗肺系病证的经典名方，临床常用于感冒、上呼吸道感染、急性支气管炎、肺炎、支气管哮喘、麻疹合并肺炎等疾病。因此，针对 COVID-19 的发热、乏力、干咳及呼吸道症状具有一定治疗作用。龚新月等发现，麻杏石甘汤主要适用于轻型与普通型的治疗，屈云飞等对 40 例普通型新冠肺炎患者在常规治疗基础上联合应用中药麻杏石甘汤加减治疗后，可显著降低 IL-6 及超敏 C 反应蛋白水平，有助于新冠肺炎及全身炎症的控制，提示麻杏石甘汤加减可明显提高普通型新冠肺炎患者的临床疗效。

此外，影像学数据显示肺部是 SARS-CoV-2 入侵的主要靶器官，同时伴有心肌损伤的发生，主要表现为心悸、胸闷等症状，并可见心电图、心肌酶谱、心功能等的改变，提示肺心损伤是 COVID-19 重要的并发症。因此，本部分采用网络药理学方法预测麻杏石甘汤对 COVID-19 所致肺心损伤的干预作用及机制，以期为其合理有效地应用于相关病症提供科学依据。

一、麻杏石甘汤治疗新冠肺炎肺心损伤的中医理论基础

新冠肺炎是由新型冠状病毒（SARS-CoV-2）感染引起的，以发热、乏力、干咳为主要表现，具有强烈的传染性和流行性。根据影像学数据显示肺部是 SARS-CoV-2 入侵的主要靶器官，COVID-19 患者 CT 影像具有双

下肺、外周分布为主、病变多发、以磨玻璃影、实变影及网格索条影为主的特征，并具有随着病程进展，病变密度增加、网格索条影增加及恢复期病变变淡或遗留局部纤维灶的规律。COVID-19 患者除了典型的呼吸系统表现外，同时伴有心肌损伤的发生，主要表现为心悸、胸闷等症状及心电图、心肌酶谱、心功能等改变，提示肺心损伤是 COVID-19 重要的并发症。

研究表明，SARS-CoV-2 与 SARS-CoV 相同，均以 ACE2 为受体感染上皮细胞，ACE2 在肺脏大多表达与Ⅱ型肺泡细胞，而Ⅱ型肺泡细胞中 ACE2 的大量表达可能导致 COVID-19 患者的肺损伤。当病毒侵入人体时，激活病原性 T 细胞，释放包括粒细胞-巨噬细胞集落刺激因子（Granulocytemacrophage Colony Stimulating Factor，GM-CSF）、白细胞介素 6（interleukin，IL-6）等促炎因子。GM-CSF 又进一步激活 $CD14^+$、$CD16^+$炎症性单核细胞，从而释放更多的 IL-6 和其他炎症因子，形成炎症风暴。在短时间内对组织、器官造成严重的病理损伤，最终导致患者多器官功能衰竭乃至死亡。其中 IL-6 是新冠肺炎中诱发炎症风暴发生的一个关键因子。因此，通过抑制 IL-6 的表达，理论上可以阻断炎症风暴的发生，防止部分新冠肺炎患者的病情进一步加重。

麻杏石甘汤方中麻黄辛温，宣肺平喘，解表散邪。《本草正义》曰："麻黄轻清上浮，专疏肺郁，宣泄气机，是为治外感第一要药。虽曰解表，实为开肺，虽曰散寒，实为泄邪。风寒固得之而外散，即温热亦无不赖之以宣通。"石膏辛甘大寒，清泄肺热以生津。二药配伍，一以宣肺为主，一以清肺为主，既能宣散肺中风热，又能清宣肺中郁热，共为君药。石膏用量倍以麻黄，使宣肺而不助热，清肺而不留邪，肺气肃降有权，喘急可平。杏仁苦温，宣利肺气以平喘，是为臣药，配麻黄宣降相因、助石膏肃清协同。甘草既能益气和中，又与石膏合而生津止渴，防石膏寒凉伤中，更能调和于寒温宣降之间，是为佐使药。四药合用，共奏辛凉宣肺、清热平喘之功，如表 10-1。

表 10-1 麻杏石甘汤各药的性味归经、功能主治

药名	性味	归经	功效	主治
麻黄	味辛、微苦，性温	肺、膀胱	发汗解表宣肺平喘利水消肿	外感风寒等表实证、喘咳证、水肿兼有表证
杏仁	味苦，性微温，有小毒	肺、大肠	降气止咳平喘润肠通便	咳嗽气喘、肠燥便秘
石膏(生)	味辛、甘，性大寒	肺、胃	清热泻火除烦止渴	温病邪在气分等实热亢盛之证，肺热所致的咳嗽痰稠、发热，胃火上炎所致的头疼、牙龈肿痛，疮疡溃而不敛
甘草	味甘，性平	心、肺脾、胃	补脾益气润肺止咳缓急止痛缓和药性	脾胃虚弱、咳嗽气短、痈疽疮毒脘腹或四肢挛急作痛、调和百药

二、麻杏石甘汤的中药-归经网络

根据麻杏石甘汤的每味中药的归经信息，构建麻杏石甘汤的中药-归经网络，见图 10-1。根据中药归经网络可以看出，麻杏石甘汤中药归经网络中连接度最大的为肺，度值为 4，其次是胃，度值为 2。其中，绿色节点代表中药，红色节点代表归经。

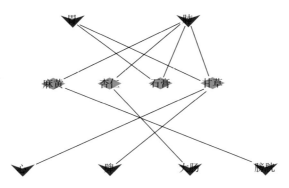

图 10-1 麻杏石甘汤中药-归经网络图

三、麻杏石甘汤靶标与活性化合物筛选与炎症因子的作用

利用 TCMSP 以及 BATMAN 检索麻黄、杏仁、甘草、石膏的化合物及靶点，删除重复项后，最后得到麻杏石甘汤的化合物共 327 个，靶点 2722 个。具体见表 10-2。

表 10-2　麻杏石甘汤各药的活性化合物与靶点数目

数据库中的中药名称	化合物数	靶点数
麻黄	125	1391
甘草	156	832
杏仁	43	496
石膏	3	3

其中与 COVID-19 相关的细胞炎症因子，主要有 7 个炎症因子，分别为 IL6、IL10、IL1β、CRP、IL2、CXCL10、TNFα。见表 10-3。

从表中可以看出麻杏石甘汤可以作用于 COVID-19 的炎症因子，并且每个炎症因子对应多个中药与化合物，提示麻杏石甘汤可能对 COVID-19 的细胞炎症因子风暴有抑制作用，减轻 COVID-19 所造成的肺心损伤。

表 10-3　炎症因子的作用频数

炎症因子	炎症因子作用频数	中药	化合物
IL6	15	甘草	Quercetin、Urea、Tetrahydropalmatine
		麻黄	Quercetin、luteolin、Pseudoephedrine、Ethanol、Carvacrol、Thymol、D-Pseudoephedrine、Ephedrine、1-Octanol、Hexanol、N-Triacontanol
		石膏	Interleukin-6
IL10	23	甘草	3-Methyl-6, 7, 8-Trihydropyrrolo［1, 2-A］Pyrimidin-2-One
		麻黄	Pseudoephedrine、Decanoic Acid、Dodecanoic Acid、Heptan-oic-Acid、Hexadecanoic Acid、Lauric Acid、Nonanoic Acid、Octadecanoic Acid、Pentadecanoic Acid、Tetradecanoic Acid、Piperitone、Carvacrol、Thymol、6-Methyl-5-Hepten-2-One、Alpha-Ionone、Beta-Ionone、Dihydro-Beta-Ionone、Styrene、D-Pseudoephedrine、Ephedrine
		杏仁	Terpinyl Acetate、Arachidic Acid

续表

炎症因子	炎症因子作用频数	中药	化合物
IL1β	22	甘草	Quercetin、Tetrahydropalmatine
		麻黄	Quercetin、D-Norpseudoephedrine Pseudoephedrine、Carvacrol、Thymol、Alpha-Pinene、Alpha-Terpinolene、Beta-Pinene、Gamma-Terpinene、Limonene、Myrcene、Sabinene、D-Pseudoephedrine、Ephedrine、Alpha-Linolenic Acid、Linoleic Acid、Linolenic Acid
		杏仁	Terpinolene、1-Nonene
		石膏	Interleukin-1beta
CRP	21	甘草	Quercetin、3-Methyl-6, 7, 8-Trihydropyrrolo［1, 2-A］Pyrimidin-2-One
		麻黄	Quercetin、2, 4-Decadienal、2-Methyl-2-Butenal、Safranal、Trans-2-Nonenal、Beta-Cyclocitral Piperitone、Carvacrol、Thymol 6-Methyl-5-Hepten-2-One、Alpha-Ionone、Beta-Ionone、Dihydro-Beta-Ionone、Dibutyl Phthalate、Dimethyl Phthalate、Isobutyl Benzoate、Methyl Benzoate
		杏仁	｜E｜-2-Nonenal、Citral
IL2	12	甘草	quercetin
		麻黄	Quercetin、luteolin、D-Norpseudoephedrine、Norephedrine、Norpseudoephedrine、Pseudoephedrine、3, 4-Dimethyl-5-Phenyloxazolidine、D-Pseudoephedrine、Ephedrine、Methylpseudoephedrine、N-Methylephedrine
CXCL10	2	甘草	quercetin
		麻黄	Quercetin
TNFα	1	石膏	Tumornecrosisfactor

四、麻杏石甘汤-疾病共同靶点交集

通过 Omicshare 在线绘图软件将"麻杏石甘汤-急性肺损伤、心肌损伤"的共同作用靶点整合分析制作韦恩图，得到共同靶点 189 个，如图 10-2 所示。其中有 98.5% 的急性肺损伤靶点与麻杏石甘汤的靶点相同，5.8% 的心肌损伤靶点与麻杏石甘汤的靶点相同。

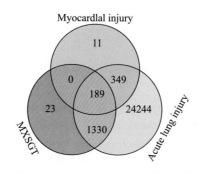

图 10-2　麻杏石甘汤-肺心损伤共同靶点

五、关键靶点 PPI 网络的构建

通过筛选靶点相互作用的 degree 值筛选，得到 30 个关键靶点，如图 10-3 所示。这些靶点分别为 INS、AKT1、IL6、ALB、VEGFA、TNF、MAPK3、TP53、CCL2、MAPK1、IL10、IL1B、PTGS2、MMP9、EGFR、MAPK8、TLR4、NOS3、STAT3、ICAM1、PPARG、VCAM1、IGF1、CRP、APP、MMP2、FGF2、CXCR4、LEP、EDN1，这 30 个靶点可能是麻杏石甘汤在干预 COVID-19 造成的肺心损伤中发挥关键作用。

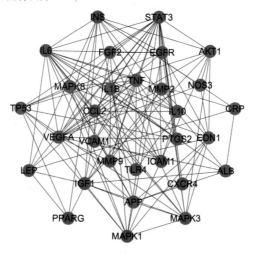

图 10-3　关键靶点 PPI 网络图

六、麻杏石甘汤的 GO 分析与 KEGG 分析

将麻杏石甘汤中所有靶点与肺心损伤靶点中交集得到的 189 个共同靶点使用 Omicshare 中的 GO 分析（P<0.05）得到分生物过程（BP）2047 条、细胞组

成(CC)28 条、分子功能(MF)50 条，其中 BP 主要与活性氧代谢过程的调控、氧化应激反应、活性氧代谢过程、肌肉细胞增殖等有关；CC 主要涉及膜区、血小板 α 颗粒腔、RNA 聚合酶 Ⅱ 转录因子复合物等有关；MF 主要与受体配体活性、细胞因子活性、细胞因子受体结合、病毒受体活性、MAP 激酶活性、蛋白酶结合等有关。具体见图 10-4。

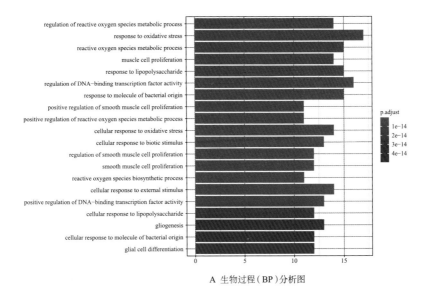

A　生物过程(BP)分析图

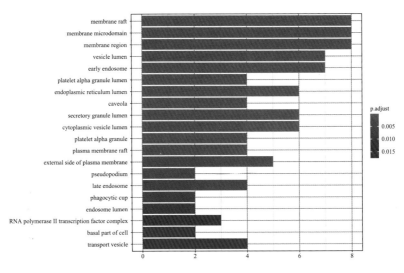

B　细胞组成(CC)分析图

图 10-4　GO 富集分析

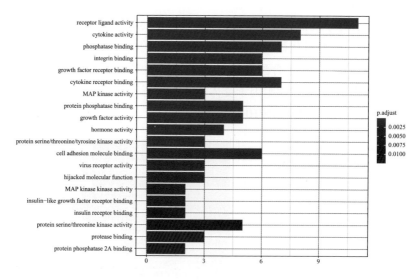

C 分子功能（MF）分析图

图 10-4（续）

KEGG 分析（$P<0.05$）共富集到 149 条通路，主要与 HIF-1 信号通路、肿瘤坏死因子信号途径、IL-17 信号通路、MAPK 信号通路、C 型凝集素受体信号通路等有关；根据 P 值大小选取前 20 进行可视化处理，如图 10-5 所示。气泡大小表示富集在该条目上的基因个数，气泡越大，表示富集在该条目上的基因个数越多；气泡颜色表示 P 值，气泡越红，表示该条目的 P 值越小。

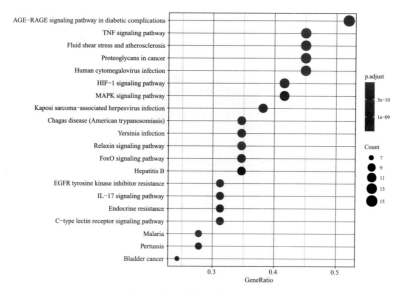

图 10-5　KEGG 分析气泡图

综上所述，麻杏石甘汤共 4 味中药，其中有 4 味归肺经，2 味归胃经，1 味归心经。共有 327 个化合物和 2722 个对应靶点。麻杏石甘汤的靶点与 COVID-19 有 7 个相同的炎症因子，每个炎症因子对应多个化合物。将麻杏石甘汤的靶点与肺心损伤靶点交集之后得到 189 个靶点，筛选得到关键靶点 30 个。KEGG 通路富集得到 149 条通路。GO 富集分析得到 2125 个条目，主要涉及生物过程(BP)2047 条，细胞组成(CC)28 条，分子功能(MF)50 条。

第二节 荆防败毒散

在《儿童新型冠状病毒感染诊断、治疗及预防专家共识(第一版)》及多个省份的儿童中医治疗方案中，荆防败毒散(JFBDS)作为早期疫毒袭表证的推荐处方，其为明·张时彻《摄生众妙方》所记载的方剂加减而成，具有发汗祛风、胜湿解表的功效，由荆芥、茯苓、前胡、防风、独活、川芎、羌活、柴胡、桔梗、陈皮、枳壳、甘草组成。现代临床应用显示，荆防败毒散具有解表退热功效，可缓解鼻塞、流涕、咽痒及咳嗽等其他上呼吸道症状，并具有良好抗病毒作用，因此，适用于 COVID-19 早期之疫毒袭表证。本部分从中药药性、功效、药理作用等角度分析荆防败毒散对儿童新冠肺炎的防治作用及潜在的机制，以期为其进一步开发应用提供理论参考。

一、荆防败毒散的中医理论基础

(一) 荆防败毒散的功效分析

方中荆芥发表散风，表寒表热皆可治。防风对散肌表风邪与除经络湿邪都有效果。羌活味苦性微温，在《本经逢源》中记载："发汗散表，非时感冒之仙药也。"独活味苦性微温，在《本草正义》中记载："祛风通络之主药，能宣通百脉，调和经络。"两种药互为表里。川芎行气和血、祛风止头痛；柴胡解少阳胆经腠理往来之寒热且有升发的功效；前胡降痰通肺；桔梗止咳；枳壳宽膈理气；茯苓与陈皮健脾除湿化痰；甘草调和药性。上药根据风热与风寒两种不同证型进行加减，便可通调内郁痰湿气滞，解外受风邪，调理人体，以达到阴阳平衡的目的。见表 10-4。

表 10-4 荆防败毒散的中药性味归经及功效

中药	性味	归经	功效
柴胡	味苦、辛，性微寒	肝、胆、肺经	疏散退热，疏肝解郁，升举阳气
甘草	味甘，性平	心、脾、肺、胃经	补脾益气，润肺止咳，清热解毒，缓解止痛，缓和药性

续表

中药	性味	归经	功效
桔梗	味辛，性苦	肺经	化痰止咳平喘
人参	味甘、微苦，性平	脾、肺、心经	大补元气，复脉固脱，补脾益肺，生津，安神
川芎	味辛，性温	肝、胆、心包经	活血行气，祛风止痛
茯苓	味甘、淡，性平	心、脾、肾经	利水渗湿，健脾，安神
枳壳	味苦、辛，性微寒	脾、胃、大肠经	破气消积，化痰除痞
前胡	味苦、辛，性微寒	肺经	降气祛痰，宣散风热
羌活	味辛、苦，性温	膀胱、肾经	解表散寒，祛风胜湿，止痛
独活	味辛、苦，性温	肝、肾、膀胱经	祛风湿，止痛，发表
荆芥	味辛，性微温	肺、肝经	祛风解表，透疹，止血
防风	味辛、甘，性温	膀胱、肝、脾经	解表发汗，祛风除湿

（二）荆防败毒散的中药-归经网络

根据组成复方的中药的归经信息，构建复方的中药-归经网络，见图10-6。其中，紫红色节点代表中药，中间蓝色节点代表归经。总共有22个节点和31条边。网络连接最大的是肺、脾、肝3个连接点，连接度分别是6、5、5。说明大多数中药归经都是归肺经、脾经和肝经。

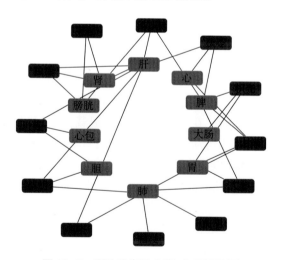

图 10-6 荆防败毒散中药-归经网络图

二、中药化合物以及疾病的靶标预测

通过 TCMSP 以及 BATMAN-TCM 两个平台得到中药化合物及靶点，删去重复值以及无靶点的化合物，得到最终结果。荆防败毒散中有 12 味中药，删除重复化合物及靶点，则荆防败毒散共有 599 个活性成分，2289 个靶点。见表 10-5。

表 10-5　荆防败毒散中药包含的化合物和对应的潜在靶标个数

中药名称	数据库中的中药名称	化合物数	靶标数
柴胡	柴胡	74	1212
甘草	甘草	156	845
桔梗	桔梗	70	1117
人参	人参	118	1324
川芎	川芎	93	866
茯苓	茯苓	28	523
枳壳	枳壳	10	205
前胡	前胡	27	678
独活	独活	53	907
羌活	羌活	72	842
荆芥	荆芥	44	795
防风	防风	47	671

三、荆防败毒散（JFBDS）–Novel coronavirus 韦恩图

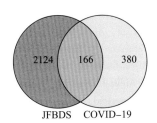

图 10-7　JFBDS–Novel coronavirus 靶点图

四、构建 PPI 网络图

将交集的关键靶点导入至 Cytoscape 3.7.3 中构建 PPI 网络图 10-8。研究表明，新冠肺炎患者血浆中 IL1B、IL1RA、IL7、IL8、IL9、IL10、碱性 FGF、GCSF、GMCSF、IFNγ、IP10、MCP1、MIP1A、MIP1B、PDGF、TNFα 和 VEGF 浓度均高于健康成人。荆防败毒散的靶点与新冠肺炎有 13 个相同的炎症因子，每个炎症因子对应多个化合物（见表 10-6），因此，荆防败毒散可通过多化合物调控炎症因子，防治新冠肺炎。

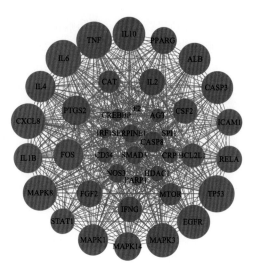

图 10-8　PPI 网络图

表 10-6　炎症因子的靶向次数

序号	炎症因子	化合物	靶向次数
1	IL1β	1-Tetradecene、2-Methyl-5-（1,5-Dimethyl-4-Hexenyl）-1,3-Cyclo- Hexadiene、2-Octenic Acid、3-Carene、3-Methylhexane、4,4′-Methylene Bis［2,3,5,6-Tetramethyl Phenol］、4-Nonene、8-Nonenoic Acid（2）、Adenosine Triphosphate、Alpha-Bergamotene、Alpha-Bisabolene、Alpha-Cedrene、Alpha-Farnesene、Alpha-Guriunene、Alpha-Humulene、Alpha-Limonene（3）、Alpha-Linolenic Acid（2）、Alpha-Patchoulene、Alpha-Phellandrene（2）、Alpha-Pinene（2）、Alpha-Terpinene（2）、Alpha-Terpinolene（2）、Angelic Acid、Angelicone、Beta-Bisabolene（3）、Beta-Cedrene、Beta-Elemene（5）、Beta-Humulene（4）、Beta-Phellandrene、Beta-Pinene（5）、Beta-Selinene、Bicyclogermacrene、Butylidenecyclohexane、Calarene、Camphene（3）、Caryophyllene（2）、Delta-Elemene、Delta-Guaiene、Deoxyoleanolic Acid、Dianthramine、D-Limonene（5）、Eburicol、Elemicin（3）、Epsilon-Cadinene、Estragol、Estragole、Gamma-Selinene、Gamma-Terpinene（2）、ginsenoside rh2、Guanidine（2）、Humulene（3）、Hydrangeic Acid、Isoindigo（2）、Limonen、Limonene（2）、Linoleic Acid、Linolenic Acid（2）、L-Limonene、Longifolene（2）、Malvic Acid、Methyl Eugenol、Myrcene（5）、Myrtenic Acid、O-Cresol、O-Ethyl-phenol、Oleic Acid、Palmitoleic Acid、P-Cresol、Phenylacetic Acid（2）、quercetin（2）、Sabinene（2）、Stigmasterol（3）、Sylvestrene、Terpinolene（7）、Tetrahydropalmatine、Thujene、Thymol（3）、Trans-Beta-Farnesene（2）、Trans-Caryophyllene（2）	137

续表

序号	炎症因子	化合物	靶向次数
2	FGF10	2, 8-Dimethyl-5-Acetyl-Bicyclo［5, 3, 0］Decadiene-1, 8、2-Octenic Acid、3, 5-Dimethyl-4-Methoxybenzoic Acid、3-Methyl-6, 7, 8-Trihydropyrrolo［1, 2-A］Pyrimidin-2-One、3-Octanol（2）、4, 4′-Methylene Bis［2, 3, 5, 6-Tetramethyl Phenol］、8-Nonenoic Acid（2）、Alpha-Linolenic Acid（2）、Angelic Acid、Angelicone、Borneol（2）、Caffeic Acid Dimethyl Ether、Carvone（2）、Deoxyoleanolic Acid、Heptadecanol（2）、Isoindigo（2）、Isopulegone、Linoleic Acid、Linolenic Acid（2）、Malvic Acid、Myrtenic Acid、Nootkatone（2）、O-Cresol、Octanol（2）、O-Ethylphenol、Oleic Acid、Palmitoleic Acid、P-Cresol、Piperitenone、Piperitone、Pulegone（3）、Tetrahydropalmatine、Thymol（4）、TUndecan-2-ol	49
3	IL10	3-Methyl-6, 7, 8-Trihydropyrrolo［1, 2-A］Pyrimidin-2-One、4, 4, 8-Trimethyl-3beta, 7alpha, 23-Trihydroxy-Chola-14, 24-Dien-21-Oic Acid-21, 23-Lactone、4, 4′-Methylene Bis［2, 3, 5, 6-Tetramethyl Phenol］、Angelicone、Arachidic Acid、Caprylic Acid（2）、Carvone（2）、Decussine、Hexadecanoic Acid、Isoindigo（2）、Lauric Acid（2）、Lignoceric Acid、Nonanoic Acid（2）、Nootkatone（2）、O-Cresol、Octacosanedioic Acid、O-Ethylphenol、P-Cresol、Pentadecanoic Acid、Pulegone（2）、quercetin（3）、Senkyunolide K、StearicAcid（2）、TerpinylAcetate、Thymol（4）	38
4	PDGFβ	2-Methylbut-3-En-2-ol、3-Methyl-6, 7, 8-Trihydropyrrolo［1, 2-A］Pyrimidin-2-One、Alpha-Cadinol、Alpha-Terpineol、Angelicone、Beta-Eudesmol（2）、Carvone（2）、Decussine、Delta-Terpineol（2）、Ergotamine、Farfaratin、Guaiol（2）、Linalool（3）、Nootkatone（2）、Pulegone（2）、Spathulenol、Terpinen-4-ol（2）、Tetrahydropalmatine、Urea、Widdrol	29
5	IFNγ	4, 4′-Methylene Bis［2, 3, 5, 6-Tetramethyl Phenol］、Angelicone、Caffeic Acid、Caffeicacid、Dianthramine、Hydrangeic Acid、Isoindigo（2）、luteolin、O-Cresol、O-Ethylphenol、P-Cresol、Phenylacetic Acid（2）、quercetin（3）、Rhamnose（2）、Sucrose（3）、Thymol（4）、Urea、Xylose	28
6	FGF23	1-Octen-3-ol（2）、20（S）-Protopanaxadiol、24-Ethylidene Lophenol、5, 6-Dihydroergosterol、7-Octen-4-ol（3）、Angelicin（3）、Beta-Isobiotiol、Campherenol、Ergosterol、Fungisterol、Gamm a-Sitosterol（4）、N-Butyl-2-Ethylbutylphthalate、Protopanaxadiol（2）、Spinasterol（2）、Spongesterol	25

续表

序号	炎症因子	化合物	靶向次数
7	FGF4	2-Octenic Acid、3,5-Dimethyl-4-Methoxybenzoic Acid、8-Nonenoic Acid(2)、Alpha-Linolenic Acid(2)、Angelic Acid、Caffeic Acid Dimethyl Ether、Deoxyoleanolic Acid、Linoleic Acid、Linolenic Acid(2)、Malvic Acid、Myrtenic Acid、Oleic Acid、Palmitoleic Acid	16
8	FGF2	8-Nonenoic Acid(2)、Alpha-Linolenic Acid(2)、Linolenic Acid(2)、3,5-Dimethyl-4-Methoxybenzoic Acid、Malvic Acid、Palmitoleic Acid、Caffeic Acid Dimethyl Ether	10
9	VEGF α	Quercetin(3)、luteolin(2)、quercetin	6
10	FGF1	Sainfuran(2)、Adenosine Triphosphate、Decussine	4
11	PDGF α	Urea、Ergotamine、Decussine	3
12	FGF19	Alpha-Trihydroxy Coprostanic Acid	1

五、交集靶点的 KEGG 通路分析及 GO 分析

将交集的靶点使用 Omicshare 中的"KEGG 富集分析"与"GO 富集分析"进行生物学分析，并进行可视化处理，根据 P 值从小到大排序，KEGG 通路富集分析前 20，见图 10-9，GO 分析分生物过程(BP)、细胞组成(CC)、分子功能(MF)三个方面进行展现，见图 10-10。

将靶点导入 KEGG 富集分析软件中，得到 P-Value<0.05 的有 152 条，涉及的通路较靠前的信号通路有 IL-17 信号通路、AGE-RAGE 信号通路、TNF 信号通路、C 型凝集素受体信号通路、Toll 样受体信号通路、T 细胞受体信号通路等。上述通路主要与免疫、炎症以及氧化应激相关。

通过对交集中所有靶点进行 GO 分析，以 P-Value<0.05 为筛选标准，其中生物过程有 1906 个，包括积极的调节细胞因子的生产、对脂多糖、活性氧代谢过程、调节活性氧代谢公关、生物刺激细胞反应、细胞对脂多糖等。细胞组成有 32 个，包括膜筏、核染色质、RNA 聚合酶、胞质囊腔、基底质膜、血液微粒等。分子功能有 73 个，包括细胞因子受体结合、细胞因子活性、受体配体活性、生长因子活性、磷酸酶结合、生长因子受体结合、MAP 激酶活性、激活转录因子结合、RNA 聚合酶 II 转录因子结合、核心启动子序列特异性 DNA 结合、肿瘤坏死因子受体超家族结合等。

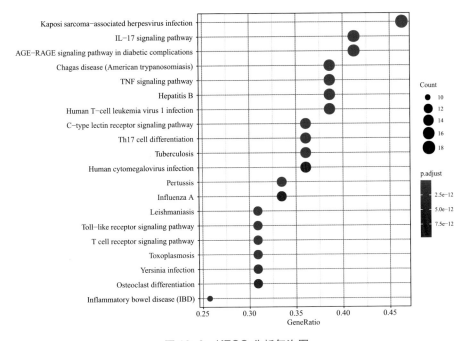

图 10-9　KEGG 分析气泡图

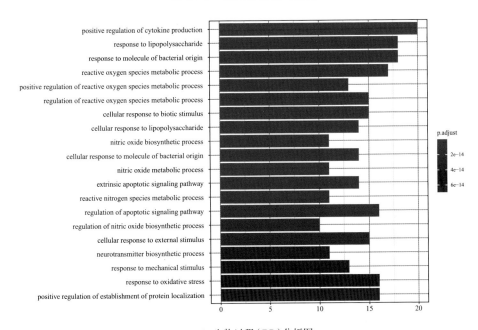

A　生物过程（BP）分析图

图 10-10　GO 富集分析

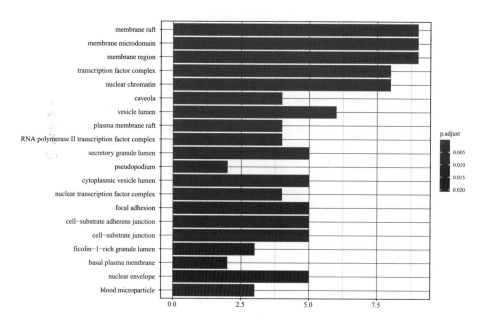

B 细胞组成（CC）分析图

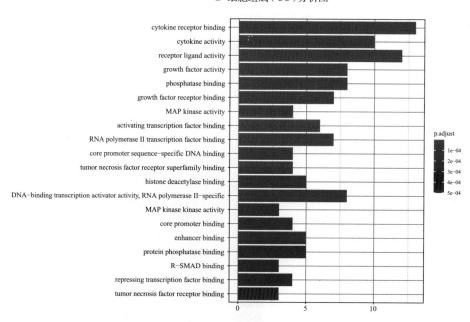

C 分子功能（MF）分析图

图 10-10(续)

六、荆防败毒散保护各脏器损伤、调节免疫

通过查询，得到"lung injury"有 2112 个靶点，"liver injury"有 1543 个靶点，"cardiovascular injury"有 1938 个靶点，"splenic injury"有 991 个靶点，"immune injury"有 2904 个靶点，"kidney injury"有 1281 个靶点。为了明确 JF-BDS 是否对多脏器损伤及免疫损伤的调节作用，将荆防败毒散与各疾病进行靶点交集，见图 10-11(A、B、C、D、E、F)，并计算各共有靶点与各疾病靶点的比例见表 10-7。从图 10-11 和表 10-7 可以看出，荆防败毒散与各脏器损伤靶点和免疫损伤靶点的共有靶点较多，并且共有靶点/疾病靶点的比例均都高于 20%：肝损伤 32.0%，肺损伤 22.5%，免疫损伤 34.7%，肾损伤 34.7%，心血管损伤 33.2%，脾损伤 35.6%。这提示荆防败毒散有调节多脏器、心血管以及免疫系统的可能性，同时也符合中医药从整体调控的特点。

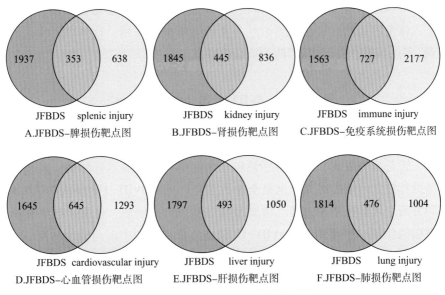

A.JFBDS-脾损伤靶点图　　B.JFBDS-肾损伤靶点图　　C.JFBDS-免疫系统损伤靶点图

D.JFBDS-心血管损伤靶点图　　E.JFBDS-肝损伤靶点图　　F.JFBDS-肺损伤靶点图

图 10-11　JFBDS-疾病共有靶点图

表 10-7　共有靶点占疾病靶点的比例

	splenic injury	kidney injury	immune injury	cardiovascular injury	liver injury	lung injury
疾病靶点数	991	1281	2094	1938	1543	2112
共有靶点数	353	445	727	645	493	476
共有靶点/各疾病靶点比例	35.6%	34.7%	34.7%	33.2%	32.0%	22.5%

综上所述，荆防败毒散中有 12 味中药，大多数中药归经都是归肺经、脾经和肝经。荆防败毒散共有 599 个活性成分，2289 个靶点。荆防败毒散的靶点与新冠肺炎有 13 个相同的炎症因子，每个炎症因子对应多个化合物。将靶点导入 KEGG 富集分析软件中，得到信号通路 152 条，涉及的通路较靠前的信号通路有 IL-17 信号通路、AGE-RAGE 信号通路、TNF 信号通路、C 型凝集素受体信号通路、Toll 样受体信号通路、T 细胞受体信号通路等。上述通路主要与免疫、炎症以及氧化应激相关。通过对交集中所有靶点进行 GO 分析，生物过程有 1906 个，细胞组成有 32 个，分子功能有 73 个。荆防败毒散与各脏器损伤靶点和免疫损伤靶点的共有靶点较多，并且共有靶点/疾病靶点的比例均都高于 20%，肝损伤 32.0%，肺损伤 22.5%，免疫损伤 34.7%，肾损伤 34.7%，心血管损伤 33.2%，脾损伤 35.6%，这提示荆防败毒散有调节多脏器、心血管以及免疫系统的可能性，同时也符合中医药从整体调控的特点。荆防败毒散可以通过多化合物-多靶点-多通路保护人体脏器、心血管，以及调节人体免疫功能，从而达到治疗儿童新冠肺炎的作用，这体现了中医药整体观"多点显效、协同增效"防治疾病的特点。

第三节　全国代表方综合分析

麻杏石甘汤为《新型冠状病毒感染肺炎诊疗方案（试行第八版）》中清肺排毒汤、连花清瘟胶囊、金花清感颗粒及寒湿郁肺证、湿毒郁肺证、疫毒闭肺证等推荐处方的核心组成，也是全国各地区防治 COVID-19 的中医药方案的高频方药。其具有辛凉宣泄、清肺平喘之功，具有解热、抗炎、抗病毒和镇咳平喘等作用，主要用于 COVID-19 轻型与普通型的中医药辅助治疗，可有效缓解发热、乏力、咳嗽等临床常见症状，并可以改善内毒素引起的肺间质水肿，因而有可能在 COVID-19 重症治疗中发挥作用。网络药理学分析显示麻杏石甘汤主要作用于对氧含量的反应、循环系统中的血管过程、活性氧代谢过程、炎症反应的调节、细胞因子活性、抗氧化活性等生物过程，涉及 HIF-1 信号通路、肿瘤坏死因子信号途径、IL-17 信号通路、Toll 样受体信号通路等。

荆防败毒散是治疗上呼吸道感染的有效方剂，可发汗解表，散风祛湿，善于治疗外感风寒湿邪客于肌表所致之恶寒发热、无汗、鼻塞、头身疼痛，以及湿邪留滞之胸膈脘腹痞闷，湿聚痰生、肺气不宣之咳嗽、咳痰，临床显示其改善上呼吸道感染的症状，减少鼻咽充血和分泌物，同时能提高自身的免疫力，从而达到"正气存内，邪不可干"的临床疗效。网络药理学分析显示，荆防败毒散靶点与 COVID-19 的 13 个炎症因子重合，与免疫、炎症以及氧化应激等通路相关，并与各脏器损伤靶点和免疫损伤靶点的具有较多共有靶点，具有调节多脏器、心血管及免疫系统的可能性，符合中医药"整体调节、多点显效、协同增效"的特点。

　　综上所述，两方均具有治疗 COVID-19 的中医药理论基础，麻杏石甘汤为外感的基础方，发表及镇咳作用力宏效捷，可有效改善症状。荆防败毒颗粒解表作用缓和，但改善鼻塞、流涕、咳嗽、咳痰、咽痛等上呼吸道症状较优，并对 COVID-19 不同病程均具有实际的作用。

参 考 文 献

　　[1] Liu DL，Su J，Hou WQ，*et al.* The mechanism of prevention and treatment of Maxing Shigan Decoction on Pulmonary heart injury caused by novel coronavirus pneumonia[J]. 2020, https://doi. org/10. 21203/rs. 3. rs-44174/v1. (获第十届兰州生命科学论坛征文比赛一等奖)

　　[2] 任伟钰，苏敬，刘永琦，等. 全国各省区中医药治疗新型冠状病毒肺炎(COVID-19)的诊疗方案分析[J]. 中草药，2020，51(5)：1139-1146.

第十一章

"甘肃方剂"代表方的生物信息学/网络药理学分析

甘肃省根据国家《方案》，在总结前期中医药参与防治经验的基础上，结合甘肃省地域特点，从预防、治疗、防重、促愈等方面推出系列"甘肃方剂"，在本次疫情防治中取得了明显成效。本章分别对扶正避瘟方、宣肺化浊方、清肺通络方、益肺健脾方进行生物信息学和网络药理学机制分析，以期为本病防治提供参考。

第一节　扶正避瘟方

甘肃省根据国家《方案》，在总结前期中医药参与防治经验的基础上，结合甘肃省地域特点，针对普通人群、虚体人群和武汉返（来）甘人群等重点对象，推荐了预防方药。全省为集中医学观察的密切接触者、医院留观人员、相关医务人员、监测点工作人员发放中药汤剂 7 亿余袋，截止到目前相关人员无一例确诊。

甘肃省地处西北，以山地和高原为主，气候严寒干燥，甘肃省新冠肺炎中医治疗组组长张志明认为，甘肃地区新冠肺炎热郁的特征突出；湿邪贯穿全病程，并有兼夹，但与武汉地区相比湿邪表现不太突出；化热较为迅速且易于出现阳明腑证。结合甘肃省新冠肺炎的病因病机，甘肃省卫健委发布预防新冠肺炎防治法——扶正避瘟方：生黄芪 15g，防风 9g，麸炒白术 15g，麸炒苍术 6g，连翘 9g，荷叶 6g，生姜 3g，水煎分服，一日一剂。本部分从中药药性、功效、药理作用机制等方面对该方进行了探讨，并进一步采用网络药理学对其预防 COVID-19 机制进行了分析，以期为本病防控提供参考。

一、扶正避瘟方的中医理论基础

《黄帝内经》中提出"不治已病治未病"的思想，强调预防为主，防治结合，是中医防治各类疾病的特色及优势，此次疫情防治报导也显示："补正气"对新冠肺炎的预防具有积极的现实意义。"治未病"分为三个阶段，一是"未病先防"，即未患病时就预防疾病的发生；二是"既病防变"，即有了疾病，防范疾病传变出现新并发症或进一步恶化；三是"瘥后防复"，即病愈后要坚持继续调理几天，防止复发。《素问·刺法论》云："黄帝曰：余闻五疫之至，皆相染易，无问大小，病状相似，不施救疗，如何可得不相移者？岐伯曰：不相染者，正气存内，邪不可干。"因此，本方"扶正"即扶助正气，以增强体质，提高正气的抗邪能力，"避瘟"即防御"疫毒"，防止病邪的侵害。全方7味药，由中医益卫固表名方——玉屏风散加味而成，各味药的性味归经和功效见表11-1。

表 11-1 扶正避瘟方的中药性味归经及功效

中药	性味	归经	功效
黄芪	味甘，性温	肺、脾经	补气固表，利尿托毒，排脓，敛疮生肌
防风	味辛、甘，性温	膀胱、肝、脾经	解表发汗，祛风除湿
苍术	味苦、辛，性温	脾、胃、肝经	燥湿健脾，祛风散寒，明目
白术	味甘、苦，性温	脾、胃经	健脾益气，燥湿利水，止汗，安胎
连翘	味苦，性微寒	肺、心、小肠经	清热化毒，消肿散结
荷叶	味苦，性平	肝、脾、胃经	清热解暑，升发清阳，凉血止血
生姜	味辛，性微温	肺、脾、胃经	解表散寒，温中止呕，温肺止咳，解毒

二、扶正避瘟方的性味归经分析

扶正避瘟方的7味药中，除连翘性寒、荷叶性平外，余药均属温性，与"吴又可强调祛除杂气以宣通疏利为本，在用药上慎用寒凉药物，一则使邪有出路；二是中焦通则使气机升降恢复正常"的理论相符合，其次与疫情发生在冬季，六气以寒为主相对应。

五味以苦味为主，能泄、能燥、能坚，苍术、白术苦温以燥湿，连翘、荷叶苦寒以清热解毒，泻火以坚阴。辅以辛、甘之味，苍术、防风、生姜辛温以温散祛风驱邪，黄芪、防风、白术甘温以补气助阳固表，全方苦、辛、甘配合，即可燥湿解毒、祛风散邪，又补气助阳以固表。

归经以归脾、胃经为主。脾胃运化功能正常，正气充盛，邪不外侵，卫气化源充足，卫外有权。《黄帝内经》从治未病角度论调理脾胃的重要性，即"脾主为之卫"及"健脾以安五脏"。脾胃纳运水谷精微能滋养营卫，保证营气、卫气的生理功能正常，营卫从而正常发挥抵御外邪的作用。肺主气，脾益气，肺主行水，脾主运化水湿。肺失宣降，影响及脾，脾因之而不能输布水谷精微，中焦失养，则肺气亦虚，反之脾气健运，肺气便随之逐渐恢复，因此，本方寓意"扶脾保肺，健脾化湿"。其次，本病病位属肺，《黄帝内经》云："肺者，相傅之官，治节出焉。"因此，归肺经药常兼归他经，通过各脏腑经络之间的联系达到治疗效果，"肝生于左，肺藏于右"（《素问·刺禁论》），肝主升发，肺主肃降，肝与肺之间的功能失调，会引起气机升降失常或气血运行不畅，本方中药又多归肺、肝经，达到肝升肺降，使气机调畅，气血流行，脏腑安和，正气强盛。

三、扶正避瘟方的功效分析

扶正避瘟方全方为玉屏风散配伍苍术、连翘、荷叶、生姜组成。其中黄芪内可补脾肺之气，外可固表益卫，白术补气健脾，可助黄芪以加强益卫固表之力，使气旺表实，则汗不外泄，邪亦不内侵，防风祛风散邪，加强卫外功能。《医方考》云："卫气一亏，则不足以固津液，而自渗泄矣，此自汗之由也。白术、黄芪所以益气，然甘者性缓，不能速达于表，故佐之以防风。东垣有言，黄芪得防风而功愈大，乃相畏相使者也。是自汗也，与伤风自汗不同，伤风自汗责之邪气实；杂证自汗责之正气虚，虚实不同，攻补亦异。"

苍术辛香辟秽，燥湿健脾，《药品化义》云："苍术，味辛主散，性温而燥，燥可祛湿，专入脾胃。"既可扶正气，亦可驱邪气，《本草正义》云："苍术，气味雄厚，较白术愈猛，能彻上彻下，燥湿而宣化痰饮，芳香辟秽，胜四时不正之气；故时疫之病多用之，最能驱除秽浊恶气。"

连翘善清热解毒，疏散风热，荷叶清热凉血，以防御疫毒，《医林纂要》云："荷叶，功略同于藕及连心，而多入肝分，平热、祛湿，以行清气，以青入肝也。"生姜发汗解表以助散邪，辛香以辟疫毒秽气《药品化义》云："生姜辛窜，药用善豁痰利窍，止寒呕，去秽气，通神明。"

综上，本方组方方义以益气固表为主，兼顾解毒祛风散邪，达到"扶正避瘟"的作用。

四、中药化合物以及疾病的靶标预测

通过 TCMSP 以及 BATMAN-TCM 两个平台得到中药化合物及靶点，删去重复值及无靶点的化合物，得到最终结果。扶正避瘟方中有 7 味中药，黄芪有 39 个活性成分，对应 1015 个靶点；白术有 9 个活性成分，对应 104 个靶

点；防风有 47 个活性成分，对应 671 个靶点；连翘有 49 个活性成分，对应
1897 个靶点；苍术有 19 个活性成分，对应 700 个靶点；生姜有 100 个活性成
分，对应 5896 个靶点；荷叶有 28 个活性成分，对应 659 个靶点。删除重复化
合物及靶点，则扶正避瘟方共有 254 个活性成分，1630 个靶点。

五、构建"中药-化合物-靶点"网络图

通过软件 Cytoscape 3.7.2 构建网络图 11-1，其中红色代表的是"扶正避
瘟方"，绿色代表的扶正避瘟方的 7 种中药，蓝色代表的是化合物，紫色代表
的是对应的靶点。该网络图有 1891 个节点，10363 条边，化合物与靶点有
10066 条，因此，扶正避瘟方中存在一个化合物与多个靶点作用，同时也存在
不同化合物作用于同一个靶点的现象，这体现出扶正避瘟方是通过多化合物-
多靶点发挥作用的。

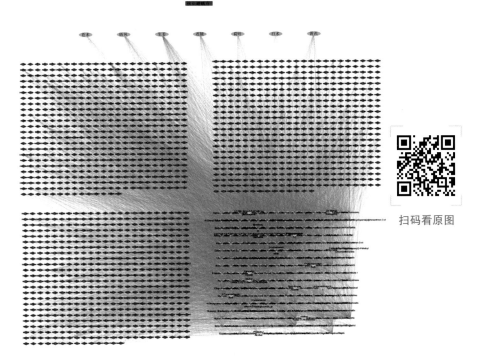

扫码看原图

图 11-1　中药-化合物-靶点网络构建图

研究表明，新冠肺炎患者血浆中 IL1B、IL1RA、IL7、IL8、IL9、IL10、
碱性 FGF、GCSF、GMCSF、IFNγ、IP10、MCP1、MIP1A、MIP1B、PDGF、
TNFα 和 VEGF 浓度均高于健康成人。扶正避瘟方的靶点与新冠肺炎有 6 个相

同的炎症因子，每个炎症因子对应多个化合物（见表11-2），因此，扶正避瘟方可通过多化合物调控炎症因子，防治新冠肺炎。

表11-2 炎症因子的靶向次数

序号	炎症因子	化合物	靶向次数
1	IL1β	Beta-Pinene（3）、quercetin（3）、Alpha-Limonene（2）、Beta-Bisabolene（2）、Camphene（2）、D-Limonene（2）、Elemicin（2）、Gamma-Camphorene（2）、1-（1, 5-Dimethyl-4-Hexenyl）-4-Methyl Benzene、3, 5-Dimethoxystilbene、4-Ethylresorcinol、Alpha-Bergamotene、Alpha-Cedrene、Alpha-Chamigrene、Alpha-Farnesene、Alpha-Fenchene、Beta-Curcumene、Beta-Humulene、Canavanine、Cis-Methyl Isoeugenol、Coprine、Delta7-Menthene、Delta-Elemene、Gamma-Selinene、Myrcene、Nervogenic Acid、Terpinolene、Tetradecane、Thujene、Zingiberene、Zonarene	41
2	TNF	kaempferol（3）、quercetin（3）、wogonin（3）、Sucrose（2）、4-Ethylresorcinol、Jurubine、luteolin、Naphthalene、Nervogenic Acid、Propionic Acid、Shyobunone、Zingiberone	19
3	PDGFβ	Beta-Eudesmol（2）、Delta-Terpineol（2）、Elemol（2）、Hinesol（2）、Linalool（2）、Terpinen-4-ol（2）、2-Methylbut-3-En-2-ol、Eudesmol、Guaiol、Shyobunone、Zingiberol、Zingiberone	18
4	IL10	quercetin（3）、4-Ethylresorcinol、Ethylpropionate、Isovaleric Acid、Lignoceric Acid、luteolin、Methylacetate、Nonanoic Acid、Octacosanedioic Acid、Santamarin、Shyobunone、Terpinyl Acetate、Zingiberone	15
5	IFNγ	quercetin（3）、Sucrose（2）、4-Ethylresorcinol、Canavanine、Jurubine、luteolin、Nervogenic Acid	10
6	VEGFα	quercetin（3）、luteolin	4

六、扶正避瘟方靶点的 KEGG 通路分析及 GO 分析

使用 Omicshare 中的"KEGG 富集分析"与"GO 富集分析"对扶正避瘟方靶点进行生物学分析，并进行可视化处理，得到图11-2 和11-3。

将靶点导入 KEGG 富集分析软件中，得到 321 条通路，P-value<0.05 的有 197 条，涉及的通路较靠前的信号通路有钙信号通路、cAMP 信号通路、cGMP-PKG 信号通路、TNF 信号通路、HIF-1 信号通路、FoxO 信号通路、ErbB 信号通路、MAPK 信号通路、VEGF 信号通路、PI3K-Akt 信号通路等，

上述通路主要与免疫、炎症及氧化应激相关。将靶点导入 GO 富集分析软件中，共获得生物过程（BP）6196 个，包括小分子代谢过程、调节生物质量、对药物的反应、对化学物质的反应、对含氧化合物的反应、羧酸代谢过程、有机酸代谢过程、细胞对化学刺激的反应、小分子生物合成过程、对氮化合物的反应、对内源性刺激的反应、细胞氨基酸代谢过程等；细胞组成（CC）有 468 个，包括神经元部分、跨膜转运复合物、离子通道络合物、质膜部分、细胞质部分、突触膜、线粒体等；分子功能（MF）有 997 个，包括辅因子结合、氧化还原酶活性、跨膜转运蛋白活性、离子门控通道活性、催化活性、小分子结合、辅酶结合等。

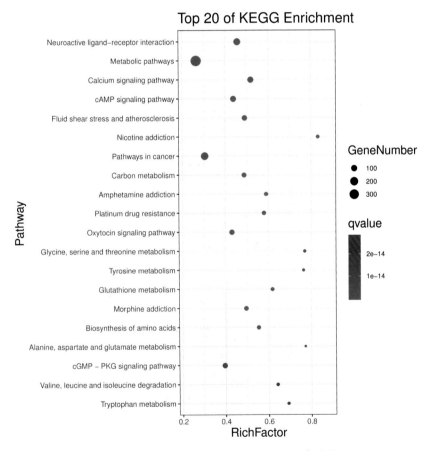

图 11-2　扶正避瘟方靶点的 KEGG 分析气泡图

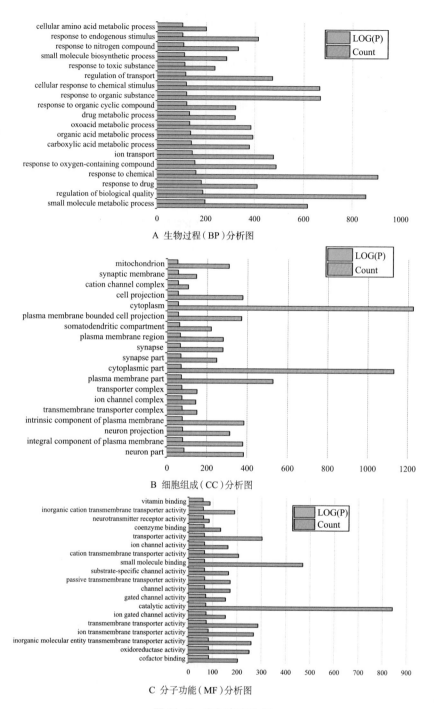

A 生物过程（BP）分析图

B 细胞组成（CC）分析图

C 分子功能（MF）分析图

图 11-3 GO 富集分析

七、扶正避瘟方保护脏器、心血管，增强免疫的结果

通过查询，得到"acute lung injury"有 26112 个靶点，"liver injury"有 1543 个靶点，"cardiovascular injury"有 1938 个靶点，"splenic injury"有 1281 个靶点，"immune injury"有 2904 个靶点，"SARS"有 341 个靶点。为了明确扶正避瘟方是否对多脏器损伤及免疫损伤的调节作用，将扶正避瘟方与各疾病进行靶点交集，见图 11-4(A、B、C、D、E)，并计算各共有靶点与各疾病靶点的比例见表 11-3。从图 11-4 和表 11-3 可以看出，扶正避瘟方与各脏器损伤靶点和免疫损伤靶点的共有靶点较多，并且共有靶点/FZBWF 靶点的比例在 8.3%～98.3%之间，急性肺损伤 98.3%，心血管损伤 29.6%，肝损伤 22.6%，免疫损伤 33.2%，肾损伤 20.3%，这提示扶正避瘟方有保护多脏器、心血管及免疫系统的可能性，同时也符合中医药从整体系统调节的特点。SARS 病毒与新型冠状病毒相似性较高，为了明确扶正避瘟方是否对新冠肺炎有潜在的防治作用，将扶正避瘟方与 SARS 进行靶点交集，见图 11-4(F)。结果显示扶正避瘟方与 SARS 有 135 个交集靶点，占比为 8.3%，提示扶正避瘟方有潜在的防治新冠肺炎的可能。

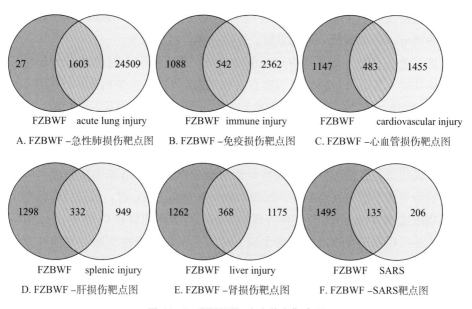

A. FZBWF -急性肺损伤靶点图　B. FZBWF -免疫损伤靶点图　C. FZBWF -心血管损伤靶点图

D. FZBWF -肝损伤靶点图　E. FZBWF -肾损伤靶点图　F. FZBWF -SARS靶点图

图 11-4　FZBWF-疾病共有靶点图

表 11-3　共有靶点占疾病靶点的比例

	acute lung injury	immune injury	cardiovascular injury	liver injury	splenic injury	SARS
疾病靶点数	26112	2904	1938	1543	1281	341
共有靶点数	1603	542	483	368	332	135
共有靶点/FZBWF 靶点比例	98.3%	33.2%	29.6%	22.6%	20.3%	8.3%

八、扶正避瘟方预防新冠肺炎的现代药理学基础

《黄帝内经》中"治未病"的思想与免疫学理论相吻合，可以根据望诊征象将疾病扼杀在初期，即通过激活人体固有免疫与适应性免疫，提高免疫功能，从而抵抗致病因素。扶正避瘟方作为甘肃省预防新冠肺炎的预防方，主要是通过提高免疫功能，调节自身机能，从而降低易感人群的比例，而且还具有抗炎、保肝、解热等作用。

（一）增强免疫

扶正避瘟方中 7 味药大都具有增强免疫功能的作用，如黄芪中的多糖、黄酮等成分，白术多糖、防风多糖、连翘苷和连翘多糖等。

固有免疫系统，又名非特异性免疫系统，是人体出生就已具备的非特异性防御功能。其中参与的免疫细胞有吞噬细胞（包括巨噬细胞和中性粒细胞）及 NK 细胞等。黄芪促进中性粒细胞和吞噬细胞的杀菌能力及吞噬功能，可以增强人体非特异性免疫功能。有实验表明，当黄芪多糖剂量为 500mg/kg 时，可显著增加正常小鼠碳廓清指数 K 和吞噬指数 α，与阳性药灵芝多糖的作用接近，说明黄芪多糖可增强其非特异性免疫功能。体外培养小鼠腹腔巨噬细胞，给药黄芪多糖与黄芪皂苷，发现当浓度为 500μg/mL 时，促进巨噬细胞增殖，当浓度为 200μg/mL 时，则表现为抑制。当给药剂量在 0.25～1g/kg 范围内，生姜可以促进脾细胞抗体的生成，增加小鼠腹腔巨噬细胞吞噬活性及细胞毒活性，以及增强 NK 细胞杀伤活性。连翘苷可以通过促进巨噬细胞的成熟，并增强溶酶体中酶的活性，显著提高小鼠巨噬细胞的吞噬能力，从而提高小鼠的免疫机能。研究发现玉屏风散联合维生素 C 可以迅速激活黏膜免疫防御机制，促进呼吸道黏膜保护性抗体——分泌型免疫球蛋白 A（SIgA）和免疫球蛋白 G（IgG）的形成，阻止流感病毒进入肺泡，从而减轻肺损伤。

适应性免疫，又称为获得性免疫或特异性免疫，是人体经后天感染或人

工预防接种而获得的，包括体液免疫与细胞免疫。B 细胞是参与体液免疫的细胞，T 细胞是参与细胞免疫的淋巴细胞。黄芪多糖通过增加 B 细胞分泌的抗体，增强免疫细胞活性，以及促进炎性因子的产生提高人体免疫，另一方面，通过降低调节性 T 细胞的表达发挥黄芪多糖抗感染作用。黄芪甲苷可以增强小鼠树突状细胞表面 MHC 分子和免疫共刺激因子表达，并促进 IL-12、IL-6 等细胞因子的分泌，以发挥抗原提呈及诱导 T 细胞应答的功能，提高细胞免疫功能。黄芪黄酮组分能能提高荷瘤小鼠的脾指数及胸腺指数，增强人体免疫功能，从而调节人体防御系统。有实验使用白术颗粒、白术多糖、白术内酯 I 和白术内酯 III 刺激免疫细胞，发现白术颗粒、白术多糖、白术内酯 I 和白术内酯 III 均能够有效的促进小鼠脾脏淋巴细胞、人体外周血淋巴细胞增殖，而且可以促进细胞因子 IL-2、IL-4、IL-10、IL-12、TGF-β1 的分泌。防风多糖具有免疫增强的作用，实验表明，防风多糖能够促进体外培养的巨噬细胞释放 IL-1β 和 IL-8 等细胞因子，从而调节免疫功能。连翘叶多糖能明显提高小鼠的胸腺指数、脾脏指数、脾淋巴细胞的增殖能力、血清中 IL-2 和 IL-4 水平、溶血素含量和溶血空斑形成数量，提高人体细胞免疫、体液免疫功能。实验表明，麸炒苍术可以使胸腺、脾脏指数及脾淋巴细胞(T、B)增殖率升高，而且可以促进小鼠的血清溶血素生成。

(二) 抗炎

研究表明，白术醇提物不仅能剂量依赖性抑制佐剂性关节炎大鼠的原发性足跖肿胀度，而且可以一定程度地抑制继发性的足跖肿胀，研究中还发现佐剂性关节炎大鼠的血清和炎性组织中的 TNF-α、IL-1β 和 PGE2 含量明显降低。关苍术的乙酸乙酯提取物对二甲苯，对巴豆油所致的小鼠耳壳肿胀，角叉菜胶所致的大鼠足肿胀，小鼠棉球肉芽肿及大鼠佐剂关节炎等急性、慢性及免疫性炎症都有抑制作用。另外，关苍术中芹烷二烯酮，苍术烯内酯 I 有毛细管透过性亢进的抑制作用及抗炎作用，苍术烯内酯 II、III 也具有抗炎活性。连翘中的主要化学成分为酚酸类，其中，阿魏酸可以通过 ERK 信号通路抑制炎症因子表达，并且该化合物具有抑制小胶质细胞活化和神经性炎症的作用。绿原酸可通过抑制 NF-κB 和 c-Jun 氨基末端激酶/活化蛋白 1(JNK/AP-1)信号通路的激活，显著降低 LPS 诱导的 RAW264.7 细胞中 COX-2 的表达，从而抑制该细胞释放 PEG_2，最终达到抗炎的目的。陈娜研究发现升麻素苷对脂多糖(LPS)诱导的小鼠单核-巨噬细胞(RAW264.7)体外炎症模型具有一定的抗炎作用。曾高峰研究发现，生姜提取物在高剂量时能降低阿尔茨海默病大鼠大脑中 NF-κB 和 IL-1β 表达，降低炎症反应。

（三）保肝

黄芪皂苷能抑制肝脏纤维化，使得肝脏微粒体内丙二醛减少，黄芪皂苷可以上调糖皮质激素受体，抑制 NF-κB 的转录及表达，从而抑制 TNF-α 的活性，保护受损的肝脏。白术多糖可以使减轻非酒精性脂肪性肝炎大鼠的肝组织病理损伤，肝组织中甘油三酯、游离脂肪酸和血清游离脂肪酸、谷草转氨酶活性显著降低，表现出保肝作用。研究表明，连续给小鼠灌胃白术水煎剂 7 天，能够促进肝蛋白的合成，有益于肝脏功能的发挥。连翘叶茶提取物可抑制血清和肝脏中 ALT 和 AST 的异常增高，提高血清和肝脏中 SOD 和 CHE 的活性，增加 GSH、TP 和 ACB 含量，减少 MDA 形成，调节 TBIL 代谢，通过提高人体抗氧化能力对肝损伤有保护作用，使肝细胞的合成代谢水平趋于正常。

（四）解热

连翘脂苷能延缓酵母发热大鼠的体温升高过程，能促进内毒素所致发热家兔的体温下降。防风对 2,4-二硝基苯酚致热大鼠具有显著的疗效，可以有效降低实验动物体温。

第二节　宣肺化浊方

国家卫生健康委员会发布了一系列诊治方案，国家《方案》试行第三版首次提出了中医药治疗的方案，此后诊治方案要求在医疗救治工作中积极发挥中医药作用，加强中西医结合，促进医疗救治取得良好效果。甘肃省积极使用中医药治疗疫病，采用"一患一方案"进行全程跟进治疗，并取得了较好的临床疗效。截至 3 月 2 日，全省 91 例确诊病例中，中医药参与治疗率达到了97.8%，出院率为 93.4%，出院患者均全程使用了中医药治疗。甘肃省卫健委将这一成效总结为中西医结合联动工作机制下的"甘肃方剂"，中医药早期全程介入在减轻症状、防治转重、加速痊愈、病后康复等方面显现作用。因此，本节将从多角度分析宣肺化浊方对普通型新冠肺炎的治疗作用，为进一步对该方的推广应用提供一定的理论基础。

一、宣肺化浊方治疗普通型新冠肺炎的中医理论基础

新冠肺炎属于中医学"疫病"范畴，具有传染性、致病性、流行性等特点。甘肃省新冠肺炎患者轻型和普通型病例较多，初期多表现为肺部症状，之后至脾、胃、心、肝，湿邪贯穿疾病全过程，宜"宣肺散邪、运脾化湿"，此外，

肺为金脏，易为火克，肺气失宣，常兼郁热，尚须清宣郁热。

方中麻黄辛温，散寒解表，开宣肺气，《本草正义》谓其："轻清上浮，专疏肺郁，宣泄气机，是为治感第一要药，虽曰解表，实为开肺，虽曰散寒，实为泄邪。"《本草正》则指出"温疫、疟疾、瘴气、山岚，凡足三阳表实之证，必宜用之"，此疫寒湿犯肺，肺气失宣，故用之为君。"疠气流行，多兼秽浊"，《时病论》云："所谓秽浊，宜用芳香宣解之方。"故用藿香和胃醒脾，芳香化浊；脾为湿土，又为肺母，湿犯肺卫，宣散不及，必流中焦，所谓内外相招，同气相求，子盗母气，故用苍术燥湿运脾，培土生金，先证而治，如《汤液本草》云"苍术别有雄壮上行之气，能除湿下安太阴，使邪气不纳，传之于足太阴脾"；羌活辛苦而温，祛风解表，散寒除湿，此三者共为臣药。脾为生痰之源，肺为贮痰之器，二陈燥湿运脾，化痰止咳，前胡清肺止咳，降气化痰；肺气失宣，郁久化热，故以黄芩、连翘清宣郁热，解毒利咽；肺与大肠相表里，肺失宣通，则腑失传导，腑气不通，则肺热不去，故以酒大黄通腑泄热，宣通肺气，此即"升已而降，降已而升"之理，以上诸药共为佐药。全方寒热并进，内外同治，肺脾同调，共凑宣肺化浊、散寒除湿、兼清郁热之效。见表11-4。

表11-4　宣肺化浊方各药的性味归经、功能主治

药名	性味	归经	功效	主治
黄芩	味苦，性寒	肺、胆、胃、大肠经	清热燥湿，泻火解毒，止血安胎	湿热所致的壮热烦渴、苔黄脉数等症，肺热咳嗽，内热亢盛、迫血妄行所致的吐血等症，以及胎热不安
大黄	味苦，性寒	脾、胃、大肠、肝、心经	泻下攻积，清热泻火，凉血解毒，逐瘀通经	肠道积滞、大便秘结；血热妄行之吐血、衄血，以及上火邪上炎所致的目赤、咽痛、牙龈肿痛等症；热毒疮疡及烧伤；瘀血证
苍术	味辛、苦，性温	脾、胃经	燥湿健脾，祛风散寒，明目	脘腹胀满、泄泻、水肿、脚气痿躄、风湿痹痛、风寒感冒、夜盲
麻黄	味辛、微苦，性温	肺、膀胱经	发汗解表，宣肺平喘，利水消肿	风寒感冒、胸闷喘咳、风水浮肿、支气管哮喘。
藿香	味辛，性微温	脾、胃、肺经	化湿，止呕，解暑	湿阻中焦证、暑湿或湿温初起、呕吐
连翘	味苦，性微寒	肺、心、小肠经	清热解毒，疏散风热，消肿散结，清心利尿	外感风热或温病初起之发热头痛、口渴；热毒蕴结所致的各种痈肿或瘰疬结核等症；热淋涩痛

续表

药名	性味	归经	功效	主治
前胡	味辛、苦，性微温	肺经	降气祛痰宣散风热	肺气不降之咳喘、痰稠；外感风热
半夏	味辛，性温，有毒	脾、胃、肺经	燥湿化痰降逆止呕消痞散结	脾不化湿、痰涎壅滞所致的痰多、咳嗽、气逆；胃气上逆，恶心呕吐；胸脘痞闷，梅核气，瘿瘤痰核。
羌活	味辛、苦，性温	膀胱、肾经	解表散寒祛风胜湿止痛	外感风寒之恶寒发热、头痛等；风寒湿邪侵袭所致的肢体疼痛，尤以上半身疼痛更为适用
陈皮	味辛、苦，性温	脾、肺经	理气健脾燥湿化痰	脾胃气滞所致的脘腹胀满、嗳气、恶心呕吐；湿浊中阻所致的胸闷腹胀、舌苔厚腻，以及痰湿壅滞，肺失宣降所致的咳嗽痰多等症

二、宣肺化浊方的中药-归经网络

根据组成复方的中药的归经信息，构建复方的中药-归经网络，见图11-5。其中，绿色节点代表中药，蓝色节点代表归经。网络连接最大的是肺（Lung）、脾（Spleen）、胃（Stomach）3个连接点，连接度分别是6、5、5。说明大多数中药归经都是归肺经、脾经、胃经。本方中10味中药有6味归肺经、5味归脾经、5味归胃经。

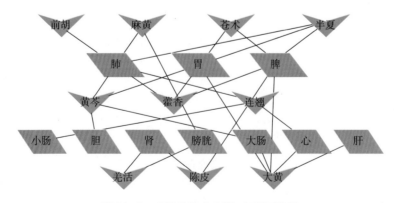

图11-5　宣肺化浊方中药-归经网络图

三、宣肺化浊方靶标与活性化合物筛选

利用 TCMSP 以及 BATMAN 检索黄芩、大黄、苍术、麻黄、藿香、连翘、前胡、半夏、羌活、陈皮的化合物及靶点，删除重复项后，化合物共 409 个，靶标 2271 个，具体信息见表 11-5。

表 11-5　宣肺化浊方中药包含的化合物和对应的潜在靶标个数

中药名称	数据库中的中药名称	化合物数	靶标数
蜜麻黄	麻黄	125	1386
黄芩	黄芩	53	559
法半夏	半夏	37	1156
连翘	连翘	63	705
前胡	前胡	27	678
广藿香	藿香	42	874
酒大黄	大黄	34	959
陈皮	陈皮	37	646
麸炒苍术	苍术	30	356
羌活	羌活	72	842

四、宣肺化浊方的"中药-化合物-靶点"网络构建

根据组成复方的中药、化合物以及靶点信息，构建复方的"中药-化合物-靶点"的网络构建图，见图 11-6。图中，红色代表复方的 10 味中药，紫红色代表复方中的化合物，蓝色代表复方中的靶点。图中，包含 2716 个节点，20936 条边，可以明显看出有一个化合物由多个靶点，一个靶点有多个对应的化合物，说明中药复方是通过多化合物-多靶点发挥作用的。

研究表明，新冠肺炎患者血浆中 IL1B、IL1RA、IL7、IL8、IL9、IL10、碱性 FGF、GCSF、GMCSF、IFNγ、IP10、MCP1、MIP1A、MIP1B、PDGF、TNFα 和 VEGF 浓度均高于健康成人。宣肺化浊方的靶点与新冠肺炎有 8 个相同的炎症因子，每个炎症因子对应多个化合物（见表 11-6），因此宣肺化浊方可通过多化合物调控炎症因子，防治新冠肺炎。

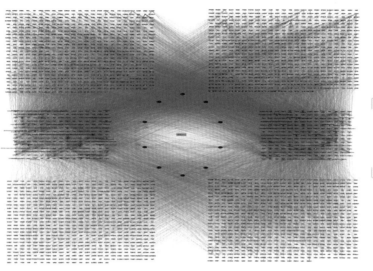

扫码看原图

图 11-6　"中药-化合物-靶点"的网络构建图

表 11-6　调控炎症因子的化合物及其靶向次数

序号	炎症因子	化合物	总靶向次数
1	IL1β	Beta-Pinene(5)、quercetin(4)、Alpha-Pinene(3)、D-Limonene(3)、Gamma-Terpinene(3)、Limonene(3)、Myrcene(3)、Alpha-Terpinolene(2)、Camphene(2)、Elemicin(2)、Ephedrine(2)、Estragole(2)、Sabinene(2)、Terpinolene(2)、Thymol(2)、1-Octene、2-Octenic Acid、3-Carene、3-Methylhexane、4-Nonene、aloe-emodin、Alpha-Chamigrene、Alpha-Farnesene、Alpha-Guriunene、Alpha-Linolenic Acid、Alpha-Phellandrene、Alpha-Terpinene、Anethole、Beta-Cedrene、Beta-Humulene、Beta-Myrcene、Calarene、Carvacrol、Caryophyllene、D-Norpseudoephedrine、D-Pseudoephedrine、Elemene、Estragol、Gamma-Camphorene、Gamma-Selinene、Guanidine、Humulene、irisolidone、Isoindigo、L-Alanine、Linoleic Acid、Linolenic Acid、L-Limonene、Methylchavicol、Nothosmyrnol、Ocimene、Pseudoephedrine、Rheidin A、Rheidin B、Rhein、Sennidin A、Stigmasterol、Tetradecane、Thujene、Trans-Beta-Farnesene、Trigonelline、Valine	89

续表

序号	炎症因子	化合物	总靶向次数
2	TNF	quercetin（4）、wogonin（3）、Ephedrine（2）、kaempferol（2）、luteolin（2）、Sucrose（2）、Thymol（2）、2-Octenic Acid、3, 4-Dimethyl-5-Phenyloxazolidine、6-Methyl-5-Hepten-2-One、aloe-emodin、Alpha-Ionone、Alpha-Linolenic Acid、Beta-Ionone、Carvacrol、Dihydro-Beta-Ionone、dl-praeruptorin a、D-Norpseudoephedrine、D-Pseudo-ephedrine、irisolidone、Isoindigo、Linoleic Acid、Linolenic Acid、Maokonine、Methylpseudoephedrine、Naphthalene、N-Methylephedrine、N-Methyltyramine、Norephedrine、Norpseudoephedrine、Phenylalanine、Piperitone、P-Methoxycinnamic Acid、Progesterone、Pseudoephedrine、Rhamnose	46
3	IL10	quercetin（4）、Ephedrine（2）、Lauric Acid（2）、luteolin（2）、Octa-cosanedioic Acid（2）、Thymol（2）、6-Methyl-5-Hepten-2-One、Alpha-Ionone、Arachidic Acid、Beta-Ionone、Carvacrol、Decanoic Acid、De-cussine、Dihydro-Beta-Ionone、Dodecanoic Acid、D-Pseudoephedrine、Heptanoic Acid、Hexadecanoic Acid、Isoindigo、Nonanoic Acid、Octa-decanoic Acid、Pentadecanoic Acid、Piperitone、Progesterone、Pseudo-ephedrine、Reynosin、Styrene、Terpinyl Acetate、Tetradecanoic Acid	37
4	PDGFβ	Linalool（4）、Beta-Eudesmol（3）、Terpinen-4-ol（3）、Alpha-Terpineol（2）、Delta-Terpineol（2）、Guaiol（2）、6-Methyl-5-Hepten-2- One、Alpha-Cadinol、Alpha-Ionone、Beta-Ionone、Decussine、Dihydro-Beta-Ionone、Elemol、Eudesmol、Farfaratin、Hinesol、Isocembrol、Nerolidol、Piperitone、Progesterone、Styrene	31
5	IFNγ	quercetin（4）、Ephedrine（2）、luteolin（2）、Sucrose（2）、Thymol（2）、Carvacrol、D-Pseudoephedrine、Isoindigo、Pseudoephedrine、Rhamnose、Trigonelline	18
6	VEGFα	quercetin（4）、baicalein（2）、luteolin（2）	8
7	FGF2	2-Octenic Acid、Alpha-Linolenic Acid、Linoleic Acid、Linolenic Acid、P-Methoxycinnamic Acid	5
8	PDGFα	Decussine、Styrene	2

五、宣肺化浊方的 KEGG 分析和 GO 分析

将宣肺化浊方中的所有靶点使用 Omicshare 中的"KEGG 富集分析"与"GO 富集分析"进行生物学分析，并进行可视化处理，根据 P 值从小到大排序，KEGG 通路富集分析前 20 见图 11-7，GO 分析分生物过程（BP）、细胞组成

（CC）、分子功能（MF）三个方面进行展现，见图 11-8。

通过对所有靶点进行 KEGG 分析，得到 324 条通路，其中 P-value<0.05 的有 205 条，涉及的通路有 cAMP 信号通路、钙信号通路、cGMP-PKG 信号通路、FoxO 信号通路、HIF-1 信号通路、MAPK 信号通路、ErbB 信号通路、TNF 信号通路、VEGF 信号通路、PI3K-Akt 信号通路、Ras 信号通路、Jak-STAT 信号通路、NF-κB 信号通路、mTOR 信号通路等。

通过对复方中所有靶点进行 GO 分析，以 P-value<0.05 为筛选标准，其中生物过程有 6866 个，包括对调节生物质量、小分子代谢过程、对药物的反应、对含氧化合物的反应、对化学物质的反应、对有机物质的反应、对内源性刺激的反应、羧酸代谢过程、细胞对化学刺激的反应、离子迁移、对氮化合物的反应、多细胞生物过程的调控等。细胞组成有 509 个，包括神经元部分、神经元投射、细胞质部分质膜的组成部分、突触部分、细胞质、跨膜转运复合物、转运复合体、离子通道络合物等。分子功能有 1157 个，包括辅因子结合、氧化还原酶活性、小分子结合、催化活性、维生素结合、跨膜转运蛋白活性、离子门控通道活性、辅酶结合、药物结合、相同的蛋白质结合、羧酸结合、有机酸结合、阴离子结合等。

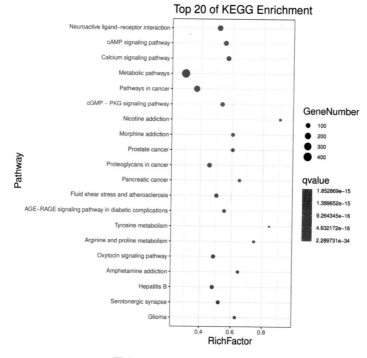

图 11-7　KEGG 分析气泡图

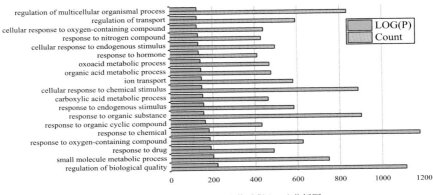

A 生物过程（BP）分析图

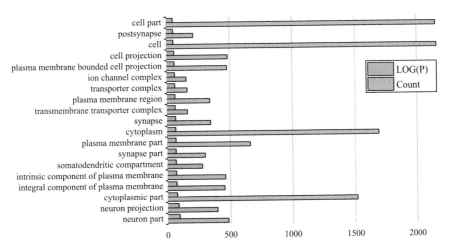

B 细胞组成（CC）分析图

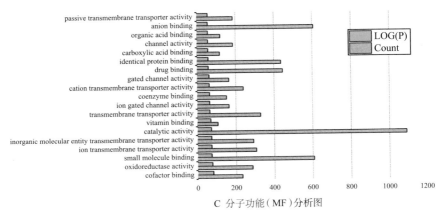

C 分子功能（MF）分析图

图 11-8 GO 富集分析

六、宣肺化浊方调控脏器损伤、心血管损伤、免疫损伤及 SARS 的作用

通过查询，得到"acute lung injury"有 26112 个靶点，"liver injury"有 1543 个靶点，"cardiovascular injury"有 1938 个靶点，"splenic injury"有 1281 个靶点，"immune injury"有 2904 个靶点，"SARS"有 341 个靶点。

为了明确宣肺化浊方是否对多脏器损伤及免疫损伤的调节作用，将宣肺化浊方与各疾病进行靶点交集见图 11-9(A、B、C、D、E)，并计算各共有靶点与各疾病靶点的比例见表 11-7。从图 11-9 和表 11-7 可以看出，宣肺化浊方与各脏器损伤靶点和免疫损伤靶点的共有靶点较多，并且共有靶点/宣肺化浊方靶点的比例在 7.6% ~ 97.8% 之间，急性肺损伤 97.8%，心血管损伤 27.7%，免疫损伤 30.7%，肝损伤 21.0%，肾损伤 19.3%，这提示宣肺化浊方有防治多脏器损伤、心血管损伤以及免疫损伤的可能性，同时也符合中医药整体调控的特点。

SARS 病毒与新冠肺炎病毒相似性较高，为了明确宣肺化浊方是否对新冠肺炎有潜在的防治作用，将宣肺化浊方与 SARS 进行靶点交集见图 11-9(F)。结果显示宣肺化浊方与 SARS 有 173 个交集靶点，占比为 7.6%，提示宣肺化浊方有潜在的防治新冠肺炎的可能。

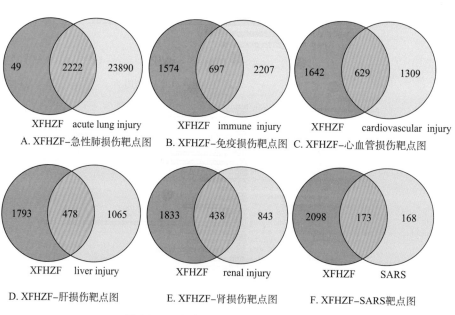

图 11-9　宣肺化浊方-疾病共有靶点图

表 11-7　共有靶点占疾病靶点的比例

	acute lung injury	immune injury	cardiovascular injury	liver injury	renal injury	SARS
疾病靶点数	26112	2904	1938	1543	1281	341
共有靶点数	2222	697	629	478	438	173
共有靶点/XFHZF 靶点比例	97.8%	30.7%	27.7%	21.0%	19.3%	7.6%

七、宣肺化浊方的现代药理作用分析

研究通过对 90 例普通型新冠肺炎患者进行临床研究，发现患者症状发生频率前 5 位的是：发热（83.3%）、倦怠乏力（62.2%）、纳呆（53.3%）、肌肉酸痛（52.2%）、干咳少痰（51.1%）；出现频率超过 10% 的体质类型分别是痰湿质（50.0%）、气虚质（41.7%）、血瘀质（27.4%）、湿热质（11.9%）。方中的各味中药在解热、止咳平喘、调节肠胃、调节免疫功能、抗炎、保肝等方面具有良好的作用。

（一）解热

新冠肺炎最常见的临床症状是发热，以清热药和解表药应用为主发挥解热作用。麻黄中的挥发油是麻黄中具有发汗作用的主要成分，它的发汗作用是通过影响下丘脑的体温调节中枢来实现的，麻黄挥发油对多种实验性发热模型动物有解热效应，并对亚甲型流感病毒有明显的抑制作用。羌活主要含挥发油，张明发等发现灌服大剂量的羌活挥发油可使酵母菌引起发热的大鼠体温明显降低，腹腔注射也能降低兔的发热。杨志军等发现黄芩能通过促进胃肠激素分泌，降低炎症因子含量，上调水通道蛋白表达水平等机制发挥清热燥湿作用。孟祥乐等研究发现连翘对干酵母所致的发热大鼠体温有降低的趋势，而其降温作用的机理有待进一步研究。

（二）止咳平喘

本方中的法半夏、前胡都有降气祛痰的作用，半夏是燥湿化痰、温化寒痰之要药。现代药理研究表明半夏的各种炮制品均有明显的止咳作用，与可卡因相似但作用较弱且有一定的祛痰作用。曾颂等采用灰色关联法评价半夏主要成分与镇咳祛痰效应之间的关系，结果发现半夏成分中镇咳作用大小依次为生物碱>多糖>有机酸。半夏在抑制气道黏蛋白 5AC 高分泌的同时，还可通过抑制肿瘤坏死因子-α 的表达，促进水通道蛋白-5 的表达，提高气道黏液水分,降低痰液黏度,产生祛痰作用。麻黄中平喘作用最强的是蜜麻黄,其主要成分麻黄碱、伪麻黄碱、麻黄挥发油是平喘的有效成分。麻黄碱促进去甲肾上腺素和肾上腺素释放,间接发挥肾上腺素作用;直接兴奋 α-受体,使末梢血管收缩而缓解支气管黏膜肿胀,直接兴奋 β-受体,使支气管平滑肌松弛;阻止过敏介质的释放。麻黄水提物雾化吸入能减轻哮喘小鼠气道炎症,抑制支气管肺组织中 IL-13、Eotaxin 蛋白的表达。陈皮挥发油能松弛豚鼠离体支气管平滑肌,水提物和挥发油均能阻断氯乙酰胆碱、磷酸组胺引起的支气管平滑肌收缩痉挛,有平喘镇咳的作用。

(三)调节肠胃

芳香化湿药具有化湿健脾开胃的功能,可运化脾胃湿困所致的食少倦怠、舌苔白腻等症。广藿香的主要成分挥发油能够促进胃液的分泌,增强消化作用,对肠胃有解痉作用。王国光等发现广藿香的水提物、挥发油及去油其他部分均能够不同程度地增加胃酸分泌,提高胃蛋白酶活性,增强胰腺分泌淀粉酶的功能,提高血清淀粉酶活力;以水提物作用较强。苍术醇有促进胃肠运动的作用,对胃肠平滑肌也有微弱的收缩作用。于艳等在比较茅苍术生品和麸炒品对实验性胃溃疡大鼠的抗炎作用中发现相同剂量的茅苍术麸炒品具有更好的降低血清及胃组织中 IL-6、IL-8、TNF-α 和 PGE2 的含量、下调胃组织中 IL-8 和 TNF-αmRNA 表达的作用。

(四)调节免疫功能

免疫系统是人体防卫病原体入侵最有效的武器,它能发现并清除异物、外来病原微生物等引起内环境波动的因素,而淋巴细胞是免疫系统中不可或缺的组成部分,有助于增强整个人体的免疫功能。根据《新型冠状病毒肺炎诊疗方案(试行第八版)》,新冠肺炎在发病早期外周血白细胞总数正常或减少,淋巴细胞计数减少,部分患者出现转氨酶、乳酸脱氢酶(LDH)、肌酶和肌红蛋白增高。多数患者 C 反应蛋白(CRP)和血沉升高,降钙素原正常。严重者 D-二聚体升高、外周血淋巴细胞进行性减少。因此,在新冠肺炎的治疗中,增强患者的免疫功能非常重要。

连翘酯苷针对动物非特异性免疫功能具有一定的增强作用,对小鼠单核-巨噬细胞吞噬功能起到一定的提高作用,并在一定程度上降低了小鼠的超敏反应,调节小鼠的免疫功能。近年来研究发现麻黄中存在可以调节免疫的物质。朱萱萱等发现麻黄多糖可以治疗 EAT 小鼠的甲状腺组织病变,具有一定免疫抑制作用,主要是可通过抑制 CD4$^+$T 淋巴细胞对自身抗原的识别和应答,

使对已过激应答的免疫系统得到有效控制。黄芩对人体免疫反应及 Ⅰ 型变态
过敏反应可起到较强的抑制作用，梁清华等发现黄芩苷对 T 细胞早期和中期
活化均有显著的抑制作用，这可能是黄芩发挥抗炎、免疫调节作用的重要机
制之一。苍术多糖能显著提高人体的非特异性免疫。苍术多糖经腹腔注射，
可增加小鼠腹腔巨噬细胞数量，显著促进小鼠巨噬细胞的吞噬功能。

（五）抗炎（抑制细胞因子风暴）

细胞因子风暴（cytokine storm）是指人体感染微生物后引起体液中多种细
胞因子如 TNF-α、IL-1、IL-6、IL-12、IFN-α、IFN-β、IFN-γ、MCP-1 和
IL-8 等迅速大量产生的现象，是人体免疫系统过度表达的状态。新型冠状病
毒感染可引发细胞因子风暴，进而导致严重的急性肺损伤、急性呼吸窘迫综
合征，甚至多器官功能衰竭，直至死亡。

大黄中的大黄素可以提高人体体液免疫功能，同时表现出良好的抗炎活
性，但是对于免疫器官和细胞免疫功能有一定的抑制作用。大黄素能够降低
小鼠的胸（脾）指数和外周血 T 淋巴细胞转化率，但提高了小鼠血清溶血素含
量；小鼠外周血 TNF-α 的表达水平降低，IL-10 的表达水平上升；脾细胞
TNF-αmRNA 的表达降低，IL-10 mRNA 的表达升高。广藿香的主要有效成分
广藿香醇具有抗炎的作用。研究发现对于角叉菜胶所致的大鼠足肿胀，广藿
香醇能够降低大鼠后足 TNF-α、IL-1β、PGE2 和 NO 的产生，抑制大鼠后
足组织中 TNF-α、IL-1β、iNOS 和 COX-2 的表达。广陈皮总多糖能降低
DTH 模型小鼠血清中的 IL-2、IL-4 含量，但对正常小鼠的血清含量几乎无
影响。

（六）保肝

ACE2 是 SARS 的宿主细胞受体，在介导新型冠状病毒感染中得到证实。
有研究使用单细胞 RNA 序列数据对健康肝组织中 ACE2 的细胞类型特异性表
达进行评估，结果表明 SARS 和新冠肺炎患者的肝脏异常可能不是缘于肝细胞
损伤，而是由于胆管细胞功能障碍等原因引起的药物诱导和全身炎症反应引
起的肝损伤。因此，应使用具有保肝作用的中药。

刘晓君等研究发现黄芩苷对急、慢性肝损伤模型鼠具有一定的保护作用，
其机制与调节 ALT 水平、改善肝组织病理程度有关。麸炒苍术挥发油成分能
降低 CCl4 造急性肝损伤模型小鼠血清 AST 和 ALT 水平，说明苍术挥发油是其
保肝作用有效成分之一。崔庆新等采用 UPLC/QTOF-MS 分析复方赶黄草方提
取物中具有保肝、护肝疗效的化学成分，结果发现大黄素具有改善肝细胞内

脂质沉积的状况，能降低血清中及肝细胞释放的转氨酶，增强肝脏脂质氧化，改善由脂质沉积导致的肝细胞受损。

第三节　清肺通络方

甘肃省根据国家《方案》，并结合甘肃省地处西北、气候干燥的特点，以及总结前期中医药防治经验的基础上，于2月15日发布《关于在全省推广使用新冠肺炎防治中医药系列方的通知》的文件，推出了治疗重症期方剂——清肺通络方。我省重型8例患者使用此方，均未发展为危重型。因此，本文从中药功效、药理作用机制等方面对该方进行了探讨，并进一步采用网络药理学对其治疗重症期COVID-19机制进行了分析，以期为临床用药提供依据。

一、清肺通络方的中医基础分析

此方能清肺通络，化瘀解毒，是麻杏石甘汤(蜜麻黄、杏仁、生石膏)的衍化方，在去掉炙甘草的基础上加入胆南星、葶苈子、桃仁、赤芍、射干、生薏苡仁、水蛭等组成。方中蜜麻黄味辛、微苦，性温，归肺、膀胱经，功擅宣肺、解表、平喘，又寓"火郁发之"之意，兼解表散邪，《神农本草经》云："主中风，伤寒头痛，温疟。发表出汗，去邪热气，止咳逆上气，除寒热，破癥坚积聚。"《本草正》云："麻黄以轻扬之味，而兼辛温之性，故善达肌表，走经络，大能表散风邪，祛除寒毒。一应温疫、疟疾、瘴气、山岚，凡足三阳表实之证，必宜用之。"生石膏味辛、甘，性大寒，归肺、胃经，功擅解肌清热、除烦止渴，以清泄肺胃之热以生津，《本草经疏》云："石膏，辛能解肌，甘能缓热，大寒而兼辛甘，则能除大热，故《本经》主中风寒热，热则生风故也。"两药相辅，清泄肺热，兼透热生津，清热宣肺止咳。石膏倍于麻黄制麻黄温热之性，使整方不失为辛凉之剂，麻黄得石膏则宣肺平喘而不助热。杏仁味苦性温，归肺、大肠经，功擅祛痰止咳平喘，以降利肺气而平喘咳，与麻黄相配则宣降相因，与石膏相伍则清肃协同，《本草求真》云："杏仁，既有发散风寒之能，复有下气除喘之力，缘辛则散邪，苦则下气，润则通秘，温则宣滞行痰；杏仁气味俱备，故凡肺经感受风寒，而见喘嗽咳逆、胸满便秘、烦热头痛，与夫蛊毒、疮疡、狗毒、面毒、锡毒、金疮，无不可以调治。"射干，味苦性寒，归肺经，功擅开结消痰，解毒利咽，《本草经疏》云："射干，苦能下泄，故善降；兼辛，故善散。故主咳逆上气，喉痹咽痛，不得消息，散结气，胸中邪逆。"胆南星味苦、微辛，性凉，归肺、肝、脾经，清热化痰；薏苡仁味甘、淡，性凉，归脾、胃、肺经，除湿祛风，兼能运脾化湿；葶苈子味辛、苦，性大寒，归肺、膀胱经，泻肺化痰利水；桃仁味苦、甘，性平，归心、肝、大肠经，破血行瘀，润燥滑肠，《用药心法》云："桃仁，苦以泄滞血，甘以生新血，故凝血须用。又去血中之热。"赤芍，味苦，性微寒，归肝经，功擅清热凉血，活血；水蛭味咸、苦，性平，归肝经，功擅破血，逐瘀，通经，与桃仁、赤芍相配，清血之热，兼以化瘀以通肺络。诸药相伍，解表与清肺并用，以清为主；宣肺与降气结合，以宣为主，兼以化痰祛湿，逐瘀通络，共奏清肺通络、化瘀解毒之功。见表11-8。

表11-8 清肺通络方各药的性味归经及功能主治

组方中药	性味	归经	功能主治
蜜麻黄	味辛、甘，性温	肺、膀胱经	润肺止咳，用于表证已解，气喘咳嗽
杏仁	味苦，性微温	肺、大肠经	降气止咳平喘，润肠通便
生石膏	味甘、辛，性寒	肺、胃经	清热泻火，除烦止渴
桃仁	味苦、甘，性平	心、肝、大肠经	活血祛瘀，润肠通便，止咳平喘
赤芍	味苦，性微寒	肝经	清热凉血，散瘀止痛
水蛭	味咸、苦，性平	肝经	破血通经，逐瘀消癥
葶苈子	味辛、苦，性大寒	肺、膀胱经	泻肺平喘，行水消肿
射干	味苦，性寒	肺经	清热解毒，消痰，利咽
薏苡仁(生)	味甘、淡，性凉	脾、胃、肺经	利水渗湿，健脾止泻，除痹，排脓，解毒散结
胆南星	味苦、辛，性温	肺、肝、脾经	清热化痰，息风定惊

二、清肺通络方的中药-归经网络

根据组成复方的中药的归经信息，构建复方的中药-归经网络，见图11-10。其中，蓝色节点代表归经，黄色节点代表中药。在归经方面，由上图可看到8味药物中有5味入肺经，有2味入脾经。

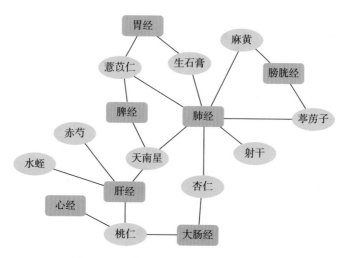

图 11-10　清肺通络方中药-归经网络图

三、清肺通络方靶点及活性化合物筛选

利用 TCMSP 以及 BATMAN 检索的化合物及靶点，删除重复项后，化合物共 237 个，靶标 1652 个，具体见表 11-9。

表 11-9　清肺通络方中药包含的化合物和对应的潜在靶标个数

清肺通络方中药	数据库中中药名称	化合物数目	靶点数目
赤芍	赤芍	21	204
水蛭	水蛭	25	141
生石膏	石膏	1	3
桃仁	桃仁	19	146
天南星	天南星	12	272
葶苈子	葶苈子	9	237
杏仁	杏仁	32	493
薏苡仁	薏苡仁	10	118
蜜麻黄	麻黄	125	1385
射干	射干	16	153
赤芍	赤芍	21	204

四、清肺通络方的"中药-化合物-靶点"网络构建

根据组成复方的中药、化合物以及靶点信息，构建复方的"中药-化合物-

靶点"的网络构建图，见图 11-11。图中，红色代表复方的 10 味中药，绿色代表复方中的化合物，蓝色代表复方中的靶点。图中，包含 1882 个节点，13534 条边，可以明显看出有一个化合物由多个靶点，一个靶点有多个对应的化合物，说明中药复方是通过多化合物-多靶点发挥作用的。

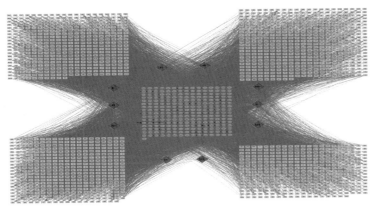

扫码看原图

图 11-11　"中药-化合物-靶点"的网络构建图

研究表明，新冠肺炎患者血浆中 IL1B、IL1RA、IL7、IL8、IL9、IL10、碱性 FGF、GCSF、GMCSF、IFNγ、IP10、MCP1、MIP1A、MIP1B、PDGF、TNFα 和 VEGF 浓度均高于健康成人。清肺通络方的靶点与新冠肺炎有 8 个相同的炎症因子，每个炎症因子对应多个化合物(见表 11-10)，因此，清肺通络方可通过多化合物调控炎症因子，防治新冠肺炎。

表 11-10　调控炎症因子的化合物及其靶向次数

序号	炎症因子	化合物	总靶向次数
1	TNF	kaempferol（2）、luteolin（2）、quercetin（2）、3, 4-Dimethyl-5-Phenyloxazolidine、6-Methyl-5-Hepten-2-One、Alpha-Ionone、Alpha-Linolenic Acid、Beta-Ionone、Carvacrol、Dihydro-Beta-Ionone、D-Norpseudoephedrine、D-Pseudoephedrine、ellagic acid、Ephedrine、isovitexin、Linoleic Acid、Linolenic Acid、Maokonine、Methylpseudoephedrine、Naphthalene、N-Methylephedrine、Norephedrine、Norpseudoephedrine、Piperitone、Pseudoephedrine、Thymol	29

续表

序号	炎症因子	化合物	总靶向次数
2	IL10	luteolin（2）、quercetin（2）、6-Methyl-5-Hepten-2-One、Alpha-Ionone、Arachidic Acid、Beta-Ionone、Carvacrol、Decanoic Acid、Dihydro-Beta-Ionone、Dodecanoic Acid、D-Pseudoephedrine、Ephedrine、Heptanoic Acid、Hexadecanoic Acid、Lauric Acid、Nonanoic Acid、Octadecanoic Acid、Pentadecanoic Acid、Piperitone、Pseudoephedrine、Styrene、Terpinyl Acetate、Tetradecanoic Acid、Thymol	26
3	IL1β	quercetin（2）、1-Nonene、Alpha-Linolenic Acid、Alpha-Pinene、Alpha-Terpinolene、Beta-Pinene、Carvacrol、D-Norpseudoephedrine、D-Pseudoephedrine、Ephedrine、Gamma-Terpinene、Limonene、Linoleic Acid、Linolenic Acid、Myrcene、Pseudoephedrine、Sabinene、Terpinolene、Thymol	20
4	PDGFβ	Delta-Terpineol（2）、Linalool（2）、6-Methyl-5-Hepten-2-One、Alpha-Ionone、Alpha-Terpineol、Beta-Eudesmol、Beta-Ionone、Dihydro-Beta-Ionone、Nerolidol、Piperitone、Styrene、Terpinen-4-ol	14
5	IFNγ	luteolin（2）、quercetin（2）、Carvacrol、D-Pseudoephedrine、Ephedrine、Pseudoephedrine、Thymol	9
6	VEGFA	luteolin（2）、quercetin（2）、baicalein、Ellagic Acid	6
7	FGF2	Alpha-Linolenic Acid、Linoleic Acid、Linolenic Acid	3
8	PDGFα	Styrene	1

五、清肺通络方的 KEGG 分析及 GO 分析

将清肺通络方中的所有靶点使用 DAVID 进行 KEGG 富集分析与 GO 富集分析，并进行可视化处理，根据 P-value 值从小到大排序，KEGG 通路富集分析前 20，见图 11-12；GO 分析分生物过程（BP）、分子功能（MF）、细胞组成（CC）三个方面进行展现，见图 11-13。

通过对所有靶点进行 KEGG 分析，得到 141 条通路，其中 P-value<0.05 的有 131 条，涉及的通路有 TNF 信号通路、cAMP 信号通路、HIF-1 信号通路、PI3K-Akt 信号通路、FoxO 信号通路、MAPK 信号通路、Rap1 信号通路、VEGF 信号通路、cGMP-PKG 信号通路、ErbB 信号通路、Ras 信号通路、AMPK 信号通路、mTOR 信号通路、Jak-STAT 信号通路、p53 信号通路、Wnt 信号通路、PPAR 信号通路等。

通过对复方中所有靶点进行 GO 分析，以 P-value<0.05 为筛选标准，其

中生物过程有 275 个，包括 RNA 聚合酶 II 启动子转录的正调控、DNA 模板、血小板活化、对药物的反应、凋亡过程的负调控、基因表达的正调控、对缺氧的反应、一氧化氮生物合成过程的正调控、肽基丝氨酸磷酸化的正调控、MAPK 活性的激活、积极调控细胞增殖、ERBB2 信号通路、ERK1 和 ERK2 级联、肽基酪氨酸磷酸化的正调控、平滑肌细胞增殖的正调控、对肌肉伸展的反应、对雌二醇的反应、白细胞迁移、细胞对机械刺激的反应、RNA 聚合酶 II 启动子转录的负调控等。分子功能有 120 个，包括酶结合、蛋白质结合、转录因子结合、相同的蛋白质结合、蛋白质异二聚活性、转录调控区 DNA 结合、蛋白磷酸酶结合、蛋白激酶结合、离子通道结合、一氧化氮合酶调节剂活性、RNA 聚合酶 II 激活转录因子结合、核激素受体结合、血红素结合、胰岛素受体底物结合、支架蛋白结合、泛素蛋白连接酶结合、蛋白质均二聚活性、染色质结合、转录因子活性、序列特异性 DNA 结合、RNA 聚合酶 II 远端增强子序列特异性 DNA 结合等。细胞组成有 71 个，包括胞质溶胶、细胞外泌体、质膜、核质、神经元投射、细胞质、细胞外空间、核、核染色质、蛋白质复合物、膜筏、血小板 α 颗粒内腔、受体复合体、细胞外区域、基底外侧质膜、细胞表面、细胞间连接、高尔基体等。

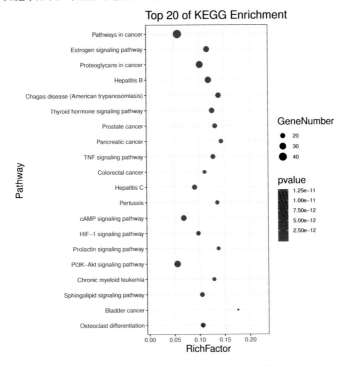

图 11-12　清肺通络方靶点的 KEGG 分析气泡图

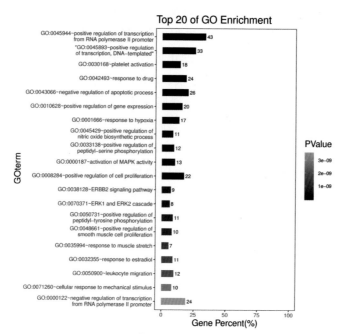

A 生物过程（BP）分析图

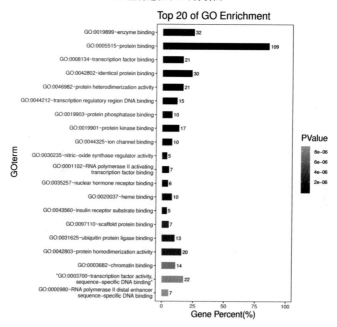

B 分子功能（MF）分析图

图 11-13　GO 富集分析

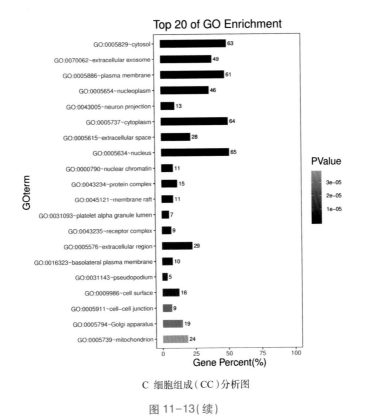

C　细胞组成（CC）分析图

图 11-13（续）

六、清肺通络方调控脏器损伤、心血管损伤、免疫损伤及 SARS 的作用

通过查询，得到"acute lung injury"有 26112 个靶点，"immune injury"有 2904 个靶点，"liver injury"有 1543 个靶点，"cardiovascular injury"有 1511 个靶点，"renal injury"有 1281 个靶点，"SARS"有 357 个靶点。

为了明确清肺通络方是否对多脏器损伤及免疫损伤有调节作用，将清肺通络方与各疾病进行靶点交集，见图 11-14（A、B、C、D、E），并计算各共有靶点与各疾病靶点的比例见表 11-11。从图 11-14 和表 11-11 可以看出，清肺通络方与各脏器损伤靶点和免疫损伤靶点的共有靶点较多，并且共有靶点/清肺通络方靶点的比例在 10%～97% 之间，肺损伤 96.9%，免疫损伤 33.3%，心血管损伤 23.9%，肝损伤 21.9%，肾损伤 9.7%，这提示清肺通络方有防治多脏器损伤、心血管损伤以及免疫损伤的可能性，同时也符合中医药整体调控的特点。

SARS 病毒与新冠肺炎病毒相似性较高，为了明确清肺通络方是否对新冠肺炎有潜在的防治作用，将清肺通络方与SARS进行靶点交集见图11-14(F)。结果显示清肺通络方与SARS有138个交集靶点，并且占比为8.4%，提示清肺通络方有潜在的防治新冠肺炎的可能。

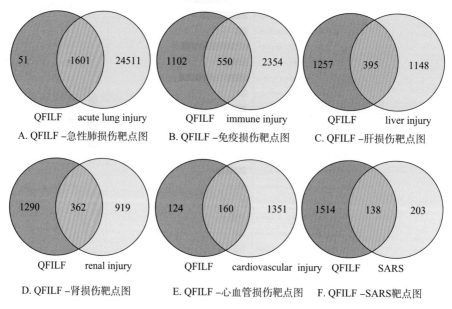

A. QFILF-急性肺损伤靶点图　B. QFILF-免疫损伤靶点图　C. QFILF-肝损伤靶点图

D. QFILF-肾损伤靶点图　E. QFILF-心血管损伤靶点图　F. QFILF-SARS靶点图

图11-14　清肺通络方-疾病共有靶点图

表11-11　共有靶点占疾病靶点的比例

	acute lung injury	immune injury	liver injury	renal injury	cardiovascular injury	SARS
疾病靶点数	26112	2904	1543	1281	1511	357
共有靶点数	1601	550	395	362	160	138
共有靶点/清肺通络方靶点比例	96.9%	33.3%	23.9%	21.9%	9.7%	8.4%

七、清肺通络方的现代药理作用分析

细胞因子风暴被认为是轻型、普通型患者向重型、危重型进展的重要节点，也是重型、危重型患者引发急性呼吸窘迫综合征（ARDS）和脓毒症导致患者死亡的主要原因。COVID-19重症患者临床出现高热、咳嗽咳痰、痰少质黏，或咳吐黄痰、气短喘息等症。另外，"过度免疫"促进疾病向"细胞因子风暴"发展。因此，清肺通络方在控制COVID-19重症患者病情方面具有较好的作用，方中的各味中药在止咳平喘、调节免疫系统、抗炎、保肝等方面具有良好的作用。

（一）止咳平喘

钟凌云等人实验证明，在生麻黄与各种炮制品的药效比较中，生麻黄发汗最强，而蜜麻黄发汗之力稍弱，但有最强的平喘效果。而重症期病人体虚有汗，生麻黄性燥而烈并不适用，而蜜麻黄药性温和，正适用于重症病人，既可发汗退热，也可止咳平喘，其主要成分麻黄碱、伪麻黄碱、麻黄挥发油是平喘的有效成分。刘赜等人实验证明麻黄碱与伪麻黄碱均可激动 β_2 肾上腺素受体，并可对乙酰胆碱（Ach）所引起的豚鼠离体支气管平滑肌痉挛起解痉作用，还可延长组胺致喘豚鼠的引喘潜伏期。杏仁作为与麻黄配对的止咳药对，其成分苦杏仁苷也具有很强的止咳平喘功效。谭晓梅等人实验发现，麻黄与杏仁用量比例在 1∶1 之时毒性减小而效果增强，清肺通络方麻黄与杏仁比例正为 1∶1。

杨云等人实验发现葶苈子的水煎液具有显著的平喘效果，能够延长豚鼠的哮喘潜伏期。桃仁中含有苦杏仁苷的量为 1.5%~3%，而苦杏仁苷正是杏仁止咳平喘的有效成分。射干中含有白射干素，朱竞赫等人实验证明白射干素具有止咳效果，同时推测其止咳机制是降低血液中细胞因子 IL-1β 及 IL-4 的含量，减轻气道炎症，降低气道反应性从而产生止咳效果，这也说明了射干具有抗炎效果。

（二）抗炎（抑制细胞因子风暴）

细胞因子风暴（cytokine storm）是 20 世纪 90 年代初期提出的一种描述人体对器官移植排斥而产生大量炎症暴发的病理状态，指人体感染微生物后引起体液中多种细胞因子如 TNF-α、IL-1、IL-6、IL-12、IFN-α、IFN-β、IFN-γ、MCP-1 和 IL-8 等迅速大量产生的现象，是人体免疫系统过度表达的状态。新型冠状病毒感染可引发细胞因子风暴，进而导致严重的急性肺损伤、急性呼吸窘迫综合征，甚至多器官功能衰竭，直至死亡。

陈豪等人在研究以射干、麻黄为君药的射干麻黄汤时，实验证明射干麻黄汤呈剂量依赖性减轻哮喘肺炎大鼠的肺部病理损伤、炎症反应，增强免疫效应，并下调肺组织 TSLP、TLR4 和 NF-κB 的表达。NF-κB 炎症信号通路是重要的炎症调节通路，患者体内 NF-κB 的激活会加重单核巨噬细胞对组织的浸润，使人体损伤加重。

β-谷甾醇 beta-sitosterol，存在于赤芍、桃仁、天南星中，据研究报道，

β-谷甾醇能有效地保护脂多糖所致的小鼠急性肺损伤，其保护效果与已有文献报道的有效抗炎药物地塞米松的作用相当，为β-谷甾醇的临床应用提供了理论基础。同时，β-谷甾醇可以抑制急性肺损伤小鼠肺组织中IκB的活化，阻止NF-κB解离入核，提示抑制NF-κB信号转导通路的激活可能是其减轻急性肺损伤的机制之一。

韩耀伦等人在对小鼠的小鼠牙髓炎症反应实验中发现，黄芩素具有抑制牙髓炎症反应的作用，其机制可能为黄芩苷通过抑制TLR4/NF-κB信号通路及其下游炎症细胞因子的激活，从而抑制牙髓炎的炎症反应，证明了黄芩苷的抗炎效果。黄芩素通过阻断信号通路来抑制巨噬细胞和淋巴细胞的浸润，大幅度降低前炎症因子TNF-α、IL-1β和单核细胞趋化蛋白的mRNA表达。黄芩素能显著减轻LPS和败血症等所致的免疫性肝损伤，主要是因为黄芩素可通过抑制MAPKs和NF-κB通路来降低ALT、TNF-α、AST和NO的含量，抑制iNOS的表达，其机制可能是升高Bcl-1/Bax的比值，保护肝组织线粒体，抑制细胞色素C的释放，抑制IκBα、ERK和JNK的磷酸化。

人体急性炎症时局部血管扩张，毛细血管通透性增加，血管-组织屏障功能改变，血浆蛋白透入血管外组织速率加快。郑晓亮等人通过实验发现槲皮苷可抑制醋酸引起的小鼠腹腔毛细血管通透性增加，证明槲皮苷在非特异性炎症的急性时相即可发挥抗炎功效。

（三）免疫调节

根据《新型冠状病毒肺炎诊疗方案（试行第三版）》，发病早期外周血白细胞总数正常或减低，淋巴细胞计数减少，部分患者出现转氨酶、肌酶和肌红蛋白增高。多数患者C反应蛋白和血沉升高，降钙素原正常。严重者D-二聚体升高、外周血淋巴细胞进行性减少。因此，在新冠肺炎的治疗中，增强患者的免疫功能非常重要。

近年来研究发现麻黄中存在的可以调节免疫的物质。严士海等人等发现麻黄多糖可以治疗EAT小鼠的甲状腺组织病变，具有一定免疫抑制作用，主要是可通过抑制CD4+T淋巴细胞对自身抗原的识别和应答，使对已过激应答的免疫系统得到有效控制。梁清华等发现黄芩苷对T细胞早期和中期活化均有显著的抑制作用，这可能是黄芩发挥抗炎、免疫调节作用的重要机制之一。

在环磷酰胺（Cyclophosphamide，CTX）所引起的小鼠胸腺及脾免疫器官指数、腹腔巨噬细胞吞噬百分率及吞噬指数、CD4+、CD8+亚群及CD4+/CD8+值、IgG、IgM、IL-2及IL-4水平显著下降的研究中，陈龙云等人发现槲皮苷可呈剂量依赖性促进损伤脾脏组织的修复，并有助于淋巴细胞的增殖，调节淋巴细胞分泌细胞因子水平，促进吞噬功能恢复，增强免疫抑制小鼠的免疫器官功能，最终增强免疫低下小鼠的免疫功能。

第四节　益气健脾方

研究发现一些地区新冠肺炎治愈患者出现了病情反复的情况。在新冠肺炎诊疗方面，预防和救治不仅是我们须要关注的，治愈出院患者的后续康复上我们仍须重视。《黄帝内经》中有病后"食肉则复"的记载，可见中医重视疾病康复初期的调护。瘥后阶段，症状虽然消失了，但病人邪气未尽，正气未复，气血未定，阴阳未平，后续的治疗调护是必须的，保证祛邪务尽，防止饮食起居不当导致疾病复发。SARS 与近日 COVID-19 相似程度很高，具体表现在主要病位、病原体、发病潜伏期、传染性、症状、影像学等。研究发现SARS 是一种全身多器官损伤性疾病，其主要的靶器官是肺脏和免疫系统，而且在康复期仍然存在一些问题，如呼吸和免疫功能及患者的心理问题等，因而，SARS 康复期诊治的研究得以重视，使患者能够完全康复，回归社会。甘肃省根据国家《方案》，并结合甘肃省地域特点，以及总结前期经验的基础上，于 2 月 15 日发布《关于在全省推广使用新冠肺炎防治中医药系列方的通知》，推出了康复方剂——益肺健脾方。本部分将从中药药性、功效、药理作用等不同角度分析益肺健脾方对新冠肺炎的康复治疗作用及其潜在的机制，以期为本方进一步的开发和应用提供参考。

一、益肺健脾方的中医理论基础

从全国新冠肺炎发病分布情况看，甘肃省感染病例相对东南省份及西北其他省份具有明显过渡性特点，虽有湖北武汉和其他地区治疗经验作为借鉴，但由于地域、气候及人群生活环境不同，加之疫邪猛烈，发展迅速，变化多端，甘肃新冠肺炎必然有不同于其他地区的特征。结合地区气候、地域特征和临床观察，甘肃地区新冠肺炎热郁的特征突出；湿邪贯穿全病程，并有兼夹，但与武汉地区相比湿邪表现不太突出；化热较为迅速且易于出现阳明腑证。临床发现，甘肃新冠肺炎初起往往表现为肺部症状，之后累及脾胃、心、肝，故宜采用三焦辨证之法。结合甘肃省新冠肺炎的病因病机，卫健委发布了新冠肺炎的康复方——益肺健脾方：炙黄芪 15g，党参 6g，陈皮 9g，当归9g，柴胡 6g，桔梗 3g，麸炒白术 15g，炒白芍 9g，砂仁 3g，生麦芽 15g，炙甘草 6g，水煎分服，一日一剂。

二、益肺健脾方的归经分析

在益肺健脾方的 11 味中药中，主要归肺、脾经。脾胃为后天之本，气血生化之源，是人体赖以生存的重要脏腑，其功能的正常与否，与正气的盛衰有着密切的联系。脾胃气强则气血充足，正气得以补养，脾胃气弱则化源不足，气血虚弱，正气易受其损害。肺主气，司呼吸，肺的呼吸调匀是气的生成和气机调畅的根本条件。肺主气，脾益气；肺主行水，脾主运化水湿。肺失宣降，影响及脾，脾因之而不能输布水谷精微，中焦失养，则肺气亦虚，反之脾气健运，肺气便随之逐渐恢复，因此，本方寓意"扶脾保肺""健脾化湿"。

三、益肺健脾方的功效分析

此方益肺健脾，是补中益气汤加减化裁而成，方中炙黄芪，功擅益气补中，实卫固表；党参功擅补中益气，健脾益肺。白术功擅健脾益气，燥湿止汗，培土而实卫，助黄芪以加强益气固表之力；白术味苦而甘，既能燥湿实脾，复能缓脾生津；且其性最温，服则能健食消谷，为脾脏补气第一要药也。两药相配，补气健脾，以增强黄芪补气益气之功。当归功擅养血和营；陈皮功擅理气和胃，燥湿化痰。柴胡功擅升阳透邪，疏肝理脾；白芍功擅养血敛阴，柔肝缓急；柴胡合白芍，一散一敛，疏中兼养，补养肝血，调达肝气，且使柴胡无升散太过之弊。砂仁功擅醒脾和胃，行气化湿。生麦芽功擅行气消食，健脾开胃；甘草引药入脾，与麦芽相合，共奏复元益气之妙。桔梗功擅宣肺利气，宽胸利隔以助调畅气机，通调水道以助利水祛湿，且为舟楫之剂，可载诸药上行，入手太阴肺经而开达肺气，以寓"培土生金"之意。诸药合用，升降并施，调畅气机；散敛并用，疏中兼养；肝脾同调，气血兼利；阴阳和合，益气复元。见表 11-12。

表 11-12 益肺健脾方的中药性味归经及功效

中药	性味	归经	功效
黄芪	味甘，性微温	脾、肺经	益卫固表，补气升阳，托毒生肌，利水消肿
党参	味甘，性平	脾、肺经	补中益气，和胃生津，祛痰止咳
白术	味苦、甘，性温	脾、胃经	补气健脾，燥湿利水，止汗，安胎
当归	味甘、辛，性温	肝、心、脾经	补血，活血，调经止痛，润燥滑肠

续表

中药	性味	归经	功效
白芍	味苦、酸，性微寒	肝、脾经	养血敛阴，柔肝止痛，平抑肝阳
柴胡	味苦、辛，性微寒	肝、胆、肺经	疏散退热，疏肝解郁，升举阳气
陈皮	味苦、辛，性温	肺、脾经	理气健脾，燥湿化痰
砂仁	味辛，性温	脾、胃经	化湿，行气，温中，安胎
桔梗	味辛、苦，性平	肺经	化痰止咳平喘
麦芽	味甘，性平	脾、胃、肝经	消食健胃，回乳消胀
甘草	味甘，性平	心、脾、肺、胃经	补脾益气，润肺止咳，清热解毒，缓解止痛，缓和药性

四、中药-归经网络图

根据组成复方的中药的归经信息，构建复方的中药-归经网络，见图 11-15。其中，红色节点代表中药，中间节点代表归经。总共有 17 个节点和 26 条边。网络连接最大的是肺(Lung)、脾(Spleen)2 个连接点，连接度分别是 9、6。说明大多数中药归经都是归肺经、脾经。

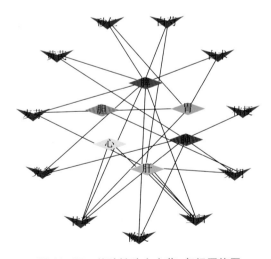

图 11-15　益肺健脾方中药-归经网络图

五、中药化合物及疾病的靶标预测

通过 TCMSP 以及 BATMAN-TCM 两个平台得到中药化合物及靶点，删去重复值及无靶点的化合物，得到最终结果，见表 11-13。益肺健脾方中有 11 味中药，删除重复化合物及靶点，则益肺健脾方共有 518 个活性成分，2077 个靶点。

表 11-13　益肺健脾方中药包含的化合物和对应的潜在靶标个数

YFJPF 中药	数据库中的中药名称	化合物数	靶标数
炙黄芪	黄芪	38	1001
党参	党参	86	5833
炒白术	白术	9	104
当归	当归	83	6302
炒白芍	白芍	25	418
柴胡	柴胡	80	4958
陈皮	陈皮	37	1906
砂仁	砂仁	46	5151
桔梗	桔梗	20	4692
生麦芽	麦芽	36	1202
炙甘草	甘草	146	3324

六、构建"中药-化合物-靶点"网络图

通过软件 Cytoscape 3.7.2 构建网络图 11-16，其中红色代表的益肺健脾方的 11 种中药，蓝色代表的是化合物，绿色代表的是对应的靶点。该网络图有 1991 个节点，64370 条边，化合物与靶点有 32185 条，因此，益肺健脾方中存在一个化合物与多个靶点作用，同时也存在不同化合物作用于同一个靶点的现象，这体现出益肺健脾方是通过多化合物-多靶点发挥作用的。

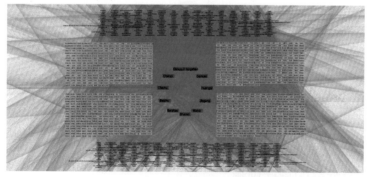

扫码看原图

图 11-16　中药-化合物-靶点网络构建图

七、益肺健脾方靶点的 KEGG 通路分析及 GO 分析

将益肺健脾方中的所有靶点使用 Omicshare 中的"KEGG 富集分析"与"GO 富集分析"进行生物学分析，并进行可视化处理，根据 P-value 值从小到大排序，KEGG 通路富集分析前 20，见图 11-17；GO 分析分生物过程（BP）、细胞组成（CC）、分子功能（MF）三个方面进行展现，见图 11-18。

通过对复方中所有靶点进行 KEGG 分析，得到 173 条通路，其中 P-value<0.05 的有 168 条，涉及的通路有趋化因子信号通路、Ras 信号通路、cGMP-PKG 信号通路、FoxO 信号通路、HIF-1 信号通路等，上述通路主要与免疫、氧化应激相关。

通过对复方中所有靶点进行 GO 分析，以 P-value<0.05 为筛选标准，其中生物过程有 1799 个，包括对对含氧化合物的反应、对有机环状化合物的反应、细胞对含氧化合物的反应等。细胞组成有 188 个，包括核浆、膜封闭腔、细胞器腔、线粒体等。分子功能有 452 个，包括染色质结合、类固醇激素受体活性、信号受体结合、酶结合等。

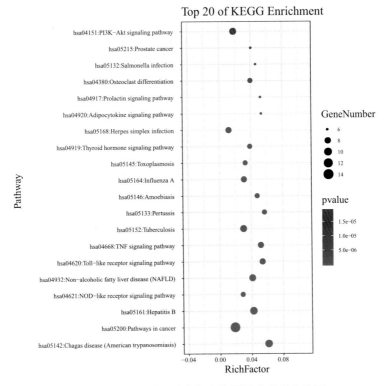

图 11-17　益肺健脾方靶点的 KEGG 分析气泡图

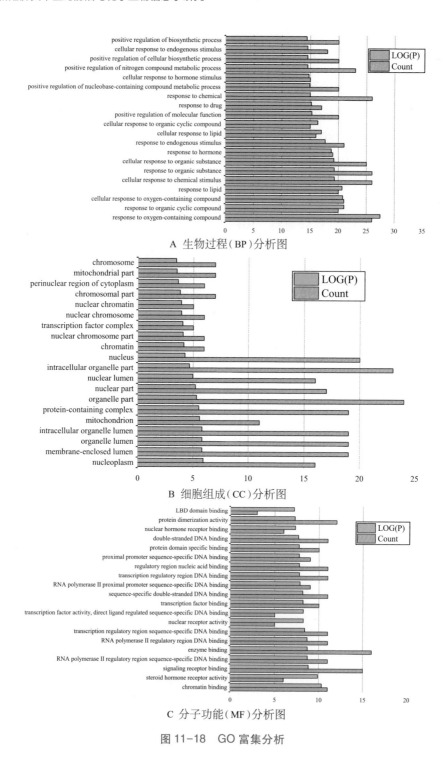

A 生物过程（BP）分析图

B 细胞组成（CC）分析图

C 分子功能（MF）分析图

图 11-18　GO 富集分析

八、益肺健脾方保护各脏器损伤、调节免疫

通过查询，得到"acute lung injury"有 21112 个靶点，"liver injury"有 1543 个靶点，"cardiovascular injury"有 1938 个靶点，"splenic injury"有 991 个靶点，"immune injury"有 2904 个靶点，"kidney injury"有 1218 个靶点。为了明确益肺健脾方对多脏器损伤及免疫损伤的调节作用，将益肺健脾方与各疾病进行靶点交集，见图 11-19(A、B、C、D、E、F)，并计算各共有靶点与各疾病靶点的比例，见表 11-14。

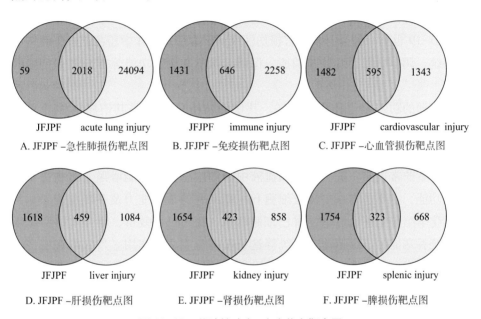

图 11-19　益肺健脾方-疾病共有靶点图

表 11-14　共有靶点占疾病靶点的比例

	acute lung injury	immune injury	cardiovascular injury	liver injury	kidney injury	splenic injury
疾病靶点数	21112	2904	1938	1543	1218	991
共有靶点数	2018	646	595	459	423	323
共有靶点/YFJPF 靶点比例	97.2%	31.1%	28.6%	22.1%	20.4%	15.5%

九、益肺健脾方的药理作用分析

研究发现 SARS 是一种全身多器官损伤性疾病，其主要的靶器官是肺脏和免疫系统，而且在康复期仍然存在一些问题，如呼吸和免疫功能，以及患者的心理问题等。SARS 患者康复期肺功能的损害主要表现为限制性通气功能障碍和弥散功能障碍；SARS 对心脏的影响不但有病毒直接对心肌的毒性作用，肺损伤导致的低氧血症也可造成心肌损伤，由低氧血症造成的心肌损伤多见于疾病后期而且与患者预后直接相关；当 SARS 患者康复近一年后，其各种淋巴细胞百分数才逐渐升高，自然杀伤细胞才能基本恢复正常水平。尸解证实COVID-19 也是一种全身多器官损伤性疾病。方中的各味中药在止咳、调节免疫系统、调节肠胃、调节肺功能、保肝、调节心血管功能等方面具有良好的作用。

桔梗的功效为化痰止咳平喘，其中的桔梗皂苷 D 是其镇咳活性的主要成分。

恢复期人体免疫功能低下，因此，在新冠肺炎的康复中，免疫功能的增强对患者非常重要。黄芪能增加血液中白细胞总数，还能增强人体非特异性免疫功能，主要是增强中性粒细胞和吞噬细胞的杀菌能力及吞噬功能。党参及其化学组分能够通过增强淋巴细胞增殖、提高抗体效价、增强单核巨噬细胞系统吞噬能力、影响补体系统等途径发挥免疫调节作用。当归能够增强人体非特异性免疫功能，一是促进淋巴细胞的转化能力，二是使巨噬细胞的吞噬能力增强。甘草多糖促进人体免疫器官的作用，使人体的免疫功能提高。

陈皮挥发油能促进正常大鼠的消化功能。

益肺是党参的传统功效之一，多项研究表明党参改善肺呼吸功能可能与改善肺泡细胞相关物质结构和功能以及降低炎症反应有关。

党参中多种化学成分还可能通过抑制炎症反应、降低脂质氧化、抑制细胞凋亡等途径发挥保护肝肾的药理作用，党参能够改善肾缺血-再灌注损伤（IRI）。陈皮中的有效成分陈皮苷对肝脏疾病有的预防和保护的作用，可缓解肝损伤、肝纤维化、脂肪肝、肝衰竭等疾病的症状。当归多糖对损伤肝脏有保护作用。

第五节 "甘肃方剂"代表方综合分析

COVID-19 的临床治疗经验显示，中医药在减轻症状、防止转重、促进痊愈、病后康复等方面显现有益的作用，甘肃省根据国家《方案》，在总结前期中医药参与防治经验的基础上，结合甘肃省地域特点，推出系列"甘肃方剂"，以达到全程防治作用。

扶正避瘟方全方为玉屏风散配伍苍术、连翘、荷叶、生姜组成。以玉屏风散使气旺表实，则汗不外泄，邪亦不内侵，祛风散邪，加强卫外功能；苍术燥湿健脾；连翘善清热解毒，疏散风热；荷叶清热凉血，以防御疫毒，既加强防御功能，又可针对"湿毒"的病理因素，健脾又扶持中气，增强免疫。全方以益气固表为主，兼顾解毒祛风散邪，达到"扶正避瘟"以预防的作用，而扶正避瘟方网络药理学分析恰恰显示其作用靶点与免疫细胞因子及免疫过程密切相关。

宣肺化浊方以"宣肺散邪、运脾化湿"的治疗原则立意，既针对病位主要在肺，又寓意"扶脾保肺"，方中麻黄辛温，散寒解表，开宣肺气；藿香和胃醒脾，芳香化浊；苍术燥湿运脾，培土生金；羌活辛苦而温，祛风解表，散寒除湿；前胡清肺止咳，降气化痰；黄芩、连翘清宣郁热，解毒利咽；酒大黄通腑泄热，宣通肺气。全方寒热并进，内外同治，肺脾同调，共凑宣肺化浊、散寒除湿、兼清郁热之效，达到综合治疗作用。网络药理学分析显示其参与抗缺氧、抗病毒、介导能量代谢、炎症反应、血管生成以及维持干细胞特性等过程，并与脏器损伤、心血管损伤、免疫损伤均有相同靶点，显示对COVID-19良好的治疗作用。

清肺通络方是麻杏石甘汤(蜜麻黄、杏仁、生石膏)的基础上配伍胆南星、葶苈子、桃仁、赤芍、射干、生薏苡仁、水蛭等组成。以麻杏石甘汤辛凉宣肺，清热平喘，既针对"湿毒"的病理因素，又改善咳嗽、咳痰、喘促等主要呼吸道症状，配以射干开结消痰，解毒利咽；胆南星清热化痰；薏苡仁清热利湿健脾；葶苈子泻肺平喘，四药清热解毒，止咳平喘，祛湿消痰。桃仁破血行瘀，止咳平喘；赤芍清热凉血活血；水蛭破血，逐瘀，通经，三药清热凉血以通肺络。诸药相伍，解表与清肺并用，以清为主；宣肺与降气结合，以宣为主；兼以化痰祛湿，逐瘀通络，共奏清肺通络、化瘀解毒之功，标本兼治，防治病情向危重转化，以提高临床疗效，缩短病程。网络药理学分析显示，清肺通络方的靶点对免疫功能具有调节功能，在促进细胞凋亡及炎症反应中发挥重要的作用，与脏器损伤、心血管损伤伤均有共同靶点，与肺损伤的靶点高达96.9%，起到保护多脏器、心血管的作用。

COVID-19与SARS的发病具有较高的相似度，研究显示SARS是一种全身多器官损伤性疾病，其主要的靶器官是肺脏和免疫系统，因此，康复期的诊治仍须重视，重点在呼吸和免疫功能，以使患者能够完全康复，回归社会。益肺健脾方由补中益气汤加减化裁而成，方中炙黄芪益气补中，实卫固表。党参补中益气，健脾益肺。白术健脾益气，燥湿止汗，培土而实卫，助黄芪以加强益气固表之力；白术味苦而甘，既能燥湿实脾，复能缓脾生津；且其性最温，服则能以健食消谷，为脾脏补气第一要药也。两药相配，补气健脾，以增强黄芪补气益气之功。当归功擅养血和营；陈皮功擅理气和胃，燥湿化痰。柴胡功擅升阳透邪，疏肝理脾；白芍功擅养血敛阴，柔肝缓急；柴胡合白芍，一散一敛，疏中兼养，补养肝血，调达肝气，且使柴胡无升散太过之弊。砂仁功擅醒脾和胃，行气化湿。生麦芽功擅行气消食，健脾开胃；甘草引药入脾，与麦芽相合，共奏复元益气之妙。桔梗功擅宣肺利气，宽胸利隔以助调畅气机，通调水道以助利水祛湿，且为舟楫之剂，可载诸药上行，入手太阴肺经而开达肺气，以寓"培土生金"之意。诸药合用，升降并施，调畅气机，散敛并用，疏中兼养，肝脾同调，气血兼利，阴阳和合，益气复元。网络药理学分析显示，益肺健脾方的关键靶点参于介导细胞生长、增殖等，以避免细胞损伤和调节免疫功能，进一步修复人体的病理学损伤。

综上所述，"甘肃方剂"具有治疗 COVID-19 的中医理论基础，四方分别从预防、治疗、防重、促愈等方面，兼顾本病全程，这体现了中医药整体观"多点显效、协同增效"防治疾病的特点。

参 考 文 献

[1] 刘东玲，王浩嘉，任伟钰，等 . 宣肺化浊方治疗新型冠状病毒感染肺炎的网络药理学分析[J]. 中国实验方剂学杂志，2020，26(16)：40-49.

[2] 史桐凡，周谷城，张利英，等 . 宣肺化浊加减方治疗新型冠状病毒肺炎 40 例临床疗效观察[J]. 中国实验方剂学杂志，2020，26(16)：26-31.

[3] 王鑫，张志明，王功臣，等 ."甘肃方剂"在新型冠状病毒肺炎防治中的应用策略分析[J]. 中国实验方剂学杂志，2020，26(16)：21-25.

第十二章

全国代表方反向对接/网络药理学分析

网络药理学分析的核心在于数据来源,通过反向对接预测中药化合物的潜在作用靶点并进行网络分析,对于阐明中药复方的起效机制具有一定的研究价值。本章重点通过反向对接/网络药理学分析的方法研究了连花清瘟颗粒(胶囊)、化湿败毒方的系统治疗疾病的潜在生物学机制。

第一节 连花清瘟颗粒(胶囊)

连花清瘟颗粒(胶囊)为临床报道的抗 COVID-19 有效的中成药,由麻杏石甘汤(《伤寒论》)、银翘散(《温病条辨》)加减化裁组方,含连翘、金银花、麻黄、苦杏仁、石膏、板蓝根、绵马贯众、鱼腥草、藿香、大黄、红景天、薄荷脑、甘草 13 味中药。麻杏石甘汤具有宣肺泄热、止咳平喘功效,用于治疗外邪入里化热、邪热壅肺、肺失宣降之证;银翘散具有清肺解毒、辛凉透表之功效,用于治疗外感风热,热邪犯肺等病证。因此,连花清瘟有宣肃肺气、清化痰热、解毒活血的功效,可针对 COVID-19“疫毒外侵,热毒袭肺”的病机特点,缓解患者的发热、喘促及其他呼吸道症状,而达到卫气同治,表里双解,整体调节的治疗效果,阻断“炎症风暴”的发生。

本节研究首先通过预测靶点和网络药理学分析,预测连花清瘟治疗新冠肺炎的潜在核心成分、关键靶点及相关通路,探讨连花清瘟可能参与的分子机制与作用通路,为预防及治疗 COVID-19 提供理论参考。

一、连花清瘟颗粒各中药-归经网络

通过检索连花清瘟复方各中药的归经信息,构建中药-归经网络,见图 12-1。网络中连接度最大的是肺(Lung)和胃(Stomach)2 个节点,连接度(degree)分别是 10 和 7,由网络可知连花清瘟组方中大多数中药的归经是肺经和胃经,13 味药材中,有 10 味归于肺经。

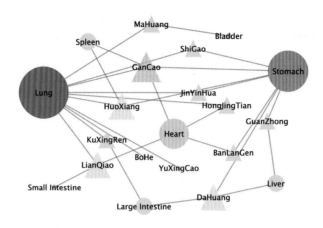

图 12-1　连花清瘟颗粒药材-归经网络图

二、连花清瘟颗粒（胶囊）靶点预测

本研究共收集到连花清瘟 1769 个化学成分，以 OB≥30% 且 DL≥0.18 作为条件筛选出化合物 244 个，其中大黄 16 个，板蓝根 39 个，连翘、金银花及麻黄各 23 个，苦杏仁 19 个，贯众和鱼腥草各 7 个，藿香 11 个，薄荷 10 个，甘草经 OB≥40% 且 DL≥0.18 筛选出 69 个，经类药五原则筛选红景天 20 个。通过 Swiss Target Prediction 进行靶点预测，得到 203 个潜在有效成分，作用靶点 1362 个，其中概率值（Probablity）≥0.5 的靶点 149 个。

三、药味-化合物-靶点相互作用网络

基于上述靶点反向预测结果构建药材-化合物-靶点网络，药味-化合物-靶点网络总共包括 341 个节点包括 12 种药味节点、184 个化合物节点及 145 个靶点节点，见图 12-2，□浅蓝色代表药材，○红色代表活性化合物，△绿色代表活性成分作用靶，每条边则表示药材中所含化合物及化合物与靶点相互作用关系。一个节点的度值表示网络中和节点相连的节点的数量。根据网络中的拓扑学性质筛选的中心度值（betweenness centrality）、亲中心度值（closeness centrality）、等级值（degree）较大的节点进行分析，这些连接化合物或靶点较多的节点在整个网络中起到枢纽的作用，提示可能是关键的化合物或者靶点。由该网络模型可知每个化合物与多个靶点相互作用，而每个靶点又可与不同成分相互作用，因此，连花清瘟复方在使用过程中充分体现了中

药多成分与多靶点共同作用的整体性和关联性的特点。从化合物角度分析，靶点≥40的化合物占23.52%，其中25个化合物作用靶点≥50。通过分析化合物-靶点的等级值(degree)发现，大于平均值的关键性成分有51个，并对其进行结构层次聚类分析，发现51个成分主要包括黄酮、黄酮苷、甾醇及蒽醌等8类，其中黄酮类30个成分，所占比58.8%，排名前5位的分别为槲皮素、山柰酚、木犀草素、草棉黄素、异鼠李素，分别与105、101、99、98、98个靶点蛋白发生作用，提示以上所述成分为连花清瘟复方中的核心成分。并且研究发现槲皮素、山柰酚及木犀草素与COVID-19紧密相关的靶点3CLpro和ACE2有较好的空间结合能力。国外有研究认为黄酮类化合物(如槲皮素、异鼠李素)对干扰素TH-1和TH-2的调节作用也有利于加强正常细胞的抗病毒能力。

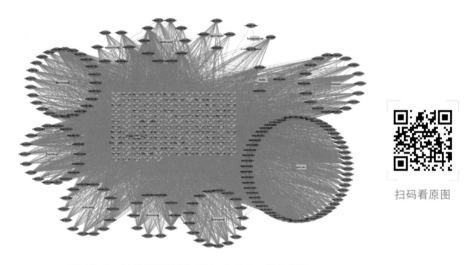

扫码看原图

图12-2　连花清瘟颗粒药材-化合物-靶点网络

此外，从靶点的角度分析，排名前5的关键靶点分别是HARS、AKT1、PIK3R1、ESR2、ADORA2A等，其中HARS、PIK3R1和AKT1等靶点均参与了非小细胞肺癌、T细胞受体信号通路及小细胞肺癌过程，而ADORA2A具有负向调节免疫反应功能，不仅能够强烈抑制T细胞功能，而且能促进调节性T细胞的发育从而保护宿主免受过度的组织破坏，因而在其介导的炎症反应中，起着至关重要的作用。预测结果提示这些靶点可能与连花清瘟复方阻断SARS-CoV-2感染人体的肺部所造成全身重要组织器官功能受损的发病过程息息相关。以上结果表明连花清瘟复方抗COVID-19肺炎的机制之一可能是其所含槲皮素、山奈酚、木犀草素、草棉黄素及异鼠李素等黄酮类活性成分作用于HARS、AKT1、PIK3R1、ESR2 及 ADORA2A 等靶点而产生治疗作用。其中，槲皮素、山奈酚及木犀草素等作为抗 COVID-19 的关键活性成分为寻找有效药物以阻断SARS-CoV-2 S 通过 ACE2 受体感染人体其他器官的途径提供了可能性。

四、PPI 关键靶点分析

通过 String 数据库对连花清瘟颗粒（胶囊）潜在作用的靶点蛋白进行 PPI 互作分析，互作值（interaction score）≥0.7 的靶点 145 个，PPI 可视化分析图见图 12-3。此 PPI 网络共包括 145 个节点（nodes），346 条边（edges），网络节点的平均连接度是 4.77。各节点表示作用靶点，每条边表示各作用靶点之间的相互作用关系，颜色越深且节点越大表示该节点对应的作用靶点越重要。对 PPI 网络进行拓扑分析能够得到这个网络中的枢纽蛋白，其中 PIK3R1、APP、AKT1、EGFR、SRCAR 等多个度值显著高于其余靶点，在 PPI 网络中起着重要的联系作用，提示可能是连花清瘟复方发挥中医临床功效，以及与新冠肺炎产生关联的关键作用靶点。

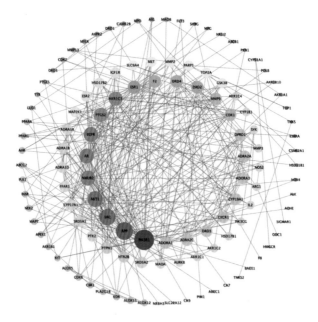

图 12-3　连花清瘟颗粒有效化合物作用靶点互作网络图

蛋白通过彼此之间相互作用结合成一个集合体来完成生物学功能，这些紧密联系的结合体即为功能模块。识别功能模块通过 MCODE 算法对靶标网络进行分解，识别到网络中 K-core 值大于 3 的 8 个连接紧密的子模块，其中 14-核（即模块中每个节点的连接度至少是 14）、6-核、4-核等多个子模块，见图 12-4，这 8 个子模块代表功能密切相关的蛋白之间相互作用而完成特定的分子功能。

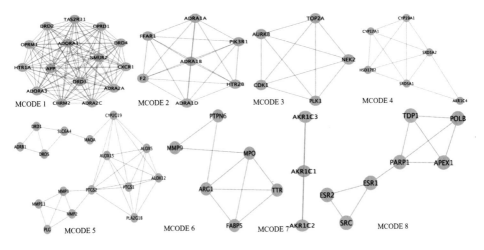

图 12-4　蛋白互作网络中识别的主要功能模块

五、连花清瘟颗粒（胶囊）潜在作用通路分析

通过 DAVID 对活性成分的 145 个作用靶点进行 GO 功能富集和 KEGG 通路富集分析得到 GO 条目 554 个（$P<0.01$），其中生物过程（BP）条目 449 个，细胞组成（CC）条目 38 个，分子功能（MF）条目 67 个，分别占 81%、2%、12%，见图 12-5。KEGG 通路富集分析筛选得到 33 条（$P<0.05$）信号通路，其中与肺炎相关的通路包括非小细胞肺癌、小细胞肺癌、T 细胞受体信号通路、B 细胞受体通路、HIF-1 信号通路、Toll 样受体信号通路，与肺损伤保护相关的通路有 MAPK 信号通路、p53 信号通路、mTOR 信号通路、VEGF 信号通路、钙信号通路、神经营养素信号通路、Fc-epsilon-RI 信号通路、ErbB 信号通路、胰岛素信号通路、类固醇激素生物合成等，与癌症相关的通路是癌症通路，包括前列腺癌、胰腺癌、膀胱癌、结肠癌等。

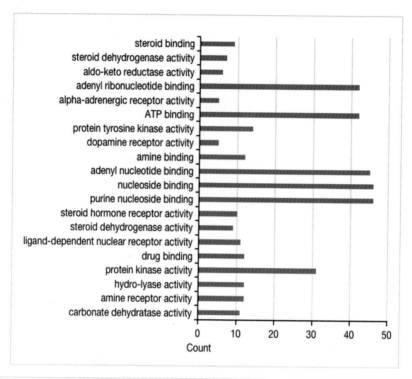

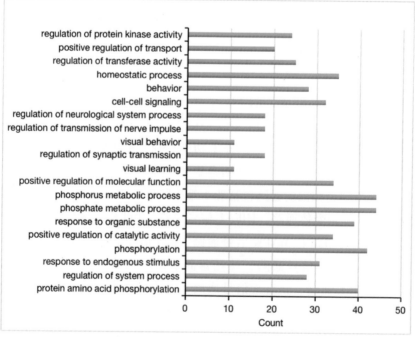

图 12-5　连花清瘟颗粒(胶囊)的化合物作用靶点 GO 功能和 KEGG 富集分析

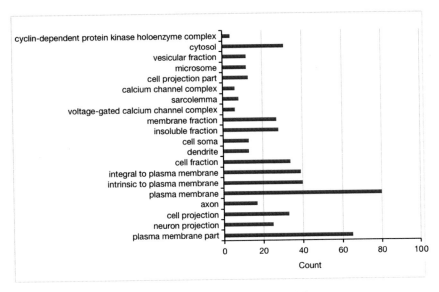

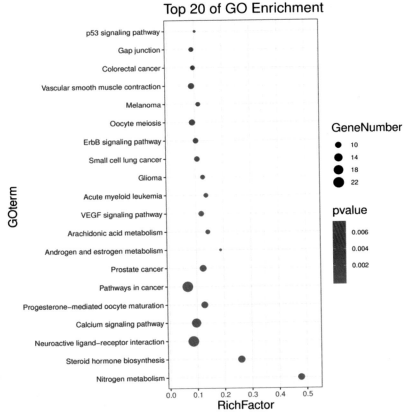

图 12-5（续）

综上所述，本节内容通过作用靶点预测模式和网络分析得到连花清瘟颗粒(胶囊)中12味药材的大于平均值的51个关键成分可知，黄酮类成分所占比最高(58.8%)。通过分析化合物-靶点网络的中心度值等指标发现，以槲皮素、山柰酚、木犀草素、草棉黄素、异鼠李素、草质素、金圣草(黄)素等为代表的前10位的化合物均为黄酮类成分，提示连花清瘟颗粒(胶囊)的化学成分可能通过黄酮或黄酮苷的形式产生药效。对连花清瘟颗粒(胶囊)的关键成分进行KEGG富集分析得出与肺部最为相关的3条通路——非小细胞肺癌、T细胞受体信号通路、小细胞肺癌，涉及HARS、PIK3R1和AKT1等靶点。此外，连花清瘟颗粒(胶囊)的潜在作用通路还涉及B细胞受体信号通路、免疫通路、Toll样受体信号通路、VEGF信号通路、MAPK样受体信号通路等与免疫、肺损伤保护相关的通路及前列腺癌、胰腺癌及甲状腺癌等癌症通路，涉及PTGS2、HSP90AA1、PIK3CA、EGFR等多靶点，体现了中医复方连花清瘟颗粒(胶囊)在预防或治疗COVID-19的过程中多成分、多靶点及多通路协同调节的优势，此结果从靶点反向预测的角度进一步印证了第三篇相关方药生物信息和网络药理学分析得到的中医药在新冠治疗过程中具有潜在的预防多脏器损伤、心血管损伤以及免疫损伤的功能。

第二节　化湿败毒方

化湿败毒方是在《新型冠状病毒肺炎诊疗方案(试行第七版)》中推出的针对重型疫毒闭肺的方剂，经第七版、第八版沿用并命名为化湿败毒方。该方是以麻杏石甘汤、藿香正气散为基础化裁而来，由生麻黄、苦杏仁、葶苈子、赤芍、生石膏、藿香、厚朴、苍术、草果、生黄芪、甘草、生大黄、茯苓、法半夏共十四味药组成。针对疾病后期湿郁化热、火热伤肺、湿浊生痰、储壅于肺所致的发热面红、咳嗽、痰黄黏少或痰中带血、大便不畅、小便短赤、舌红苔黄腻脉滑数等症。治以化湿扶正，宣肺通腑，活血解毒，临床疗效显著，并已正式获得国家药监局药物临床试验批件，本节采用靶点反向预测、网络药理学方法分析化湿败毒方治疗COVID-19的潜在分子机制。

一、化湿败毒方成分信息收集

从 TCMSP、TCMID 检索收集各味药的化学成分，部分药味的化学成分通过文献检索 CNKI 进行补充。全方 13 种草本植物共搜集到 1613 种化学成分，麻黄 363 个，苦杏仁 113 个，葶苈子 68 个，赤芍 119 个，藿香 94 个，厚朴 139 个，白术 49 个，草果 59 个，黄芪 87 个，甘草 280，大黄 92 个，茯苓 34 个，半夏 116 个。石膏是一种矿物药，其主要成分为 $CaSO_4 \cdot 2H_2O$。因此，其作用机制未纳入本研究。

二、靶点反向预测

本研究采用 Swiss Target Prediction 对化湿败毒方中口服生物利用度（OB）≥30%、药物相似度（DL）≥0.18 的成分进行作用预测，以预测结果显示概率≥0.5 的大分子作为成分的潜在靶标。经过成分筛选与靶点预测，共得到 204 个潜在起效成分和 162 个靶点。

三、药味-成分-靶点网络分析

基于上述靶点反向预测结果，构建中药-成分-靶点网络图（图 12-6）。该网络共包括 379 个节点，其中 13 个绿色节点代表药味，162 个蓝色节点代表潜在靶点，204 个粉色节点代表活性成分；平均每个化合物连接 37.4 个靶点，平均每个靶点连接了 46.9 个化合物，大于平均度值的靶点有 77 个。度值排列前 10 的化合物分别是 Quercetin（槲皮素）、Isorhamnetin（异鼠李素）、kaempferol（山奈酚）、Herbacetin（草质素）、EUPATIN（泽兰黄醇）、Luteolin（木犀草素）、Quercetin der（槲皮素-3,3′-二甲醚）、Diosmetin（香叶木素）、Jaranol（华良姜素）、2-（3,4-dihydroxyphenyl）-5,7-dihydroxy-6-（3-methylbut-2-enyl）、Chromone（甘草宁）；度值排列前 10 的靶点是 PTPN1（149），CYP19A1（137），ESR2（128），ESR1（127），BACE1（104），ACHE（103），AR（97），HSD17B2（90），ADORA1（84），ADORA2A（84）。可以看出同一活性成分对应多个作用靶点，说明了化湿败毒方也具有多成分、多靶点、多途径的作用特点，体现了中医整体调控的特点。研究表明，度值排列前 10 的化合物中，如槲皮素、异鼠李素、草质素、木犀草素均具有抗病毒、抗炎、调节免疫等作用，为化湿败毒方在治疗新冠肺炎中的起效机制提供了支持。

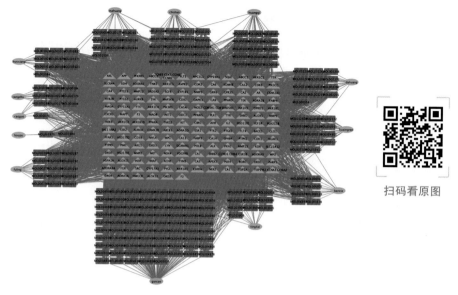

扫码看原图

图 12-6　化湿败毒方的成分-靶点网络

（绿色代表药味，粉色代表成分，蓝色代表关键靶点）

四、PPI 关键靶点分析以及分子对接验证

基于 STRING 数据库分析化湿败毒方潜在作用靶点之间的蛋白-蛋白交互作用，以交互作用可信度>0.7 靶点构建 PPI 网络（图 12-7），该网络包括 131 个节点。在化湿败毒方作用蛋白质交互作用网络中，phosphoinositide-3-kinase regulatory subunit 1（PIK3R1）、Proto-oncogene c-Src（SRC）、RAC-alpha serine/threonine-protein kinase（AKT1）、Epidermal growth factor recepto（EGFR）和 Amyloid beta A4 protein（APP）是度值最大的前 5 个节点，是该化湿败毒方起效的潜在关键靶点，可能在 COVID-19 的治疗中发挥重要作用。

为了验证靶点反向预测的准确性及因此产生的相关结果的可靠性，我们将上述度值前 5 的靶点中有晶体结构的 4 个靶点进行分子对接验证。通过对分子对接结果统计，预测到相应靶点的化合物与各自靶点具有现在靶向作用的（打分值<-5，去重）的比例分别为：PIK3R1（21/21）、SRC（67/81）、AKT1（23/33）和 EGFR（72/82）总比例高达 84.33%。该分子对接验证结果表明，此方的化合物靶点反向预测准确度较高，同时说明因此产生的 PPI、KEGG 富集分析结果具有较高的合理性。

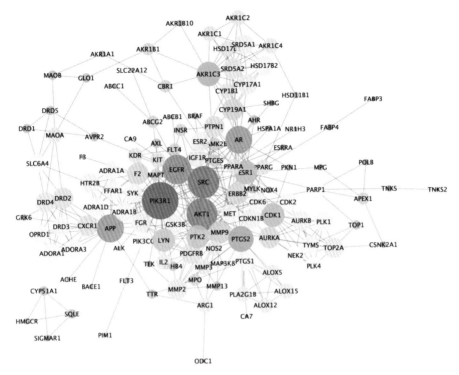

图 12-7　蛋白-蛋白相互作用(PPI)网络

(圆圈代表靶点，每个节点的大小与节点的度值成比例，
节点的颜色深度与靶点的调节强度分数成比例)

五、反向预测靶点 KEGG 通路富集分析

使用 DAVID 数据库(https://david.ncifcrf.gov/)对靶点预测得到的化湿败毒方的作用靶点涉及的 KEGG 通路进行富集分析。List type 设置为 gene List，将物种设置为"Homo sapiens"，threshold 设置为 $P<0.05$。KEGG 通路富集筛选得到 106 条信号通路($P<0.01$)，涉及 PI3K-Akt 信号通路、HIF-1 信号通路、ErbB 信号通路、Rap1 信号通路、Ras 信号通路、Calcium 信号通路、MAPK 信号通路等(图 12-8)。

研究表明 HIF-1 信号通路与炎症相关，精氨酸可以通过调控 HIF-1α以达到抑制炎症反应，Er7bB 信号通路与肺炎有关，Treg/Th1 在重症肺炎的发病中起到关键作用，PI3K/Akt/mTOR 信号通路可调控 Treg/Th17 的平衡，是治疗重症肺炎的潜在通路，有望成为重症肺炎治疗新的突破口。文献报道 EaPc/RaP1 信号通路在急性肺损伤和急性呼吸窘迫综合征发病过程中发挥重要作用，急性肺损伤中炎症信号通路的失调控以及炎症因子平衡紊乱是其发生和发展的重要原因，EaPc 在调节肺部气道炎症和细胞增殖方面具有关键地位，调节 EaPc/RaP1 信号通路可能成为治疗急性肺损伤和急性呼吸窘迫综合征的治疗新靶点。通过以上研究，表明化湿败毒方可能通过调控 HIF-1 信号通路、PI3K-Akt 信号通路、Rap1 信号通、ErbB 信号通路、Rap1 信号通路等的信号通路发挥治疗重症期新冠肺炎的作用。

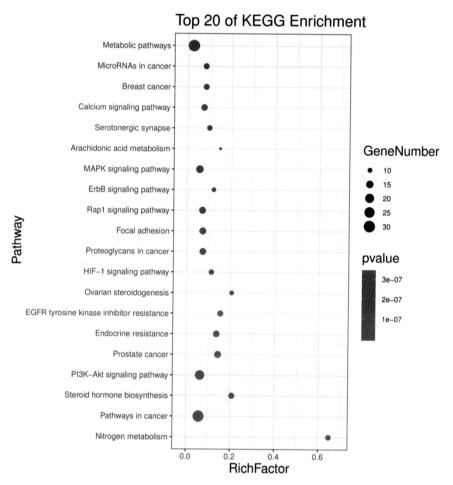

图 12-8　化湿败毒方中潜在靶点的 KEGG 通路分析

（*每个气泡图中气泡的大小表示该条目的基因计数，颜色由蓝到红表示 P 值由大到小*）

综上所述，通过对化湿败毒方成分筛选和靶点预测共得到 204 个潜在起效成分和 162 个潜在作用靶点。根据构建的药味-成分-靶点可视化网络图分析得到度值排列前 10 的化合物分别是槲皮素、异鼠李素、山奈酚、草质素、泽兰黄醇、木犀草素、槲皮素-3,3′-二甲醚、香叶木素、华良姜素、甘草宁等化合物；度值排列前 10 的靶点是 PTPN1、CYP19A1、ESR2、ESR1、BACE1、ACHE、AR、HSD17B2、ADORA1、ADORA2A 等。在化湿败毒方蛋白质交互作用网络中，phosphoinositide-3-kinase regulatory subunit 1（PIK3R1）、Proto-oncogene c-Src（SRC）、RAC-alpha serine/threonine-protein kinase（AKT1）、Epidermal growth factor recepto（EGFR）和 Amyloid beta A4 protein（APP）是度值最大的前 5 个节点，提示这五个节点是该药物潜在的关键靶点，可能在 COVID-19 的治疗中发挥重要作用。潜在作用靶点的 KEGG 富集分析结果显示化湿败毒方可通过调控 HIF-1 信号通路、PI3K-Akt 信号通路、Rap1 信号通、ErbB 信号通路、Rap1 信号通路等发挥治疗 COVID-19 的作用。

整体而言，本节所预测到的化湿败毒方潜在关键作用靶点可能是其起效的关键靶点。比如，研究表明 Proto-oncogene tyrosine-protein kin（SRC）可以抑制 Toll-like receptor 4（TLR4）诱导的炎症细胞因子，并且可以促进抗炎细胞因子 Interleukin-10 receptor subunit alp（IL-10）并通过激活 Glycogen synthase kinase-3 beta（GSK3β）促进 Hypoxia-inducible factor 1-alpha（HIF-1α）退化。在急性和慢性炎症的治疗中起着重要的作用。因此，Proto-oncogene tyrosine-protein kin（SRC）可能发挥抑制炎症因子风暴的作用通过抗炎和调节免疫在新冠肺炎的治疗中。并且 AKT1 和抗病毒相关，研究发现 HER2-AKT1 级联反应的药理靶向治疗可以增强损伤诱导的细胞衰老和凋亡，并可增加 sting 介导的抗病毒及抗肿瘤免疫。这些现代研究证据说明了化湿败毒方具备抗病毒、抑制炎症因子风暴的物质基础，我们将在本书第四篇中通过多靶点分子对接、化学信息学的方法进一步探究此方产生阻断病毒、抑制炎症风暴等功效的潜在物质基础及分子机制。

第三节　全国代表方靶点反向预测/网络药理学综合分析

基于反向对接/网络药理学分析等方法，分析国家中医药管理局、国家卫健委颁发在《新型冠状病毒肺炎轻型、普通型病例管理条例》《新型冠状病毒肺炎诊疗方案》中推荐对初期普通型患者及对重型疫毒闭肺具有治疗作用的两个代表方剂，连花清瘟胶囊（颗粒）以及化湿败毒方。从中医理论角度看，在 COVID-19 发生发展的过程中，上述两个方剂均可通过宣肺、清热解毒等治法达到缓解、治疗的功效。但二者在中医的治则上还是各有侧重，连花清瘟胶囊(颗粒)被推荐作为医学观察期临床表现为乏力伴发热的主要治疗药方之一,主要通过宣肃肺气、清化痰热、解毒活血之功来治疗外邪入里化热、邪热壅肺、肺失宣降之证兼外感风热、热邪犯肺等病证,从而有效缓解患者的发热、喘促及其他呼吸道症状,进而达到卫气同治、表里双解、整体调节的治疗效果。而化湿败毒方被推荐作为临床表现为发热面红、咳嗽等呼吸道症状的主要治疗药方之一。主要通过化湿扶正、宣肺通腑、活血解毒之用治疗疾病后期湿郁化热、火热伤肺、湿浊生痰、储塑于肺等病证,从而有效缓解患者的痰黄黏少或痰中带血、大便不畅、小便短赤、舌红苔黄腻、脉滑数等症。

在两个"全国代表方"化学成分检索的过程中,通过 OB ≥ 30%、DL ≥ 0.18 及 Lipinski 规则为筛选标准,分别研究了其参与不同作用机制而治疗 COVID-19 的关键活性成分,连花清瘟复方中化合物共计 1769 个,通过对连花清瘟复方成分筛选和靶点预测共得到 184 个化合物节点及 145 个靶点节点。而化湿败毒方复方中化合物共计 1613 个,通过对化湿败毒方成分筛选和靶点预测共得到 204 个潜在起效成分和 162 个靶点。通过对比两方的潜在有效物质基础发现,均含有槲皮素、山奈酚、木犀草素等化合物。有研究表明槲皮素具有抗病毒、抗炎、抗氧化、调节免疫等作用。并且槲皮素可逆转促纤维化因子和纤维化信号传导介质的上调来抑制纤维化的进展。山奈酚通过下调 NF-κB 信号通路减轻猪源甲型 H9N2 流感病毒所致小鼠急性肺损伤。木犀草素通过干预 NLRP3/IL-1β/TGF-β1 信号轴起到抑制矽肺纤维化的作用,这些成分应为两方剂共有的潜在活性成分,表明连花清瘟胶囊(颗粒)和化湿败毒方复方在治疗 COVID-19 发病的过程中存在一定共有的物质基础。

方剂成分靶点预测以及网络分析发现 PI3-kinase regulatory subunit alpha (PIK3R1)、Amyloid-beta precursor protein(APP)、RAC-alpha serine/threonine-protein kinase(AKT1)、Epidermal growth factor receptor(EGFR)、roto-oncogene tyrosine-protein kinase Src(SRC)及 Androgen receptor(AR)可能是连花清瘟颗粒发挥中医临床功效及与新冠肺炎产生关联的关键作用靶点。而 phosphoinositide-3-kinase regulatory subunit 1(PIK3R1)、Proto-oncogene c-Src(SRC)、RAC-alpha serine/threonine-protein kinase(AKT1)、Epidermal growth factor recepto(EGFR)和 Amyloid beta A4 protein(APP)可能是化湿败毒方发挥中医临床功效及与新冠肺炎产生关联的关键作用靶点。对比两方的关键靶点,发现均含有 RAC-alpha serine/threonine - protein kinase (AKT1)、phosphoinositide - 3 - kinase regulatory subunit 1(PIK3R1)两个靶点。研究发现 AKT1 和抗病毒相关，HER2-AKT1 级联反应的药理靶向治疗可以增强损伤诱导的细胞衰老和凋亡，并可增加 sting 介导的抗病毒及抗肿瘤免疫，表明 PIK3R1 与病毒感染有关，可能是两个方剂起效的关键靶点。

通过对连花清瘟颗粒(胶囊)与化湿败毒方复方关键靶点的 GO 以及 KEGG 通路富集分析，发现前者与肺炎相关的通路包括非小细胞肺癌、小细胞肺癌、T 细胞受体信号通路、B 细胞受体通路、HIF-1 信号通路、Toll 样受体信号通路，与肺损伤保护相关的通路有 MAPK 信号通路、p53 信号通路、mTOR 信号通路、VEGF 信号通路、钙信号通路、神经营养素信号通路、Fc-epsilon-RI 信号通路、ErbB 信号通路、胰岛素信号通路、类固醇激素生物合成等，这些可能是连花清瘟颗粒(胶囊)干预人体的关键通路。后者可通过 HIF-1、PI3K-Akt、Rap1、ErbB、Rap1 等信号通路发挥治疗重症期新冠肺炎的作用。通过对比两方的关键靶点通路分析，发现 HIF-1、ErbB 为两个复方共有的潜在干预人体的信号通路。有研究表明 Src 可以抑制 tlr4 诱导的炎症细胞因子，并且可以促进抗炎细胞因子 IL-10，并通过激活 GSK3β 促进 HIF-1α 退化，在急性和慢性炎症的治疗中起着重要的作用。通过上述分析，可以得出这样一个有趣的结论，在"异方同治"的情况下，两方存在部分相同的物质基础-靶点-信号通路，从而得到治疗疾病的作用。同时，由于两个方剂组方不同，并且治疗阶段、功效的侧重点具有一定差异，体现在针对疾病的不同进展，不同方剂亦通过各自不同的物质基础-靶点-信号通路，发挥具有一定针对性的治疗作用。

参 考 文 献

[1] 王玉，靳晓杰，赵磊，等. 基于分子对接、层次聚类及靶点预测方法探讨连花清瘟颗粒靶向阻断、系统治疗 COVID-19 的物质基础[J]. 中成药，2021.(已录用)

[2] Mutlu Altundag E，Yılmaz A，Serdar B，et al. Synergistic Induction of Apoptosis by Quercetin and Curcumin in Chronic Myeloid Leukemia(K562)Cells：Ⅱ. Signal Transduction Pathways Involved[J]. *Nutr Cancer*，2020(2)：1-10.

[3] Harikrishnan H，Jantan I，Alagan A，et al. Modulation of cell signaling pathways by Phyllanthus amarus and its major constituents：potential role in the prevention and treatment of inflammation and cancer[J]. *Inflammopharmacology*，2020，28(1)：1-18.

第十三章

"甘肃方剂"代表方反向对接/网络药理学分析

之前已经通过生物信息挖掘以及网络药理学分析探讨了代表性"甘肃方剂"防治 COVID-19、防治多脏器损伤、心血管损伤及免疫损伤的潜在生物学机制。本章将以此为基础，通过靶点反向预测和网络分析进一步探讨代表性"甘肃方剂"宣肺化浊方、清肺通络方、宣肺健脾方治疗疾病的潜在作用靶点和分子机制。

第一节 宣肺化浊方

宣肺化浊方是专家组结合甘肃 COVID-19 发病特点形成应用于中医药治疗早期 COVID-19 的基础治疗方，主要组方为蜜麻黄、连翘、前胡、法半夏、麸炒苍术、广藿香、羌活、酒大黄、陈皮、黄芩。方中蜜麻黄性温偏润，可润肺止咳；连翘性微寒，味苦，可清热解毒；前胡、法半夏、陈皮、苍术理气化痰燥湿；广藿香、羌活解表除湿；酒大黄、黄芩清热解毒，全方合用共奏宣肺化浊之效。该方基于治病于早期、治愈于初期理念，截断扭转控制了病情发展，保证了甘肃 COVID-19 患者较高的治愈率。

之前已经对宣肺化浊的中医基础进行了深入分析，并通过生物信息挖掘及网络药理学分析得到该方具有防治 COVID-19 的可能，同时发现宣肺化浊方可能具有防治多脏器损伤、心血管损伤及免疫损伤的可能性。本章将以此为基础，通过靶点反向预测和网络分析进一步探讨宣肺化浊方治疗 COVID-19 的潜在作用靶点和分子机制。

一、宣肺化浊方成分信息收集

在中药系统药理学分析平台(TCMSP)数据库检索宣肺化浊方化学成分信息，共搜集到化合物 1357 个，其中麻黄 363 个，连翘 151 个，前胡 101 个，半夏 116 个，苍术 49 个，藿香 94 个，羌活 185 个，大黄 92 个，陈皮 63 个和黄芩 143 个。

二、靶点反向预测

利用 Swiss Target Prediction（http://www.swisstargetprediction.ch/）小分子作用靶点预测分析软件预测宣肺化浊方中活性较高的化合物（OB≥30%、类药性 DL≥0.18 的成分，对于数据库没有 OB 和 DL 数据的化合物，用 Lipinski 规则进行筛选）的作用靶点，并将概率值大于 0.5 的大分子作该成分的潜在作用靶点，共得到潜在起效成分 126 个，130 个潜在作用靶点。

三、药味-成分-靶点网络分析

依据靶点预测结果，构建宣肺化浊方的药味-成分-靶点网络（图 13-1）。该网络共包括 266 个节点，4987 条边。其中，10 个绿色节点代表药味，130 个蓝色节点代表潜在靶点，126 个红色节点代表活性成分；平均每个化合物连接了 38.4 个靶点，同时每个靶点连接了 37.2 个化合物，大于平均度值的靶点有 58 个。度值排列前 10 的化合物分别是槲皮素、草质素、木犀草素、山奈酚、泽兰黄醇、香叶木素、5,7,2′,6′-四羟基黄酮、5,7,2,5-四羟基-8,6-二甲氧基黄酮、5,8,2′-三羟基-7-甲氧基黄酮和 5,7,4′-三羟基-8-甲氧基黄酮。度值排列前 10 的靶点是 Cytochrome P450 19A1（CYP19A1）、Adenosine A3 receptor（ADORA3）、Beta-secretase 1（BACE1）、Estrogen receptor beta（ESR2）、Adenosine A2a receptor（ADORA2A）、Matrix metalloproteinase 13（MMP13）、Carbonic anhydrase Ⅸ（CA9）、Adenosine A1 receptor（KDR）、Adenosine A1 receptor（ADORA1）、Carbonic anhydrase Ⅰ（CA1）（表 13-1）。

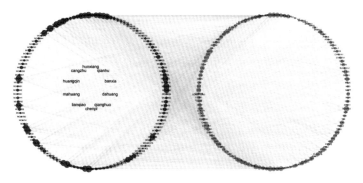

扫码看原图

注：绿色代表药味，蓝色代表关键靶点，
红色代表有效成分。

图 13-1　宣肺化浊方药味-有效成分-靶点网络

表 13-1　度值排列前 10 的靶点信息汇总

NO.	Gene name	Uniprot ID	Protein name
1	CYP19A1	P11511	Cytochrome P450 19A1
2	ADORA3	P0DMS8	Adenosine A3 receptor
3	BACE1	P56817	Beta-secretase 1
4	ESR2	Q92731	Estrogen receptor beta
5	ADORA2A	P29274	Adenosine A2a receptor(by homology)
6	MMP13	P45452	Matrix metalloproteinase 13
7	CA9	Q16790	Carbonic anhydrase IX
8	KDR	P35968	Vascular endothelial growth factor receptor 2
9	ADORA1	P30542	Adenosine A1 receptor(by homology)
10	CA1	P00915	Carbonic anhydrase I

四、PPI 关键靶点分析及分子对接验证

本研究基于 STRING 数据库分析宣肺化浊方潜在作用靶点之间的交互作用，以交互作用高可信度(≥0.7)靶点构建交互作用网络(图 13-2)，该网络包括 102 个节点和 270 条边。在蛋白质交互作用网络中，节点蛋白在网络中的地位不相同，较重要的节点为关键节点(key nodes)。网络节点度参数是网络关键节点评价的常用方法，在宣肺化浊方作用蛋白质交互作用网络中，Phosphatidylinositol 3-kinase regulatory subunit alpha(PIK3R1)、Proto-oncogene tyrosine-protein kinase Src(SRC)、RAC-alpha serine/threonine-protein kinase (AKT1)、Androgen receptor(AR)和 Epidermal growth factor receptor(EGFR)是度值最大的前 5 个节点，这 5 个节点是宣肺化浊方潜在的关键靶点，可能在其治疗过程中发挥重要作用。

基于靶点预测及 PPI 分析结果，对上述 5 个靶点中有晶体结构的 4 个靶点进行分子对接验证。在 PDB 数据库中查找并下载 PIK3R1(PDB ID：4I6J)、SRC(PDB ID：4U5J)、AKT1(PDB ID：4EKL)和 ECFR(PDB ID：3W2S)结构，并与预测到相应靶点的所有化合物进行分子对接。分子对接结果统计显示预测到相应靶点的化合物与各自靶点有相互作用(打分值<-5，去重)的比例分别为：PIK3R1(19/20)、SRC(31/44)、AKT1(10/16)、和 EGFR(41/47)，总比例为 79.53%。表明化合物靶点反向预测准确度较高，以此为基础的 KEGG 通路富集和 GO 富集分析及 PPI 分析结果较可靠。

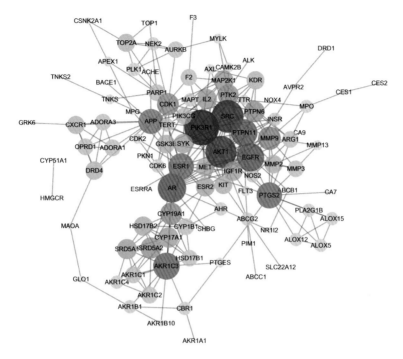

图 13-2　宣肺化浊方靶蛋白-蛋白相互作用网络

（圆圈代表靶蛋白，颜色越深，尺寸越大，度值越大）

　　综上所述，通过对宣肺化浊方成分筛选和潜在靶点预测共得到 1357 个化合物成分和 126 个潜在靶点（概率值大于 0.5）。通过构建网络并进行网络分析，度值排前 10 的化合物分别为槲皮素、草质素、木犀草素、山柰酚、泽兰黄醇、香叶木素、5,7,2′,6′-四羟基黄酮、5,7,2,5-四羟基-8,6-二甲氧基黄酮、5,8,2′-三羟基-7-甲氧基黄酮和 5,7,4′-三羟基-8-甲氧基黄酮。而度值排列前 10 的靶点是 Cytochrome P450 19A1（CYP19A1）、Adenosine A3 receptor（ADORA3）、Beta-secretase 1（BACE1）、Estrogen receptor beta（ESR2）、Adenosine A2a receptor（ADORA2A）、Matrix metalloproteinase 13（MMP13）、Carbonic anhydrase Ⅸ（CA9）、Vascular endothelial growth factor receptor 2（KDR）、Adenosine A1 receptor（ADORA1）、Carbonic anhydrase Ⅰ（CA1）为前 10 的靶点，可以看出同一潜在活性成分对应多个作用靶点，体现了宣肺化浊方多成分、多靶点的作用特点。STRING 分析显示 Phosphatidylinositol 3-kinase regulatory subunit alpha（PIK3R1）、Proto-oncogene tyrosine-protein kinase Src（SRC）、RAC-alpha serine/threonine-protein kinase（AKT1）、Androgen receptor（AR）和 Epidermal growth factor receptor（EGFR）可能是宣肺化

浊方起效的关键靶点。为了确定该结果的合理性，对上述 5 个靶点中有晶体结构的 4 个靶点进行了分子对接验证。分子对接结果统计显示预测到相应靶点的化合物与各自靶点有相互作用的总比例为 79.53%。说明化合物靶点反向预测准确度较高。

第二节　清肺通络方

清肺通络方长于清肺通络，化瘀解毒，是"甘肃方剂"中用于 COVID-19 重症的治疗方剂，甘肃省 8 例重型患者使用此方，均未发展为危重型。此方组成为麻杏石甘汤(蜜麻黄、杏仁、生石膏)的衍化方，在原方去炙甘草的基础上加入胆南星、葶苈子、桃仁、赤芍、射干、生薏苡仁、水蛭形成。本书在第十一章第三节中对清肺通络方的中医理论基础进行了讨论，并通过对清肺通络与各脏器损伤靶点取交集，预测其疾病干预靶点，发现清肺通络与脏器损伤、心血管损伤、免疫损伤均有相同靶点，表明此方可能具有防治疾病造成的多脏器损伤、保护心血管，以及增强免疫功能等多重潜在功效。清肺通络方与 SARS 肺炎有 138 个相同靶点，表明该方对 SARS 肺炎具有潜在的物质基础。本节内容将在上述内容基础上，基于靶点反向预测和网络药理学进一步对清肺通络方系统治疗 COVID-19 的潜在靶点、分子机制进行预测和分析。

一、清肺通络汤成分信息收集

在中药系统药理学分析平台(TCMSP)和 TCMID 数据库检索清肺通络方化学成分信息，胆南星成分依据文献进行搜集。共收集到化合物 973 个，其中麻黄 363 个，苦杏仁 113 个，葶苈子 68 个，桃仁 66 个，水蛭 19 个，赤芍 119 个，射干 56 个，薏苡仁 38 个，胆南星 131 个。

二、靶点反向预测

利用 Swiss Target Prediction 预测医方中成药性较高的成分(OB≥30%、类药性 DL≥0.18 的成分，对于数据库没有 OB 和 DL 数据的化合物，用 Lipinski 规则进行筛选)的作用靶点，并将概率值大于 0.5 的大分子作为该成分的潜在作用靶点，在部分研究中，如须提高靶点预测的富集度，也会有将概率值标准提高至≥0.7 或 0.9。

三、药味-靶点-成分网络分析

靶点反向预测得到清肺通络方潜在作用靶点，依据药味-成分-靶点关系，构建清肺通络方的药味-成分-靶点网络图（图 13-3）。该网络共包括 273 个节点，3983 条边。其中，9 个绿色节点代表药味，155 个蓝色节点代表潜在靶点，109 个粉色节点代表活性成分；平均每个化合物连接了 44.7 个靶点，同时每个靶点连接了 31.4 个化合物，大于平均度值的靶点有 52 个。度值排列前 10 的化合物分别是槲皮素、异鼠李素、草质素、山奈酚、木犀草素、甲基鼠李素、香叶木素、芫花素、高车前素和黄芩素；度值排列前 10 的靶点是 Protein-tyrosine phosphatase 1B（PTPN1）、Cytochrome P450 19A1（CYP19A1）、Androgen Receptor（AR）、11-beta-hydroxysteroid dehydrogenase 1（HSD11B1）、Beta-secretase 1（BACE1）、Vascular endothelial growth factor receptor 2（KDR）、HMG-CoA reductase（HMGCR）、Estrogen receptor beta（ESR2）、Aldose reductase（AKR1B1）和 Tyrosine-protein kinase SRC（SRC）（表 13-2）。

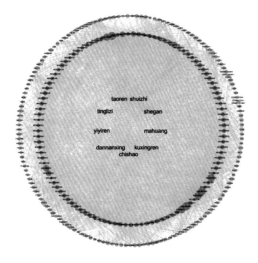

扫码看原图

图 13-3　清肺通络方药味-有效成分-靶点网络

（绿色代表药味，蓝色代表关键靶点，粉色代表有效成分）

表 13-2　度值排列前 10 的靶点信息汇总

NO.	Gene name	Uniprot ID	Protein name
1	PTPN1	P18031	Protein-tyrosine phosphatase 1B
2	CYP19A1	P11511	Cytochrome P450 19A1

续表

NO.	Gene name	Uniprot ID	Protein name
3	AR	P10275	Androgen Receptor
4	HSD11B1	P28845	11−beta−hydroxysteroid dehydrogenase 1
5	BACE1	P56817	Beta−secretase 1
6	KDR	P35968	Vascular endothelial growth factor receptor 2
7	HMGCR	P04035	HMG−CoA reductase
8	ESR2	Q92731	Estrogen receptor beta
9	AKR1B1	P15121	Aldose reductase
10	SRC	P12931	Tyrosine−protein kinase SRC

四、反向预测靶点 GO 富集分析及 KEGG 通路富集分析

DAVID 中 GO 功能富集分析得到 GO 条目 168 个（$P<0.05$），其中生物过程（BP）条目 110 个，细胞组成（CC）条目 24 个，分子功能（MF）条目 34 个（见图 13−4）。KEGG 通路富集筛选得到 62 条信号通路（$P<0.05$），涉及前列腺癌通路、非小细胞性肺癌通路、癌症通路、PI3K−Akt 信号通路、FoxO 信号通路、Rap1 信号通路等。

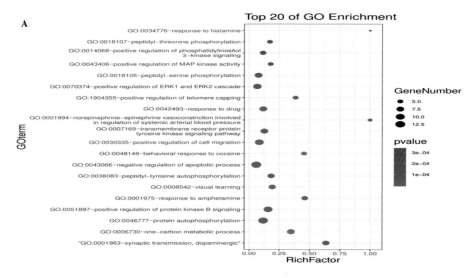

图 13−4　清肺通络方潜在靶点的 GO 富集分析和 KEGG 通路分析

（A）生物过程（biological process，BP）（B）细胞组成（cell composition，CC）

（C）分子功能（molecular function，MF）（D）KEGG 通路富集分析

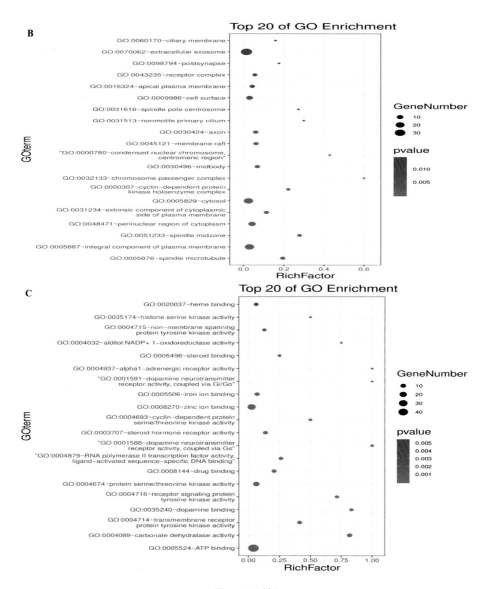

图 13-4(续)

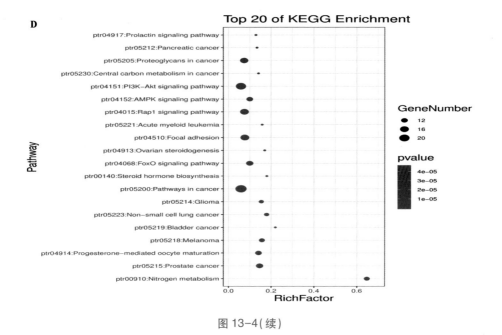

图 13-4(续)

五、PPI 关键靶点分析及分子对接验证

本研究基于 STRING 数据库分析清肺通络方潜在作用靶点之间的交互作用，以交互作用高可信度(>0.7)靶点构建交互作用网络(图 13-5)，该网络包括 152 个节点和 355 条边。在蛋白质交互作用网络中，节点蛋白在网络中的地位不相同，较重要的节点为关键节点(key nodes)。网络节点度参数是网络关键节点评价的常用方法，在清肺通络方作用蛋白质交互作用网络中，Phosphoinositide-3-kinase regulatory subunit 1(PIK3R1)、Proto-oncogene c-Src(SRC)、RAC-alpha serine/threonine-protein kinase(AKT1)、Epidermal growth factor recepto(EGFR)和 Amyloid beta A4 protein(APP)是度值最大的前 5 个节点，这 5 个节点是清肺通络方潜在的关键治疗靶点，可能在其治疗过程中发挥重要作用。为了验证上述反向预测结果的合理性，作者对上述 5 个靶点中有晶体结构的 4 个靶点进行了分子对接验证。在 PDB 数据库中查找并下载 PIK3R1(PDB ID：4I6J)、SRC(PDB ID：4U5J)、AKT1(PDB ID：4EKL)和 ECFR(PDB ID：3W2S)结构，并与预测化合物进行分子对接。通过对分子对接结果统计，预测到相应靶点的化合物(打分值<-5，去重)与各自靶点有相互作用的比例分别为：SRC(34/65)、AKT1(13/24)、PIK3R1(7/11)和 EGFR

（34/55），总比例为 56.77%。分子对接验证了靶点反向预测的准确性以及 PPI 分析结果的合理性。

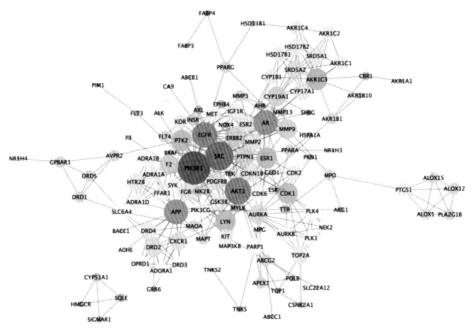

图 13-5　清肺通络方靶蛋白-蛋白相互作用网络

（圆圈代表靶蛋白，颜色越深，尺寸越大，度值越大）

综上所述，通过对清肺通络方中成分筛选和潜在靶点预测共得到 973 个化合物成分和 155 个潜在靶点（概率值大于 0.5）。分析可视化网络图得出槲皮素、异鼠李素、草质素、山奈酚、木犀草素、甲基鼠李素、香叶木素、芫花素、高车前素和黄芩素为根据度值前 10 的化合物；Protein-tyrosine phosphatase 1B（PTPN1）、Cytochrome P450 19A1（CYP19A1）、Androgen Receptor（AR）、11-beta-hydroxysteroid dehydrogenase 1（HSD11B1）、Beta-secretase 1（BACE1）、Vascular endothelial growth factor receptor 2（KDR）、HMG-CoA reductase（HMGCR）、Estrogen receptor beta（ESR2）、Aldose reductase（AKR1B1）和 Tyrosine-protein kinase SRC（SRC）为度值前 10 的靶点。可以看出同一活性成分对应多个作用靶点，多个靶点对应同一通路的关系，体现了清肺通络方多成分、多靶点的作用特点。通过 GO 功能富集分析得到 GO 条目 168 个，其中生物过程（BP）条目 110 个，细胞组成（CC）条目 24 个，分子功能（MF）条目 34 个；经 KEGG 通路富集筛选得到 62 条信号通

路，PI3K/Akt 和 EaPc/RaP1 是潜在的关键治疗通路；并且 STRING 分析显示 Phosphoinositide-3-kinase regulatory subunit 1（PIK3R1）、Proto-oncogene c-Src（SRC）、RAC-alpha serine/threonine-protein kinase（AKT1）、Epidermal growth factor recepto（EGFR）和 Amyloid beta A4 protein（APP）等蛋白可能是清肺通络方起效的关键靶点。本研究通过较为精确的分子对接方法验证了反向预测靶点的可靠性，因此，上述两个通路可能是该方系统治疗新冠肺炎的关键通路。

第三节　益肺健脾方

肺纤维化是一种以弥散性肺泡炎和肺泡结构紊乱导致的以肺间质纤维化为特征的疾病，可引起胸闷、呼吸困难、肺功能指标的恶化，甚至呼吸衰竭而被称为类肿瘤疾病。新型冠状病毒（SARS-CoV-2）与非典病毒（SARS-CoV）基因序列相似度达 79.5%，而肺纤维化在 SARS 愈后患者中具有较高发病率。近期临床报道亦显示 COVID-19 患者消散期 CT 表现为斑片状实变或条索影，随着时间延长可见网格状增厚小叶间隔、支气管壁增厚扭曲成条索状及少许散在斑片状实变，与肺纤维化的病理改变相符。马林纳等指出部分 COVID-19 患者在核酸检测转阴乃至痊愈后会出现肺部纤维化，并对自身健康造成终身的困扰。因此，对于肺纤维化发生，及早用药、截断扭转成了迫切的需求。但目前西医对本病尚缺乏有效的药物，并存在患者预后差、不良反应较大等普遍缺点。中医以辨证论治为指导，以益气扶正、活血化瘀及清热等治法，可在一定程度阻抑肺纤维的形成与发展，显示出独特的治疗优势。COVID-19 的后期多脾肺气虚，《新型冠状病毒肺炎诊疗方案（试行第七版）》和甘肃省依此证型均推荐出 COVID-19 恢复期的基本治则治法——益肺健脾法。脾肺气虚、痰瘀阻络也为肺纤维化发病的关键病机，甘肃省中医防治专家注重发挥中医的优势，结合前期防治经验和甘肃地理特点论证形成益肺健脾方。该方由补中益气汤加减而来，组方为炙黄芪、党参、陈皮、当归、柴胡、桔梗、麸炒白术、炒白芍、砂仁、生麦芽、炙甘草，共 11 味药，合奏健脾益肺、固本培元之功。主用于经治后症状缓解及核酸转阴的 COVID-19 患者，在防止其向肺纤维化发展上发挥了重要作用，临床疗效显著。在本地 91 例患者中 89 例治疗后期或出院均服用了本方，至今未见肺纤维化患者。尽管从中医病机及宣肺健脾方的治则治法角度说明该方对肺纤维化具有潜在的防治作用，但其潜在的物质基础和生物学基础尚不清楚，本研究采用网络药理学探究益肺健脾方治疗肺纤维化的潜在物质基础、关键靶点和分子机制，为进一步的靶向分子对接研究提供靶点信息。

一、益肺健脾方成分信息收集

在中药系统药理学分析平台（TCMSP）（http://tcmspw.com/）、TCMID 数据库以"柴胡""陈皮""桔梗""砂仁""麦芽""黄芪""党参""当归""白术""白芍""甘草"为关键词检索化学成分结构，并通过文献查询补充各中药化学成分。共收集到 1509 个化学成分，其中柴胡 349 个，陈皮 63 个，桔梗 102 个，砂仁 165 个，麦芽 64 个，黄芪 87 个，党参 134 个，当归 125 个，白术 55 个，白芍 85 个，甘草 280 个。

二、益肺健脾方抗肺纤维化作用靶点预测

基于 Swiss Target Prediction 预测活性成分的作用靶点，去重后获得靶点 1041 个，以"pulmonary fibrosis"和"lung fibrosis"为关键词，在 TTD 和 DrugBank 数据库中，共检索到肺纤维化疾病药物靶点 105 个（图 13-6）。将益肺健脾方活性成分作用靶点基因与肺纤维化疾病基因取交集，得到共有靶点 27 个（表 13-3），这 27 个靶点可能是益肺健脾治疗肺纤维化的潜在靶点。

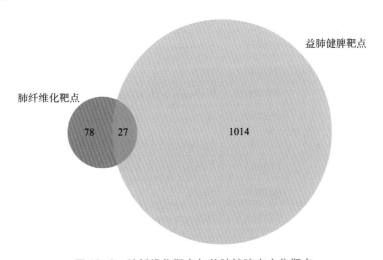

图 13-6　肺纤维化靶点与益肺健脾方交集靶点

表 13-3　肺纤维化靶点与益肺健脾方交集靶点

No	Gene name	Uniprot ID	Protein name
1	CFTR	P13569	Cystic fibrosis transmembrane conductance regulator
2	CTSB	P07858	Cathepsin(B and K)
3	CTSK	P43235	Cathepsin K
4	CTSL	P07711	Cathepsin L
5	CTSS	P25774	Cathepsin S
6	CXCR2	P25025	Interleukin−8 receptor B
7	FAP	Q12884	Fibroblast activation protein alpha(by homology)
8	FGFR1	P11362	Fibroblast growth factor receptor 1
9	GC	P02774	Vitamin D−binding protein
10	GPER1	Q99527	G−protein coupled estrogen receptor 1
11	HTR1A	P08908	Serotonin 1a(5−HT1a) receptor
12	HTR1B	P28222	Serotonin 1b(5−HT1b) receptor(by homology)
13	HTR1D	P28221	Serotonin 1d(5−HT1d) receptor
14	HTR1F	P30939	Serotonin 1f(5−HT1f) receptor
15	HTR2A	P28223	Serotonin 2a(5−HT2a) receptor
16	HTR2B	P41595	Serotonin 2b(5−HT2b) receptor
17	HTR2C	P28335	Serotonin 2c(5−HT2c) receptor
18	HTR3A	P46098	Serotonin 3a(5−HT3a) receptor
19	HTR4	Q13639	Serotonin 4(5−HT4) receptor
20	HTR6	P50406	Serotonin 6(5−HT6) receptor
21	HTR7	P34969	Serotonin 7(5−HT7) receptor
22	KCNA3	P22001	Voltage−gated potassium channel subunit Kv1. 3
23	KCNA5	P22460	Voltage−gated potassium channel subunit Kv1. 5
24	KCNH2	Q12809	HERG
25	S1PR1	P21453	Sphingosine 1−phosphate receptor Edg−1
26	TGFB1	P01137	Transforming growth factor beta−1
27	TGFBR1	P36897	TGF−beta receptor type I

三、益肺健脾方干预"肺纤维化"关键成分分析

药味-化合物-靶点网络总共包括 182 个节点，包括 11 种药材节点、144 个化合物节点及 27 个靶点节点，如图 13-7 所示，深粉色"□"代表药材，荧光色"○"代表活性化合物，红色"△"代表活性成分作用靶，每条边则表示药材中所含化合物及化合物与靶点相互作用关系。一个节点的度值(degree)表示网络中和节点相连的节点的数量。度值较大的节点在整个网络中起到枢纽的作用，提示可能是关键的化合物或者靶点。由该网络模型可知每个化合物与多个靶点相互作用，而每个靶点又可与不同成分相互作用。从化合物角度分析，通过分析化合物-靶点的中心度值、亲中心度值及等级值等发现，排名前 5 位的化合物分别为 Spinasterol、Octalupine、euchrenone、(+)−Anomalin 和 (5S,8S,9S,10R,13R,14S,17R)−17−[(1R,4R)−4−ethyl−1,5−dimethylhexyl]− 10,13−dimethyl−2,4,5,7,8,9，分别与 11、10、9、9 和 8 个靶点蛋白发生作用。从靶点的角度分析，排名前 5 的关键靶点分别是 Serotonin 2a(5−HT2a)receptor(HTR2A)、Serotonin 2c(5−HT2c)receptor(HTR2C)、Fibroblast growth factor receptor 1(FGFR1)、Voltage−gated potassium channel subunit Kv1.5 (KCNA5)和 Cathepsin S(CTSS)。

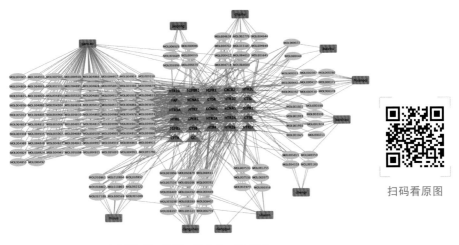

扫码看原图

图 13-7　药味-化合物-靶点图

四、治疗靶点 GO 与 KEGG 通路富集分析

使用 STRING 网站对益肺健脾方抗肺纤维化作用靶点进行 GO 富集分析，得到了 $P<0.05$ 的 GO 条目共计 336 个，其中包含生物过(biological process,

BP）条目 275 个，细胞组成（cell composition，CC）条目 27 个，分子功能（molecular function，MF）条目 34 个。其中，在生物过程层面，预测靶点主要参与 cellular response to stimulus 和 regulation of secretion by cell；在细胞组分层面 plasma membrane part 和 integral component of membrane 所占比例较大；在分子功能层面，与 protein binding 和 transmembrane signaling receptor activity 关系较为紧密，各类别前 20 的 GO 分析如图 13-8 所示。

KEGG 通路富集分析采用 Omicshare 在线分析平台进行富集通路可视化处理，如图 13-8-D，图中气泡大小代表该条通路上富集基因数目，气泡颜色差异代表了基因在该条通路富集程度的高低。结果包括 TGF-beta 信号通路、Serotonergic synapse、Neuroactive、ligand-receptor interaction、Calcium 信号通路等 35 条（P<0.05）信号通路。其中，分泌转化生长因子 β（transforming growth factor beta，TGF-β）信号通路与肺纤维化直接相关，表明益肺健脾方成分可能主要作用于该通路，从而起到抑制肺纤维化作用。

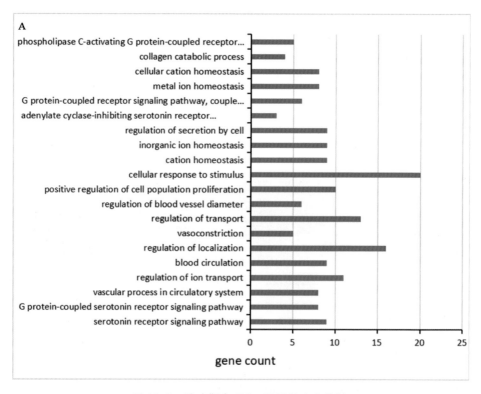

图 13-8　治疗靶点 GO、KEGG 富集分析

（A）生物过程（biological process，BP）（B）细胞组成（cell composition，CC）

（C）分子功能（molecular function，MF）（D）KEGG 通路富集分析

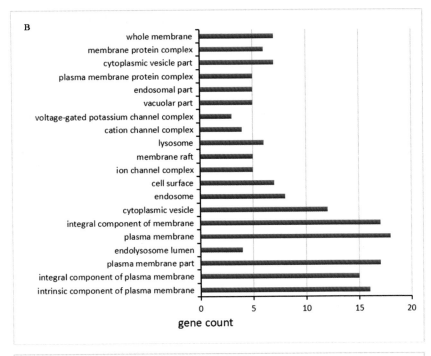

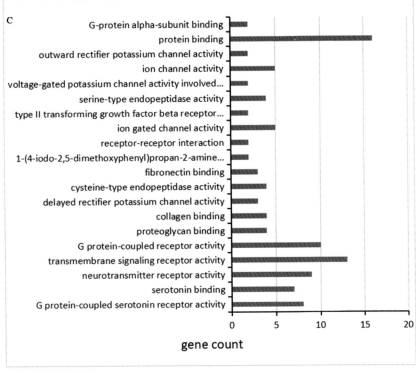

图 13-8(续)

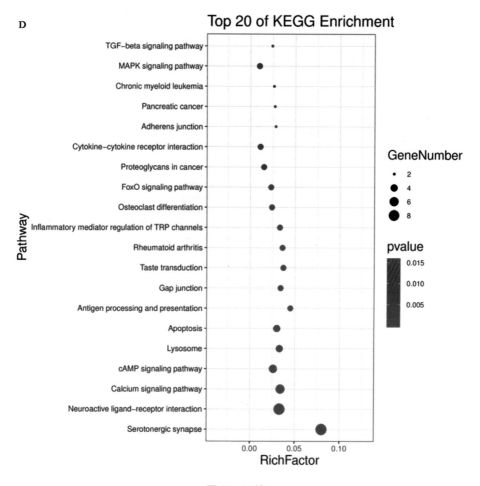

图 13-8(续)

五、益肺健脾方抗"肺纤维化"作用关键靶点分析

通过 STRING 平台分析获得靶标 PPI 网络图(图 13-9)。图中有节点 27 个、边 48 条、平均节点度 3.56。对 PPI 网络进行拓扑分析能够得到这个网络中的枢纽蛋白,图中节点颜色越深且节点越大表示该节点对应的作用靶点越重要。由图可知,Serotonin 3a(5-HT3a)receptor(HTR3A)、Serotonin 1a(5-HT1a)receptor(HTR1A)、Serotonin 1b(5-HT1b)receptor(HTR1B)、Serotonin 1d(5-HT1d)receptor(THR1D)、Serotonin 1f(5-HT1f)receptor(HTR1F)及 G-protein coupled estrogen receptor 1(GP1R1)等蛋白度值显著高于其余靶点,可能是其关键作用靶点。

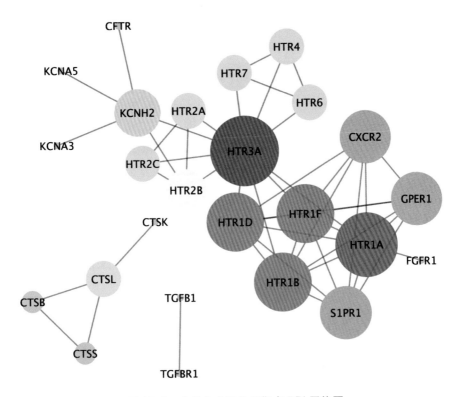

图 13-9　有效化合物作用靶点 PPI 网络图

　　综上所述，通过对益肺健脾方中成分筛选共得到 1509 个化合物成分。预测成分潜在靶点 1041，检索到肺纤维化疾病药物靶点 105 个，共得 27 个交集靶点，提示这 27 个靶点可能是益肺健脾治疗肺纤维化的潜在靶点。根据可视化网络图从中心度值、亲中心度值及等级值三个指标得到排名前 5 位的化合物分别为 Spinasterol、Octalupine、euchrenone、(+)-Anomalin、和(5S,8S,9S,10R,13R,14S,17R)-17-[(1R,4R)-4-ethyl-1,5-dimethylhexyl]-10,13-dime-thyl-2,4,5,7,8,9。从靶点的角度分析，排名前 5 的关键靶点分别是 Serotonin 2a(5-HT2a)receptor(HTR2A)、Serotonin 2c(5-HT2c)receptor(HTR2C)、Fibroblast growth factor receptor 1(FGFR1)、Voltage-gated potassium channel subunit Kv1.5(KCNA5)和 Cathepsin S(CTSS)。GO 富集分析得到 GO 条目 366 个，在生物过程层面主要参与刺激细胞反应和细胞分泌调节；在细胞组分层面 plasma membrane part 和 integral component of membrane 所占比例较大；在分子功能层面，与 protein binding 和 transmembrane signaling receptor activity 关系

较为紧密。KEGG 通路分析共得 35 条信号通路，其中分泌转化生长因子 β（TGF-β）信号通路与肺纤维化直接相关，提示益肺健脾方成分可能主要通过该通路，从而起到抑制肺纤维化作用。并通过对 STRING 平台获得的靶标 PPI 网络图分析得出 Serotonin 3a（5-HT3a）receptor（HTR3A）、Serotonin 1a（5-HT1a）receptor（HTR1A）、Serotonin 1b（5-HT1b）receptor（HTR1B）、Serotonin 1d（5-HT1d）receptor（THR1D）、Serotonin 1f（5-HT1f）receptor（HTR1F）及 G-protein coupled estrogen receptor 1（GPER1）等蛋白度值显著高于其余靶点，可能是其关键作用靶点。本研究基于中药多成分、多靶点作用的研究思路，采用生物信息学和网络药理学手段，通过对益肺健脾方治疗靶点的反向预测、生物功能及通路分析，阐述益肺健脾方治疗肺纤维化的潜在物质基础与分子机制。

第四节 "甘肃方剂"代表方靶点反向预测/网络药理学综合分析

基于靶点反向预测及网络药理学等方法，对 COVID-19 发病的不同阶段，具有针对性治疗作用的代表性"甘肃方剂"宣肺化浊方、清肺通络方及益肺健脾方进行分析。从中医理论角度看，在 COVID-19 发生发展的过程中，上述三个方剂不拘泥于疾病的病名，而是根据疾病的发生发展，辨证论治，对 COVID-19 患者进行"一人一方"，因地制宜针对性的诊疗方案。宣肺化浊方作为治疗早期临床表现为发热、乏力、干咳、呼吸困难等一般症状的基础治疗方剂之一。全方以宣透清化，及时扭转病势，防止病邪入气入营为主旨，通过润肺止咳、清热解毒、理气化痰、解表等治则治法合用，共奏宣肺化浊之效。清肺通络方作为治疗临床证候表现为湿热壅肺、血热阴伤等重型患者的基础方剂。全方以宣散湿热、凉血活血之功，达到清肺通络、化瘀解毒之效。而益肺健脾方在新冠肺炎后期的治疗效果显著，被推荐治疗临床表现为经治后症状缓解、核酸转阴但仍乏力气短、纳呆嗳气、心情抑郁、失眠健忘，或偶有午后低热之症，以脾肺气虚、痰瘀阻络所引起的肺纤维化为主等症状主要药方之一。全方由补中益气汤加减而来，健脾益肺，固本培元，兼以调畅气机，散敛并用，疏中兼养，肝脾同调。

在三个"甘肃代表方"化学成分检索的过程中通过 OB ≥ 30%、DL ≥ 0.18 及 Lipinski 规则为筛选标准分别研究了其参与不同作用机制而发挥 COVID-19 的关键活性成分，宣肺化浊方中化合物共计 1357 个，通过对宣肺化浊方成分筛选和靶点预测共得到 126 个化合物节点及 130 个靶点节点。清肺通络方中化合物共计 973 个，通过对化湿败毒方成分筛选和靶点预测共得到 109 个潜在起效成分和 155 个靶点。而益肺健脾方中化合物共计 1509 个，通过对化湿败毒方成分筛选和靶点预测共得到 144 个潜在起效成分和 27 个靶点。通过对比三方的潜在有效物质基础发现，宣肺化浊方和清肺通络方含有共同核心成分——槲皮素、草质素及木犀草素。而对于治疗恢复期的益肺健脾方与上述两方均无相同成分，侧面反映了治疗和愈后两种不同的治则对物质基础的选择也是有针对性的，这也证实了中医基于辨证论治选方的科学性和准确性。有研究表明，草质素苷可通过抗氧化及抗炎活性等途径对香烟烟雾所致 COPD 具有较好的保护作用。此外，槲皮素、木犀草素在"全国代表方"中同样作为主要的物质基础，反映不同方剂针对治疗同一疾病发挥功效的物质基础可能相同，这进一步诠释了中医"同病异治"的科学内涵。

方剂成分靶点预测以及网络分析发现 Phosphatidylinositol 3 - kinase regulatory subunit alpha（PIK3R1）、Proto-oncogene tyrosine-protein kinase Src（SRC）、RAC-alpha serine/threonine-protein kinase（AKT1）、Androgen receptor（AR）和 Epidermal growth factor receptor（EGFR）可能是宣肺化浊方发挥中医临床功效及与新冠肺炎产生关联的关键作用靶点。Phosphoinositide-3-kinase regulatory subunit1（PIK3R1）、Proto-oncogene c-Src（SRC）、RAC-alpha serine/threonine-protein kinase（AKT1）、Epidermal growth factor recepto（EGFR）和 Amyloid beta A4 protein（APP）等蛋白可能是清肺通络方发挥中医临床功效及与新冠肺炎产生关联的关键作用靶点。而 Serotonin 3a（5-HT3a）receptor（HTR3A）、Serotonin 1a（5-HT1a）receptor（HTR1A）、Serotonin 1b（5-HT1b）receptor（HTR1B）、Serotonin 1d（5-HT1d）receptor（THR1D）、Serotonin 1f（5-HT1f）receptor（HTR1F）及 G-protein coupled estrogen receptor 1（GPER1）等蛋白可能是益肺健脾方发挥中医临床功效及与新冠肺炎产生关联的关键作用靶点。对比三方的关键靶点，发现宣肺化浊方和清肺通络方共有靶点 4 个，分别是 PIK3R1、SRC、AKT1 及 EGFR。有趣的是，PIK3R1、AKT1 在"全国代表方"中同样作为主要的核心靶点。表明不同方剂可在不同阶段作用于相同靶点，也证实了中医药的同病异治原则。此外，益肺健脾方作用的核心靶点分别是 HTR3A、HTR1A、HTR1B、THR1D、HTR1F 及 GP1R1，其与前 2 方剂无共有核心靶点，从作用靶点层面也可证实益肺健脾方发挥作用的特异性。

通过对清肺通络方及益肺健脾方关键靶点的 GO 以及 KEGG 通路富集分析，发现清肺通络方可通过 PI3K/Akt 和 EaPc/RaP1 等信号通路发挥治疗重症新冠肺炎的作用。益肺健脾方可通过分泌转化生长因子 β(transforming growth factor beta，TGF-β)信号通路起到在新冠肺炎的后期抑制肺纤维化作用。通过对比两方的关键靶点通路分析，发现 PI3K/Akt 和 EaPc/RaP1 可作为清肺通络方治疗 COVID-19 重症的关键通路。有研究表明中药复方抗病毒途径可能是通过 PI3K-Akt 信号通路影响病毒复制；cAMP 能通过 Epac/Rap1 信号通路参与急性肺损伤(ALI)的发病过程。研究表明，cAMP/Epac/Rap1 信号通路参与并行使许多类型细胞的功能，包括细胞分泌、细胞间黏附和连接、细胞凋亡、细胞增殖和分化等。COVID-19 重症期病情的发展与病毒的复制与急性肺损伤关系密切，因此，PI3K/Akt 和 EaPc/RaP1 也可作为清肺通络方治疗 COVID-19 重症期关键的潜在靶点。研究表明，COVID-19 致病力强，疾病进展迅速，部分患者常遗留有肺纤维化情况，而 TGF-β 信号通路是 COVID-19 继发肺纤维化发展的关键。因此，益肺健脾方可通过 TGF-β 信号通路在新冠肺炎的后期起到抑制肺纤维化作用。

通过上述分析，本课题组可以得出这样一个结论，在"同病异治"的情况下，代表性"甘肃方剂"宣肺化浊方、清肺通络方及益肺健脾方可通过各自不同的物质基础-靶点-信号通路在 COVID-19 发生发展及发病的不同阶段发挥针对性治疗作用。

参 考 文 献

[1] 靳晓杰，王燕如，王玉，等．基于网络药理学、分子对接和化学信息学方法探索益肺健脾方治疗肺纤维化的物质基础[J]．中国现代应用药学，2020，37(8)：897-906.

[2] 冯彩琴，张志明，张月梅，等．基于多靶点分子对接初探宣肺化浊方治疗新型冠状病毒肺炎的物质基础[J]．中国实验方剂学杂志，2020，26(16)：32-39.

第四篇

中医药防治新冠肺炎的多靶点
分子对接、化学信息学研究

　　计算机辅助药物设计中的同源模建、分子对接、结合模式分析等技术可以从相关靶点结构或基因序列出发，在得到相应靶点和结合位点特征的基础上，可对中药化合物与靶点之间的相互作用方式和亲和力进行基于力场或知识的预测，从而虚拟筛选得到潜在活性成分。为了对同类别方法进行比较，使得相关章节更加合理，在这一篇重点介绍多靶点分子对接和化学信息学挖掘的内容，相关方药涉及网络药理学和生物信息学挖掘的内容，都整合在第三篇。

第十四章

分子对接、化学信息学在中医药研究中的应用

分子对接属于计算机辅助药物设计（computer aided drug design，CADD）的基本方法之一，本章对 CADD 技术的基本方法、分子对接技术以及分子对接在中医药研究当中的应用进行了初步介绍。

第一节　计算机辅助药物设计

计算机辅助药物设计的发展始于 1980 年，是在合理药物设计探索中迅速发展起来的一种新药研究与开发新技术，是药学、化学、计算机和信息科学、医学和生命科学、数学及物理学等多种学科交叉、渗透和融合的一门前沿学科。计算机辅助药物设计以计算机为工具，充分利用已有的有关药物和生物大分子靶标的知识，通过理论计算、模拟和预测来指导与辅助新型药物分子的设计，使药学家能够以理论作指导，有目标地开发新药，以避免药物发现和设计中的盲目性，大大加快新药设计的速度，节省创制新药工作的人力和物力。实践表明，计算机辅助药物设计在药物靶点的识别和确认、药物成药性预测和评价中都发挥着重要作用。

计算机辅助药物设计的出发点是基于药物和受体间相互作用的理解。根据靶标分子（受体）的结构是否已知，计算机辅助药物设计有着两种不同的策略：直接药物设计和间接药物设计。直接药物设计又称为基于靶点结构的药物设计，是指根据靶点作用部位的三维结构直接进行药物设计的方法。间接药物设计又称为基于配体结构的药物设计，通常是在靶标结构尚未阐明的情况下，在一系列活性配体分子结构的基础上，通过分析推测得到药物作用的共同特征，以此指导设计新的药物分子的方法。直接药物设计最主要的方法是分子对接，间接药物设计最主要的方法是药效团模型和定量构效关系（QASR）方法。

一、分子对接

分子对接（molecular docking）属于直接药物设计的研究方法，是指受体和

配体之间通过能量匹配、空间匹配和化学性质匹配而相互识别形成分子复合物，并预测复合物结构的一种计算技术。简而言之，就是将配体分子放置到受体大分子的活性位点中，分析小分子与靶点大分子的结合构象及预测相互作用能的过程。通过小分子化合物与靶标进行分子对接，综合分析得分及空间构象情况，包括静电作用、氢键作用、疏水作用、范德华作用等性质，可以探索配体小分子与靶标大分子的具体作用方式和结合模式，解释化合物产生活性的原因，为合理地优化化合物结构提供指导。分子对接也是基于受体的虚拟筛选的核心技术，主要研究思路是从靶蛋白的三维结构出发，研究靶蛋白结合位点的特征性质及它与小分子化合物之间的相互作用模式，根据与结合能相关的亲合性打分函数对蛋白和小分子化合物的结合能力进行评价，最终从大量的化合物分子中挑选出结合模式比较合理的、预测得分较高的化合物，用于后续的生物活性测试。基于分子对接技术的虚拟筛选是最常用的虚拟筛选方法，在新药研发与中药药效基础的研究中得到广泛应用。常用的分子对接软件有：DOCK、AUTODOCK、FLexX 等。

二、药效团模型

药效团模型(Pharmacophore)属于间接药物设计方法。药效团是指对分子活性起着重要作用的药效特征元素及其空间排列形式。药物分子与靶标分子发生相互作用时，不同的基团对分子活性的影响不同，其中有些基团对药物分子与受体的结合有着重要的影响，这些分子构成药效团。药效团一般分为如下七种：氢键供体、氢键受体、正负电荷中心、芳环中心、疏水基团、亲水基团及排斥体积。

药效团的识别主要有两种方法，一种是基于受体的结构信息，分析受体与药物分子的作用模式，来推断可能的药效团结构；另一种是在受体结构未知或作用机制尚不明确的情况下，对一系列化合物进行药效团研究，通过构象分析、分子叠合等方法，归纳得到对化合物活性起关键作用的一些基团的信息。基于活性化合物结构的药效团识别过程一般先要对活性化合物进行选择，挑选出适宜构建模型的分子，再用构象分析寻找分子的结合构象，对构象分析的结果进行分子叠合，从叠合结果确定药效团。

药效团是对一系列生物活性分子的总结，归纳了对活性起最重作用的结构特征。药效团模型可以通过构象搜索和分子叠合来模拟配体分子的活性构象，可以据此来推断和解释受体与配体分子之间可能的作用模式。药效团模型还可以用来辅助分子的结构改造，对于结构复杂的分子，可以考虑保留药效团结构对其进行简化，这样简化的同时依然能保持生物活性。药效团最直接的用途是用来判断一个分子是否具有某一类的药效特征。近些年，随着化合物数据库和计算机技术的发展，基于药效团模型的虚拟筛选也得到了广泛的应用，取得了一定的成功。用于建立药效团模型的软件主要有 Sybyl 中的 Receptor、Disco 和 Gasp 模块，Schrödinger 公司开发的 Schrödinger 中的 Phase 模块，以及 Accelrys 公司开发的 Discovery Studio 中的 Catalyst 模块等。

三、定量构效关系方法

定量构效关系（quantitative structure-activity relationship，QASR）方法是研究一组化合物的生物活性与其结构特征之间的相互关系，结构特征以理化参数、分子拓扑参数、量子化学指数和（或）结构片段指数来表示，用数理统计的方法进行数据回归分析，并以数学模型表达概括出量变规律。定量构效关系研究方法目前主要分为二维定量构效关系（2D-QSAR）和三维定量构效关系（3D-QSAR）。二维定量构效关系方法是将分子整体的结构性质作为参数，对分子生理活性进行回归分析，建立化学结构与生理活性相关性模型的一种药物设计方法，常见的二维定量构效关系方法有 Hansch 方法、Free-wilson 方法、分子连接性方法等，最为著名和应用最广泛的是 Hansch 方法。

三维定向构效关系（3D-QSAR）方法是目前间接药物设计的主要研究方法之一，是在二维定量构效关系的基础上发展起来的。三维定量构效关系是引入了药物分子三维结构信息进行定量构效关系研究的方法，这种方法间接地反映了药物分子与大分子相互作用过程中两者之间的非键相互作用特征，相对于二维定量构效关系有更加明确的物理意义和更丰富的信息量。目前应用最广泛的三维定量构效关系方法是比较分子场分析法（comparative molecular field analysis，CoMFA）和比较分子相似性指数分析法（Comparative molecular similarity indices analysis，CoMSIA）。

在中医药研究当中，计算机辅助药物设计技术的介入对于中药作用机制的阐明、中药的多组分多靶点药物的开发及中药的现代研究化有重要的意义。借助计算机辅助药物设计技术，结合传统中医药理论进行中药研发，不仅可以避免中医药研究的盲目性，同时大大减少人力、物力的投入，极大地提高研究效率和成功率，更重要的是在中药新药研究领域，建立了全新的理念和研究手段。目前计算机辅助药物设计技术已经开始广泛应用于中药成分的靶标搜寻、中药物质基础的虚拟筛选、基于中药的新药研发、中草药有效成分三维结构数据库建设及中医理论验证等研究领域当中。

分子对接方法在中药研究领域的运用发展迅速，结合网络药理学、生物信息学方法对中医药物质基础、作用机制以及中医治则治法的挖掘，对于中药作用机制的阐明、中药单体成分的应用和开发，以及中医理论的现代科学阐释具有重要意义。新冠肺炎疫情发生以来，研究人员采用分子对接等方法对全国各省区新冠肺炎诊疗方案及相关方药的作用机制进行了大量研究，为新冠肺炎中医药治疗、中药的精准选择提供了理论支持和参考。例如，肖小河等人在疫情发生之初，新型冠状病毒 S 蛋白结构还未被报道的情况下，借鉴中医药防治 SARS 等重大疫病的理论和经验，建立了基于临床经验和分子对接技术的抗新型冠状病毒中医组方快速筛选模式，并优化形成了抗新型冠状病毒的有效中医组方，第一时间用于临床救治。孙震晓等人基于新型冠状病毒 SARS-CoV-2 和 SARS-CoV 的共性特征，采用分子对接方法对 SARS-CoV-S/ACE2 复合蛋白和 SARS-CoV-2 Mpro 水解酶晶体结构模型上的活性位点，利用分子对接技术虚拟筛选 TCMSP 数据库中的 6116 个小分子化合物，获得了具有抗 SARS-CoV-2 潜在活性的中药小分子化合物。

第二节　分子对接方法

一、分子对接

（一）成分结构收集

在中药系统药理学分析平台（TCMSP）（http://tcmspw.com/）、TCMID 数据库以中药方剂组方的药味名称为关键词检索化学成分结构，并通过文献查询补充各中药化学成分。在美国国家生物技术信息中心的化学权威数据库 Pubchem 中对部分化合物进行结构确证，最后下载化合物三维结构的 MOL_2 格式文件，建立分子对接技术虚拟筛选的小分子数据库。在化合物结构收集中，有些药味特殊，在研究时可能会缺失，比如甘肃方"益肺健脾方"中包含的石膏为矿物药，属于无机化合物，其起效机制与其他有机化合物不同，很难用分子对接进行分析，故在成分收集时未纳入。

（二）配体结构准备

在 Schrödinger 2019 的 LigPrep 模块对入血成分结构进行预处理，包括生成三维结构、添加氢原子、计算电荷、能量优化等，接下来运用 MMFFs 力场得到相应的低能构象。Epik 28 以 pH 值为 7.0±2.0 为条件分配电离状态并进行对接计算。

（三）蛋白准备与处理

如靶点蛋白已有晶体结构报道，则在 PDB 数据库（www.rcsb.org）下载靶蛋白的晶体结构作为分子对接靶点结构，并删除结合配体的结构，创建一个适当的腔内结合位点。在用 Schrödinger 软件蛋白质预处理工具 Prep Wiz 模块对蛋白靶点结构以进行预处理，即对其加氢并在 MMFFs 立场下计算每个原子的质子化状态和形式电荷，然后依据前期研究基础定义结合位点，产生 Grid 文件。如果相关蛋白靶点结构尚未见报道，则通过同源模建方法进行结构搭建。以靶蛋白同源蛋白结构为模版，在 Swiss model 进行目标蛋白结构的同源模建，获得目标蛋白三维结构，然后在 Prep Wiz 模块对蛋白靶点结构以进行预处理，方法同上。

（四）分子对接

使用 Schrödinger 2019 程序包的 Glide 模块，采用标准精度方法（standard precision，SP）进行分子对接。

（五）聚类分析

属于化学信息学方法，目的在于分析活性成分的结构特征。本研究采用层次聚类方法（Hierarchical Clustering），在化学信息学软件包 canvas 中实现，首先计算化学小分子化合物分子指纹，然后通过相似性矩阵的层次聚类方法对化合物结构属性进行聚类，层次聚类时类间距离（clustering linkage）选择簇间平均距离法。

二、结合自由能计算

根据热力学第一定律，物体在平衡时倾向于处在能量最低的状态。因此，配体和受体蛋白的识别和相互作用过程也遵守热力学第一定律。基于这个结论，结合自由能成为药物作用机制研究当中最重要的物理参数之一。在进行基于结构的药物设计过程当中，配体-受体之间结合自由能的计算对于分析配体-受体相互作用非常重要。本研究采用 Prime 程序中的 MM-GBSA 进行结合能估算，Prime MM-GBSA 是计算 MM-GBSA 连续溶剂化模型中配体结合能的工具。公式：DG bind＝E_ complex（minimized）－E_ ligand（minimized）－E_ receptor（minimized）。

参 考 文 献

［1］付伟，叶德泳．计算辅助药物设计导论［M］．北京：化学工业出版社，2017．

［2］叶德泳．药物设计学［M］．北京：高等教育出版社，2015．

［3］刘艾林，杜冠华．虚拟筛选辅助新药发现的研究进展［J］．药学学报，2009（6）：566-570．

［4］乔连生，张燕玲．计算机辅助药物设计在天然产物多靶点药物研发中的应用［J］．中国中药杂志，2014，39（11）：1951-1955．

［5］Leonardo F，Ricardo D S，Glaucius O，*et al*. Molecular Docking and Structure-Based Drug Design Strategies［J］．*Molecules*，2015，20（7）：13384-13421．

［6］牛明，王睿林，王仲霞，等．基于临床经验和分子对接技术的抗新型冠状病毒中医组方快速筛选模式及应用［J］．中国中药杂志，2020，45（6）：1231-1281．

［7］沈亮亮，李勇，周明，等．基于分子对接技术筛选抗严重急性呼吸综合征冠状病毒2中药小分子化合物［J］．中国新药杂志，2020，29（7）：773-781．

［8］戴恩来．中西医结合导论［M］．2版．北京：中国医药科技出版社，2019．

第十五章

全国代表方分子对接/化学信息学分析

分子对接方法在中药研究领域的运用发展迅速，结合网络药理学、生物信息学方法对中医药物质基础、作用机制及中医治则治法的挖掘，对于中药作用机制的阐明、中药单体成分的应用和开发及中医理论的现代科学阐释具有重要意义。本章通过多靶点分子对接及化学信息学分析的方法，较为系统地对代表性全国方清肺排毒汤、连花清瘟颗粒（胶囊）、化湿败毒方治疗COVID-19的潜在物质基础及分子机制进行了探讨。

第一节　清肺排毒汤

研究已证实新型冠状病毒（SARS-CoV-2）通过血管紧张素换酶Ⅱ（angiotensin converting enzyme 2，ACE2）进入人体细胞造成感染。因此，ACE2是抑制SARS-CoV-2感染的关键靶点。SARS-CoV-2轻度感染患者出现发热、乏力、干咳等症状，严重者可出现呼吸困难、急性呼吸窘迫综合征（acute respiratory distress syndrome，ARDS），临床调查表明COVID-19的严重程度与人体炎症反应的强度相关。如患者体内出现过度的炎症反应，即"细胞因子风暴（cytokine storm）"将可能导致严重的后果甚至死亡。细胞因子风暴在其他致病性冠状病毒感染疾病中也是导致多器官衰竭、预后不良的重要因素。

白细胞介素-6（IL-6）是引发炎症风暴的关键细胞因子，阻断IL-6与其受体（IL-6R）的结合可以抑制炎性风暴，从而达到控制病情的效果。因此，IL-6R白细胞介素-6受体是抑制炎症风暴的关键靶点。

清肺排毒汤是国家中医药管理局组织筛选得到的防治COVID-19的推荐方，由汉代张仲景所著《伤寒杂病论》中多个治疗由寒邪引起的外感热病的经典方剂优化组合而成，在临床上取得了显著疗效。通过对清肺排毒汤功效和COVID-19病机的分析，清肺排毒汤治疗COVID-19应该体现在排毒、抑制炎症风暴、利水渗湿等方面。

本研究从ACE2和IL-6R两个靶点结构出发，采用分子对接筛选研究，获得了清肺排毒汤"排毒"和"控制炎症风暴"的物质基础及分子机制。然后依据结果，对清肺排毒汤子方之一的五苓散中白术、茯苓、猪苓、泽泻 4 味利水渗湿药，通过分子对接方法筛选了其成分与水通道蛋白 4（aquaporins 4，AQP4）的结合能力，初步得到了该方"利水渗湿"的物质基础和分子机制。

一、清肺排毒汤成分收集

在 TCMSP 中共收集到清肺排毒汤中化合物 2740 个（表 15-1）。须补充的是，复方当中石膏属矿物药，其起效机制不在本研究讨论范围，故未纳入。

表 15-1　清肺排毒汤成分

类型	中药名称	化合物数/个
化湿药	藿香	94
化痰药	半夏	116
行气药	陈皮	63
	枳实	65
补虚药	白术	55
	山药	71
	甘草	280
利水渗湿药	猪苓	17
	泽泻	31
	茯苓	34
清热药	石膏	0
	射干	56
	黄芩	143
止咳平喘药	紫菀	91
	杏仁	113
	款冬花	148
解表药	细辛	192
	桂枝	202
	生姜	265
	麻黄	355
	柴胡	349

二、排毒、抑制炎症风暴成分虚拟筛选

分子对接的打分结果见表 15-2 和表 15-3，本研究认为打分值≤-5 的成分具有潜在的阻断活性，认为打分值≤-7 的成分具较高的阻断活性。清肺排毒汤中各药味对 ACE2 打分值≤-5 的化合物数量排名前 5 的中药为甘草、柴胡、麻黄、桂枝、黄芩，分别有 168、88、85、61 和 51 个成分具有潜在阻断活性，说明这些药味可能对 SARS-CoV-2 的感染过程更具针对性作用。而陈皮、白术、泽泻、猪苓与茯苓中打分值≤-5 的化合物数量均小于 20，初步说明这些中药对 SARS-CoV-2 感染过程直接阻断作用较弱。与 IL-6R 有较强作用的药味为甘草、柴胡、麻黄、枳实，其打分值≤-5 的化合物数量分别为 30、17、17、14，表明其具有较强的抑制炎症风暴作用。

表 15-2　清肺排毒汤中药成分与 ACE2 不同对接分值范围的成分数量统计

序号	中药	成分数			
		对接分值≤-8	对接分值≤-7	对接分值≤-6	对接分值≤-5
A1	甘草	3	21	88	168
A2	麻黄	0	10	24	85
A3	枳实	2	5	22	36
A4	款冬花	1	9	17	44
A5	柴胡	0	4	19	88
A6	藿香	0	5	17	35
A7	黄芩	1	2	14	51
A8	半夏	1	2	12	40
A9	射干	0	0	12	36
A10	紫菀	0	5	11	29
A11	杏仁	0	2	11	25
A12	桂枝	0	2	6	61
A13	山药	0	0	5	22
A14	生姜	1	1	2	40
A15	陈皮	0	1	4	12
A16	细辛	0	1	4	45
A17	白术	0	1	3	15
A18	泽泻	0	0	2	20
A19	猪苓	0	0	1	8
A20	茯苓	0	0	0	4
总数		9	56	229	672

表 15-3　清肺排毒汤中药成分与 IL-6R 不同对接分值范围的成分数量统计

序号	中药	成分数		
		对接分值≤-7	对接分值≤-6	对接分值≤-5
B1	甘草	1	2	30
B2	麻黄	0	0	17
B3	枳实	0	0	14
B4	款冬花	0	0	8
B5	柴胡	0	2	17
B6	藿香	0	0	5
B7	黄芩	0	0	9
B8	半夏	0	0	8
B9	射干	0	0	8
B10	紫菀	0	1	11
B11	杏仁	0	0	2
B12	桂枝	0	0	6
B13	山药	0	0	6
B14	生姜	0	1	5
B15	陈皮	0	0	4
B16	细辛	0	0	5
B17	白术	0	0	0
B18	泽泻	0	0	2
B19	猪苓	0	0	1
B20	茯苓	0	0	0
总数		1	6	116

注：中药成分在不同药味存在交叉重复现象，总数为去重后结果。

三、清肺排毒汤子方和诸药对病毒受体 ACE2 及炎症靶点的针对性分析

根据对排毒靶点 ACE2 和炎性风暴靶点 IL-6R 的对接结果分析（图 15-

1），清肺排毒汤的 4 个子方麻杏石甘汤、小柴胡汤、五苓散、射干麻黄汤及各药成分对不同靶点具有选择性和针对性。4 个子方中，小柴胡汤针对 ACE2、IL-6R 两个靶点的潜在活性化合物数均排第 1。表明小柴胡汤既防疫邪入里，又解表散热的双重功效突出。小柴胡汤、射干麻黄汤、麻杏石甘汤 3 方对排毒和炎性风暴抑制具有协同增效的作用，形成组方时针对疫情病势剧猛，以麻杏石甘汤加射干麻黄汤中的紫菀、款冬花、射干清肺排毒，缓解肺部症状；以小柴胡汤调理气机，促进三焦通利，达到三方合而为治。

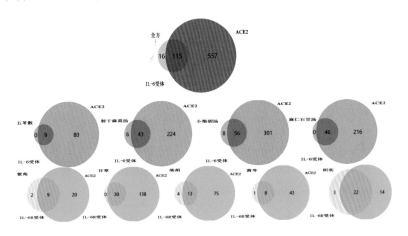

图 15-1　清肺排毒汤子方及各成分对 ACE2 和 IL-6R 选择性

五苓散排毒和炎性风暴抑制化合物主要集中于桂枝。该结果和五苓散的主要功效为温阳化气、利水渗湿高度一致。方中桂枝辛甘化阳，扶正抵御邪气，猪苓、泽泻、茯苓、白术主要起到化饮之用，五苓散合方又控制桂枝发汗之峻；以五苓散加细辛温阳化饮，防止水饮凌肺。对于单独药味而言，甘草、柴胡、黄芩中具有排毒及抑制炎症两个功效化合物数量之和位居前 3。而柴胡中有 4 个单独作用于 IL-6R 而不与 ACE2 产生相互作用的化合物。现代药理学研究已证实，柴胡中的主要活性成分柴胡皂苷有强抗炎活性，可抑制促炎细胞因子。余刘勤等将柴胡皂苷的抗炎作用进行了总结，指出柴胡皂苷主要通过抑制核转录因子-κB（NF-κB）信号通路发挥抗炎作用。另外，丝裂原活化蛋白激酶（MAPK）信号通路、肝 X 受体-α（LXRα）信号通路和哺乳动物雷帕霉素靶蛋白（mTOR）信号通路可能也参与了柴胡皂苷的抗炎过程。主要表现是显著抑制促炎细胞因子肿瘤坏死因子-α（TNF-α）、IL-6 和 IL-1β 的表达，而且增强抗炎细胞因子转化生长因子-β1（TGF-β1）和 IL-10 的表达。

四、利水药"利水渗湿"成分的虚拟筛选

水的代谢非常复杂，很难通过 AQP4 一个靶点说明问题。为此，我们也通过靶点反向预测方法对上述四味"利水"药味作用的其他靶点进行了预测。对这 4 味药的作用靶点以及作用机制研究有助于推进对清肺排毒汤的进一步认识。首先依据口服生物利用度 OB>30%、DL≥0.15 筛选化合物，4 味药共得到 89 个成分，并对其进行靶点预测，保留概率值≥0.5 的部分，得到 35 个潜在靶点。

依据白术、泽泻、茯苓、猪苓 4 味药的草药-成分-靶点关系，应用 Cytoscape 3.6.1 生成草药-成分-靶点网络（图 15-2）。该网络共包括 113 个节点，767 条边。其中，4 个绿色节点代表药味，35 个蓝色节点代表潜在靶点，74 个粉色节点潜在活性成分；靶点平均度值为 13.5，大于平均度值的靶点有 16 个。度值排列前 5 的化合物分别 Akridin、Scopoletol、atractylenolide i、(+/−)-Isoborneol、(+)-Camphene；度值排列前 5 的靶点是 Androgen Receptor、HMG-CoA reductase、Cytochrome P450 17A1、Nitric oxide synthase 和 LXR-alpha。

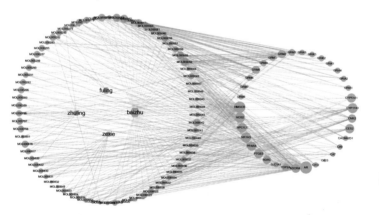

扫码看原图

图 15-2　清肺排毒汤-草药-有效成分-靶点的药理网络

（绿色代表药味，蓝色代表关键靶点，粉色代表有效成分，

节点大小反映度值的大小）

对基于预测得到的靶点进行了 KEGG 通路富集分析，KEGG 通路富集结果（$P<0.05$），表明猪苓、茯苓、白术、泽泻 4 味利水渗湿药还有潜在的作用通路，包括谷氨酸能突触（glutamatergic synapse）、逆行性内源性大麻素信号（retrograde endocannabinoid signaling）等。分子生物功能富集结果表明这 4 味药

的成分可调节多种离子通道的生物活性，包括细胞外谷氨酸门控离子通道活性（extracellular-glutamate-gated ion channel activity）、钙离子通道活性（calcium channel regulator activity）、锌离子通道（zinc ion binding）等。反映出白术、泽泻、茯苓、猪苓的成分还可能通过离子通道活性的调节来改变细胞两侧的离子浓度，从而影响细胞对水的吸收过程。（图 15-3）

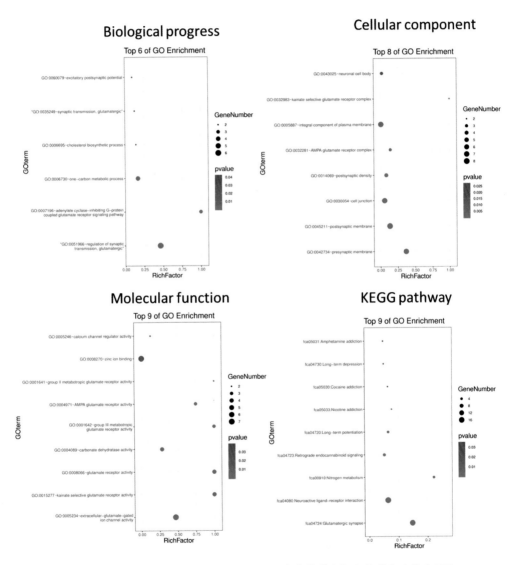

图 15-3　猪苓、茯苓、白术、泽泻四味利水中药潜在靶点的 GO 富集分析和 KEGG 通路分析。每个气泡图中泡泡的大小代表该条目的基因数，从蓝色到红色代表从大到小的 P 值，每个气泡图都按 P 值排序

五、各靶点代表性成分作用机制分析

（一）潜在病毒阻断活性成分与 ACE2 核心位点的相互作用

分子对接的打分值只能初步预测小分子与靶点是否具有相互作用，而化合物与药物靶点是否具有合理的结合模式是其是否会产生药效的关键。因此，本研究基于 ACE2 的核心位点及对接结果对结合模式进行了深入分析。根据对接结果，从符合 Lipinski 规则的化合物中选取打分值前 100 的化合物导入到 Canvas 进行层次聚类分析（hierarchical cluster analysis），共得到 6 类，根据聚类结果和结构丰富性，共选取 10 个化合物用于结合模式分析。结构叠合结果显示所选化合物中有 9 个在同一区域与 ACE2 蛋白结合（图 15-4 A），热点残基为 His 34、Glu 37、Asp 38 和 Lys 353。

图 15-4 B~G 所示，选取其中 6 个典型化合物 taxifolin、quercetin、3′-hydroxy-4′-*O*-methylglabridin、estriol、*cis*-lanceol、shionoside B_ qt 进行结合模式分析，6 个化合物都垂直嵌入 ACE2 与 SARS-CoV-2 S 蛋白的结合区域内，与结合区域内的氨基酸残基产生相互作用，表明结合能力强的成分有相似的构象。部分代表性潜在阻断成分的芳环、羟基氧原子或醚氧原子与 ACE2 蛋白的 Lys 353 形成较强的阳离子-π 键、静电相互作用，说明 Lys 353 是 ACE2 识别化合物的关键位点。

在药物与靶点结合过程中，药效基团是否与关键位点产生相互作用是药物是否具有药效的关键，ACE2 中的 Lys 353 残基在病毒 S 蛋白结合过程中起非常关键的作用，是核心位点。有研究发现将 Lys 353 突变成组氨酸显著抑制了 S 蛋白介导的结合。相反，在大鼠 ACE2 中引入人 Lys 353，会使其转化为一种高效的 SARS-CoV-2 受体。同时，Asp 38 通过中和 Lys 353 的电荷对 S 蛋白和 ACE2 结合界面的稳定了具有重要作用，因此也是关键位点。潜在活性化合物与 ACE2 结合模式分析显示清肺排毒汤潜在活性成分与 Lys 353 和 Asp 38 两个核心位点具有潜在的结合能力，这种相互作用会干扰 ACE2 Tyr 41 和 S 蛋白残基形成稳定的疏水性界面。花旗松素、槲皮素等化合物能与 ACE2 受体结合界面的关键残基产生相互作用，是有效的结合方式，产生阻断病毒入体活性的可能较大。通过进一步结合模式发现，花旗松素上的苯环与 ACE2 蛋白的残基 His 34、Lys 353 分别与形成了 π-π 堆积作用、阳离子-π 键。槲皮素与 Lys 353 和 Asp 38 都有相互作用。

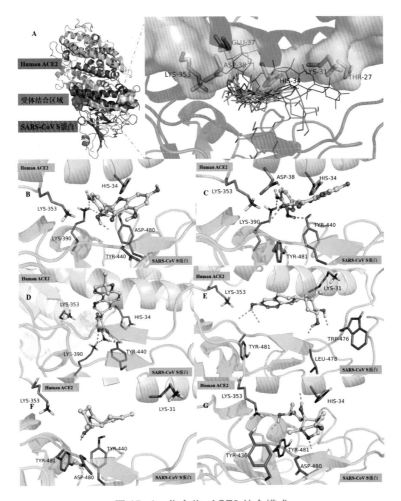

图 15-4　化合物-ACE2 结合模式

A-化合物-靶点结合位点　B~G-花旗松素、槲皮素、3′-hydroxy-4′-O-methylglabridin、

雌三醇、cis-lanceol、shionoside B_ qt 结合模式图

（二）潜在炎性风暴阻断活性化合物与 IL-6R 相互作用分析

选取中打分值较高药味中的单体化学成分 quercetin、euxanthone、花旗松素、5,7-dihydroxy-3-（5-hydroxy-2,2-dimethyl-2*H*-1-benzopyran-6-yl）-4*H*-1-benzopyran-4-one、hesperidin、puerarin 进行结合模式分析。如图 15-5 所示，残基 Phe 229、Glu 163 与 6 个化合物都形成较强的氢键相互作用，以图 15-5-D 为例，其母核结构的苯环与 Try 230、Phe 279 形成 π-π 堆积作用，周围的极性残基 Gln 281 与离子型残基进一步稳定了化合物-蛋白结构。说明

IL-6R 活性口袋有很好的空间及电性的互补特征，易于与相应的化合物结合为稳定构象。

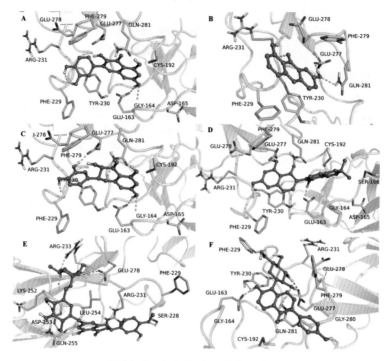

图 15-5　化合物-IL-6R 相互作用

A~F-槲皮素、印度黄酮、花旗松素、5,7-dihydroxy-3-(5-hydroxy-2, 2-dimethyl-2H-1-benzopyran-6-yl)-4H-1-benzopyran-4-one 橙皮苷、葛根素

(三)"利水渗湿"潜在活性化合物与 AQP4 相互作用模式

虚拟筛选结果显示，这 4 味药所含小分子中与 AQP4 对接打分结果较好分别是东莨菪内酯(scopoletin)、去氢齿孔酸(dehydroeburicoic acid)、α-D-半乳糖(alpha-D-galactose)、环氧泽泻烯(alismoxide)等。对其相互作用进行分析(图 15-6)，4 个化合物都与 Trp 59 附近的残基存在氢键及静电作用力。以图 15-6-A 为例，东莨菪内酯与 Asp 69 存在静电相互作用；其苯环上的羟基与 Ser 55 形成氢键相互作用。推测这 4 个化合物与 Trp 59 附近的氨基酸残基存在相互作用影响胞内外水的进出，发挥门控作用，对生理病理条件下 AQP4 蛋白功能的发挥可能具有一定的调节作用。

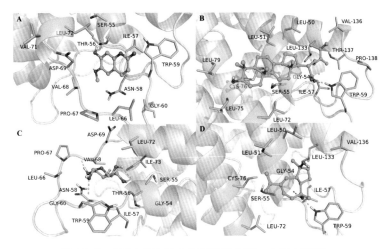

图 15-6　"利水渗湿"成分东莨菪内酯、去氢齿孔酸、
α-D-半乳糖、环氧泽泻烯(A~D)与 AQP4 分子结合模式

六、代表性潜在高活性化合物分析

对 2 个靶点打分值排名前 20 的化合物进行统计，见表 15-4 和表 15-5，化合物归属分析显示具有潜在高活性阻断成分最多的药味为甘草，其具有 4 种潜在高活性病毒阻断成分。对数据进行整理发现，虽然槲皮素打分值并未位居前列，但其与 ACE2 核心位点 Lys 353、Asp 38 具有相互作用，并且其在甘草、藿香、款冬花、麻黄等多个药味中都有分布。通过对化合物-ACE2 相互作用模式分析发现，与蛋白结合力较好且具有一定口服生物利用度的化合物大都与槲皮素具有相似的骨架结构或者为槲皮素的衍生物。依据构效关系的原理及中药多成分起效的作用特点，推测清肺排毒汤组方中各药味相似成分可以增加起效浓度，达到药理活性所需的稳态浓度。结合现代药理学的研究基础，槲皮素类化合物应是阻断病毒的主要活性成分。

表 15-4　清肺排毒汤中药成分与 ACE2 分子对接打分(前 20 位)

序号	化合物	中药归属	对接分值
A1	naringenin-4′-glucoside-7-rutinoside	枳实	-8.77
A2	甘草苷 E(licorice glycoside E)	甘草	-8.55
A3	甘草苷 A(licorice glycoside A)	甘草	-8.50
A4	licuraside	甘草	-8.46
A5	异地黄苷(isomartynoside)	黄芩	-8.36

续表

序号	化合物	中药归属	对接分值
A6	8-姜酚（8-gingerol）	生姜	-8.29
A7	soya-cerebroside i	半夏	-8.27
A8	圣草次甙（eriocitrin）	枳实	-8.08
A9	扁蓄苷（guajavarin）	款冬花	-8.00
A10	quercetin-3-L-arabinon-7-D-glucoside	紫菀	-7.85
A11	花旗松素	麻黄、桂枝	-7.80
A12	dehydrodiconiferylalcohol-4-β-D-glucoside	枳实	-7.73
A13	hesperidin	陈皮	-7.72
A14	腺苷（adenosine）	半夏	-7.72
A15	香叶木素（diosmetin）	麻黄	-7.70
A16	(+)-leucocyanidin	麻黄	-7.68
A17	绣线菊甙（spiraein）	款冬花	-7.62
A18	商陆素（ombuin）	藿香	-7.59
A19	毛蕊花糖苷（acteoside）	藿香	-7.57
A20	7,2′,4′-trihydroxy-5-methoxy-3-arylcoumarin	甘草	-7.53

表 15-5　清肺排毒汤中药成分与和 IL-6R 分子对接打分（前 20 位）

序号	化合物	中药归属	对接分值
B1	甘草苷 A	甘草	-7.15
B2	柴胡皂苷 V（saikosaponin V）	柴胡	-6.62
B3	gingerglycolipid A	生姜	-6.42
B4	柴胡皂苷 C（saikosaponin C）	柴胡	-6.24
B5	甘草异黄酮 B（licoisoflavone B）	甘草	-6.13
B6	aster saponin F	紫菀	-6.04
B7	asterbatanoside J	紫菀	-5.85
B8	芦丁（rutin）	柴胡	-5.82
B9	柴胡皂苷 B1（saikosaponin B1）	柴胡	-5.80
B10	去甲麻黄碱（Usaf cs-6）	麻黄	-5.76
B11	machiline	杏仁	-5.69
B12	(S)-尿囊素［(S)-allantoin］	山药	-5.68
B13	夫洛丙酮（labroda）	藿香	-5.67
B14	GLB	山药、柴胡	-5.66

续表

序号	化合物	中药归属	对接分值
B15	异香兰素（isovanillin）	生姜	−5.64
B16	硝酸胍（GUN）	半夏	−5.61
B17	去甲伪麻黄碱（cathine）	麻黄	−5.59
B18	5,8,2′-trihydroxy-7-methoxyflavone	黄芩	−5.58
B19	葫芦巴碱（gynesine）	半夏	−5.58
B20	葛根素（puerarin）	柴胡	−5.58

对 IL-6R 具有潜在抑制作用成分最多的药味为柴胡，具有 6 种潜在高活性炎症风暴阻断成分，潜在高活性化合物中葛根素现代药理学研究较多，具有作为抗炎症风暴单体成分开发的潜力。

值得注意的是，槲皮素同时具有对 ACE2 和 IL-6R 的潜在活性，表明槲皮素类化合物含量较高的中药抑制炎症、阻断病毒入里的双重功能较为突出，本课题组在前期工作中通过微量热涌动实验（MST）对槲皮素与 IL-6R 的亲和力进行过测定，其平衡解离常数（Kd）=（212±99.9）mol/L，表明槲皮素在体外与 IL-6R 具有一定的亲和力。并且该方中大多数药味中都存在槲皮素类衍生物且含量较高，故槲皮素类化合物具有作为阻断 SARS-CoV-2 和抑制炎症风暴双重功效单体成分开发的潜力。

七、中药成分多点显效、协同增效分子机制分析

中药通常通过多成分协同起效，为了进一步探索方中化合物与同一靶点的协同作用机制，以 ACE2 分子对接打分值较高的潜在活性成分为例，根据分子对接结果进行了构象叠合分析。在考虑聚类及药味归属的基础上，根据打分值与 Lipinski 规则挑选了槲皮素、花旗松素、商陆素、雌三醇分析不同潜在阻断活性成分之间的协同作用机制，所选化合物见表 15-6，结构及分子对接结果见图 15-7、15-8。

表 15-6　代表性协同作用成分

化合物	编号	分子式	分值	药材归属
槲皮素	MOL000098	$C_{15}H_{10}O_7$	−7.46	柴胡、款冬花、紫菀
花旗松素	MOL004576	$C_{15}H_{12}O_7$	−7.80	桂枝、麻黄
商陆素	MOL005888	$C_{17}H_{14}O_7$	−7.59	藿香
雌三醇	MOL012142	$C_{18}H_{24}O_3$	−7.06	细辛

化合物1

化合物2

化合物3

化合物4

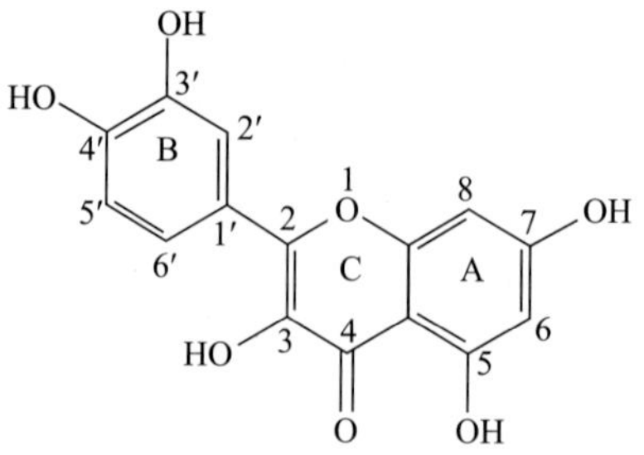

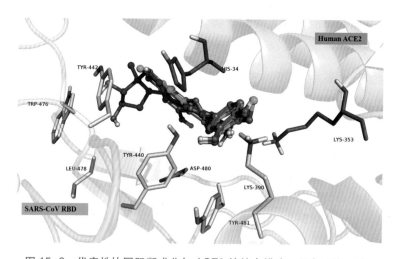

图 15-7　代表性协同作用化合物结构式

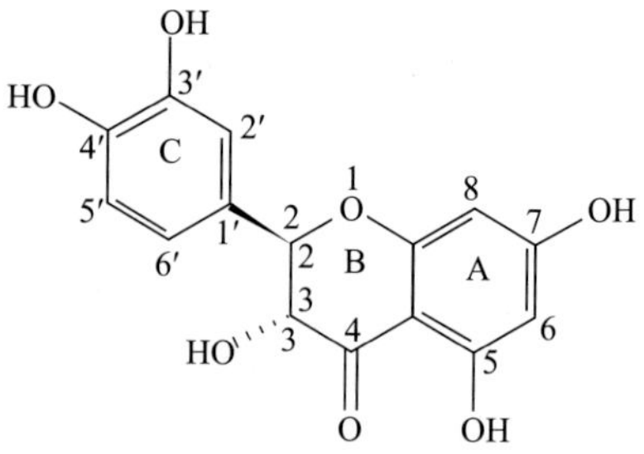

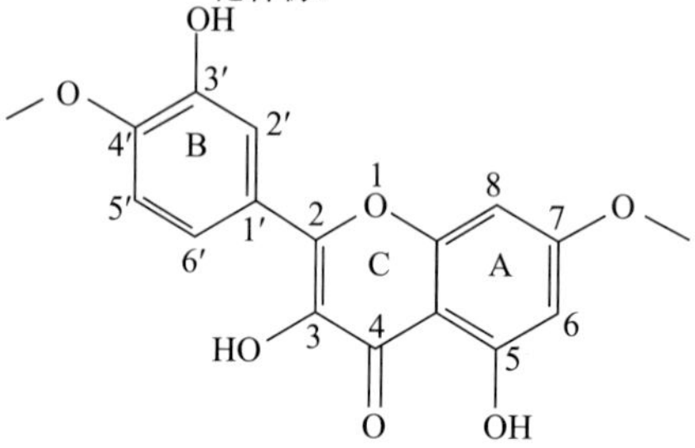

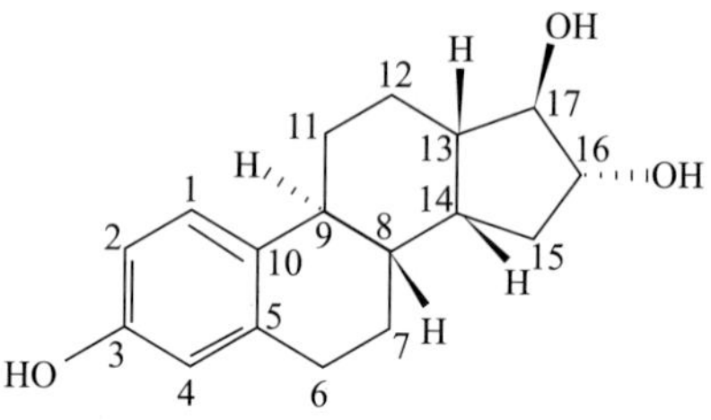

图 15-8　代表性协同阻断成分与 ACE2 的结合模式，绿色为槲皮素，紫色为花旗松素，浅绿色为商陆素，蓝色为雌三醇，黄色为人 ACE2 蛋白残基，白色为 SARS-CoV S 蛋白残基

由图 15-8 可见，打分较高的 4 种化合物在结合部位具有相似的构象。槲皮素、花旗松素、商陆素为黄酮类化合物，具有相同的母核结构，氨基酸残基 Tyr 440、Lys 390 与黄酮母核 B 环上 3、4 位的羟基(商陆素为醚键)形成氢

键。其 B 环都与残基 His 34 形成 π-π 堆积作用，此外槲皮素、花旗松素的 B 环与残基 Lys 353 之间形成阳离子-π 键。雌三醇除与上述 3 个化合物具有不同的骨架结构之外，产生较强作用的残基也较少，如残基 Lys 353、His 34 并未与其产生相互作用。这可能是雌三醇对接分数较其他 3 个化合物低的原因之一，再次体现了 Lys 353 的重要性。综合考虑 4 个化合物的结合模式，以及在活性区域内与各氨基酸残基的相互作用。可以推断这 4 个化合物具有协同阻断病毒的作用。

综上所述，清肺排毒汤是国家中医药管理局组织筛选得到的防治 COVID-19 的推荐方，在临床上取得了显著疗效。本研究基于血管紧张素转换酶 Ⅱ（ACE2）、白细胞介素-6 受体（IL-6R）两个靶点利用计算机辅助药物设计（CADD）探究其作用机制。分子对接结果显示，甘草、柴胡、麻黄、桂枝、黄芩可能对 SARS-CoV-2 的感染过程具针对性的作用，甘草、柴胡、麻黄、枳实，可能具有较强的抑制炎症风暴作用。

就子方而言，小柴胡汤是本方发挥排毒和抑制炎症因子风暴的关键方剂，并与射干麻黄汤、麻杏石甘汤相互配合对排毒和抑制炎性风暴发挥协同增效的作用。五苓散排毒和炎性风暴抑制化合物主要集中于桂枝。值得注意的是分子对接结果中缺乏对 ACE2 和 IL-6R 两个关键治疗靶点潜在活性化合物的 4 味药猪苓、茯苓、白术、泽泻皆具利水功效，通过分子对接方法筛选了其成分与水通道蛋 4（aquaporins 4，AQP4）的结合能力，表明该方也具有"利水渗湿"的作用疗效。

化合物与靶点是否具有合理的结合模式是其是否会产生药效的关键。基于结合模式分析发现，Lys 353 和 Asp 38 是 ACE2 识别化合物的关键位点。IL-6R 活性口袋有很好的空间及电性的互补特征，易于与相应的化合物结合为稳定构象。猪苓、茯苓、白术、泽泻均与 AQP4 中的 Trp 59 附近的残基发挥作用主要形成氢键以及静电作用力。

本工作与第三章靶点反向预测及通路分析相互补充，初步阐明了清肺排毒汤可以与 ACE2、IL-6R、AQP4 结合发挥排毒、抑制炎症风暴和利水化饮 3 方面的物质基础及分子机制，为该复方多环节系统治疗 COVID-19 进一步提供理论支持。为中医组方的科学性及协同增效提供了佐证，为清肺排毒汤药效机制的多角度挖掘和单体成分的现代化开发提供一定参考。

第二节　连花清瘟颗粒

SARS-CoV-2 侵入人体后，会激活相关的炎症通路，诱发炎症反应，引发细胞因子风暴。细胞因子风暴是 2019 年 COVID-19 疫情期间造成许多严重病例或死亡的重要原因。研究发现，轻度 COVID-19 患者血清中炎症因子 IL2、IL-4、IL-6、IL-10、IFN-γ 和 TNF-α 的水平波动较小，而重度患者波动更明显。轻症组除 IL-6 外，血清中检测到的细胞因子均在发病后 3~6 天达到高峰，而重症组 IL-6 和 IL-10 水平持续升高。发病 16 天后，重症患者 IL-6 水平开始下降，提示细胞因子 IL-6 与病情严重程度有重要关系。此外，有研究对 33 例 COVID-19 重症患者血液中的 30 项免疫指标进行了综合分析，发现 SARS-CoV-2 感染引起的严重炎症风暴的机制可能是 SARS-CoV-2 通过 ACE2 蛋白和进入人体细胞快速激活人体免疫系统的炎性 T 淋巴细胞和炎性单核巨噬细胞，产生细胞因子 GM-CSF。细胞因子环境诱导 IL-6 高表达的炎性 $CD14^+$、$CD16^+$ 单核细胞加速炎症反应，形成炎性风暴，导致严重肺损伤等问题。上述研究表明，以 GM-CSF 或 IL-6 为靶点的单克隆抗体可有效阻断炎性风暴。此外，以 IL-6 受体为靶点的单抗 tolicizumab 在 COVID-19 重症患者中取得了令人满意的疗效。因此，IL-6 和 GM-CSF 受体应该是阻断 COVID-19 患者炎症风暴的两个关键治疗靶点。

中医湿热证理论经典，如明代吴又可的《瘟疫论》、清代吴鞠通的《温病条辨》和薛生白的《湿热病篇》等著作均对瘟疫进行了阐释，同时中医药在历史上发生的疫病的治疗中发挥了积极的作用。近年来特别是在 SARS、H1N1、H7N9 等新突发传染病防治中，均取得了较好的临床效果。COVID-19 属于中医疫病范畴，病因为感受疫戾之气，病位在肺，基本病机特点为"湿、热、毒、瘀"，我国包括中药在内的传统医药对其有较好的治疗作用。并推荐了不同病情的中医辨证论治方案，多以开肺化痰、解毒活血类中成药为主。各版《方案》以及《新型冠状病毒肺炎轻型、普通型病例管理条例》一致推荐连花清瘟胶囊(颗粒)用于医学观察期临床表现为乏力伴发热者的治疗。

连花清瘟复方由连翘、金银花、麻黄、苦杏仁、石膏、板蓝根、绵马贯众、鱼腥草、藿香、大黄、红景天、薄荷脑、甘草 13 味药材组成，从其组方上看，连花清瘟颗粒是由麻杏石甘汤(《伤寒论》)、银翘散(《温病条辨》)共同化裁而来。麻杏石甘汤具有宣肺泄热、止咳平喘的功效，用于治疗外邪入里化热、邪热壅肺、肺失宣降之证；银翘散具有清肺解毒、辛凉透表之功效，用于治疗外感风热，热邪犯肺等病证。综上，针对 COVID-19"疫毒外侵，热毒袭肺"的病机特点，连花清瘟颗粒能够发挥其宣肃肺气、清化痰热、解毒活血的功效，缓解 COVID-19 患者初期的发热、呼吸道症状，同时达到卫气同治，表里双解，整体调节的治疗效果，有助于阻断患者较快进入"炎症风暴"。

　　本文通过对当前临床报道的抗 COVID-19 有效的中成药连花清瘟颗粒中化学成分与 SARS-CoV-2 S 蛋白、CSF-1R 以及 IL-6R 三个靶蛋白进行分子对接，初步筛选其抗 SARS-CoV-2 的病毒以及抑制炎症风暴的潜在活性成分。

一、连花清瘟颗粒复方中化合物的收集

　　TCMSP 和 TCMID 数据库中共收集到连花清瘟 13 味的 1769 个化学成分。大黄 92 个，板蓝根 169 个，连翘 50 个，金银花 236 个，麻黄 363 个，苦杏仁 113 个，贯众 31 个，鱼腥草 50 个，藿香 94 个，薄荷 164 个，甘草 280 个和红景天 27 个。在删除重复条目后，上述化学成分保留 1387 个。

二、连花清瘟颗粒阻断病毒、抑制炎症风暴潜在成分分子对接虚拟筛选

（一）连花清瘟颗粒阻断病毒成分虚拟筛选结果

　　连花清瘟颗粒(胶囊)是 2003 年"非典"时期，中国军事医学科学院针对抗新型冠状病毒 SARS 开发的，抑制 SARS-CoV 病毒的半数有效浓度(IC50)为 0.09mg/mL，其治疗指数为 40.33，可明显抑制 SARS 病毒的复制，也是为数不多有证据表明具有抗 SARS-CoV 作用的中药之一。研究发现 SARS-CoV-2 S 蛋白的受体结合结构域与人 ACE2 具有较高的结合亲和力，揭示了 SARS-CoV-2 在人类中的的传染性，也表明 SARS-CoV-2 S 蛋白可能为抗 COVID-19 的有效靶点，为了合理确证实连花清瘟颗粒抗 COVID-19 的药效物质基础，本研究选取 SARS-CoV-2 感染人体细胞的关键蛋白 S 蛋白的高分辨晶体结构，对该方是否具有能够直接作用于新型冠状病毒的成分进行了分子对接的虚拟筛选研究。

　　本研究采用分子对接技术对连花清瘟颗粒组方药材的化学成分与 SARS-CoV-2 S 蛋白进行分子对接分析。在其对接过程中配体与受体结合的构象稳定时能量越低，发生的作用可能性越大，以对接打分绝对值大于 5kcal/mol 作为筛选标准。筛选对接打分绝对值大于 5kcal/mol 的小分子化合物共 69 种，通过 Lipinski 规则对以上结果进行筛选，有 7 种化合物为相关药物的关键性成分，见表 15-7，分别为 apigenin(芹菜素)、Nortangeretin(橘皮素)、acacetin(刺槐素)、Cathine(去甲麻黄碱)、physcione(大黄素甲醚)、Serotonin(血清素)、icochalcone D(甘草查耳酮)，其中芹菜素为薄荷、藿香、麻黄、金银花 4 为中药共有成分，橘皮素和甘草查耳酮为甘草所含成分，大黄素甲醚、血清素为大黄所含成分，刺槐素、去甲麻黄碱分别为薄荷和麻黄所含成分。

表 15-7　连花清瘟颗粒中与 SARS-CoV-2 S 有较高亲和力的 7 种成分信息

化合物	TCMSP ID	可旋转键数	脂水分配系数	H键受体数	H键受体数	相对分子质量	打分值	中药
apigenin（芹菜素）	MOL000008	3	1.59	3.75	2	270.24	-5.51	薄荷、藿香、麻黄、金银花
Nortangeretin（橘皮素）	MOL004939	5	0.37	5.25	4	302.24	-5.50	甘草
acacetin（刺槐素）	MOL001689	3	2.45	3.75	1	284.26	-5.29	薄荷
Cathine（去甲麻黄碱）	MOL009191	4	0.64	2.7	3	151.20	-5.28	麻黄
physcione（大黄素甲醚）	MOL002289	4	1.22	5.2	1	284.26	-5.25	大黄
Serotonin（血清素）	MOL002279	4	0.21	1.75	4	176.21	-5.24	大黄
icochalcone D（甘草查耳酮）	MOL004843	9	3.47	5	3	354.40	-5.11	甘草

（二）潜在阻断炎症风暴成分筛选

将所有化学成分和 2 个靶标导入 Schrodinger 软件进行分子对接验证。如表 15-8 所示，对接分数≤-5 的组分为炎性细胞因子潜在抑制活性组分，对接分数≤-7 的组分为高抑制活性组分。从表中可以看出，连花清瘟中 CSF-1R 对接分数≤-5 的化合物数量排名前 5 位的药味是麻黄、板蓝根、甘草、金银花和连翘，分别有 61 个、44 个、38 个、31 个和 23 个成分。结果表明，这些中药可以通过阻断 CSF-1R 和 GM-CSF 的结合而降低细胞因子的产生。其他药材中化合物数量少于 20 个，对接分数≤-5，说明这些药材对 CSF-1R 的阻断作用较弱。此外，对 IL-6R 有较强抑制作用的中药为甘草、连翘、大黄、金银花和麻黄，对接分数≤-5 的化合物数分别为 30、17、17 和 14，说明这些中药对炎症风暴有较强的抑制作用。最后，根据 Linpinski 规则，对对接分数≤-5 的成分进行分析，得到连花清瘟中的有效成分 203 个。

表 15-8　连花清瘟与 CSF-1R、IL-6R 不同对接评分范围内的成分数量

Target	No.	TCM	Number of compounds		
			docking score≤-7	docking score≤-6	docking score≤-5
CSF-1R	A1	Ephedra Herba	0	10	61
	A2	Amygdalus Communis Vas	0	1	9
	A3	licorice	0	6	38
	A4	Forsythiae Fructus	0	2	23
	A5	Isatidis Radix	0	5	44
	A6	Menthae Herba	0	3	20
	A7	Radix Rhei Et Rhizome	0	5	17
	A8	Fortunes Bossfern Rhizome	0	0	4
	A9	Radix et Rhizoma Rhodiolae	0	0	2
	A10	Pogostemon Cablin Benth	0	0	11
	A11	Lonicerae Japonicae Flos	0	2	31
	A12	Houttuyniae Herba	0	0	7
	Total		0	25	207
IL-6R	B1	Ephedra Herba	0	0	17
	B2	Amygdalus Communis Vas	0	0	2
	B3	licorice	1	2	30
	B4	Forsythiae Fructus	0	2	20
	B5	Isatidis Radix	0	0	13
	B6	Menthae Herba	0	0	11
	B7	Radix Rhei Et Rhizome	0	1	19
	B8	Fortunes Bossfern Rhizome	0	0	4
	B9	Radix et Rhizoma Rhodiolae	0	0	1
	B10	Pogostemon Cablin Benth	0	0	5
	B11	Lonicerae Japonicae Flos	0	1	18
	B12	Houttuyniae Herba	0	0	6
	Total		1	6	118

注：表中的总数为去除重复后的结果；A1~A12 连花清瘟成分与 CSF-1R 对接结果；B1~B12 连花清瘟成分与 IL-6R 对接结果。

三、连花清瘟颗粒以及不同药味对不同炎症风暴靶点的选择性分析

根据分子对接结果，对接分数≤-5且满足 Lipinski 规则的活性组分进行韦恩(Venn)分析，如图 15-9 和图 15-10 所示。结果表明，枸杞子及其中药成分对不同靶点具有一定的选择性和针对性。从连花清瘟整体组合来看，CSF-1R 中的活性成分数量高于 IL-6R，说明连花清瘟对 CSF-1R 的阻断作用可能强于抑制 IL-6R。此外，通过 Venn 分析分别作用于两个靶点上的所有活性成分，我们发现其中共有 40 种成分对两个靶点均具有阻断和抑制作用，提示连花清瘟可以共同作用于 CSF-1R 和 IL-6R。通过对每种中草药的分析，阻断 CSF-1R 作用的化合物最多的中草药是麻黄、板蓝根、甘草、金银花和连翘。甘草、连翘、大黄、金银花和麻黄是含有抑制 IL-6R 靶蛋白成分最多的有效中药。从韦恩图中可以看出，在作用于两种靶蛋白的过程中，每种草药既有单独的成分，也有共同的活性成分。例如，麻黄中的 13 种常见成分作用于两个靶标，其余的 45 种和 1 种分别作用于 CSF-1R 和 IL-6R。此外，在 40 种常见有效成分中，麻黄、金银花、板蓝根和甘草的百分比较高，说明上述 4 种中药对 CSF-1R 的阻断作用较强，对 IL-6R 的抑制作用较弱。因此，以上结果表明，连花清瘟能够通过抑制炎症因子的风暴而抵抗 COVID-19 的原因在于，每种药物不仅对 CSF-1R 和 IL-6R 发挥综合作用，而且还表现出其特有的活性。

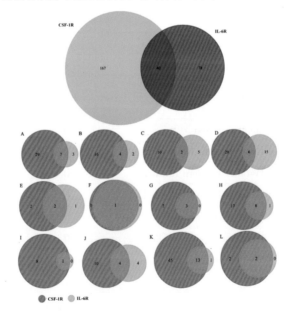

图 15-9　连花清瘟及各中药对 CSF-1R 和 IL-6R 的选择性(A~L)代表性板蓝根、薄荷、大黄、甘草、贯众、红景天、藿香、金银花、苦杏仁、连翘、麻黄、甘草

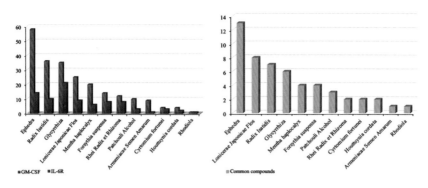

图 15-10　连花清瘟与 CSF-1R 和 IL-6R 对接的成分数量统计

四、各靶点潜在活性成分作用机制

（一）潜在阻断病毒活性成分与 SARS-CoV-2 S 相互作用模式分析

基于分子对接结果可知，与 SARS-CoV-2 S 蛋白结合打分较高的化合物主要为黄酮类。如芹菜素、槲皮素、刺槐素都为黄酮类化合物，具有相同的母核结构，其空间结合模式具有一定的相似性。其 A 环上的羟基和与氨基酸残基 Glu 484、Gly 485、Phe 490 形成氢键相互作用，Tyr 489 与 A 环形成 π-π 堆积作用。周围的疏水性残基进一步稳定了化合物与蛋白的结合。除此之外，这三种化合物相互作用残基间是存在差异性的，芹菜素 C 环上的羰基亦与残基 Phe 490 形成氢键，残基 Phe 456 与刺槐素的 B 环形成 π-π 堆积作用。这些相互作用力确定了三维空间中化合物在结合区域中的位置，使得结合会更加稳定。因此，基于相互作用模式推测，复方中阻断 S 蛋白的化合物主要为具有黄酮骨架结构的化合物，与靶点热点残基形成氢键、π-π 堆积和疏水相互作用。（图 15-11）

（二）潜在阻断炎症风暴活性成分与 IL-6R、CSF-1R 相互作用模式分析

分子对接得分只能预测小分子与靶蛋白的相互作用，而化合物是否具有合理的与药物靶点结合方式是其疗效的关键。因此，本研究基于分子对接的结果，深入分析活性成分与 CSF-1R 和 IL-6R 的结合模式。对符合 Lipinski 规则的 173 个化学成分和 62 个化学成分进行聚类分析，分别得到 8 类和 9 类。根据聚类结果和结构丰度，选择 8 个（CSF-1R）和 9 个（IL-6R）代表性组分进行与 CSF-1R 和 IL-6R 的关联模式分析。

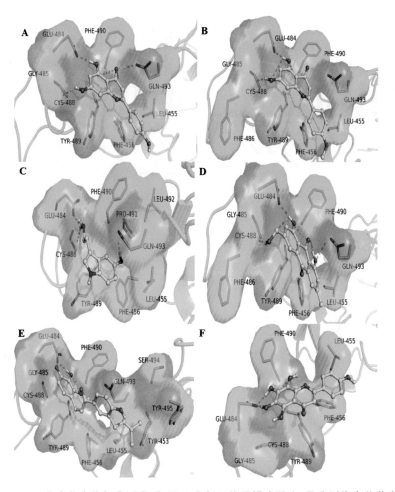

图 15-11　代表化合物与 SARS-CoV-2 S 相互作用模式图 A~F 分别代表芹菜素、槲皮素、刺槐素、去甲麻黄碱、大黄素甲醚、血清素结合模式图

　　8 个代表性成分与 CSF-1R 的结合模式如图 15-12 所示。与 CSF-1R 结合的 8 个化合物的结合模式基本一致，均与热残基 Met61、Glu62、Arg66、Phe67、Ala74、Ile77、Val78、Gln81 相互作用。然而，由于化合物本身的结构不同，所产生的力的类型也不同。其中，Phe67 和 Gln81 残基与 8 个化合物的相互作用最强。例如，尿嘧啶等 4 个化合物中的 Phe67 残基和羰基氧原子产生氢键力，而 Gln81 和 inermine 等 3 个化合物的残基通过化合物的羟基、氧、氮原子和残基本身产生氢键力。如图 15-12-A 所示，inermine 与残基 Asp69 通过苯环上的羟基形成氢键力，并通过五元环中的氧原子与残基 Gln81 产生氢键力，与残基 Met61、Glu62、Arg66 等产生疏水力。因此，我们认为连

花清瘟抑制 CSF-1R 活性的关键残基是 Phe67 和 Gln81。其与 Met61、Glu62、Arg66、Ala74、Ile77 和 Val78 残基的相互作用也在抑制 CSF-1R 活性中发挥重要作用。此外，连花清瘟抑制 CSF-1R 活性的结构基础是该化合物的结构中含有酚羟基、羰基、氨基等官能团，能与残基形成强氢键。此外，化合物的分子尺寸小于四个苯环的尺寸。

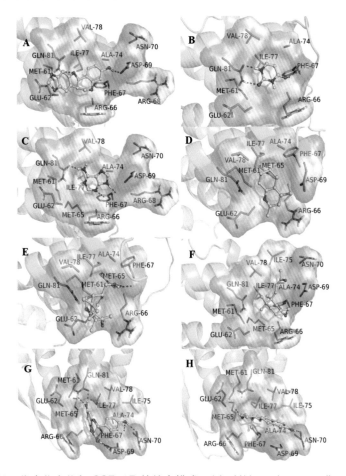

图 15-12　代表化合物与 CSF-1R 的结合模式，（A~H）inermine、uracil、adenine、
5,6,7,8-Tetrahydro-2,4-dimethylquinoline、patchoulan 1、1,2-diol、
1-Oxaspiro、epi-Afzelechin 和 17-beta-estradiol 与 CSF-1R 的结合模式，利蒙色的结构为
CSF-1R 蛋白，黄色的球棍状结构为化合物，绿色的棍状结构为 CSF-1R 与化合物的残基

如图 15-13 所示，8 个具有代表性的组分与 IL-6R 的结合模式相似，均与热残基 Phe229、Tyr230、Arg231、Glu277、Glu278、Phe279、Gln281 等相互作用。事实上，化合物与残留物结合的方式和数量会因化合物结构的多样

性而有所不同。在这些残基中，Arg231 和 Glu277 对化合物的作用最强。例如 Arg231 和 5 个化合物通过化合物中的氧或氮原子产生氢键力，Glu277 和 7 个化合物通过化合物中的氧或氮原子产生氢键力。GUN 与残基 Arg23 通过五元环上的氮原子形成氢键作用力，也与残基 Glu277 通过六元环上的氨基氮原子形成的氢键作用力，并结合 Phe229、Tyr230、Glu278 和 Phe279 形成疏水作用力。以上结果表明 IL-6R 的结合袋具有良好的空间与静电特性，易于与相应的化合物结合形成稳定的构象。因此，我们认为连花清瘟抑制 IL6R 活性的关键残基是 Arg231 和 Glu277，而与 Phe229、Tyr230、Glu278、Phe279 和 Gln281 残基的相互作用也是一个关键因素。此外，含有酚羟基、羰基、氨基等结构片段的连花清瘟与残基产生强氢键抑制 IL-6R 活性是其结构基础。

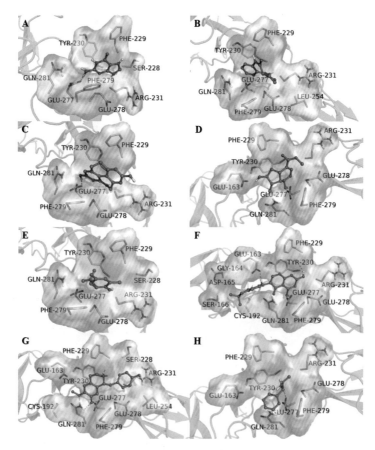

图 15-13 （A~H）GUN、cycloanthranilylproline、flavidin、8-epiloganin_ qt、3-Carene-2, 5-dione、licoisoflavone B、machiline 和 usaf cs-6 与 IL-6R 结合模式，绿色结构为 IL-6R 蛋白，紫色球棍结构为化合物，利蒙棍状结构为 IL-6R 与化合物的残基

综上所述，本研究基于多靶点分子对接对连花清瘟颗粒通过作用 SARS-CoV-2 S、CSF-1R 和 IL-6R 靶蛋白而抗 COVID-19 潜在物质基础和相关部分作用机制进行了探讨，初步阐明了连花清瘟颗粒系统治疗的物质基础、潜在靶点和分子机制。本研究与第三篇连花清瘟的生物信息学部分互相补充，分别从系统性、靶向性两个角度进一步证明了连花清瘟颗粒通过多成分、多靶点、多途径全面治疗疾病的突出能力，为中医组方的科学性和潜在疗效提供了佐证，也为后续抗 COVID-19 的临床中医遣方用药提供了一定的参考依据。

文中针对连花清瘟颗粒 12 味药材的关键成分和关键靶点进行分析选出标志性活性成分，连花清瘟颗粒中共有的部分标志性成分如槲皮素、山奈酚及木犀草素与新冠肺炎密切相关的靶点 SARS-CoV-2 的 3C 类似蛋白酶(3C-like protease，3CLpro) 和 COVID-19 相关蛋白 ACE2 进行对接，针对炎症风暴两个关键靶点 CSF-1R 和 IL-6R，从连花清瘟中虚拟筛选得到 67 种潜在活性成分。从潜在成分数量的角度分析连花清瘟对不同靶点显示出选择性，其对 CSF-1R 的阻断作用可能强于 IL-6R，总体而言体现了中医复方连花清瘟颗粒在预防或治疗 COVID-19 的过程中多成分、多靶点协同调节的优势。

第三节　化湿败毒方

国家卫健委注重发挥中医的优势，在《新型冠状病毒肺炎诊疗方案(试行第七版)》推出针对重型疫毒闭肺的方剂，经第七版沿用并命为化湿败毒方。该方是以麻杏石甘汤、藿香正气散为基础化裁而来，由生麻黄、苦杏仁、葶苈子、赤芍、生石膏、藿香、厚朴、苍术、草果、生黄芪、甘草、生大黄、茯苓、法半夏共十四味药组成。针对疾病后期湿郁化热，火热伤肺；湿浊生痰，储壅于肺所致的发热面红、咳嗽、痰黄黏少或痰中带血、大便不畅、小便短赤、舌红苔黄腻、脉滑数等症，治以化湿扶正，宣肺通腑，活血解毒，临床疗效显著并已正式获得国家药监局药物临床试验批件。

新型冠状病毒通过在体内复制来侵染人体，RNA 依赖 RNA 聚合酶(RdRp，又称 nsp12)可在病毒内催化病毒 RNA 的合成，是冠状病毒复制的核心组成部分。已报道吉利德公司研究的瑞德西韦通过作用 RdRp 干扰病毒RNA 的复制，从而使冠状病毒无法产生新病毒。并于 5 月 1 日，美国 FDA 对瑞德西韦治疗 COVID-19 给予紧急使用授权。因此，通过阻断 RdRp 与其受体的结合将有效地达到抗病毒的作用。当病毒侵入人体后引起的细胞因子风暴(cytokine storm)或"炎症因子风暴"(inflammatory factor storm)是 SARS-CoV-2

感染者病情的突然加重甚至死亡的关键。白介素 6(interleukin 6，IL-6)和粒细胞-巨噬细胞集落刺激因子(granulocyte-macrophage colony stimulating factor，GM-CSF)被证明是引发炎症因子风暴的关键细胞因子。并且托珠单抗与 IL-6R 的结合，被证明在抑制炎症因子风暴上疗效尚好。因此，与 IL-6R 和 CSF 结合可能作为抑制炎症因子风暴的靶点达到治疗效果。"治病求本"，此次疫情湿邪贯穿全程，有研究证明中医脾运化水湿、津液分布与水通道蛋白存在紧密联系，水通道蛋白 4(aquaporins 4，AQP4)是参与水运转的重要蛋白。因此，通过作用于 AQP4 将有效地祛除湿邪，运化水湿。

本节研究以 RdRp、AQP4、IL-6R 及 CSF-1R 为靶点，采用分子对接、层次聚类、结合自由能计算等方法，系统对化湿败毒方"抗病毒""化湿"及"抑制炎症因子风暴"的物质基础进行挖掘，在第三篇靶点反向预测和网络计算分析的基础上，进一步化湿败毒方治疗 COVID-19 的物质基础及潜在分子机制，意在为中医药多点显效、协同增效、整体调节的作用机制提供理论支持，并期望可为中医药对新冠肺炎的防治及相关医方的现代开发提供参考。

一、化湿败毒方成分收集

从 TCMSP、TCMID 从检索收集各味药的化学成分，部分药味的化学成分通过文献检索 CNKI (https://www.cnki.net/) 和 Pubmed 数据库 (https://pubmed.ncbi.nlm.nih.gov/) 进行补充。然后在 PubChem (https://pubchem.ncbi.nlm.nih.gov/) 中对结构有出入的成分结构进行确认。全方 13 种草本植物共搜集到 1613 种化学成分。有麻黄 363 个，苦杏仁 113 个，葶苈子 68 个，赤芍 119 个，藿香 94 个，厚朴 139 个，白术 49 个，草果 59 个，黄芪 87 个，甘草 280，大黄 92 个，茯苓 34 个，半夏 116 个。石膏是一种矿物药，其主要成分为 $CaSO_4 \cdot 2H_2O$。因此，其作用机制未纳入本研究。

二、"败毒""化湿""抑制炎症因子风暴"潜在活性成分的虚拟筛选

为了研究化湿败毒方中哪些化合物会与 RDRP、AQP4、IL-6R 和 CSF-1R 产生潜在的靶向相互作用，我们基于上述靶点的结构进行了分子对接计算。分子对接的打分结果见表 15-9，设定打分值≤-5 的成分具有潜在的阻断活性。1613 个化学成分分别与四个靶点的分子对接结果见表 15-9。对接分数≤-5 的组分被认为具有潜在的抑制活性。根据分子对接结果，具有潜在抑制活性的成分总数为 RDRP(897)>AQP4(596)>IL-6R(96)+CSF-1R(193)，说明该方具有阻断病毒、祛湿、抑制炎症因子风暴的作用。从物质基础的数量上来

讲，化湿败毒方相对较强的作用可能是阻断病毒，然后消除湿气，最后抑制炎性细胞因子风暴。

与 RDRP 具有潜在结合作用成分最多的 3 种中药分别为麻黄（229 个成分）、甘草（223 个成分）和半夏（84 个成分）。与 AQP4 具有潜在结合作用成分最多的 3 种中草药分别是甘草（193 种）、麻黄（113 种）和大黄（64 种）。与 IL-6R 具有潜在结合作用成分最多的前 3 位中药为甘草（30 个成分）、大黄（19 个成分）和麻黄（17 个成分）。与 CSF-1R 具有潜在结合作用成分最多的中药分别为麻黄（61 个成分）、甘草（38 个成分）和半夏（28 个成分）。可见，麻黄均在其中，说明麻黄是具有预防病毒感染宿主细胞、调节水通道蛋白和抑制炎性细胞因子风暴等多重功能的关键中药。麻黄对四个靶点具有潜在阻断活性的成分总数为 RDRP（229）＞AQP4（113）＞IL-6R（17）+CSF-1R（61）。提示麻黄最具针对性的作用可能是阻断病毒，这个结果符合麻黄宣肺解表散寒、利水消肿的功效。现代药理对于麻黄阻断病毒的研究已经取得了大量证据，此外，有学者整理 155 种治疗湿气证的中药方剂，对使用次数≥10 次的中药进行分类统计。结果表明，麻黄排在第二位，使用频率为 125 次，再次说明麻黄对的祛湿作用显著。

表 15-9　化湿败毒方各药味不同打分值范围成分数量统计

No.	Ingredient		The number of docking score≤-5			
	Latin name	Chinese name	RDRP	AQP4	IL-6R	CSF-1R
1	Ephedra sinica	Shengmahuang	229	113	17	61
2	Semen armeniacae amarum	Kuxingren	50	30	2	9
3	Lepidium apetalum	Tinglizi	38	26	5	7
4	Radix Paeoniae Rubra	Chishao	79	51	9	19
5	Agastache rugosus	Huoxiang	59	45	5	11
6	Magnolia officinalis	Houpo	75	37	1	15
7	Atractylodes lancea	Cangzhu	28	22	0	6
8	Fructus tsaoko	Caoguo	42	34	7	17
9	Astragalus membranaceus	Shenghuangqi	68	53	13	10
10	Glycyrrhiza uralensis	Gancao	223	193	30	38
11	Rheum officinale	Shengdahuang	77	64	19	17
12	Poria cocos	Fuling	23	7	0	0
13	Rhizoma Pinelliae Preparata	Fabanxia	84	37	8	28
Total			897	596	96	193

注：表上的总数是去重后的结果（总数不等于每列的总和）

化湿败毒方中含有两个基础方麻杏石甘汤(麻黄、杏仁、甘草)，藿香正气散(藿香、厚朴、半夏、苍术、茯苓、甘草)。其中甘草在不同子方中均存在，起到调和诸药之效。根据甘草的特点，其对于不同功效的作用应该较为均匀，缺乏特异性作用，故在分析不同子方的针对性功效时，将甘草排除。分别与 RDRP、AQP4、IL-6R 和 CSF-1R 靶点作用具有潜在阻断活性的化合物数量：依次麻杏石甘汤(279)>藿香正气散(269)、麻杏石甘汤(143)<藿香正气散(148)、麻杏石甘汤(19)>藿香正气散(13)和麻杏石甘汤(70)>藿香正气散(60)，说明了麻杏石甘汤在抗病毒和抑制炎症因子风暴上更具针对性的作用，藿香正气散更有潜在化湿作用，这与藿香正气散长于解表化湿的功效保持高度的一致。并且已研究证实麻杏石甘汤治疗新冠肺炎主要参与抗病毒、抗炎、调节免疫、抗肺损伤等作用。方中茯苓对于 IL-6R 和 CSF-1R 具有潜在阻断的化合物数量为 0，说明茯苓在抗病毒和运化水湿方面具有独特功效，与茯苓化湿的中药功效保持高度的一致。并且现代药理也证实茯苓具有利尿、抗病毒的作用。整体而言，化湿败毒方对于 RDRP、AQP4、IL-6R 和 CSF-1R 的潜在阻断活性的化合物数量依次 897、596、96 和 193，初步说明该方具有抗病毒、化湿及抑制炎症因子风暴的三重功效。

三、化湿败毒方及各药味对不同功效靶点的针对性分析

为了进一步的探索，将化湿败毒方及各药味的潜在活性成分与四个靶点之间对应关系做韦恩图(图15-14)。方中的化合物对于四个靶点具有潜在阻断活性的化合物总数为 RDRP>AQP4>IL-6R 和 CSF-1R 之和，表明化湿败毒方就针对性作用而言，可能首为抗病毒，其次为化湿，再者为抑制炎症因子风暴。全方对于四个靶点均具有潜在的活性的 33 个化学成分中，其中麻黄包含的数量位居第一，是潜在的高活性多靶点成分。现代药理学研究也证明，麻黄具有抗病毒、利尿、免疫抗炎、抗肿瘤等作用。方中各药味对于四个靶点具有针对性和选择性，该结果对治疗新冠肺炎的中药配伍具有指导意义。除麻黄、甘草外，方中大黄、黄芪对 AQP4 的选择性高于其他药味，表明可能在运化水湿方面具有独特功效，该结果与中药的功效保持高度的一致，大黄可利湿退黄；黄芪可益气行滞，利尿消肿，利于水液的疏布运行。半夏、赤芍对 RDRP 的选择性高于其他靶点，表明在抗病毒方面更为突出。现代药理学表明半夏具有抗病毒、镇咳、止呕、抗肿瘤、抑制中枢神经系统、抗炎等药理作用。赤芍具有抗病毒、抗肿瘤、抑制肺纤维化、抗内毒素、抗肝纤维化、抗氧化等药理作用，证实了半夏和赤芍的抗病毒特性。

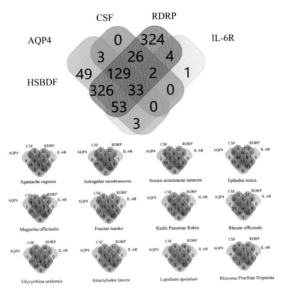

图 15-14　化湿败毒方和药味中四个靶点的选择性

四、化湿败毒方代表性化合物的作用分析

根据打分值和 Lipinski 规则对化湿败毒方中指标性化合物分析见表 15-10，结果显示香豆素、槲皮素、白皮杉醇、大黄素、大黄酸、芦荟素、木犀草素、异甘草素等化合物在麻黄、大黄中分布广泛，并且现代药理学作用均比较明确。

表 15-10　化湿败毒方不同靶点潜在活性化合物打分值

靶点名称	NO.	Constituent	Ingredient	Docking score
RDRP	A1	ST069309	麻黄	-11.93
	A2	rhein	大黄	-11.54
	A3	Quercetin	麻黄、葶苈子、藿香、草果、黄芪、甘草	-11.51
	A4	luteolin	麻黄	-11.31
	A5	baicalein	赤芍、法半夏	-11.04
	A6	PIT	大黄	-10.68
	A7	isorhamnetin	葶苈子、黄芪、甘草	-10.66
	A8	apigenin	麻黄、藿香	-10.60
	A9	Quercetin，3-o-glucoside-qt	草果	-10.55
	A10	taxifolin	麻黄	-10.52

靶点名称	NO.	Constituent	Ingredient	Docking score
AQP4	B1	Physcion	大黄	−6.61
	B2	Crysophanol	大黄、法半夏	−6.57
	B3	aloe-emodin	大黄	−6.55
	B4	taxifolin	麻黄	−6.43
	B5	eriodictyol	藿香	−6.41
	B6	daidzein	黄芪	−6.37
	B7	Herbacetin	麻黄	−6.36
	B8	emodin	大黄	−6.34
	B9	rhein	大黄	−6.31
	B10	Glabridin	苦杏仁、甘草	−6.28
IL-6R	C1	aloeemodin	大黄	−6.03
	C2	Usaf cs-6	麻黄	−5.76
	C3	Machiline	苦杏仁	−5.69
	C4	Labroda	藿香	−5.67
	C5	GUN	法半夏	−5.61
	C6	physcione	大黄	−5.43
	C7	3,4,5-trihydroxybenzoic acid	赤芍、大黄、法半夏	−5.32
	C8	Herbacetin	麻黄	−5.31
	C9	rhein	大黄	−5.31
	C10	paeonol	赤芍、厚朴	−5.30
CSF-1R	D1	isoliquiritigenin	苦杏仁、甘草	−6.74
	D2	PIT	大黄	−6.48
	D3	Usaf cs-6	麻黄	−6.26
	D4	luteolin	麻黄	−6.20
	D5	DFV	甘草	−6.13
	D6	eriodictyol	麻黄	−6.12
	D7	daidzein	黄芪	−6.03
	D8	Cathine	麻黄	−6.01
	D9	naringenin	麻黄、甘草	−6.00
	D10	17-beta-estradiol	苦杏仁	−5.93

注：表中的总数为去除重复后的结果；A1～A10 化湿败毒方成分与 RDRP 对接结果；B1～B10 化湿败毒方成分与 AQP4 对接结果；C1～C10 化湿败毒方成分与 IL-6R 对接结果；D1～D10 化湿败毒方成分与 CSF 对接结果。

研究已证实香豆素及其衍生物具有抗病毒、抗菌、抗肿瘤等多种生物学特性。槲皮素具有抗病毒、抗炎、抗氧化、调节免疫等作用。并且研究表明槲皮素可逆转促纤维化因子和纤维化信号传导介质的上调来抑制纤维化的进展。类似于白藜芦醇的白皮杉醇，具有抗病毒、抗氧化、清除自由基、抗菌、抗炎、抗白血病、抗细胞增殖、提高免疫调节能力、抗癌、防癌等生物活性。结合对接结果综合考虑，香豆素、槲皮素、白皮杉醇对抗病毒更有潜在的活性。有文献报道，大黄素具有利尿、抗病毒、调节免疫、抗肿瘤、降血脂等多种作用。大黄酸具有利尿、抗病毒、抗氧化应激、抗纤维化、调脂、降糖、抑菌等作用。结合对接结果表明，大黄素和大黄酸对水通道蛋白具有较强的抑制作用。蒽醌衍生物芦荟素具有抗炎、抗病毒、抗癌、抗菌、抗寄生虫、神经保护等药理作用，大黄酸盐也证实抗炎作用较为突出。黄酮类成分异甘草素和木犀草素均具有抗炎、抗病毒、抗氧化、抗肿瘤、免疫调节等作用。综合考虑，芦荟素、大黄酸、异甘草素和木犀草素对炎症因子风暴具有针对作用。

五、各靶点代表性化合物的结合模式分析

根据药物化学的知识，相似的化学结构具有相似的结合模式、相似的打分、相似的药理活性。为了保证化合物的结构多样性，结合模式分析的代表性，在进行结合模式分析之前，首先根据打分值和 Lipinski 规则对化湿败毒方潜在活性化合物（≤-5）进行初步筛选后，进一步通过层次聚类分析得到不同靶点潜在活性成分的结构分类。层次聚类分析显示 RDRP、AQP4、IL-6R、CSF-1R 的潜在活性成分依次有 34 类、8 类、7 类、13 类，结构分类图如图 15-15 所示。本研究认为对于同一靶点，化合物数量较多的类别分析化湿败毒方的作用机制更具有结构的代表性。对于同一靶点，在化合物数量前三的子类中的中随机选取化合物（表 15-11）进行结合模式分析。

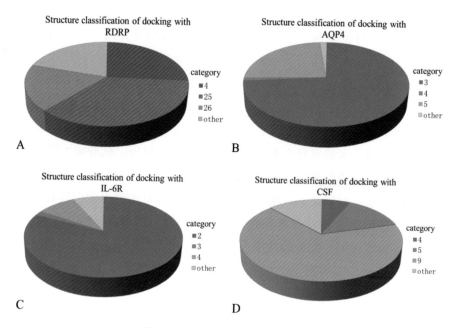

图 15-15　四个靶点的结构分类

表 15-11　化湿败毒方代表性化合物挑选结果

Target	Category	MOL ID	Ingredient	Constituent
RDRP	4	MOL001456	大黄	citric acid
	25	MOL000098	麻黄、葶苈子、藿香、草果、黄芪、甘草	quercetin
	26	MOL011573	麻黄	6-Hydroxykynurenate
AQP4	3	MOL010768	麻黄	KYNA
	4	MOL001918	赤芍	paeoniflorgenone
	5	MOL000044	苍术	atractylenolideII
IL-6R	2	MOL002298	大黄	Aloeemodin
	3	MOL007207	苦杏仁	Machiline
	4	MOL009190	麻黄	Usaf cs-6
CSF-1R	4	MOL010919	苦杏仁	17-beta-estradiol
	5	MOL001850	麻黄、甘草	Izoforon
	9	MOL001789	苦杏仁、甘草	isoliquiritigenin

如图 15-16 A~C 所示，柠檬酸、槲皮素、6-羟基酸酯三个化合物作用于 RDRP 主要与周围残基主要形成氢键、疏水相互作用。如图 15-16 D~F 所示，ASP 69 和 SER 55 分别与 KYNA 的羧酸根的氧负离子和氨基形成氢键相互作用。芍药吉酮上的苯环水平插入 VAL68、ILE73、PRO67、LEU66 形成的疏水性空腔内，桥环上的氧与残基 TRP 59 形成氢键。Atractylenolide Ⅱ结合于蛋白表面，与残基 LEU50、LEU51、LEU133、VAL136 等残基形成疏水相互作用。五元环上的内酯氧与 TRP 59 形成氢键。如图 15-16 G~I 所示芦荟素结构中的苯环与残基 PHE 279 形成 π-π 堆积作用，PHE 229、ARG 231 与化合物7 位羟基形成氢键相互作用，GLU 277、GLN 281 分别与化合物 5 位上的羟基和 10 位上的羰基形成氢键。Machiline 结合于蛋白表面，氨基与残基 PHE 229 形成氢键并且苯环与 PHE 279 形成 π-π 堆积作用，并且该苯环上的羟基和醚键的氧分别与 GLU277 和 GLN281 形成氢键相互作用。Usaf cs-6 上的苯环与残基 PHE 279 存在 π-π 堆积作用，GLU 277 分别与分子末端的氨基和羟基形成氢键作用力。如图 15-16 J~L 所示，雌二醇五元环上的羟基与残基 MET61 形成氢键相互作用，分子末端的苯环与残基 ASN70 形成氢键残基 PHE 67 与异佛尔酮上的羰基形成氢键作用力。GLN 281 和 ASN 70 与异甘草素上的羟基形成氢键，分子中的羰基与 PHE 67 形成氢键相互作用。

为了进一步确定柠檬酸、槲皮素、6-羟基酸酯在蛋白结合空腔中的稳定性，本研究对其结合自由能进行了计算，并以 RDRP 蛋白的阳性化合物 RDV 的打分值及结合自由能作为相应的参考标准。由表 15-12 可知，槲皮素的参数值高于 RDV，柠檬酸和 6-羟基酸酯的参数值均低于 RDV，可推测槲皮素与 RDRP 的结合更加稳定并且化湿败毒方中化合物与 RDRP 对接结构分类中第 25 类可能与 RDRP 的结合更加稳定。考虑到槲皮素具有抗病毒、抗菌、调节免疫等多种生物学特性，并且槲皮素在自然界中分布较为广泛、毒副作用较小，故在治疗新冠肺炎过程中可能发挥重要的作用。

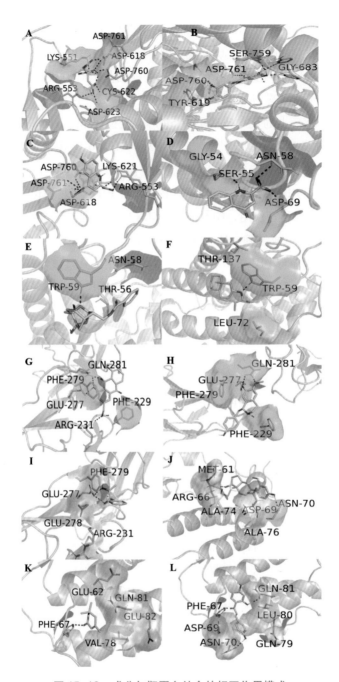

图 15-16 成分与靶蛋白结合的相互作用模式

（A~C）RDRP 与柠檬酸、槲皮素、6-羟基酸酯的结合相互作用规律；（D~F）AQP4 与 KYNA、
芍药吉酮、苍术的结合作用模式；（G~I）IL-6R 与芦荟素、Machiline、Usaf cs-6 的结合作用规律；
（J~L）CSF-1R 与 17-雌二醇、伊佐福隆和异柳曲静肽的结合作用模式

表 15-12　化合物与 RDRP 结合自由能

Constituent	Ingredient	Docking score	Binding free energy
citric acid	大黄	-9.86	-14.51
quercetin	麻黄、葶苈子、藿香、草果	-11.51	-32.49
6-Hydroxykynurenate	黄芪、甘草	-10.50	-12.80
RDV	麻黄	-10.69	-29.07

综上所述，基于分子对接结果，说明该方具有阻断病毒、祛湿、抑制炎症因子风暴的作用，并且相对较强的作用可能是阻断病毒，然后消除湿气，最后抑制炎性细胞因子风暴。子方中麻杏石甘汤在抗病毒和抑制炎症因子风暴上更具针对性的作用，藿香正气散更有潜在的化湿作用。就单味药而言，全方对于四个靶点（RDRP、AQP4、IL-6R 和 CSF-1R）均具有潜在的活性的 33 个化学成分中，其中麻黄的数量位居第一，表明麻黄是潜在的高活性多靶点成分，是该方发挥阻止病毒进一步入里、调节水通道及抑制炎症风暴功效的关键药味。茯苓在抗病毒和运化水湿方面具有独特功效。

在层次聚类分析中，以 RDRP 为靶点的化合物共有 34 类，其中化合物数量前三的子类分别为 25 类、4 类、26 类相对应的化合物依次有 217、156、107。说明以 RDRP 为靶点中第 25 类化合物具有高的代表性。第 25 类中的槲皮素结合自由能（-32.49）相近于 RDV（-29.07），并且对接分数槲皮素（-11.51）相近于 RDV（-10.69）。因此，槲皮素与 RDRP 的作用强度相近于瑞德西韦，表明槲皮素可能成为新的候选药物，并可能为抗 SARS-CoV-2 药物的发现和开发提供新的前景。相似结构的化合物被认为具有相似的药理活性。因此，第 25 类中其他化合物也可能具有抗病毒活性，它们的作用机制值得进一步研究。基于结合模式分析，挑选的代表性化合物分别与四个靶点上的残基主要以氢键和 π-π 堆积的相互作用模式发挥作用，从分子层面上说明了化湿败毒方的作用机制。

本研究在综合分析化湿败毒方病因病机、治则治法及 COVID-19 致病机制，以冠状病毒复制的核心组成部分 RDRP、水通道蛋白 AQP4、炎症因子风暴的关键炎症因子 IL-6R 及 CSF-1R 为靶点，采用计算机辅助药物设计，对化湿败毒方治疗 COVID-19 的有效成分、作用靶点及作用机制做了初步探讨，与第三篇靶点反向预测及网络药理学的研究互相补充，从理论上分析了该方具有发挥抗病毒、化湿、抑制炎症因子风暴的物质基础和作用机制。初步阐明了中医药通过多成分、多靶点、多途径的整体协同调控机制。

第四节　全国代表方多靶点分子对接/化学
信息学研究综合分析

在全国方清肺排毒汤、连花清瘟颗粒(胶囊)及化湿败毒方的多靶点分子对接研究中,以病毒感染、疾病发展机制及病因病机作为主要依据,选择的靶点主要有四个方面:第一为 SARS-CoV-2 感染的关键蛋白 SARS-CoV-2 S 蛋白、ACE2;第二为冠状病毒复制的核心组成部分——RNA 依赖 RNA 聚合酶(RdRp,又称 nsp12);第三为与疾病发展过程相关的炎症风暴的关键蛋白白细胞介素-6 受体(IL-6R)、CSF-1R;第四为中医病因病机相关的水通道蛋白 4(aquaporins 4,AQP4)。

基于本章中前三节内容的研究分析可以发现上述三个方剂在 COVID-19 发生发展的过程中,对于 IL-6R 等炎症风暴关键蛋白均可通过清热等治法达到控制炎症的功效。但三者各有侧重,清肺排毒汤通过在清肺排毒、宣通气机的基础上,以建运化湿为本的作用在排毒、抑制炎症风暴的基础上兼备利水化饮之功,如阻断水通道蛋白;连花清瘟胶囊有清化痰热、解毒活血之效,可通过拮抗 SARS-CoV-2 S 蛋白及 CSF-1R 的表达,缓解 COVID-19 患者初期的发热、呼吸道症状,从而达到一个很好的阻断患者较快进入"炎症风暴"治疗效果;化湿败毒方兼具上述两方之所长,通过化湿扶正、宣肺通腑、活血解毒即可抑制水通道蛋白的表达,又可阻断 CSF-1R 等炎性蛋白的浸润,同时,对于拮抗冠状病毒复制的核心组成部分 RdRp 亦发挥着重要作用。

针对三个方剂中的药味分析得出:清肺排毒汤抑制炎症作用最突出的前 3 位药是甘草、柴胡、紫菀;连花清瘟颗粒中阻断病毒作用较好的物质基础,主要来源于藿香、麻黄、金银花、甘草、薄荷、大黄及麻黄等 7 味中药;化湿败毒方中大黄、黄芪对 AQP4 的选择性高于其他药味,大黄可利湿退黄;黄芪可益气行滞,利尿消肿,利于水液的疏布运行,表明可能在运化水湿方面具有独特功效,该结果与中药的功效保持高度的一致。半夏、赤芍对 RDRP 的选择性高于其他靶点,半夏具有抗病毒、镇咳、止呕、抗肿瘤、抑制中枢神经系统、抗炎等药理作用,表明在抗病毒方面更为突出。三个方剂综合来看,大黄在 COVID-19 发生发展的过程中的作用较为重要,可进行更深层次的研究。

清肺排毒汤中各药味对 ACE2 作用排名前 5 的中药为甘草、柴胡、麻黄、桂枝、黄芩,与 IL-6R 有较强作用的药味为甘草、柴胡、麻黄、枳实。连花清瘟颗粒中对 CSF-1R 阻断病毒作用较好的物质基础，主要来源于麻黄、板蓝根、甘草、金银花和连翘，对 IL-6R 有较强抑制作用的中药为甘草、连翘、大黄、金银花和麻黄。化湿败毒方中对 RdRp 具有潜在作用成分最多的 3 种中药分别为麻黄、甘草和半夏。对 AQP4 具有潜在作用成分主要来源于甘草、麻黄和大黄，与 IL-6R 具有潜在作用成分为甘草、大黄和麻黄。与 CSF-1R 具有潜在结合作用成分最多的中药分别为麻黄、甘草和半夏。三个方剂综合来看麻黄、甘草在 COVID-19 发生发展的过程中的作用较为重要。麻黄、甘草不仅有突出的抗病毒的作用；同时甘草、麻黄亦是抑制 IL-6R 和 CSR-1R 引起的炎症因子风暴、减少人体过度炎症、改善 COVID-19 患者严重的全身损害的关键中药。

　　针对三个方剂中的关键化合物分析得出：清肺排毒汤中的槲皮素及其衍生物对 ACE2 和 IL-6R 2 个靶点的亲和力均具有较强结合能力，是潜在的双靶点活性化合物。此外东莨菪内酯、去氢齿孔酸、α-D-半乳糖、环氧泽泻烯具有与水通道蛋白 4(AQP4)的潜在结合能力；连花清瘟颗粒中的芹菜素、橘皮素、刺槐素、去甲麻黄碱、甘草查耳酮、大黄素甲醚及血清素等 7 种成分与 SARS-CoV-2 S 蛋白具有一定较高亲和力；化湿败毒方中槲皮素、异鼠李素、草质素、木犀草素均具有抗病毒、抗炎、调节免疫等作用，为化湿败毒方在治疗新冠肺炎中的起效机制提供了支持。综合来看，潜在活性化合物槲皮素由于可逆转促纤维化因子和纤维化信号传导介质的上调来抑制纤维化的进展，在全国方中作用尤为重要。

　　总之，排毒清肺汤、连花清瘟颗粒、化湿排毒汤三个方剂各有优势，在新冠肺炎防治中有着极为重要的作用，也为以后的疫情防治工作打下了初步的基础。希望在本章的论述之下，对以后的新冠肺炎防治工作提供一些基本的思路，进行更深的研究。

参 考 文 献

[1] 靳晓杰，关瑞宁，毛建军，等. 基于计算机辅助药物设计的清肺排毒汤多靶点系统治疗新型冠状病毒肺炎(COVID-19)物质基础探究[J]. 中草药，2020，51(8)：1984-1995.

[2] 王玉，靳晓杰，赵磊，等. 基于分子对接、层次聚类及靶点预测方法探讨连花清瘟颗粒靶向阻断、系统治疗 COVID-19 的物质基础[J]. 中成药，2020.(已录用)

[3] 冯彩琴，骆亚莉，刘永琦，等. 基于 IL-6R 运用分子对接筛选红芪防护 BMSCs 的活性成分[J]. 重庆医科大学学报，2019，44(7)：867-871.

[4] 宗阳，丁美林，贾可可，等. 基于网络药理学和分子对接法探寻达原饮治疗新型冠状病毒(2019-nCoV)肺炎活性化合物的研究[J]. 中草药，2020，51(4)：836-844.

[5] Channappanavar R, Perlman S. Pathogenic human coronavirus infections: Causes and consequences of cytokine storm and immunopathology[J]. *Semin Immunopathol*, 2017, 39(5): 529-539.

[6] 鹿振辉, 邱磊, 张少言, 等. 试论新型冠状病毒肺炎重症"寒湿水饮闭肺, 命门之火不振"之变[J]. 中国中医药信息杂志, 2020, 27(8): 15-17.

[7] 王鹏程, 赵珊, 王秋红, 等. 利水中药功效发挥与水通道蛋白之间的关系[J]. 中国中药杂志, 2015, 40(12): 2272-2277.

[8] 刘洋, 苏凤哲, 徐华洲, 等. 五苓散对腹泻模型小鼠结肠 AQP-4 mRNA 表达的影响[J]. 中国中医基础医学杂志, 2005(3): 197-198.

[9] Zhou P, Yang XL, Wang XG, *et al.* A pneumonia outbreak associated with a new coronavirus of probable bat origin[J]. *Nature*, 2020, 579(7798): 270-273.

[10] 国家卫生健康委员会. 截至 2 月 18 日 24 时新型冠状病毒肺炎疫情最新情况[EB/OL]. (2020 - 02 - 19) [2020 - 02 - 22]. http://www.nhc.gov.cn/xcs/yqtb/202002/8f2cfd17f4c040d89c69a4b29e99748c.shtml.

[11] Zhang MM, Liu XM, He L, *et al.* Effect of integrated traditional Chinese and Western medicine on SARS: A review of clinical evidence [J]. *World J Gastroentero*, 2004, 10 (23): 3500.

[12] Ai HX, Wu XW, Qi MY, *et al.* Study on the mechanisms of active compounds in traditional Chinese medicine for the treatment of influenza virus by virtual screening [J]. *Interdiscip Sci*, 2018, 10(2): 320.

[13] Yang Y, Cheng H, Yan H, *et al.* A cell-based high-throughput protocol to screen entry inhibitors of highly pathogenic viruses with traditional Chinese medicines [J]. *J Med Virol*, 2017, 89(5): 908.

[14] Lu HZ, Drug treatment options for the 2019 - new coronavirus (2019 - nCoV). [J]. *Biosci Trends*, 2020, 14: 69-71.

[15] Yao, KT, Liu, MY, Li, X, *et al.* Retrospective Clinical Analysis on Treatment of Coronavirus Disease 2019 with Traditional Chinese Medicine Lianhua Qingwen [J]. *Chin J ExpTradit Med Form*, 2020, 26(11), 8-12.

[16] Li R, Hou Y, Huang J, *et al.* Lianhua Qingwen exerts anti-viral and anti-inflammatory activity against novel coronavirus(SARS-CoV-2)[J]. *Pharmacol Res*, 2020, 156: 104761.

[17] Ye K, Li JD, Li XY *et al.* Ang1/Tie2 induces cell proliferation and migration in human papillary thyroid carcinoma via the PI3K/AKT pathway[J]. *Oncol Lett*, 2018, 15: 1313-1318.

[18] Urick Mary E, Rudd Meghan L, Godwin Andrew K *et al.* PIK3R1(p85α)is somatically mutated at high frequency in primary endometrial cancer[J]. *Cancer Res*, 2011, 71: 4061-7.

[19] Wang ZW, Chen XR, Lu YF *et al.* Clinical characteristics and therapeutic procedure for four cases with 2019 novel coronavirus pneumonia receiving combined Chinese and Western medicine treatment[J]. *Biosci Trends*, 2020, 14: 64-68.

［20］Yonggang Z，Binqing F，Xiaohu Z，*et al*. Pathogenic T-cells and inflammatory mono-cytes incite inflammatory storms in severe COVID-19 patients［J］. *National Science Review*，2020（6）：6.

［21］韦嵩，劳绍贤，黄志新，等. 湿热因素对大鼠胃黏膜水通道蛋白 3、4 基因表达的影响［J］. 中国中医药信息杂志，2008(6)：34-36.

［22］Ye Q，Wang B，Mao J. The pathogenesis and treatment of the Cytokine Storm in COVID-19［J］. *J Infect*，2020，80：607-613.

［23］Xiao Y，Zhou L，Zhang T，*et al*. Anti-fibrosis activity of quercetin attenuates rabbit tracheal stenosis via the TGF-β/AKT/mTOR signaling pathway［J］. *Life ences*，2020，250：117552.

［24］Dong X，Zeng Y，Liu Y，*et al*. Emodin：A review of its pharmacology，toxicity and pharmacokinetics［J］. *Phytother Res*. 2016，30：1207-1218 .

［25］Liu S，Wang J，Shao T，*et al*. The natural agent rhein induces β-catenin degradation and tumour growth arrest［J］. *J Cellular and Molecular Medicine*，2018，22(1)：589-599.

第十六章

"甘肃方剂"代表方分子对接/化学信息学分析

本章基于多靶点分子对接/化学信息学方法探讨了代表性"甘肃方剂"扶正避瘟方、宣肺化浊方、清肺通络方和宣肺健脾方治疗疾病的潜在活性成分，为甘肃方剂的有效性提供了理论层面的支撑，并对相关方药的现代化挖掘提供方法学参考。

第一节 扶正避瘟方

冠状病毒 SARS-CoV-2、SARS-CoV、MERS-CoV 等引起的传染性疾病疫情以其捉摸不定的流行时间、高效的传播速率对人类健康构成严重的威胁。中医药依据其独有的科学体系，参与由病毒引起的疾病的预防、治疗和治愈后恢复的全过程在新冠肺炎疫情控制过程中发挥了举足轻重的作用。在防治新冠肺炎的过程中，甘肃省注重发挥中医的优势，坚持"一患一方""湿邪贯穿全程""慎用苦寒""早用中医，截断病势""立足肺脾、祛湿为先"等理念，积极采用中医方法全程参与防治。截至 2020 年 3 月 17 日，甘肃省累计报告境内新冠肺炎确诊病例 91 例，累计治愈出院 89 例，治愈率达 97.8%。甘肃省专家组在总结前期成功经验的基础上，形成了中医药防治新冠肺炎"甘肃方剂"系列方，涵盖了预防、治疗、康复的各个阶段。甘肃省中医药防治新冠肺炎方案推荐具有"益气固表、扶正辟瘟"功效的扶正避瘟方用于普通人群、医务人员、监测点工作人员和密切接触者的预防用药，在实践有效的基础上，甘肃省卫健委紧急调拨"甘肃方剂"援鄂，其中调拨的扶正避瘟方 2020 年 2 月 16 日为 2688 剂，2 月 18 日为 2995 剂，共达 5683 剂，取得明显成效。通过全国各省区中医药治疗新冠肺炎（COVID-19）的诊疗方案分析，处方中苍术、防风、黄芪、连翘在防治 COVID-19 用药频次高，效果明显。

SARS-CoV-2 利用高度糖基化的同源三聚体 S 蛋白与 ACE2 结合进入宿主细胞。在与 ACE2 发生结合之前，S 蛋白处于不可达状态的预融状态。预防方的作用期是病毒进入人体之前，ACE2 和 SARS-CoV-2 S 蛋白都处于各自的稳定构象，故本研究选择新型冠状病毒的 S 蛋白预融状态的受体结合区域（Receptor binding region，RBD）以及 ACE2 的结构作为目标靶点，采用同源模建、分子对接的系统研究方法来探寻该方对病毒起直接阻断作用的物质基础及相互作用模式。从靶点选择的角度看，我们的研究考虑到 SARS-CoV-2 病毒入侵需要其 S 蛋白与 ACE2 的共同参与，基于单方面结构的虚拟筛选和分子对接结果对中药起效物质基础的获得是片面的。因此，我们基于充分的考虑，选择从尚未结合的配体和受体双方的结构出发，进行预防方阻断病毒入侵的中药活性化合物的筛选。此策略更具合理性，所得结果更加全面。

一、SARS-CoV-2、SARS-CoV 阻断成分筛选结果

通常打分值≤-5 的化合物被认为和靶点具有较强的相互作用，多靶点对接结果显示（表 16-1）扶正避瘟方中对 SARS-CoV-2 蛋白与 ACE2 的结合具有潜在阻断作用的成分数量较多药味是连翘、生姜、荷叶和黄芪，表明该方中这四味药应对病毒感染具有针对性的阻断作用，其中连翘、荷叶中的连翘脂苷 A、（-）-儿茶素、熊竹素等单体成分具有现代药物研究基础，可作为单一成分用于预防新型冠状病毒的研究与开发，而白术对病毒感染不具有针对性的阻断作用。该结果与相应药味的药性及作用较相符：本次疫病属湿温之邪犯肺卫，连翘疏风散热防止邪犯卫表，荷叶性凉，清凉解热可利湿，再用生姜入肺经解表散寒，温肺止咳，阻止毒气进一步入里入穴。而黄芪常用于补气升阳，增强正气以提高自身免疫力，有意思的是，本实验发现黄芪中的某些成分也具有直接阻断病毒的作用。该结果初步阐明了扶正避瘟方起到"避瘟"作用的物质基础。而白术本属补气药，主健脾益气，推测其功效主要应为调节人体免疫功能，起到"扶正"功效，具体针对白术的作用机制在下文进行深入分析。

表 16-1　扶正避瘟方中药成分对接结果

靶点药物	ACE2≤-5	SARS-CoV-2 RBD≤-5	SARS-CoV RBD≤-5
苍术	2	1	1
防风	3	5	1
荷叶	7	11	17
黄芪	3	10	13
连翘	9	24	20
生姜	2	15	5
白术	—	—	1
去重后总数	24	60	51

二、扶正避瘟方各药味对多靶点的选择性分析

由对接结果可知，扶正避瘟方各药味对不同靶点具有一定的选择性，该结果对预防冠状病毒的中药配伍及保健品选择具有指导意义。整体而言，方中诸药对 S 蛋白阻断力更强，并且对不同冠状病毒均有作用。连翘、荷叶显示了较强的双向阻断能力，而黄芪、生姜对 S 蛋白的选择性更突出。结构比对表明 SARS-CoV-2 和 SARS-CoV 两种冠状病毒的受体结合区结构高度相似，但分子对接的结果显示了扶正避瘟方中不同药味对两种的选择性，这为中药药味的精准选择提供了理论依据。由图 16-1 可知，尽管扶正避瘟方整体对两种不同病毒的阻断作用差异不大，但其中的不同药味对两种病毒有一定的选择性。该结果在荷叶和生姜两味中药之间显得尤为突出，荷叶 20 个潜在阻断成分中有 13 个对 SARS-CoV 有针对性阻断作用，而对 SARS-CoV-2 有作用的则是 7 个。生姜打分值高的 12 个成分中，有 11 个对 SARS-CoV-2 有针对性阻断作用，而对 SARS-CoV 有作用的只有 1 个。说明荷叶对 SARS-CoV 的选择性高于 SARS-CoV-2，生姜对 SARS-CoV-2 的选择性高于 SARS-CoV。

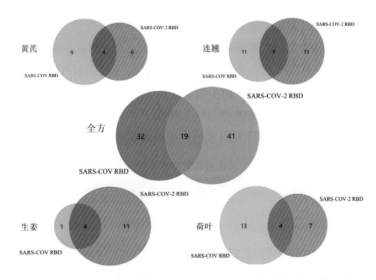

图 16-1　扶正避瘟方各药与 SARS-CoV-2 和 SARS-CoV 靶向作用

（打分值≤-5）成分对比分析

三、各靶点阻断成分作用机制分析

ACE2 的对接结果显示其潜在阻断化合物的结合位点分为内、外两个区

域，其中外侧（图 16-2 A）是结合化合物比较多的区域，该位点共有 16 个化合物结合，占 66.67%。以打分值（≤-5）和口服生物利用度（OB>30%）为依据从与两个位点结合的化合物中分别挑选出 MOL007214（白矢车菊苷元）、MOL000239（熊竹素）用于 ACE2 阻断成分结合模式分析（见图 16-2 A、B）；MOL003331（连翘脂苷 A）、MOL000239（熊竹素）、MOL000096（（-）-儿茶素）与 SARS-CoV-2、SARS-CoV 结合模式图见图 16-2 C~F。

白矢车菊苷元结合在 ACE2 的外侧（图 16-2 A），其母核为黄烷-3,4-二醇类结构，A 环 7 位的羟基与 Asp 38 形成氢键相互作用；A 环 5 位羟基、C 环 4 位羟基同时与残基 Glu 35 形成氢键相互作用；同时 B 环上 3、4 位的羟基也与 Glu 75 存在氢键相互作用。残基 Phe 72、Leu 39 以疏水作用力作用在化合物上。这些作用力使得化合物稳定结合于 ACE2 蛋白。熊竹素垂直嵌入 ACE2 的疏水空腔内（图 16-2 B），与 Tyr 385、Phe 40、Phe 390、Trp 69 等残基形成疏水相互作用。该化合物母核结构为黄酮类，其 A 环上的 6 位羟基与 Arg 393 形成氢键相互作用，周围的极性残基和离子型残基也进一步稳定了化合物的结合。

生姜中的活性成分（+）-顺式香芹酚与 ACE2 结合时其活性位点位于蛋白内侧空腔，而 ACE2 与 S 蛋白的预融构象的结合位点则位于外侧。而 S 蛋白亚稳定状态预融合构象为了与宿主细胞 ACE2 受体结合，S1 亚基的受体结合域（RBD）会经历铰链式的构象变化，这些变化能够诱导 ACE2 暴露受体结合位点。ACE2 与 S 蛋白的结合主要发生在外侧残基，而复合物的对接结果显示中药成分的结合都在外侧。本研究对 ACE2 单体结构进行对接的结果显示，有部分打分较好的化合物其作用区域并不在外侧。说明中药（如生姜）的成分在 ACE2 和病毒 S 蛋白结合前后的作用位点不同。部分化合物与 ACE2 单体结合时，其位点处于内侧，导致阻断能力下降，但对 ACE2 与 S 蛋白形成的复合物，这些成分可能会因与 S 蛋白形成复合物而暴露的 ACE2 外侧的结合位点发生结合，产生阻断活性。

如图 16-2 C~F 所示，连翘中的连翘脂苷 A 与两种 S 蛋白的结合模式相似，主要集中在 RBD 与 ACE2 的结合界面上。由图 16-2C 可知，化合物连翘脂苷 A 苯环上的羟基与残基 Phe 490、Asn 501、Tyr 495 形成氢键相互作用，两个六元环上羟基分别与 Tyr 453、Lys 417 形成氢键相互作用，化合物支链的醚氧原子与 Tyr 453 亦形成氢键相互作用，周围的 Leu 492、Tyr 490、Phe 497、Leu 455 等残基表现为疏水性质，周围的极性残基和离子型残基也进一步稳定了化合物-蛋白结构。熊竹素苯环（A 环）与 SARS-CoV-2 上的 Tyr 505 产生 π-π 堆积作用，并且环上 4 位的羟基与残基 Gly 496 形成氢键相互作用，另一个环与残基 Arg 403

表现为阳离子-π 作用，残基 Ile 418、Tyr 453、Tyr 496、Phe 497 通过疏水作用稳定了化合物与蛋白的结合（见图 16-2 D）。由图 16-2E 可知，连翘脂苷 A 与 SARS-CoV 蛋白间的主要作用力是氢键和疏水作用力，（-）-儿茶素与 SARS-CoV 结合时，其 A 环上 7 位羟基、B 环 3、4 位羟基及 C 环 3 位羟基分别于与残基 Tyr 491、Asp 393、Tyr 440 形成氢键相互作用（见图 16-2 F）。

通过结合模式分析，在化合物结合区域 SARS-CoV-2 与 SARS-CoV 具有很多相同的热点残基，包括 Tyr 453、Leu 492、Tyr 495、Phe 497、Tyr 505 等，但 SARS-CoV-2 中有部分热点氨基酸发生了突变：Leu 455、Phe 490、Gln 493、Glu 406，这些突变可能是中药成分对两种病毒 S 蛋白产生选择性作用的主要原因。

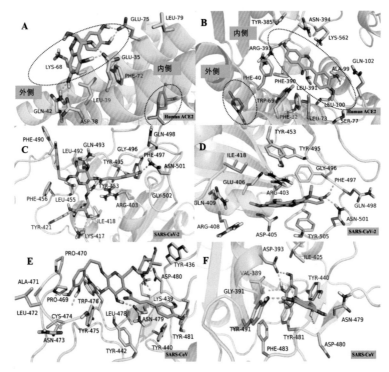

图 16-2　代表化合物与 ACE2、SARS-CoV-2、SARS-CoV 结合模式图

（A）白矢车菊苷元与 ACE2 外侧结合区域结合（B）熊竹素与 ACE2 内侧区域结合

（C）连翘脂苷 A 与 SARS-CoV-2 结合模式图（D）熊竹素与 SARS-CoV-2 结合模式图

（E）连翘脂苷 A 与 SARS-CoV 结合模式图（F）（-）-儿茶素与 SARS-CoV 结合模式图

（图中绿色棍状化合物为扶正避瘟方中的化合物，粉色棍状化合物为生姜中选取的代表性化合物（+）-顺式香芹酚，黄色棍状为对应蛋白中的有相互作用的残基，柠檬色卡通模型为对应的蛋白主链，SARS-CoV-2 序列与 SARS-CoV 序列对比可参考图 16-1 中序列比对图）

四、潜在活性化合物对肾素-血管紧张素-醛固酮（RAAS）系统的影响评估

对中药进行有效成分筛选，强调中药有效性的同时，对于其安全性的评价同等重要。本工作首次通过计算方法评估了COVID-19医方化合物对RAAS（肾素-血管紧张素-醛固酮系统）的影响。"扶正避瘟方"在诊疗方案中被推荐为预防方剂，预防方是未病先防，服用者为健康人群，其安全性的重要性显得更为突出。目前已经明确病毒入侵人体是通过ACE2，而ACE2广泛存在于人体各个部位，主要分布在肾、心、肺、肝、肠等器官，具有平衡局部肾脏稳态、保护血管内皮细胞、减轻动脉粥样硬化、预防肺血管收缩和肺纤维化等关键的生物学功能。ACE2靶点被用于治疗高血压、急性肺损伤等疾病。研究表明ACE2的低表达会引起迟发性肾小球硬化，加速糖尿病引起的肾损伤，引起心肌梗死和心室重构等严重的副作用。ACE2的正常功能依赖其发挥酶催化功能的催化区域，而其发挥受体功能的位点位于其结构的表面，两个区域之间具有一定距离。本研究为了分析阻断活性化合物是否会对ACE2的正常功能是否造成影响，引起副作用，作者将潜在阻断成分与ACE2的活性位点进行了分子对接和深入的相互作用模式分析。将扶正避瘟方中潜在活性成分与ACE2抑制剂结合位点进行了分子对接分析，初步发现只有2个成分对能有效结合于ACE2的催化位点，远小于潜在阻断成分的数量84个，结合生物利用度等分析，从理论角度初步证明了扶正避瘟方的安全性。

研究已经证实此次新型冠状病毒SARS-CoV-2与SARS-CoV高度同源，那么中药预防方是否对不同病毒都有阻断作用，其不同药味或成分是否具有一定的差异性，目前网络药理学和分子对接研究大多都集中于对中药"多靶点、多成分"起效机制的研究。很少有对同一中药方剂对同源靶点的选择性进行对比性研究。本研究首次将两个结构高度相似的靶点SARS-CoV-2、SARS-CoV分子对接结果对比，发现了中药对不同病毒选择性的差异。本研究通过同源模建和结构比对看到SARS-CoV-2、SARS-CoV两个病毒的受体结合区RBD的结构高度相似，但是分子结果显示中药对两个蛋白起效的成分具有较大差异，中药对结构极为相似的两个蛋白表现出选择性，比如荷叶对SARS-CoV的选择性高于SARS-CoV-2，生姜对SARS-CoV-2的选择性高于SARS-CoV，这个结果为中医药在同类疾病的治疗过程中药味的靶向针对性选择提供了线索。

有意思的是，分子结果却将健脾药白术给"筛"了出来。分子结果显示潜在阻断成分主要集中在连翘、生姜、荷叶和黄芪4味药中，该结果与白术的

药性及在方中作用高度一致。为了探索具体起效的靶点和分子机制，本研究通过靶点反向预测方法，对白术化合物的作用靶点及调控人体的分子机制进行了探索。得到了白术成分起效的潜在靶点及作用机制，初步阐明了白术通过调节免疫靶点，达到"扶正"以帮助人体抵御病毒的分子机制。

综上所述，扶正避瘟方中共有 7 味中药，收集到化合物 871 个。方中对 SARS-CoV-2 具有潜在阻断活性成分 84 个，其中对 SARS-CoV-2 蛋白与 ACE2 的结合具有潜在阻断作用的成分数量较多药味是连翘、生姜、荷叶和黄芪，分别有 24、15、11、10 个阻断成分，而白术缺乏直接阻断成分。但在对白术进行了系统性的预测后，发现白术成分可能会激活大麻素受体 2 等免疫靶点，间接调节人体免疫功能从而起到"扶正"作用。该方中阻断化合物和 ACE2 抑制剂的分子对接结果显示只有 2 个化合物的打分值比 ACE2 抑制剂 MLN1706 的打分值高，分别是汉黄芩苷和连翘苷 G。与该位点结合强的化合物进入人体后可能会占据 ACE2 活性位点，从而影响 ACE2 的催化功能。并通过对不同冠状病毒阻断机制的差异性分析显示荷叶对 SARS-CoV 的选择性高于 SARS-CoV-2，生姜则对 SARS-CoV-2 更具针对性，而黄芪和连翘对两种病毒的针对性成分数量差异不大。本研究为进一步阐明扶正避瘟方"扶正""避瘟"的物质基础和作用机制提供了现代科学依据，为实现中药现代化奠定了基础。

第二节　宣肺化浊方

本节针对病毒感染过程的关键靶蛋白 ACE2 及引起细胞因子风暴的关键促炎因子 IL-6 的特异性结合受体 IL-6R 进行分子对接筛选，可从理论上推测出与其结合并发挥作用的宣肺化浊方的主要活性成分，探究该方起效的物质基础。

一、宣肺化浊方成分结构收集

宣肺化浊方是甘肃省推广使用 COVID-19 防治中医药系列里的普通型治疗方，全方共 10 味中药，基于 TCMSP 数据库收集上述中药所含化合物 1357 个，收集结果见表 16-2。

表 16-2　宣肺化浊方化合物统计

中药归类	中药名称	化合物数/个
发散风寒药	麻黄	363
清热解毒药	连翘	151

中药归类	中药名称	化合物数/个
清热化痰药	前胡	101
温化寒痰药	半夏	116
化湿药	苍术	49
化湿药	藿香	94
发散风寒药	羌活	185
攻下药	大黄	92
理气药攻下药	陈皮	63
清热燥湿药	黄芩	143

二、宣肺化浊方病毒阻断、抗炎潜在活性成分虚拟筛选

通过与 ACE2、IL-6R 进行分子对接筛选，并对筛选结果进行 Lipinski 规则筛选。与 ACE2、IL-6R 对接结合能 ≤-5.0kcal/mol 且符合 Lipinski 规则的化合物作为宣肺化浊方潜在抗 SARS-CoV-2、抗炎的化合物，针对 ACE2 符合条件的活性化合物共 312 个，其中，较高活性化合物即结合能 ≤-6kcal/mol 的 75 个，高活性化合物即结合能 ≤-7kcal/mol 的 15 个，并且大多数活性较好的化合物主要来源于麻黄及藿香，其次是连翘及前胡。针对 IL-6R 符合条件的活性化合物共 100 个，较高活性化合物即结合能 ≤-6kcal/mol 的 3 个，并且主要来源于麻黄、连翘及大黄（表 16-3、16-4）

表格 16-5 中列出了口服生物利用度和类药性较高，并且与各靶点打分值均位于各自靶点打分前 20 的化合物。对这 20 个化合物进行结构分类，其中以黄酮类化合物居多。

表 16-3　宣肺化浊方各药味与 ACE2 分子对接不同打分范围成分数量统计

靶点名称	No.	中药	对接打分≤-7	对接打分≤-6	对接打分≤-5
ACE2	A1	麻黄	4	11	69
	A2	连翘	2	11	36
	A3	前胡	2	11	28
	A4	半夏	—	5	33
	A5	苍术	—	1	12

续表

靶点名称	No.	中药	对接打分≤-7	对接打分≤-6	对接打分≤-5
ACE2	A6	藿香	4	10	23
	A7	羌活	1	10	44
	A8	大黄	2	6	23
	A9	陈皮	—	1	8
	A10	黄芩	—	9	36
	总数		15	75	312

表 16-4　宣肺化浊方各药味与 IL-6R 分子对接不同打分范围成分数量统计

靶点名称	No.	中药	对接打分≤-6	对接打分≤-5
IL-6R	B1	麻黄	—	18
	B2	连翘	2	18
	B3	前胡	—	9
	B4	半夏	—	8
	B5	苍术	—	—
	B6	藿香	—	5
	B7	羌活	—	8
	B8	大黄	1	18
	B9	陈皮	—	4
	B10	黄芩	—	9
	总数		3	97

表 16-5　宣肺化浊方代表性潜在高活性化合物与 ACE2、IL-6R 分子对接信息

	MOL ID	名称	中药来源	结构分类	OB%	DL	对接打分
ACE2	MOL004576	花旗松素	麻黄	黄酮类	57.84	0.27	-7.80
	MOL002881	香叶木素	麻黄 前胡	黄酮类	31.14	0.27	-7.70
	MOL000098	槲皮素	藿香 麻黄 前胡 连翘	黄酮类	46.43	0.28	-7.46

续表

	MOL ID	名称	中药来源	结构分类	OB%	DL	对接打分
ACE2	MOL002235	泽兰黄醇	大黄	黄酮类	50.80	0.41	−7.37
	MOL005190	圣草酚	麻黄	黄酮类	71.79	0.24	−7.00
	MOL003283	异落叶松脂素	连翘	黄酮类	66.51	0.39	−6.89
	MOL005573	芫花素	藿香 麻黄	黄酮类	37.13	0.24	−6.86
	MOL011975	羌活酚	羌活	苯丙 素类	62.97	0.48	−6.78
	MOL002915	Salvigenin	黄芩	黄酮类	49.07	0.33	−6.77
	MOL003308	松脂素单甲基醚-4-O-B-D-葡萄糖苷	连翘	苯丙 素类	61.20	0.57	−6.70
	MOL002925	5,7,2′,6′-Tetra-hydroxy flavone	黄芩	黄酮类	37.01	0.24	−6.65
IL-6R	MOL000471	芦荟大黄素	大黄	醌类	83.38	0.24	−5.73
	MOL002259	Physcion diglucoside	大黄	蒽醌类	41.65	0.63	−5.59
	MOL002908	5,8,2′-Trihydroxy-7-methoxy flavone	黄芩	黄酮类	37.01	0.27	−5.58

注：以 OB≥30%、DL≥0.18 作为依据，从各靶点虚拟筛选结果中挑选代表性高活性化合物，所选成分打分值均位于各自靶点打分结果的前 20。

三、活性较好的化合物与 ACE2、IL-6R 结合模式分析

分别选取与 ACE2、IL-6R 三个靶点结合作用较强的代表性化合物。并分析这些化合物与 ACE2、IL-6R 的相互作用方式（图 16-3、16-4），发现化合物与 ACE2、IL-6R 接触表面的氨基酸残基主要通过氢键、π-π 堆积及疏水作用相互作用。其中，黄酮类化合物花旗松素、香叶木素及槲皮素与 ACE2 接触表面氨基酸残基相互作用的氢键数目最多。芦荟大黄素、Physcion diglucoside、5,8,2′-Trihydroxy-7-methoxy flavone 与 IL-6R 主要通过氢键相互作用。

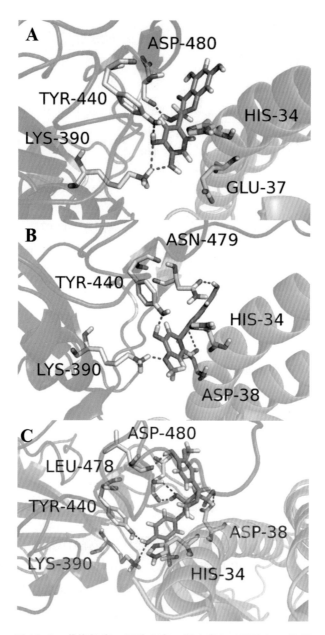

图 16-3　花旗松素、香叶木素、槲皮素与 ACE2 相互作用

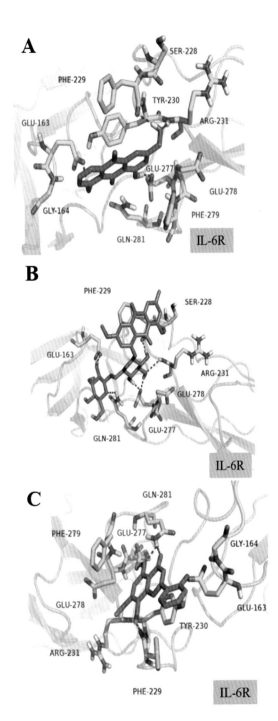

图 16-4 芦荟大黄素、Physcion diglucoside、5,8,2′-Trihydroxy-
7-methoxy flavone 与 IL-6R 相互作用

综上所述，通过对宣肺化浊方成分筛选和潜在靶点预测共得到 1357 个化合物成分和 126 个潜在靶点（概率值大于 0.5）。通过构建网络并进行网络分析，度值排前 10 的化合物分别为槲皮素、草质素、木犀草素、山奈酚、泽兰黄醇、香叶木素、5,7,2′,6′-四羟基黄酮、5,7,2,5-四羟基-8,6-二甲氧基黄酮、5,8,2′-三羟基-7-甲氧基黄酮和 5,7,4′-三羟基-8-甲氧基黄酮。而 CYP19A1、ADORA3、BACE1、ESR2、ADORA2A、MMP13、CA9、KDR、ADORA1、CA1 为前 10 的靶点，可以看出同一潜在活性成分对应多个作用靶点，体现了宣肺化浊方多成分、多靶点的作用特点。STRING 分析显示磷脂酰肌醇 3 激酶调节亚基 1（PIK3R1）、肉瘤基因（SRC）、丝苏氨酸蛋白激酶 1（AKT1）、雄激素受体（AR）和表皮生长因子受体（EGFR）等，可能是宣肺化浊方起效的关键靶点。为了确定该结果的合理性，对上述 5 个靶点中有晶体结构的 4 个靶点进行了分子对接验证。分子对接结果统计显示预测到相应靶点的化合物与各自靶点有相互作用的总比例为 79.53%，说明化合物靶点反向预测准确度较高。

第三节　清肺通络方

清肺通络方是"甘肃方剂"的基础治疗方剂之一，此方是麻杏石甘汤（蜜麻黄、杏仁、生石膏）的衍化方，在原方去掉炙甘草的基础上加入胆南星、葶苈子、桃仁、赤芍、射干、生薏苡仁、水蛭等组成，主于清肺通络、化瘀解毒。甘肃 COVID-19 在临床治疗中坚持因人制宜、辨证施治指导用药，在坚持"一人一方"的基础上，截至 2020 年 3 月 17 日以清肺通络方为主临床随证加减中西医结合联合治疗患者 26 例，并均已临床治愈出院，例如：于 2020 年 1 月 21 日收治入院的重患者吴某，证属湿热壅肺，血热阴伤，中医专家组施以蜜麻黄、苦杏仁、生薏苡仁、赤芍，并加入连翘、淡豆豉、酒大黄、黄柏、牡丹皮，共 3 剂，宣散湿热，凉血活血。患者服后胸片提示，双肺病灶范围较前减少，右上肺病灶局部吸收。于 2020 年 1 月 22 日收治入院的患者潘某，证属湿热犯肺，中药施于蜜麻黄、苦杏仁、生薏苡仁，并加青蒿、连翘、草果、焦槟榔、姜厚朴、生姜、酒大黄，共 5 剂。患者服用后于 1 月 31 日、2 月 2 日两次核酸检测均呈阴性。本研究立足于临床的指导用药"清肺通络方"，探寻方中发挥主要效应的物质基础和机制，为具有地方特色治疗方案的进一步现代化开发和经验的推广提供理论依据。

本研究在第三篇对清肺通络方系统治疗 COVID-19 的潜在靶点、分子机制进行预测和分析的基础上，进一步基于 CADD 方法在分子层面从与疾病发生发展密切相关并且生物功能明确的 ACE2、SARS-CoV-2 S 蛋白、IL-6R、水通道蛋白 4(AQP4)多靶点 3D 结构出发探索清肺通络方"排毒""抑制炎症风暴""化湿"的物质基础。靶点反向预测与分子对接方法互相补充，形成了较为系统的研究方法，将为清肺通络方及其相关方药的多角度挖掘和单体成分的现代化开发进一步提供线索和方法学参考。

一、清肺通络汤成分结构收集

在中药系统药理学分析平台(TCMSP)和 TCMID 数据库检索清肺通络方化学成分结构，胆南星结构依据文献进行搜集。共收集到化合物 973 个(未去重，见表 16-6)。须补充的是，复方当中石膏属矿石药，其起效机制不在本研究讨论范围，故未纳入。

表 16-6　清肺通络方成分

中药归类	中药名称	化合物数/个
解表药	麻黄	363
止咳平喘药	苦杏仁	113
	葶苈子	68
活血化瘀药	桃仁	66
	水蛭	19
清热药	赤芍	119
	射干	56
利水渗湿药	薏苡仁	38
化痰药	胆南星	131

注：为了显示诸药收集成分数量，此表格中成分数量未去重。

二、分子对接靶点蛋白晶体结构选择和结构处理

本研究选择 ACE2(PDB ID：1R42)、SARS-CoV-2 S 蛋白、IL-6R(PDB：1P9M)、AQP4(PDB：3GD8)作为虚拟筛选靶点结构。其中 SARS-CoV-2 S 蛋白晶体结构来源于周强团队的研究成果，其余靶点信息则获取自 RCSB 蛋白质数据库(www.rcsb.org)。IL-6R 依据 IL-6 与 IL-6R 结合的热点残基 Phe 229、Phe 279 产生格点。

三、"抑制炎症风暴""排毒"潜在活性成分虚拟筛选

分子对接的打分结果见表 16-7、表 16-8、表 16-9，打分值 ≤-5 的成分具有潜在的阻断活性。清肺通络方中各药味对 SARS-CoV-2 S 蛋白打分值 ≤-5 的化合物数量排名前 3 的中药为麻黄、杏仁、葶苈子，分别有 4、2、2 个成分。ACE2 有较强作用的药味为麻黄、杏仁、葶苈子，其打分值 ≤-5 的化合物数量分别为 11、7、5。综合对病毒感染过程配体 S 蛋白和受体 ACE2 蛋白的对接结果，阻断活性成分数最多的药味为麻黄、杏仁、葶苈子，表明此 3 药对冠状病毒的感染过程具有更多针对性作用的物质。与 IL-6R 有较强作用的药味为麻黄、赤芍、射干，其打分值 ≤-5 的化合物数量分别为 17、9、8，表明具有较强的抑制炎症风暴的潜在作用。方中诸药除了薏苡仁外，对 SARS-CoV-2 蛋白、ACE2 或 IL-6R 显示出潜在的阻断作用，表明该方具有通过阻止病毒进一步入里、阻断炎症风暴而发挥对 COVID-19 的治疗作用，薏苡仁的作用主要为"化湿"，本文将对其分子机制单独进行探讨。

表 16-7　清肺通络方中药成分与 S 蛋白不同对接分值范围的成分数量统计

靶点名称	No.	中药	≤-6	≤-5
S 蛋白	A1	麻黄	—	4
	A2	杏仁	—	2
	A3	葶苈子	1	2
	A4	桃仁	—	1
	A5	赤芍	—	2
	A6	射干	—	1
	A7	薏苡仁	—	—
	A8	水蛭	—	1
	A9	胆南星	—	1
	总数		1	14

表 16-8　清肺通络方中药成分与 ACE2 不同对接分值范围的成分数量统计

靶点名称	No.	中药	≤-7	≤-6	≤-5
ACE2	B1	麻黄	—	—	11
	B2	杏仁	—	1	7
	B3	葶苈子	—	—	5
	B4	桃仁	—	—	1
	B5	赤芍	—	—	4
	B6	射干	1	2	3
	B7	薏苡仁	—	—	—
	B8	水蛭	—	—	3
	B9	胆南星	—	—	—
	总数		1	3	32

表 16-9　清肺通络方中药成分与 IL-6R 不同对接分值范围的成分数量统计

靶点名称	No.	中药	≤-5
IL-6R	C1	麻黄	17
	C2	杏仁	2
	C3	葶苈子	5
	C4	桃仁	1
	C5	赤芍	9
	C6	射干	8
	C7	薏苡仁	—
	C8	水蛭	1
	C9	胆南星	8
	总数		43

注：中药成分在不同药味存在交叉重复现象，总数为去重后结果；A1~A9 清肺通络方成分与 S 蛋白对接结果；B1~B9 清肺通络方成分和 ACE2 对接结果；C1~C9 清肺通络方成分和 IL-6R 对接结果。

从表 16-10 中可以看出，方中高活性化合物以黄酮类居多，比如射干中黄酮类成分如射干苷、鸢尾甲黄素 B、木犀草素对炎症因子 IL-6R 具有针对性，是方中起抑制炎症风暴作用的潜在活性成分。黄芩素、槲皮素、山柰酚等黄酮类化合物在麻黄、葶苈子、射干和赤芍中分布较为广泛，现代药理学研究证明它们具有抗炎、抑菌、抗氧化等作用，分子对接结果显示它们是阻断 SARS-CoV-2 S 蛋白与 ACE2 结合的潜在活性成分（表 16-7、表 16-8）。

表 16-10　清肺通络方代表性高活性中药成分与 SARS-CoV-2 S 蛋白、
ACE2 及 IL-6R 分子对接打分信息汇总

| 靶点名称 | NO. | 名称 | | 归属 | OB(%) | DL | 对接打分值 |
		英文	中文				
S 蛋白	A1	erysimoside	糖芥苷	葶苈子	65.45	0.23	-6.05
	A2	machiline	乌药碱	杏仁	79.64	0.24	-5.69
	A3	baicalein	黄芩素	赤芍	33.52	0.21	-5.42
	A4	evobioside	—	葶苈子	44.25	0.24	-5.26
ACE2	B1	licochalcone B	甘草查尔酮 B	杏仁	76.76	0.19	-5.81
	B2	leucopelargonidin	白天竺葵苷元	麻黄	57.97	0.24	-5.50
	B3	baicalin	黄芩苷	赤芍	40.12	0.75	-5.44
	B4	estrone	雌酚酮	杏仁	53.56	0.32	-5.25
	B5	croomionidine	异萼金刚大定	水蛭	—	—	-5.18
	B6	isorhamnetin	异鼠李素	葶苈子	49.60	0.31	-5.17
	B7	quercetin	槲皮素	葶苈子	46.43	0.28	-5.08
	B8	kaempferol	山奈酚	葶苈子	41.88	0.24	-5.05
IL-6R	C1	machiline	乌药碱	杏仁	79.64	0.24	-5.69
	C2	herbacetin	草质素	麻黄	36.07	0.27	-5.31
	C3	baicalin	黄芩素	赤芍	40.12	0.75	-5.18
	C4	isorhamnetin	异鼠李素	葶苈子 射干	49.60	0.31	-5.17
	C5	luteolin	木犀草素	麻黄 射干	36.16	0.25	-5.12
	C6	iristectorigenin	鸢尾甲黄素 B	射干	71.55	0.34	-5.11
	C7	eriodictyol	圣草酚	麻黄	71.79	0.24	-5.11
	C8	taxifolin	花旗松素	麻黄	57.84	0.27	-5.08

　　注：以 OB≥30%、DL≥0.18 作为依据从各靶点虚拟筛选结果中挑选代表性高活性化合物，所选成分打分值均位于各自靶点打分结果的前 30，对于 TCMSP 中没有 OB、DL 数据的化合物，用 Lipinski 规则进行筛选。

四、清肺通络方和诸药对不同功效靶点的针对性分析

　　基于分子对接结果，将清肺通络方及其方中含潜在活性成分较多的各味

药的潜在活性成分与 ACE2、SARS-CoV-2 S 蛋白和 IL-6R 三个靶点之间的对应关系做韦恩图(图 16-5),全方阻断病毒潜在活性总数(ACE2 与 SARS-CoV-2 S 蛋白靶向成分之和)与抑制炎症风暴的潜在活性总数相当,从分子水平证明了该方具有抑制炎症风暴和阻止病毒入里的双重功效。全方有 15 个成分对 ACE2 和 IL-6R 同时具有潜在活性,有 19 个成分能够具有抑制炎症风暴和阻止病毒入里的潜在活性,是潜在的高活性双功效成分。去甲伪麻黄碱、白藜芦醇和肌醇对 ACE2、SARS-CoV-2 S 蛋白和 IL-6R 三个靶点同时具有潜在活性,是潜在的高活性多靶点成分。

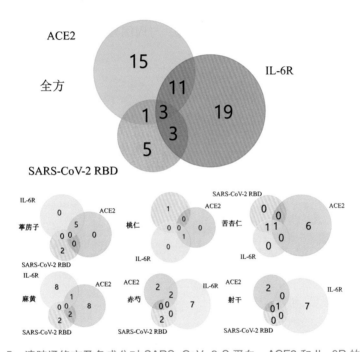

图 16-5　清肺通络方及各成分对 SARS-CoV-2 S 蛋白、ACE2 和 IL-6R 的选择性

　　清肺通络方各药味对不同靶点具有一定的选择性,该结果对治疗冠状病毒的中药配伍具有指导意义。麻黄、葶苈子对 ACE2 蛋白和 IL-6R 的选择性相当,并且葶苈子对两个靶点的潜在活性相同。赤芍、射干、胆南星对 IL-6R 的选择性高于其他靶点,表明在抑制炎症风暴方面作用更为突出。杏仁对 ACE2 的选择性高于其他靶点,可能在阻断病毒方面具有独特功效。

五、各靶点阻断成分作用机制分析

　　分别选取与 SARS-CoV-2 S 蛋白、ACE2、IL-6R 三个靶点结合作用较强的代表性化合物(见表16-10)。如图16-6 A～C所示，黄芩素(赤芍)和芹菜素(麻黄)具有相同的黄酮母核结构，该结构中的2个苯环(A、B环)与SARS-CoV-2 S蛋白残基 Tyr 489、Phe 456形成π-π堆积作用，Phe 490、Glu 484、Gly 485分别与苯环上各羟基形成氢键相互作用。SARS-CoV-2 S蛋白中与乌药碱相互作用的残基与以上2个化合物存在差异，该结构与 Tyr 505存在π-π堆积作用，与残基 Gly 496、Ser 494、Tyr 495形成氢键相互作用。甘草查尔酮B、去甲麻黄碱、异硫氰酸苄酯与ACE2热点残基主要形成氢键、π-π堆积作用、阳离子-π键，其中残基 His 34、Glu 37同时与去甲麻黄碱、异硫氰酸苄酯产生相互作用(图16-6 D～F)。如图16-6 G、H所示，木犀草素、黄芩苷三个化合物都嵌入IL-6R的疏水空腔内，与周围残基主要形成氢键、疏水相互作用及π-π堆积作用。

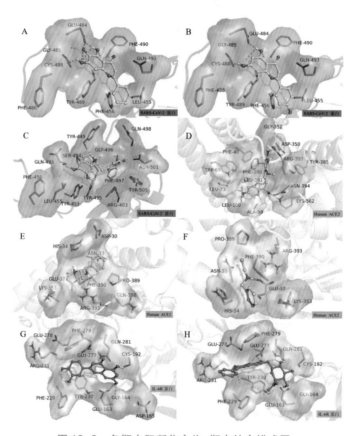

图16-6　各靶点阻断化合物-靶点结合模式图。

(A～C)SARS-CoV-2 S蛋白与黄芩素、芹菜素、乌药碱结合模式图。(D～F)ACE2与甘草查尔酮B、去甲麻黄碱、异硫氰酸苄酯结合模式图。(G～H)IL-6R与木犀草素、黄芩苷结合模式图。

六、薏苡仁"化湿"物质基础的虚拟筛选

中医理论中"水"的概念内涵丰富，普遍认为"水"性湿寒、味淡、无色，《素问·经脉别论》云："饮入于胃，游溢精气，上输于脾，脾气散精，上归于肺，通调水道，下输膀胱。"而薏苡仁则以健脾渗湿、除痹止泻、清热排脓的功效被人熟知。现代研究表明利水渗湿中药主要作用于 AQP4 等水通道蛋白，为了对薏苡仁利水渗湿的分子机制有进一步的认识，选取 AQP4（PDB ID：3GDB）对薏苡仁中 OB≥30%、DL≥0.15 的化合物进行了基于分子对接的虚拟筛选。虚拟筛选结果显示，薏苡仁中与 AQP4 对接打分前二的小分子分别是：Coixenolide（薏苡仁酯）、Stigmasterol（豆甾醇）。如图 16-7 A、B 所示，这三种物质都与 TRP 59、Ile 57、Leu 75 等残基形成疏水相互作用，其中豆甾醇苯环上的羟基与 Thr 137 形成氢键，推测这些相互作用可影响胞内外水的进出，发挥门控作用，对生理病理条件下 AQP4 蛋白功能可能具有一定的调节作用。

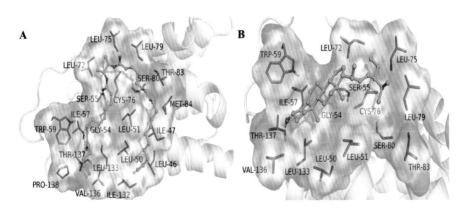

图 16-7　薏苡仁潜在"化湿"成分-AQP4 结合模式图（A）薏苡仁酯（B）豆甾醇

综上所述，清肺通络方共有 9 味中药，共收集到 973 个化合物。分子对接打分结果显示麻黄阻断病毒与抑制炎症风暴的潜在活性均居第 1，麻黄、葶苈子对 ACE2 蛋白和 IL-6R 的选择性相当。赤芍、射干对 IL-6R 的选择性高于其他靶点，表明其抑制炎症方面作用更为突出。麻黄、葶苈子、赤芍是该方发挥阻止病毒进一步入里及抑制炎症风暴功效的关键药味。鸢尾甲黄素 B、射干苷、黄芩苷等为抑制炎症高活性化合物，黄芩素、槲皮素、异鼠李素等化合物则对阻断病毒有较高活性，去甲伪麻黄碱等与 IL-6R、SARS-CoV-2 S

蛋白、ACE2 均有较好的结合能力。薏苡仁表现为"化湿"的作用，潜在关键"化湿"成分为薏苡仁酯、豆甾醇、β-谷甾醇。清肺通络方中方有 15 个成分对 ACE2 和 IL-6R 同时具有潜在活性，有 19 个成分能够具有抑制炎症风暴和阻止病毒入里的潜在活性，是潜在的高活性双功效成分。同时去甲伪麻黄碱、白藜芦醇和肌醇对 ACE2、SARS-CoV-2 S 蛋白和 IL-6R 三个靶点同时具有潜在活性，是潜在的高活性多靶点成分。本节研究在综合分析清肺通络方治疗原则及 COVID-19 疾病特征的基础上，从炎症风暴靶点 IL-6R、病毒阻断靶点 ACE2、SARS-CoV-2 S 蛋白和水通道蛋白 AQP4 多个靶点的 3D 结构出发，采用计算机辅助药物设计的研究方法，初步阐明了清肺通络方"排毒""抑制炎症风暴"和"化湿"三个方面功效的物质基础及微观分子机制，该内容与第三篇靶点反向预测与网络药理学分析结果一起为该复方多环节系统治疗 CO-VID-19 提供理论支持，为具有地方经验的抗 COVID-19 医方的挖掘提供分子依据。

第四节　益肺健脾方

肺纤维化是一种以弥散性肺泡炎和肺泡结构紊乱导致的以肺间质纤维化为特征的疾病，可引起胸闷、呼吸困难、肺功能指标的恶化甚至呼吸衰竭而被称为类肿瘤疾病。此病在 SARS 愈后患者中具有较高发病率。而近期临床报道亦显示 COVID-19 患者消散期 CT 表现为斑片状实变或条索影。马林纳等指出部分 COVID-19 患者在核酸检测转阴乃至痊愈后会出现肺部纤维化并对自身健康造成终身的困扰。正如第三篇提到的一样，对于肺纤维化发生，及早用药，截断扭转成了迫切的需求。

研究表明分泌转化生长因子 β1（transforming growth factor beta 1，TGFβ）是细胞纤维化过程中关键的细胞因子，是肺、肝、肾、皮肤等多个器官纤维化的关键调节器。第三篇对该方进行了靶点反向预测、PPI 分析以及 KEGG 分析，显示益肺健脾方化合物可通过 TGF-β 信号通路对肺纤维化产生作用。而整合素 αvβ6 是通过抑制 TGF-β1 通路，治疗肺纤维化的关键靶点。本研究基于网络药理学分析结果及药物靶点的成药性分析，选择药物开发靶点 αvβ6 的三维结构，对益肺健脾方中成药性好的成分进行分子对接研究，来筛选医方对成药性靶点具有潜在靶向能力的成分，然后通过化学信息学方法对化合物进行层次聚类分析，确定有效成分的结构分类和特点。期望本研究可为中医药抗 COVID-19 引起肺纤维化的防治和相关医方的现代化开发提供参考。

一、益肺健脾方成分结构收集

在中药系统药理学分析平台（TCMSP，http://tcmspw.com/）、TCMID 数据库以"柴胡""陈皮""桔梗""砂仁""麦芽""黄芪""党参""当归""白术""白芍""甘草"为关键词检索化学成分结构，并通过文献查询补充各中药化学成分。在美国国家生物技术信息中心的化学权威数据库 Pubchem 中对部分化合物进行结构确证，最后下载化合物三维结构的 MOL$_2$ 格式文件，建立分子对接技术虚拟筛选的小分子数据库。共收集到 1509 个化学成分，其中柴胡 349 个，陈皮 63 个，桔梗 102 个，砂仁 165 个，麦芽 64 个，黄芪 87 个，党参 134 个，当归 125 个，白术 55 个，白芍 85 个，甘草 280 个。

二、益肺健脾方靶向整合素 αvβ6 成分虚拟筛选

研究表明 TGF-β 是细胞纤维化过程中关键的细胞因子，是肺、肝、肾、皮肤等多个器官纤维化的关键调节器。第三篇靶点反向预测以及 KEGG 通路富集结果显示益肺健脾方可通过 TGF-β 信号通路对肺纤维化产生作用。而整合素 αvβ6 是通过抑制 TGF-β1 通路，治疗肺纤维化的关键靶点。本研究基于网络药理学分析结果及药物靶点的成药性分析，选择药物开发靶点 αvβ6 的三维结构，对益肺健脾方中成药性好的成分进行分子对接研究，来筛选医方对成药性靶点具有潜在靶向能力的成分。

在深入分析 αvβ6 配体结合位点的基础上，对益肺健脾方中成分进行了靶向亲和力的评估。分子对接的打分结果见表 16-11，本研究认为打分值≤-5 的成分具有潜在的抑制活性，打分值≤-7 的成分具较高的抑制活性。益肺健脾方中各药味对 αvβ6 打分值≤-5 的化合物数量排名前 4 的中药为甘草、麦芽、当归和黄芪，分别有 34、15、15、11 个成分，说明这些药味对纤维化具有潜在的抑制作用。整体而言，分子对接结果初步说明该方具有抑制纤维化的物质基础，对于防治新型冠状病毒引起的肺纤维化具有潜在作用。该结果与中药治疗纤维化的临床应用高度一致，马林纳等将中医参与肺纤维化治疗

的案例共 10553 篇进行筛选，在符合纳入标准的 323 个中药组方中共得到 184 味中药，在 323 个中药组方中占比前 5 的分别为黄芪(148 次，45.82%)、甘草(124 次，38.39%)、丹参(102 次，31.58%)、川芎(97 次，30.03%)、当归(96 次，29.72%)。为了进一步分析潜在活性成分的结构信息和靶向结合模式，将打分值≤-5 的潜在活性化合物按照 eRo5 规则进行筛选，从符合 eRo5 规则的潜在活性成分中选取打分位于前 30 的化合物作为代表性潜在高活性成分，见表 16-12。

表 16-11　益肺健脾方符合类药中药成分与 αvβ6 打分范围的成分数量统计

序号	中药	成分数			
		对接分值≤-8	对接分值≤-7	对接分值≤-6	对接分值≤-5
1	柴胡	0	2	4	10
2	陈皮	0	2	3	4
3	桔梗	0	0	0	2
4	砂仁	0	1	4	6
5	麦芽	0	6	12	15
6	黄芪	0	3	8	11
7	党参	0	4	7	10
8	当归	0	5	11	15
9	白术	1	6	9	10
10	白芍	0	2	4	5
11	甘草	0	3	4	34
总数		1	28	53	102

注：每一味药的成分在本药和在总数中存在交叉现象，因此分别筛去重复保留打分最大值计数(总数≠每一列总和)

表16-12　益肺健脾方中30个代表性潜在活性成分分子对接信息汇总

序号	化合物	中药归属	对接打分	序号	化合物	中药归属	对接打分
1	(3S)-3-Azaniumyl-4-hydroxy-4-oxobutanoate	白术	-8.08	16	tangshenoside IV_qt	党参	-7.26
2	(2R)-2-Azaniumyl-3-(1H-indol-3-yl)propanoate	柴胡	-7.94	17	异香草酸(3-Hydroxy-4-methoxybenzoic Acid)	陈皮	-7.26
3	(2S)-2-Azaniumyl-3-methylbutanoate	白术	-7.68	18	4-Acetylbenzoic acid	陈皮	-7.23
4	(2S)-2-Azaniumyl-3-(1H-imidazol-5-yl)propanoate	白术	-7.55	19	水杨酸(salicylic acid)	白芍	-7.20
5	4H-Pyran-4-one,2,3-dihydro-3,5-dihydroxy-6-methyl-	甘草	-7.50	20	香草酸(vanillic acid)	砂仁,麦芽,黄芪	-7.18
6	(2S)-2-Azaniumyl-3-(4-hydroxyphenyl)propanoate	白术	-7.49	21	D-Serin		-7.18
7	(1R)-2,3,4,9-tetrahydro-1H-b-carboline-1-carboxylic acid	党参	-7.46	22	4-异丙基苯甲酸(Cumic acid)	白术	-7.16
8	[(2R)-2-Formyloxy-3-phosphonooxypropyl]formate	当归	-7.44	23	丁香酸(Cedar acid)	柴胡	-7.15
9	phosphatidylinositol_qt	当归	-7.43	24	(2S)-2-Azaniumyl-3-phenyl-propanoate	麦芽	-7.06
10	2-Naphthalenecarboxamide,7-bromo-N-(2-methoxyphenyl)-3-(phosphonooxy)	麦芽	-7.42	25	4-Methoxybenzoic acid	当归	-7.05

续表

序号	化合物	中药归属	对接打分
11	d-Camphoric acid	当归	-7.38
12	没食子酸（Gallic acid）	白芍	-7.34
13	丙二酸（propanedioic acid）	麦芽	-7.29
14	Indole-3-carboxylic acid	甘草	-7.28
15	3,4-Dihydroxybenzoic acid	麦芽、甘草	-7.27
26	党参酸（Codopiloic acid）	党参	-7.03
27	(2S,3S,4S,5R)-2,3,4,5-Tetra-hydroxy-6-oxohexanoic acid	黄芪	-7.01
28	烟酸（nicotinic acid）	麦芽、黄芪、党参、当归	-7.01
29	L-乳酸（L-Milchsaeure）	砂仁	-6.98
30	(2S)-2-ammonio-4-[（R）-methylsulfinyl]butyrate	党参	-6.96

注：以分子量（Mol MW）<700；氢键给体数目（Donor HB）<5；氢键受体数目（Accpt HB）<10；脂水分配系数（QPlogPo/w）<7.5 为筛选条件，选取打分前 30 的信息进行汇总。

三、靶向 α vβ6 潜在活性化合物靶点结合模式分析

分子对接的打分值只能初步预测小分子与靶点是否具有相互作用，而化合物与药物靶点是否具有合理的结合模式是其是否会产生药效的关键。本研究对上述 30 个代表性化合物进行了聚类分析和深入的相互作用模式分析。首先将表 3 中的化合物导入到 Canvas，以化学信息学计算获得的结构指纹为分类依据进行层次聚类分析共得到 5 类结构（图 16-8）。然后从聚类结果中选取每一类中打分值最高的作为代表性化合物，并对其结合模式进行分析（见图 16-9）。结合模式分析显示 5 个化合物结合于 Ile 183、Tyr 178、Ala 217、Ile 219 等疏水性残基形成的空腔内。Naphthol aS-bl phosphate 磷酸根中的氧与残基 Asn 218 形成氢键，残基 Asn 218、Ala 126 与其他 4 个化合物都形成氢键相互作用。Tangshenoside IV_ qt 的苯环和苯环上的羟基分别与残基 Tyr 185、Asp 129 形成 π-π 堆积作用和氢键，（2R）-2-azaniumyl-3-（1H-indol-3-yl）propanoate 吲哚环上的氮与 Pro179 亦形成氢键。（3S）-3-Azaniumyl-4-hydroxy-4-oxobutanoate 中铵根离子与残基 Ile 219 形成氢键相互作用。综上所述，这 5 种代表性化合物与 αvβ6 具有较强的结合能力，推测具有这 5 类骨架结构的化合物也易于与该靶点发生相互作用从而产生抗纤维化作用。

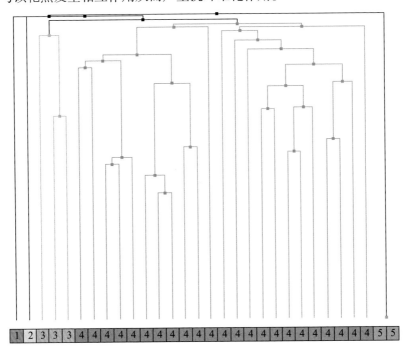

图 16-8　聚类分析树状图

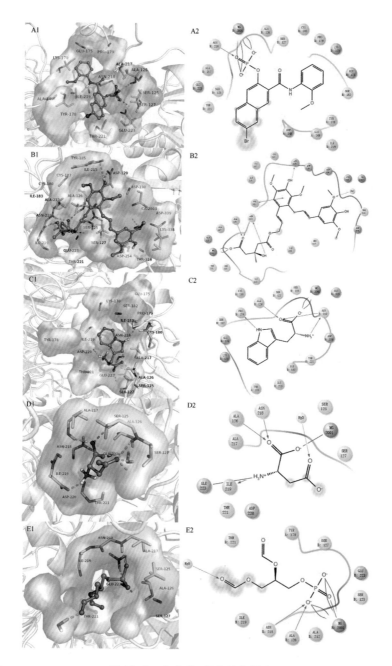

图 16-9　化合物-靶点结合模式图

（A）Naphthol aS-bl phosphate 与 αvβ6 相互作用 3D/2D 图 （B）tangshenoside IV_ qt 与 αvβ6 相互作用 3D/2D 图 （C）(2R)-2-azaniumyl-3-(1H-indol-3-yl)propanoate 与 αvβ6 相互 作用 3D/2D 图 （D）(3S)-3-Azaniumyl-4-hydroxy-4-oxobutanoate 与 αvβ6 相互作用 3D/2D 图 （E）[（2R)-2-Formyloxy-3-phosphonooxypropyl]formate 与 αvβ6 相互作用 3D/2D 图

综上所述，益肺健脾方中有 11 味中药，全方共收集了 1509 个化合物，其中最多的药味为柴胡，有 349 个化合物。分子对接结果显示益肺健脾方中各药味对 αvβ6 打分值≤-5 的化合物数量排名前 4 的中药为甘草、麦芽、当归和黄芪，分别有 34、15、15、11 个成分，说明这些药味对纤维化具有潜在的抑制作用。将这些化合物进行类药物规则筛选，选取得分前 30 的化合物，依据筛选结果进行化学信息学结构聚类分析，得到以 Naphthol aS - bl phosphate、Tangshenoside IV_ qt、(2R)-2-azaniumyl-3-(1H-indol-3-yl) propanoate、(3S)-3-Azaniumyl-4-hydroxy-4-oxobutanoate、[(2R)-2-Formyloxy-3-phosphonooxypropyl]formate 为代表的 5 类化合物。相互作用模式分析表明潜在活性化合物结合于 αvβ6 的 Ile 183、Tyr 178、Ala 217、Ile 219 等残基形成的疏水性空腔内，主要相互作用为氢键及疏水相互作用。本研究基于生物信息挖掘和网络药理学研究初步明确了益肺健脾方"多成分、多靶点"干预肺纤维化的作用机制，并进一步针对肺纤维化药物开发热门靶点整合素 αvβ6，探索益肺健脾方治疗肺纤维化的靶向活性成分与分子机制，并采用化学信息学方法对潜在活性成分结构进行了聚类分析，本研究期望为中医药抗新型冠状病毒引起肺纤维化的治疗和相关医方的研究提供基于生物信息学、网络药理学、分子对接、化学信息学的系统研究方法。

第五节　"甘肃方剂"代表方多靶点分子对接/化学信息学研究综合分析

本章所讨论的"甘肃方剂"有扶正避瘟方、宣肺化浊方、清肺通络方和益肺健脾方。其中，扶正避瘟方有"益气固表、扶正辟瘟"的功效；宣肺化浊方有润肺止咳、清热解毒、理气化痰燥湿、解表除湿、清热解毒之效；清肺通络方有宣散湿热、凉血活血之效；益肺健脾方有合奏健脾益肺、固本培元之功。通过扶正避瘟方、宣肺化浊方、清肺通络方、益肺健脾方的分子对接研究，根据病毒感染、疾病发展机制及药物研发作为主要依据，选择的靶点主要有四个方面：第一为 SARS-CoV-2 感染、复制的关键蛋白 SARS-CoV-2 S 蛋白、ACE2；第二个为疾病发展过程相关的炎症风暴的关键蛋白白细胞介素-6 受体(IL-6R)；第三为水通道蛋白 AQP4；第四为整合素 αvβ6。

基于病毒感染和对疾病发展机制的分析及对不同方剂功效的理解，我们认为宣肺化浊方和清肺通络方二者可共同作用于病毒感染过程的关键靶蛋白 ACE2 和引起细胞因子风暴的关键促炎因子 IL-6 的受体 IL-6R，从而产生阻断病毒、抑制炎症因子风暴发展的多重功效。而宣肺健脾方主于宣肺健脾，用于恢复期，结合靶点反向预测结果，推测其可作用于肺纤维化密切相关的药物开发重磅靶点整合素 $\alpha v\beta 6$。

基于本章中前四节内容的研究分析可以发现，扶正避瘟方的研究思路主要以阻断 SARS-CoV-2 与 ACE2 的结合为出发点。宣肺化浊方主要从对病毒感染过程的关键靶蛋白 ACE2 及引起细胞因子风暴的关键促炎因子 IL-6 的特异性结合受体 IL-6R 进行分子对接筛选来推测出与其结合并发挥作用的宣肺化浊方的主要活性成分，探究该方起效的物质基础。清肺通络方主要从与疾病发生发展密切相关，并且生物功能明确的 ACE2、SARS-CoV-2 S 蛋白、IL-6R、水通道蛋白4(AQP4)多靶点出发，探索清肺通络方"排毒""抑制炎症风暴""化湿"的物质基础，并进一步对清肺通络方系统治疗 COVID-19 的潜在靶点、分子机制进行预测和分析。益肺健脾方通过对肺纤维化药物开发靶点整合素 $\alpha v\beta 6$ 的亲和能力进行评估，获得益肺健脾方中能够靶向治疗靶点的化合物。

基于"甘肃方剂"化学成分检索，分子对接、Lipinski 规则及聚类分析等方法分别研究了其作用于不同靶点或靶点组合而发挥 COVID-19 的关键活性成分，宣肺化浊方和清肺通络方针对 ACE2 和 IL-6R 存在 2 个共有成分，分别是槲皮素和花旗松素，均为具有多种药理活性的黄酮类成分。已有多项研究证实黄酮类成分能够抑制多种病毒对细胞的感染，并且可以抑制病毒在细胞内复制。其中槲皮素具有较强的抗甲型流感病毒的活性和加强正常细胞的抗病毒能力，也有研究表明花旗松素具有保护损伤肝细胞、抗氧化、抗癌、抗炎作用。此结果表明宣肺化浊方和清肺通络方中在治疗 COVID-19 方面存在一定共有的物质基础。宣肺化浊方和清肺通络方针对不同关键的靶蛋白，二者发挥功效的物质基础同样存在一定差异，如针对 ACE2 蛋白，宣肺化浊方有9个高活性的化合物，而清肺通络方具有 7 个活性成分。针对炎症风暴中的关键因子 IL-6R，宣肺化浊方中的高活性成分 3 种，分别为：芦荟大黄素、Physcion diglucoside、5,8,2′-Trihydroxy-7-methoxy flavone，而清肺通络方具有 7 种，分别为：药碱、草质素、黄芩素、异鼠李素、木犀草素、鸢尾甲黄素 B、圣草酚。初步推测清肺通络方具有更多的抑制炎症风暴成分，而宣肺化浊方阻断病毒的成分更多，此结果为两个方剂推荐使用的阶段提供了分子层面的数据支撑，宣肺化浊为基本方，主要用于发病初期，此时病毒阻断仍为主要治疗任务之一，而清肺通络方为重症期推荐方，此时阻断炎症因子风暴已经成了要面对的主要矛盾了。

"甘肃方剂"之益肺健脾方主要用于患者康复期，其起效机制与上述两方具有较大差异，基于靶点反向预测、通路分析，推测其主要针对整合素 αvβ6 发挥功效。

有意思的是，通过不同功能靶点的分子对接，我们发现不同中药对于不同靶点具有一定的针对性和选择性，并且其结果与中药的功效基本符合。例如，扶正避瘟方中的连翘、生姜、荷叶、黄芪四味药中对 SARS-CoV-2 感染具有针对性阻断作用，分别有 24、15、11、10 个阻断成分，而白术缺乏直接阻断成分，白术本属补气药，主健脾益气，其功能不在阻断病毒，功效主要应为调节人体免疫功能，起到"扶正"功效。而本研究表明连翘、黄芪对分别对 ACE2、冠状病毒 S 蛋白具有较强针对性作用，可推广相配使用，以互补增效抵御冠状病毒。不同冠状病毒阻断机制的差异性分析显示荷叶对 SARS-CoV 的选择性高于 SARS-CoV-2，生姜则对 SARS-CoV-2 更具针对性，而黄芪和连翘对两种病毒的针对性成分数量差异不大。早在《证治准绳·疡医》中就有"连翘黄芪汤"的记载，连翘解毒凉血，散结消肿，黄芪益气生血，托疮生肌，两药相配则解毒消肿，托疮排脓。

值得注意的是，依据《既是食品又是药品的物品名单》，黄芪、生姜、荷叶均属药食同源之品，既是食品又是药品，民间有"黄芪生姜汤""荷叶老姜茶"等相关组合的食用和开发，张锡纯《医学衷中参西录》中记载了黄芪和荷叶相配的用法。表明这些品种进行搭配具有一定的应用基础和合理性，根据研究结果，荷叶、生姜或黄芪之间具有配伍进行抗冠状病毒保健品开发的物质基础，值得作为抗冠状病毒的保健品或者食疗方案，进一步研究、开发。

宣肺化浊方中对 ACE2 符合条件的活性化合物主要来源于麻黄、藿香、羌活、连翘及前胡，并且主要药效集中在清热、解表、化湿。针对 IL-6R 符合条件的活性化合物主要来源于麻黄、连翘及大黄。清肺通络方中的麻黄、葶苈子、赤芍、射干等药味对 SARS-CoV-2 S 蛋白的作用较为突出，对 ACE2 作用较为突出的是麻黄、杏仁、葶苈子。益肺健脾方中对 αvβ6 有较好潜在抑制作用药味主要为甘草、麦芽、当归和黄芪。基于以上分析可以看出，对于 SARS-CoV-2 蛋白作用较好的药味有连翘、生姜、荷叶、黄芪、麻黄、葶苈子、赤芍、射干；对于 ACE2 作用较好的药味有连翘、生姜、荷叶、黄芪、麻黄、藿香、羌活、连翘、前胡、杏仁、葶苈子。对二者都有较好活性的药味是连翘、生姜、荷叶、黄芪、麻黄、葶苈子。

针对三个方剂中的关键化合物分析得出：扶正避瘟方中比 ACE2 抑制剂 MLN1706 的对接打分值高的化合物分别是汉黄芩苷和连翘苷 G。宣肺化浊方中黄酮类化合物花旗松素、香叶木素及槲皮素对 ACE2 潜在作用较强；芦荟大黄素、Physcion diglucoside、5,8,2′-Trihydroxy-7-methoxy flavone 对 IL-6R 活性较强。清肺通络方中鸢尾甲黄素 B、射干苷、黄芩苷为抑制炎症高活性化合物，黄芩素、槲皮素、异鼠李素等化合物则对阻断病毒有较高活性，去甲伪麻黄碱与 IL-6R、SARS-CoV-2 S 蛋白、ACE2 均有较好的结合能力。薏苡仁中的潜在关键"化湿"成分为薏苡仁酯、豆甾醇、β-谷甾醇。去甲伪麻黄碱、白藜芦醇和肌醇对 ACE2、SARS-CoV-2 S 蛋白和 IL-6R 三个靶点同时具有潜在活性，是潜在的高活性多靶点成分。益肺健脾方中与 αvβ6 具有较强的结合能力的潜在活性化合物有 Naphthol aS-bl phosphate、Tangshenoside IV_qt、(2R)-2-azaniumyl-3-(1H-indol-3-yl) propanoate、(3S)-3-Azaniumyl-4-hydroxy-4-oxobutanoate、[(2R)-2-Formyloxy-3-phosphonooxypropyl] formate 等 5 类化合物，这些化合物也易于与该靶点发生相互作用从而产生抗纤维化作用。从以上分析可得出去甲伪麻黄碱对 IL-6R、SARS-CoV-2 S 蛋白、ACE2 及 IL-6R 都有较高活性。

总之，本章针对四个代表性"甘肃方剂"，从不同的方面揭示了"甘肃方剂"在预防及治疗 COVID-19 中起效的潜在物质基础及作用机制，对于新冠肺炎的预防及治疗有一定的指导意义，也为中医药疫情防治提供了分子层面的支撑。希望在本章的论述之下，对以后相关方药的现代化挖掘及开发提供一些思路。

参 考 文 献

[1] 靳晓杰，王燕如，王玉，等. 基于网络药理学、分子对接和化学信息学方法探索益肺健脾方治疗肺纤维化的物质基础[J]. 中国现代应用药学，2020，37(8)：897-906.

[2] 靳晓杰，王菲，毛建军，等. 基于计算机辅助药物设计探究扶正避瘟方预防新型冠状病毒感染的物质基础及分子机制[J]. 中国中医药信息杂志，2021，28(3)：19-26.

[3] 魏本君，王庆胜，雍文兴，等. 甘肃新型冠状病毒肺炎特征及中医治疗[J]. 中国中医药信息杂志，2020，27(10)：13-16.

[4] 冯彩琴，张志明，张月梅，等. 基于多靶点分子对接初探宣肺化浊方治疗新型冠状病毒肺炎的物质基础[J]. 中国实验方剂学杂志，2020，26(16)：32-39.

[5] 雍文兴，冯彩琴，张利英，等. 中西医结合治疗甘肃地区新型冠状病毒肺炎验案 4 则[J]. 上海中医药杂志，2020，54(3)：21-24.

[6] 冯彩琴，骆亚莉，刘永琦，等. 基于 IL-6R 运用分子对接筛选红芪防护 BMSCs 的活性成分[J]. 重庆医科大学学报，2019，44(7)：867-871.

[7] 任伟钰，苏敬，刘永琦，等. 全国各省区中医药治疗新型冠状病毒肺炎（COVID-

19)的诊疗方案分析[J].中草药,2020,51(5):1139-1146.

[8]TOWLER P,STAKER B,PRASAD S G,*et al*.ACE2 X-ray structures reveal a large hinge-bending motion important for inhibitor binding and catalysis[J].*The Journal of biological chemistry*,2004,279(17):17996-18007.

[9]WRAPP D,WANG N,CORBETT K S,*et al*.Cryo-EM structure of the 2019-nCoV spike in the prefusion conformation[J].*Science*,2020,367:1260-1267.

[10]郑文科,张俊华,杨丰文,等.中医药防治新型冠状病毒感染的肺炎各地诊疗方案综合分析[J].中医杂志,2020,61(4):277-280.

[11]M.Eid H,S.Haddad P.The Antidiabetic Potential of Quercetin:Underlying Mechanisms[J].*Current Medicinal Chemistry*,2017,24(4):355-364.

[12]Singh AK,Patel PK,Choudhary K,*et al*.Quercetin and Coumarin Inhibit Dipeptidyl Peptidase-IV and Exhibits Antioxidant Properties:In Silico,In Vitro,Ex Vivo[J].*Biomolecules*,2020,10(2):E207.

[13]吕睿冰,王文菊,李欣.连花清瘟颗粒联合西药常规疗法治疗新型冠状病毒肺炎疑似病例63例临床观察[J].中医杂志,2020,61(8):655-659.

[14]Yan R,Zhang Y,Li Y,*et al*.Structural basis for the recognition of SARS-CoV-2 by full-length human ACE2[J].*Science*,2020,367(6485):1444 - 1448.

[15]宗阳,丁美林,贾可可,等.基于网络药理学和分子对接法探寻达原饮治疗新型冠状病毒(2019-nCoV)肺炎活性化合物的研究[J].中草药,2020,51(4):836-844.

[16]王莉文.紧急调拨"甘肃方剂"免费用于武汉防治新冠肺炎[N/OL].(2020-02-18)[2021-01-28].http://www.gscn.com.cn/gsnews/system/2020/02/18/012322110.shtml.

[17]Li J,Ma X,Liu C,*et al*.Exploring the Mechanism of Danshen against Myelofibrosis by Network Pharmacology and Molecular Docking[J].*Evidence Based Complementary & Alternative Medicine*,2018,2018:1-11.

[18]Tsai TF,Chen PC,Lin YC,*et al*.Benzyl isothiocyanate promotes miR-99a expression through ERK/AP-1-dependent pathway in bladder cancer cells[J].*Environmental toxicology*,2020,35(1):47-54.

[19]李琳,杨丰文,高树明,等.张伯礼:防控疫情,中医从参与者变成主力军[J].天津中医药大学学报,2020,39(1):1-3.

第五篇

藏医药防治新冠肺炎的理论与临床分析

　　藏医药学是在藏民族固有文化及传统医药的基础上，吸收中医及古印度医学的部分理论，逐步形成的独特的民族医学，是祖国医学的重要组成部分。藏医药学作为我国传统医学的代表之一，具有完整的医药理论体系，距今已有3800多年的历史。传统藏医药对于呼吸道传染性疾病具有独特的认知，并积累了大量的预防和治疗药物。本篇将总结藏医药既往对呼吸道传染病的防治经验，展示其在当前新冠肺炎疫情下取得的突出成果，并就其可能的作用机制进行网络药理学分析，以期藏医药在未来的呼吸道传染病防治中发挥出更重要的作用。

第十七章

传统藏医学对瘟疫的认识

历代的藏医先贤在与各类呼吸道疾病斗争的过程中，积累了丰富实践经验，留下了许多行之有效的方药，为我们今天运用藏医药理论和方法防治呼吸道病毒性传染病打下了良好的基础。无论是 21 世纪初发生的 SARS、甲型 H1N1 流感，还是 2020 年席卷全球的新冠肺炎疫情，藏医都将其视为"瘟疫"。本章将就藏医对新型冠状病毒感染性疾病在内的"瘟疫"的病因、病机及治疗方药的认识进行初步梳理和解析。

第一节　藏医抗疫的历史记载

藏族聚居区历史上有记载的急性传染性疾病（即古代的瘟疫）很多，如白喉、麻疹、天花、鼠疫等，这些传染病容易快速发展和蔓延，病情错综复杂，甚至危及生命。在面对各种疫情时，藏医药先贤们以强烈的利众关怀为发心，通过挖掘和发挥藏医药独特优势，与各种瘟疫疾病开展了艰苦卓绝的抗争，积累了十分丰富的疫病预防、诊断、治疗等方面的经验。据史料记载，历史上藏医共战胜 9 次大型疫情，最早是 12 世纪用"古格启智"（一种防治方法的名称）治疗瘟症，1959 年藏医医疗队配制"九味黑药防瘟香囊""仁青芒觉"等藏药抗击西藏自治区尼木县大范围的疫情。

一、藏文古籍中瘟疫预防相关的记载

藏医典籍中有大量的通过隔离和服用药物等预防措施来控制瘟疫传播的记载。降贝却吉丹增赤列所著《秘诀宝源》记载："道闻疫病盛行期间，隐匿至他处也有助于疾病的控制。"康仓·珠嘉在《藏医实践概况》中指出瘟疫病流行期间"常忌彼此来往，故应严忌彼此串访"，即在瘟疫暴发期间，应禁忌人与人之间的来往走动，寻"隐匿之处"与外界进行隔离，从而防止感染蔓延。《宇妥元丹贡布传》曾记载了一个发生于公元 3 世纪的故事，一个藏王的女儿担心瘟疫传染，背其生病的母亲离开家乡，表明了藏民很早就有采取隔离措施以防止瘟疫传播的认知。

藏医还很早就提出了药物预防瘟疫的方法，《四部医典·后续部》第 26 章对于医护人员的疫病自我防护记载有："乌头麝香黑硫藏菖蒲，安息香乳香再加大蒜，切末包袋挂颈熏鼻孔，对猛如劫火燃烧瘟疫，能使身如金刚病不侵。空腹胆怯时须防病气，腹饱防护胆壮时看病。"其意是说医院的医生护士及其他工作人员，由于经常接触患者，受到传染的概率高，所以应该随身佩戴上述药物做好的药袋，作为防护措施之一。尤其是在前往疫病流行地区接触患者之前，都应该先嗅闻药袋。在空腹饥饿、精神状态不佳的时候因为容易为疫邪病气所乘，更应该加强防护，只有在饱腹、精神振奋的时候才能接触患者进行诊治。这与中医的"正气存内，邪不可干""虚邪贼风，避之有时"的疾病预防思路不谋而合。

《秘诀宝源》还记载了"口服药、佩戴药囊或护身符、念诵咒语、打坐观想等"的"内外密"的瘟疫综合预防方法，其中内部防治有"实物和密咒"两部分，实物包括全身涂擦药物、佩戴药囊和熏香，在瘟疫蔓延的地域，感染病人和治疗医生佩戴"九味防瘟散"药囊或点燃配制好的熏香，或将配制好的药膏涂抹全身，特别是"眼睛、嘴角周围和鼻孔、耳孔、尿道口和肛门口"等重要的部位；而外部防治以行为起居为主，以隔离病发区域和病人，防止病情的进一步扩散为主要方法；密宗防治则是以打坐观想修行、调养身心为特点的心理疗法。

二、关于瘟疫治疗的记载

贡珠·云丹嘉措所著《百位伏藏师传记》中记载，公元 1207 年，西藏阿里古格地区发生了致命性的流行性疾病，当地藏医用《预防疾病汇集》中所记载的防疫方法预防、治疗疾病，最终使疫情得到控制，因而《预防疾病汇集》一直流传至今。藏文史书唐东杰布(1361—1485)个人列传中也有记载，15 世纪西藏拉萨、日喀则、山南多地暴发了一种传染性极强的流行病，著名藏医药学家唐东杰布针对疫情特征，研制了藏药"红色防瘟丸"，使得疫情得以解决。

据擦荣·班丹坚参所著《名医云丹嘉措传记如意树》记载，公元 1538 年西藏日喀则等地发生了大范围的疫情，布措瓦·云丹嘉措针对当时的疫情特点研制了藏医治疫经典藏药——大、小"黄药丸""红药丸"等，挽救了众多危重病人，使疫情得到有效控制。擦荣·班丹坚参的自传《后藏曼巴班丹坚参传记》中也有记载，1568 年藏族聚居区各地发生了严重的天花、麻疹疫情，导致多人死亡，藏医学家擦荣·班丹坚参采用"冲布东多巴"等独特方法，救治了众多患者，使疫情得到有效控制。后来，擦荣·班丹坚参在其弟子嘉多巴·

白丹次臣和泽钦巴·扎巴桑布的提议之下总结控制天花疫情的工作，结合自己的临床实践经验，专门编著了《治疗天花疫病诊疗小册》，为藏医药诊治天花等瘟疫留下了非常宝贵的经验。

19世纪末20世纪初，在青海果洛等地发生了大规模鼠疫。当时著名藏医学家堪藏周杰配制了"九味黑药防疫散""十二味翼首草丸"等藏药防治药物，在疫病的预防、治疗等方面发挥了很好的疗效。20世纪中期(1959年左右)，在拉萨尼木县发生大范围疫情扩散时，拉萨藏医历算院(西藏自治区藏医院前身)组织了以米彭·益西等专家带队的医疗卫生队前往救治，当时医疗队通过配制"九味防瘟香囊""仁青芒觉"等藏药，在预防、治疗方面起到了非常好的效果，使得疫情得到了有效的控制。

总之，历史上藏族聚居区发生过多次瘟疫流行，历代藏医药学家运用藏医学智慧，通过各种防治瘟疫的实践，留下了很多行之有效的疗法和配方，为后人留下了宝贵的藏医药知识财富。

第二节　藏医对瘟疫病因病机的认识

一、藏医理论中的"瘟疫"

瘟疫就是指疫疠之气通过口鼻等门户、六个疾病途径及病体之间相互逐步传播的疾病。藏医理论中，与瘟疫有关的概念有" རིམས་ནད་(仁奈)""གཉན་རིམས་(年仁)"等，这些名称意译均有"传染性疾病"的意思。

"仁奈"是藏文的音译，"仁"是逐渐的意思，"奈"的意思是病。藏医把逐渐蔓延扩散的传染性疾病统称为"仁奈"，它包含两层含义：①依据传播途径：外来的疫疠之气通过口鼻等门户及皮肤等六个疾病途径依次、逐步传入体内的疾病；②依据传播形式：疫疠之气通过空气、飞沫、动物与动物之间、动物与人类之间及人与人之间传染的疾病。因这类疾病容易危及生命，又称之为"年"，即为具有危及生命的疾病。而"仁奈"和"年奈"两者相加者称之为"年仁"，指发病急骤、传播迅速、来势凶猛的、危及生命的传染性疾病。"年仁病"的名称、病因、病机、症状、预防、治疗、康复等在众多藏医文献中也进行了详尽论述，仅《藏医药经典文献集成》中的收录，就达一百多部，而这些文献都是以宇妥·元丹贡布所著《四部医典》为基础延伸形成的。

《四部医典》将瘟病和疫病笼统概括在一起，统称为瘟疠病。把许多疫病甚至放在其他疾病中进行阐述，如疫黄放在赤巴病，丹毒放在自生疮疡病，肺炎放在紊乱热等。《四部医典·秘诀部》中将瘟病、痘疹、麻疹、流行性感冒、白喉、炭疽等疫病归到热病疫病诊治法中，认为这些疾病可以演变出 10 种疫病。但成书于公元 18 世纪的第司·桑杰嘉措的《四部医典秘诀补遗》又将瘟病和疫病区分开来，认为瘟病主要指感受污秽之气，包括病气，如病人呼出的气和身体气味、烟尘、瘴疠之气、毒气及从发生传染病地区吹来的空气等，主要有瘟热病、痘疹、麻疹、流行性感冒等。疫病主要指微型病虫传染的疾病，一般发病急、病势严重、疼痛剧烈，能立即致人死亡。《藏医医诀补遗》按疫病种类分吉祥天母瘟、天花疫病、肠痧疫证、时疫证、皮炎疫、咽瘟、三毒合一疫等十八种。19 世纪的《医学秘诀荟萃益利新光》中，瘟病的分类与《藏医医诀补遗》相同，而疫病种类增至 35 种。

二、藏医对瘟疫病原的认识

藏医对瘟疫的病原体有很深的认识，《秘诀补遗》记载：人类贪婪之故，倒行逆施等行为，唤醒了本依于大自然界的"巴巴达（ཌྷཌྷ）"（类似于微生物），它通过口鼻进入人体，再与人体自身固有的"生（ཁ）"（类似于微生物）相争，从而引发瘟疫。这里的巴巴达（ཌྷཌྷ）就是病原，在《藏医医诀补遗》进一步介绍说：巴巴达毒虫体形如蛇，头如石龙子，口大身长，多足如蜈蚣，长有风翼，到处飞蹿，随空气进入人体毛孔而发疠疫病。另外《四部医典·秘诀部》瘟感冒、喉哦、炭疽章指出："疫病是存在于血中七种毒虫所引发，毒虫色如红铜，肉眼看不见，窜行极快，弹指间能遍布全身。"以上表述可以说是藏医对疫病病原体的最初认识。著名医家第司·桑杰嘉措论"年仁病"时说："年仁病由贪嗔痴所生八邪为因……化作'债债乎'或'巴尔巴达'微生物，散于空气，从鼻咽毛孔侵入，并使寄生于血的微生物'流窜'全身血脉而产生，为众疫根本因。"

三、藏医疫病理论对瘟疫的发病和传变的认识

（一）藏医对瘟疫病因病机的认识

历史上由于瘟疫（传染病）的不断发生和流行，藏医在反复医疗实践和学术争鸣中不断认识其病因病机。藏医在对瘟疫病原的认识上有因果论和整体论的特点。《四部医典》指出"百病皆由因果而诱发，但因不足则不促成果"，表明藏医主要以因果论来追溯人体发生疾病的真正原因，对瘟疫病的病因病机的认识也是如此。

（散），侵入肺部使用二十五味肺病丸、防止发炎使用十二味翼首散、达斯玛保丸及清肺止咳丸、流感丸、三臣散等。汗迹发出，这是时疫症施治后有效的象征。如果治疗后效果不大，眼与尿色皆成黄色，此时以下泻法催泻，新旧时疫都能医治。

其他推荐成药宜口服真察达色丸（散）、八味主药丸（散）、二十五味主药丸（散）、清肺止咳丸、十味龙胆花丸（颗粒）、九味牛黄丸、八味檀香丸、七味熊胆丸（散）、九味青鹏丸等。若未能消瘟时，需服用索玛达日丸、色布古久、德本久几丸等泻药进行腹泻疗法。

（2）外治：对癫狂、哑结或谵语乱言者，可灸六椎、七椎、膻中穴，施灸时间（十三天以后）。

（3）饮食：饮食宜用清淡，胃火衰弱者饮凉开水为佳。忌食酒肉、营养丰富或热性食物。

（4）起居：宜居于凉爽的地方，保持心态平衡；禁忌剧烈行为。

3. 第三阶段，空虚期（隆）治疗方法

此时患者的身心经过疾病的折磨，使患者疲惫不堪，若症状基本消失时，则可以放宽膳食，多进食有利于隆的各种饮食。出现以上症状，表明疫病已达呈空虚状的"山原界"，要以温和法治"隆"为主。反之如果继续使用寒性药物，则会消热过度，以致正精耗损，转为"隆病"，使热邪复起，致人死亡。故认清"山原界"，治"隆"尤为关键。

推荐方药：宜口服三十五味沉香丸、十五味斯巨丸、八味常松沉香丸、十五味沉香丸、七味螃蟹甲丸、仁青芒觉等。

（1）药物：可用骨汤冲服十二味蒜炭散加宽筋藤、蔗糖，之后灸各隆穴，隆性较重的病人服用八味沉香丸、十五味沉香丸、二十味沉香丸、三十五味沉香丸等。

（2）外治：用新酥油涂擦按摩全身。

（3）食物：宜食羊肉、淡酒、奶酪、新酥油、骨汤。忌食用一切能使体内热量散发的食物。

（4）起居：居处温暖，身边有心投意合人的陪伴，禁忌受寒、讲话过多、剧烈劳作。

（三）注意事项

1. 诊治期注意事项

藏医瘟疫治疗中的注意事项，必须依病势而定，若刚发热时急于服用降热药，使热气未成熟而降于筋骨，可能引起痛风、肺病等继发性疾病；中期热气即将成熟，用降热药来治疗，可使热毒清除体外。在这两期的治疗过程中，体内药物由于和疾病作斗争消耗了体能，容易引起身体虚弱，因此，在后期要从饮食、起居、药物等方面进行滋补，使得体能完全恢复正常。须要特别说明的是防治瘟疫的藏药方中多含有麝香等强挥发药物和易过敏成分，所以过敏者、孕妇和高血压患者禁用，儿童和高龄人群及体弱多病者，应在医生的指导下使用。

2. 关注药物预防

保持胃火的正常功能、进行良好的新陈代谢是保健的最基本方法。定期服用仁青常觉、仁青芒觉、洁白丸等，有助于胃肠道的功能正常，增强身体素质，提高免疫力。在疾病流行季节，可根据实际情况，口服藏药催汤颗粒（丸）、七味珍宝汤(散)、四味木香汤(散)，必要时可在医师指导下采取催汤丸、流感丸两药联合煎汤服用进行预防。

第四节　藏医防治瘟疫的常用药物

如前三节所述，藏医学在治疗瘟疫的领域积累有丰富的经验，从吐蕃时期开始，藏医药学家就用有效的隔离、防控手段，以及特定的药物来控制疫情的蔓延。这些防治瘟疫的经典藏药，即便在今天仍然具有重要的研究价值，是防治现代新发传染病的重要资源。

一、外治药物

（一）防瘟熏香

藏医认为，要预防瘟疫，首先要切断疫气传播途径、防护人体门户（鼻、口、皮肤等）。而温热传染病大多侵犯呼吸系统，鼻为肺之门，所以应首先设防，于是藏药熏香应运而生。藏族薰香的方式最早起源于古象雄时期，一直发展延续至今。

藏医古籍《月王药诊》和《四部医典》均记载了藏香的种类。常用的药材有艾叶、甘松、肉桂、硇砂、沉香、藿香、檀香、麝香、松香、木香、藏红花、藏菖蒲、藏蔻、琥珀、唐古特青兰、白芷、山柰、烈香杜鹃、圆柏膏等。

藏族人有每天烧香防治邪气或不正之气的习惯，在藏族聚居区如果某地区发生疫情，人们就会在附近焚烧柏香，在疫区洒木料灰，人人佩戴藏药香囊。《藏医千万舍利》中阐述了藏香的具体功效，包括通经开窍、芳化和中避秽、解毒化浊、驱邪防疫等功效。藏香用于预防瘟疫的可能机制是：藏香在焚烧后产生微粒性烟尘，经过人体呼吸道吸收而到达肺部，再通过肺泡吸收，进入血液循环到达全身而发挥药物作用。另外，挥发性成分可杀灭空气中的致病微生物，净化空气，达到预防病毒的传播的目的。

（二）九味防瘟散

九味防瘟散，藏名"纳波格觉"，是藏族聚居区百姓用于预防瘟疫类疾病的经典名方。根据藏医药古籍《四部医典》中记载："乌头麝香等九种藏药，切成粉末状袋装挂于颈熏鼻孔，则可以防瘟疫。"九味防瘟散有多个处方，当前多以1979版的《六省区藏药标准》名为"防瘟九黑丸"的药物标准作为依据，处方包括牛黄、阿魏、穆库尔没药、藏菖蒲、诃子、汉墨(京墨)、乌头、麝香、硫黄等9种药材，药材研成粉末、混合均匀，用深蓝色布料做成香囊和药包。《晶珠本草》中记载麝香有解毒、杀虫、消炎、避秽之功效；藏菖蒲可以散发瘟疫热；乌头味甜性温，干黄水、杀虫、治麻风病等瘟疫；穆库尔没药可清疫疠，消疫炎、热病、干黄水；牛黄可治瘟疫、解毒、清肝火、治腑热，是治瘟疫的常用药之一。

九味防瘟散在用法上可系于颈部，时常嗅闻，或加水制成糊状，涂抹于九窍。《藏药方剂大全》提出"丸剂要系于颈部，空腹嗅闻"。《藏医药配方大全》记载，每天早上服用一粒或者把药浸泡于水中时而服用，可防瘟强体。《甘露宝瓶》提出防瘟散"制成粉剂或丸剂皆可，也可涂抹于裸露的皮肤上"。总的来说，九味防瘟散在用法上不仅能熏鼻，也可涂抹于五官和皮肤上，或者制成一定浓度的水剂喷洒于身体及周边环境，消瘟防疫。

根据藏医药物的六味、八性、十七效发挥的作用原理，"九味防瘟散"香囊既可净化局部空气，又可激发"隆"的卫外驱邪之功，从而达到表里兼护和祛瘟、避秽之功，从首个环节上遏阻疫病侵袭。其可能的现代作用机制是药物中的挥发性成分可以抑制空气中微生物的生长；此外芳香性成分刺激鼻腔和呼吸道黏膜等，可激发人体的免疫力，因此，有预防呼吸道传染病的效果。

二、口服药物

（一）七珍汤散

七珍汤散，藏名努布屯汤，是由三果汤散和四味藏木香汤散演化而来，公元16世纪藏医药学家巩曼贡觉膨达将以上两个处方合并成现用的七珍汤散，并将本品收载于其编著的《验方百篇》中。方中藏木香温胃火，调"隆"血之热；宽筋藤、悬钩木清"隆"热；干姜清"培隆"，除瘀血；诃子、毛诃子、余甘子清热证，调和"三因"。诸药合用，解表散寒，行气活血，用于血、隆等三邪紊乱、风寒感冒、热病初起、恶性发热、关节疼痛，尤其对热证初期的疗效确切。

公元8世纪著名藏医药学家宇妥·云丹贡布编著的《四部医典》中记载了三果汤散和四味藏木香汤散。三果汤散，藏名哲布松汤，由诃子（去核）、毛诃子（去核）、余甘子（去核）组成。诃子具有滋补养身作用，主治隆、赤巴、培根诱发引起的疾病，毛诃子能治培根、赤巴、黄水病；余甘子治热证培根、赤巴、血病。诸药合用，具有调和三因、清热、调和气血及分离血液精浊的功效。用于瘟疫热证初期与后期，劳累过度等症，也是藏医在施行放血疗法前使用最多的药物。药理实验表明，三果汤有抗氧化、抗炎、抗菌、免疫调节等效果；临床研究发现本品能明显改善瘟病后期患者的神疲乏力、纳差等症状，尤其以缓解神疲乏力疗效显著。

四味藏木香汤散，藏名玛努西汤，为常用藏成药，有一千三百多年的用药历史，是由藏木香、宽筋藤、悬钩木、干姜四味组成。方中藏木香为君药，调和龙血之热；宽筋藤、悬钩木清瘟热；干姜解表散寒。诸药合用，功能解表，发汗，用于瘟病初期、流感初期、恶寒头痛、关节酸痛、类风湿关节炎、发烧。本方在临床上主要用于流感、风湿性关节炎等各种原因引起的发烧等病症的治疗。

（二）催汤颗粒（丸）

催汤颗粒是在四味藏木香汤［藏木香、悬钩子茎（去皮、心）、宽筋藤（去皮）、干姜］的基础上加藏木香膏和三果汤［诃子肉、余甘子、毛诃子（去核）］、螃蟹甲组成。本方始载于公元15世纪藏医药学家苏卡尔·囊尼多吉所著的《医学千万舍利》中。后著名藏医学家钦饶罗布在遵照前者方法的基础上，进一步研究发明了预防与治疗流行病的良药"催汤丸"，本处方的配方及功能主治收载于其所著的《甘露宝瓶》中，并沿用至今。

方中藏木香为君药，具有健脾和胃、调气解郁、清热凉血的功效；干姜调气，解郁止痛，除瘀血；宽筋藤清热解毒；悬钩子茎清热凉血、解毒消肿；四药共用可以将未成熟热分离开来，促进未成熟热成熟，解表发汗或将扩散的病邪收拢后排出体外；诃子调和人体功能，敛肺下气，止咳；毛诃子清热、敛黄水；余甘子清热凉血，三药并用调和三因，调和诸药。《四部医典》记载三果（诃子、余甘子、毛诃子）"主治瘟疫、紊乱热证，促使热证成型"。螃蟹甲清热祛风，解表，润喉。全方具有清热解表、发汗、镇咳止痛、化痰等作用。用于感冒初期、咳嗽头痛、关节酸痛、预防流行感冒等。

催汤颗粒(丸)临床上主要用于流感、感冒及其他瘟疫疾病的预防和治疗，服用催汤颗粒能够使未成熟期的热毒成熟，促使发汗及阻止热毒扩散。催汤颗粒可防止热毒沉积于体内导致疾病缠绵不愈，或者防止疾病轻症转变成重症，临床上可以用于中医辨证为风寒兼内热证的感冒或流感，症见发热恶寒、头痛或肢节酸痛、咽痛、咳嗽、咳声重浊、咳痰黄稠、鼻流浊涕、口渴、小便黄、便秘、舌边尖红、舌苔薄黄、脉浮或浮紧等。

临床前研究发现，催汤颗粒对 H3N2、H5N1、ADV3、HVJ、RSV 等病毒有抑制作用，药效学实验发现该药可以止咳化痰，镇痛，抗炎。临床试验证明，该药对外感发热效果明显，对感冒的中位退热起效时间为 6 小时，中位体温复常时间为 28 小时。有研究表明，催汤颗粒对流行性感冒和上呼吸道感染的治疗总有效率分别达到 92.86% 和为 94.44%。2020 年新冠肺炎流行期间，该药用于新冠肺炎患者取得良好效果(见第十八章)。

(三) 流感丸

流感丸，藏名罗君日布。流感丸有很多不同的配方，但目前应用的配方为公元 20 世纪末著名藏医药学家钦饶诺布编著的《配方大全》中记载的"流感丸"，该书记载了本处方的配方及功能主治，并沿用至今。

本方中诃子、木香、藏菖蒲、铁棒锤、麝香清热解毒，消炎止痛，治疫毒；豆蔻、牛黄、獐牙菜清肝肾之热；镰形棘豆、龙骨、亚大黄消炎敛疮；角茴香、榜嘎增强清热解毒之功效；阿魏、酸藤果、大戟膏杀虫、清瘟热；丁香祛除风寒、止痛。诸药合用，具有清热解毒、消炎止痛的功效。

流感丸不仅可以用于瘟疫热盛阶段的治疗，还常用于流感的预防。流感丸用于预防除了口服之外，还可以体外涂药。藏医学认为疫病常从五官、皮肤等渠道传入体内，所以外涂药汤可防止病邪侵入，此时应常用流感丸泡水涂于五官和皮肤。2020 年新冠肺炎流行期间该药用于新冠肺炎患者取得良好效果(见第十八章)。

(四) 十味龙胆花颗粒

十味龙胆花颗粒由龙胆花、烈香杜鹃、鸡蛋参、川贝母、矮紫堇、小檗皮、螃蟹甲、藏本香、马尿泡、甘草十味中草药配制而成。始载于 19 世纪藏医药学家迷旁·朗杰加措编著的《医方甘露精华》。本方中龙胆花、螃蟹甲、鸡蛋参、贝母清胸腔及肺部热证，化痰止咳；矮紫堇、藏木香清"隆"血并发症；马尿泡、小檗皮清热消炎；烈香杜鹃止咳，顺气化痰。十味龙胆花颗粒主要用于痰热壅肺所致的咳嗽、痰黄或兼发热、流涕、咽痛、口渴、便干等症，急性气管炎、慢性支气管炎。

现代药理研究发现，龙胆花中有 Se、Zn 等微量元素，在免疫功能和营养调节方面发挥了重要的作用。烈香杜鹃含有黄酮类化合物，尤其是黄酮类成分中的小叶枇杷素有明显的平喘作用，它能较好减轻气管黏膜上皮的损伤，减轻炎性细胞浸润程度，从而有利于炎症吸收和上皮功能的恢复，从而常用于治疗呼吸道类疾病。鸡蛋参有润肺生津、补气养血等功效，据藏医《晶珠本草》记载："尼哇治胸痛、感冒，并止呕逆、开胃、肺虚咳嗽等作用。"矮紫堇全草具有解热止痛、活血散瘀、利气止痛、退翳等功效，可以用于治疗肺痨咳嗽、流行性感冒、胃病、肠炎、伤寒各种传染病引起的热证。螃蟹甲在藏医药理论认为其具有祛风活络、清热消肿、止咳祛痰之功效，广泛应用于治疗感冒、咳嗽、疮疖肿毒、肺炎、支气管炎等疾病。藏木香有健脾和胃、调气解郁止痛的功能，通过增强脾胃的运化功能，以达到增强人体抵御外来之邪侵袭的能力。小檗皮具清热解毒之效，用于治疗痢疾、尿路感染、肾炎及结膜炎等疾病。马尿泡具有镇痛散肿的功效，用于治疗毒疮、腹痛和白喉等疾病，为临床解热消炎镇痛常用藏药。

（五）久协更卓糖浆

久协更卓糖浆（九味竺黄散、安儿宁颗粒与其处方相似，剂型不同）来源于《四部医典》，后来被北派的藏医创始人降巴·南杰扎桑完善为"久协更卓"，17 世纪藏医药学家第司·桑杰嘉措在《藏医药诀补遗》记录了"久协更卓"的具体配方和功能主治。该药处方包括天竺黄、红花、人工牛黄、榜嘎、丛菔、力嘎都、檀香、甘草等 9 味药材，具有利肺、消炎、止咳、化痰等功效。用于治疗小儿流感、上呼吸道感染、肺炎等引起的发热、咽痛等。

以下是药方中各单味药的现代药理学研究结果：天竺黄中含有竹红菌乙素、头孢素等，可发挥消炎、抗凝、化痰、止痛的作用；红花具有活血通经和祛瘀止痛等作用；人工牛黄可缓解哮喘，清心凉肝，化痰；力嘎都中的岩白菜素具有镇静、抗炎、止咳和祛痰等作用，是止咳祛痰的常用药物；白檀香有祛内热的作用，用于肺热咳嗽、胸痛、气喘、心悸、心前区痛；榜嘎能有效清热解毒，祛湿，含有的内酯二萜生物碱具有良好的抗菌抗病毒作用；甘草中甘草酸具有良好的抗病毒作用。

体外抗病毒试验表明，九味竺黄散在体外对甲型流感病毒天津津南/15/2009 株（H1N1 亚型）、CoxB3 具有明显的抑制作用，对 HSV-1 和鼻病毒具有轻微的抑制作用；它能明显降低流感病毒感染正常小鼠肺炎模型肺指数，对流感病毒感染正常小鼠肺炎模型的死亡有保护作用；对酵母所致大鼠发热模型、内毒素致家兔发热模型有明显的退热作用。

安儿宁颗粒具有抗菌、抗炎、免疫调节作用，常用于小儿风热感冒、咳嗽有痰、发热咽痛、上呼吸道感染。临床研究发现该药止咳、退热、祛痰效果显著。

（六）九味青鹏散

九味青鹏散，藏名琼恩格巴。该药始载于公元十八世纪著名医药学家嘎玛·额顿丹增赤列编著的《长寿珠串》中。九味青鹏散由铁棒锤（幼苗）、诃子（去核）、藏木香、安息香、翼首草、力嘎都、兔耳草、丛菔、镰形棘豆组成。功能清热止痛，制疠，用于瘟疠疾病，流感引起的发烧、肺部疼痛、肺炎、嗓子肿痛等。

方中翼首草性寒味苦，具有清热解毒、祛风湿、止痛的作用，可用于外感发热，风湿痹痛证。《四部医典》载："翼首草使疫毒陈热除。"认为翼首草可以治瘟疫，解毒，除热证。《晶珠本草》中记载："翼首草治瘟病时疫，解毒，清心热。"本方中镰形棘豆、铁棒锤（幼苗）清热止痛；力嘎都清一切瘟热证；藏木香、兔耳草清隆血并发症；诃子调和药性及三因；安息香清瘟热，治疔疮；丛菔清肺热。诸药合用，性凉，治瘟病紊乱症，各种炎症。

本方为治疗上呼吸道感染的首选药物之一，同时对各种的炎症肿痛也具有较好的疗效。临床上常用于流感引起的发热、咽喉炎、慢性支气管炎、肺炎等症。

（七）二十五味肺病丸

二十五味肺病丸，藏名佐吾尼埃日布，本品始载于公元17世纪著名藏医药学家第司·桑杰嘉措编著的《藏医医诀补遗》中，该书记载了本处方的配方及功能主治，并沿用至今。处方由檀香、悬钩木、石灰华、山奈、红花、葡萄、獐牙菜、甘草、兔耳草、沙棘膏、巴夏嘎、香旱芹、榜嘎、白花龙胆、诃子、肉果草、毛诃子、无茎芥、余甘子、甘肃蚤缀、藏木香、铁棒锤（根、叶）、宽筋藤、牛黄、力嘎都等组成，具有清热消炎，宣肺化痰，止咳平喘的作用，用于肺邪病引起的咳嗽不止、呼吸急促、肺热、发烧、鼻塞、胸胁疼痛、咯血、倦怠等。

本方是在八味主药散处方基础上演变而成。八味主药散具有清热解毒功效；余甘子、诃子、毛诃子调和药性及三因；藏木香、宽筋藤、悬钩木、山柰将未成熟之热催熟，清空虚热；葡萄、甘草、无茎芥清肺热，止咳化痰；沙棘膏、白花龙胆宣肺止咳；肉果草、甘肃蚤缀、力嘎都清热养肺；香旱芹、铁棒锤、牛黄清热消炎。诸药相合，清热消炎，宣肺化痰，止咳平喘。

药理研究发现，二十五味肺病丸有一定抗炎作用，还可以促进斑马鱼体内巨噬细胞 PM2.5 的吞噬，并促进 PM2.5 分泌进入肠道，加快肠蠕动，减少斑马鱼卵黄囊内中性粒细胞的浸润。临床研究发现，该药对肺内感染的疗效尤其显著，还可以用于肺结核、胸膜炎、肺源性心脏病等疾病。

（八）十二味翼首散（丸）

十二味翼首散，藏名帮孜久尼。本方始载于公元 16 世纪藏医药学家巩曼贡觉膨达编著的《秘诀宝库》中，该书记载了本处方的配方及功能主治，并沿用至今。处方由翼首草、榜嘎、角茴香、莪大夏、黑草乌叶、石灰华、牛黄、麝香、安息香、渣驯膏、檀香、红花组成，具有清热解毒、防疫作用，用于瘟疫、流行性感冒、乙型脑炎、痢疾、热病发烧等症。

本方中翼首草、榜嘎、莪大夏、角茴香、铁棒锤均具有清热解毒、止痛除瘟的功效；天竺黄、红花、牛黄、檀香、麝香清热镇痛，止咳；安息香清热解毒；渣驯膏调和三因清脏腑热证。诸药合用，清热解毒，消炎止痛，防疫。

药效学研究证实，翼首草具有显著的抗炎活性和免疫调节作用，十二味翼首散对致炎剂引起小鼠的急性耳郭肿胀有显著的抑制作用，对慢性肉芽组织增生有明显抑制作用。临床上用于流感、肺炎、结膜炎、咽喉炎等症的治疗。

（九）仁青芒觉胶囊（丸）

仁青芒觉成方于公元 8 世纪，始载于藏医古典巨著《四部医典》中，书中记载："中毒者特效芒觉也。"后来经历代藏医学者不断研究发展，详载于著名的藏医药学家司徒·却吉琼乃编著的《盘德琼乃》一书中。仁青芒觉被收录于《中华人民共和国药典》，属于国家保密配方，其主要是由马钱子、毛诃子（去核）、西红花等多味药材组成，具有清热解毒、益养肝胃、明目醒神、愈疮、滋补强身之功效。用于自然毒、食物毒、配制毒等各种中毒症，"培根木布"、消化道溃疡、急慢性肠胃炎、萎缩性胃炎、腹水、麻风病等。

仁青芒觉胶囊（丸）是国家《医保目录》和《妇儿、急（抢）救目录》产品，是藏药四大珍宝药之一，为消化道经典用药。临床前研究发现该药具有保肝降酶、抗炎、保护胃肠黏膜、促进溃疡愈合、耐缺氧、抗心律失常等作用。临床研究发现该药对于急慢性肠炎、胃炎、IBS、腹水、中毒症等有明显的效果。

藏医在瘟疫流行期间常用仁青芒觉胶囊(丸)作为预防用药,具有顾护脾胃、提升抵抗力的作用,也常用于疫病过程中出现腹泻、便溏等消化道功能障碍(培根木布病)的患者,在疫病恢复期用该药有滋补强壮、清解余毒的作用。2020年新冠肺炎流行期间用于新冠肺炎患者取得良好效果,对于腹泻、便溏、乏力等症状改善明显(见第十八章)。

(十) 十五味沉香丸

十五味沉香丸,藏名阿嘎久阿日布,始载于公元16世纪藏医药学家巩曼贡觉膨达编著的《验方百编》中。本方中沉香、广枣清热养心,除隆病攻心;檀香、紫檀香、肉豆蔻清热凉血,除隆血热证;石灰华、红花、高山辣根菜清热解毒,止咳,止痛;诃子、余甘子、毛诃子调和三因;木香、悬钩子茎、木藤蓼、干姜催熟未成熟热。诸药合用,调和气血,止咳,安神,用于气血郁滞、胸痛、干咳气短、失眠。本方为治疗各种肺部并发症的最常用药物之一。

药理研究表明,十五味沉香丸具有抗慢性缺氧的作用,在慢性低氧环境下,可显著抑制Hb浓度增高,防止肺动脉压升高,减轻右心室后负荷。

跟传统中药相比,藏药配方相对固定,不需要太多随证加减,使用更方便。藏医治疗瘟疫也有其显著的特点,在遣方用药上与中医存在一定的差异,具体表现在以下几点:①比较注重未成熟热的治疗,《四部医典》记载"仁奈早期都有未成型热症状",藏医认为如果在这个阶段不催熟热而过用清热之药,会延长病程,甚至会让疾病隐伏下来,这一点和中医的治疗原则有所不同;②藏药治疗瘟疫,会在清热药的基础上加上抗疫毒的药,包括一些毒性药材,比如铁棒锤、棘豆、翼首草等,这一点和中医也有区别;③藏医在恢复期比较注重对隆的调养,与中医的益气养阴、健脾和胃等治法也有所不同;④藏医比较强调瘟疫的预防,而且预防手段多样化,尤其是注重熏香和九味防瘟散的使用;其调理脾胃以增强抵抗力的方式,也是其预防用药的一大特点。总之,藏药对于瘟疫疾病的认知在理法方药上与中药相比均有很大差异,在当前呼吸道流行性疾病频发的时代,无疑为我们提供了一个新的抗疫武器。

参 考 文 献

[1] 土旦次仁. 中国医学百科全书:藏医学[M]. 上海:上海科学技术出版社,1999.

[2] 扎西泽仁,么郎磋. 藏药九味黑药防瘟散的配伍原理及临床应用研究[J]. 中国藏

学，2020(2)：114-117.

[3] 第司·桑杰嘉措.秘诀续补遗[M].北京：民族出版社，2015.

[4] 将巴·丁增赤列然杰.秘诀宝源[M].藏文版.北京：民族出版社，2007.

[5] 康仓·珠嘉.藏医实践概论[M].阿吾·嘎洛，整理.藏文版.西宁：青海民族出版社，1995.

[6] 宇妥·元旦贡布.四部医典：后续部[M].藏文版.拉萨：西藏人民出版社，1982.

[7] 仲格嘉.藏医疫病学综述[J].中国藏学，2007(3)：124-128.

[8] 德吉措姆.藏医药防治疫病历史文献记载[EB/OL].(2020-02-24)[2020-03-18].https://mp.weixin.qq.com/s/zEpceU2Fz2F-eJXuETcoWQ.

[9]《藏医疫病学》编写小组.藏医疫病学[M].藏文版.北京：民族出版社，2011.

[10] 塔巴江才，罗布顿珠.基于藏医"年然"理论试析新型冠状病毒肺炎[J].亚太传统医药，2020，16(7)：5-8.

[11] 俄措卓玛.浅谈藏医对疫病的认识、预防及治疗[J].西藏科技，2016(9)：62-64.

[12] 马世林，王振华，毛继祖.月王药诊[M].兰州：甘肃民族出版社，1993.

[13] 宇妥，元丹贡布.四部医典[M].南京：江苏科学技术出版社，2016.

[14] 松桂花.藏香在卫生防疫领域的应用初探[J].西藏科技，2006(6)：35-36.

[15] 占堆，赵军宁.藏药成方制剂现代研究与临床应用[M].成都：四川科学技术出版社，2009.

[16] 罗藏成立.预防甲型流感的药物——藏药香囊介绍[J].中国民族民间医药，2010，19(13)：9.

[17] 王大伟，邵杰，刘宇，等.九味防瘟散抑菌作用初步研究[J].中国卫生产业，2013，10(8)：19-20.

[18] 杨继家，张艺，冀静，等.藏医药与印度传统医药对三果汤传统应用及现代研究概述[J].世界科学技术——中医药现代化，2012，14(1)：1311-1316.

[19] 赵新吉，廉南，辛火.三果汤对中医温病后期患者32例治疗作用的临床观察[J].成都军区医院学报，2002(3)：10-11.

[20] 巴桑德吉，色珍，白玛拉宗，等.藏药催汤颗粒治疗急性上呼吸道感染(羌巴病)110例临床疗效观察[J].临床医药文献电子杂志，2017，4(46)：9078-9079.

[21] 玛久措，德吉措，索南英措.藏药催汤颗粒治疗流行性感冒的54例疗效观察[J].中西医结合心血管病电子杂志，2018，6(27)：197.

[22] 杨芳，王洪伦，李春婷，等.藏药材白花龙胆花中微量元素的分析[J].广东微量元素科学，2008(9)：34-37.

[23] 张娟红，王荣，贾正平，等.藏药烈香杜鹃研究概况[J].中国中医药信息杂志，2012，19(8)：104-107.

[24] 陈巧鸿，杨培全，刘卫健.藏药尼哇的植物甾醇苷类成分[J].华西药学杂志，

2001(4)：245-247.

[25] 韩广轩，谷莉，尹建设，等．鸡蛋参化学成分的研究[J]．药学实践杂志，2001 (3)：174-175.

[26] 魏春华，程虹毓，高燕萍，等．藏药矮紫堇解热镇痛抗炎作用的研究[J]．中国新药杂志，2017，26(3)：337-342.

[27] 田静，张盼盼，卢永昌，等．矮紫堇化学成分与生物活性研究进展[J]．中药新药与临床药理，2019，30(1)：135-140.

[28] 杜品．青藏高原甘南藏药植物志[M]．兰州：甘肃科学技术出版社，2006.

[29] 高咏莉，林瑞超，王钢力，等．藏药螃蟹甲的化学成分研究[J]．中药材，2007 (10)：1239-1242.

[30] 张婷，陈若芸．藏木香的化学成分研究[J]．中国药学杂志，2011，46(15)：1159-1162.

[31] 张婷．藏木香和云木香化学成分及生物活性研究[D]．北京：北京协和医学院，2011.

[32] 张琦，田淑琴，郑丽琴，等．藏药小檗皮中小檗碱的含量测定[J]．中国民族医药杂志，2000(3)：41-42.

[33] 朱华勇．藏药马尿泡化学成分的研究[D]．成都：西南交通大学，2011.

[34] 高其铭．中药红花的药理研究概况[J]．中西医结合杂志，1984(12)：758-760+747.

[35] 邹秦文，石岩，魏锋，等．牛黄系列药材化学成分比较及其药理作用研究概况[J]．中国药事，2014，28(6)：646-650.

[36] 夏晓旦，普天磊，黄婷，等．岩白菜的化学成分、含量考察与药理作用研究概况[J]．中国药房，2017，28(16)：2270-2273.

[37] 曾锐，侯新莲，高宇明．榜嘎总碱对关节炎模型大鼠炎症因子表达的影响[J]．中国中医急症，2009，18(3)：427-428.

[38] 李淑红．唐古特乌头化学成分的研究[D]．西宁：青海师范大学，2008.

[39] 刘帆，张颖颖，侯林．安儿宁颗粒的体外抗菌、抗炎和免疫增强活性研究[J]．中国药房，2019，30(16)：2221-2225.

[40] 刘玲．用安儿宁颗粒治疗小儿咳嗽的效果分析[J]．当代医药论丛，2016，14 (15)：91-92.

[41] 冯冰．安儿宁颗粒治疗小儿咳嗽的临床价值分析[J]．中国医药指南，2018，16 (17)：184-185.

[42] 孙雪，张义智，李丽，等．安儿宁颗粒的镇咳祛痰作用[J]．中国医院药学杂志，2012，32(1)：71-72.

[43] 刘卫建，陈淑清．十种藏成药的抗炎作用及毒性[J]．华西药学杂志，1991，6 (1)：22-24.

[44] 陈维武，周生军，黄燕烽，等．二十五味肺病丸的抗PM2.5作用及其机制[J].

中国新药杂志，2019，28(22)：2702-2708.

　　[45] 徐艳花. 二十五味肺病丸加味治疗肺内感染 150 例[J]. 中国民族医药杂志，2007，13(9)：16.

　　[46] 关昕璐，阎玉凝，魏太明，等. 翼首草的抗炎作用与急毒实验研究[J]. 北京中医药大学学报，2004，27(2)：71-73.

　　[47] 张雪梅，杨丰庆，夏之宁. 藏药翼首草的药理作用及其质量评价研究进展[J]. 中国药房，2012，23(35)：3356-3358.

　　[48] 才让吉. 藏药十二味翼首散合四味藏木香汤治疗流行性感冒 108 例[J]. 中国民族医药杂志，1999(3)：13.

　　[49] 许志仁. 少数民族药临床用药指南[M]. 北京：中国中医药出版社，2018.

　　[50] 靳国恩，张伟，杨应忠，等. 十五味沉香散等 5 种藏药抗慢性缺氧的实验研究[J]. 中草药，2007，38(1)：95-97.

第十八章

藏药治疗新冠肺炎的实践与总结

藏医药对被称为"瘟疫"的呼吸道传染病的防治具有十分丰富的临床经验和良好的效果，护佑藏民族在历次的呼吸道传染病流行中能够化险为夷。本次新冠肺炎疫情发生后，西藏、青海、甘肃等地的卫生管理部门充分利用藏医专家的智慧，迅速组织制定了各个区域的藏医药防治新型冠状病毒感染的临床方案，并组织医疗机构、企业在短时间内生产调配特色藏医药防疫物资支援一线抗疫行动，同时积极开展新型冠状病毒感染患者的藏药临床救治研究，并积累了大量的临床数据，谱写出一首藏药抗疫的新篇章。

第一节 甘肃藏药防治方案治疗新冠肺炎临床实践

甘肃首批援助湖北医疗队依据"甘肃方剂"中的藏药方，采用了真实世界的研究方法，对新冠肺炎患者按病情进行治疗，同时进行数据收集，为藏药抗疫积累了真实可靠的临床证据。

一、藏药治疗新型冠状病毒感染的真实世界观察的方案设计

真实世界研究在设计方法上可以采用观察性设计、横断面设计和队列设计等，其中以观察性设计为主。在国内，有研究人员提出建立真实世界的中医临床科研范式，即以人为中心，以数据为导向，以问题为驱动，医疗实践与科学计算交替，临床科研一体化的科研范式。

藏药治疗新冠肺炎的临床研究方案，以藏药(催汤颗粒、流感丸、仁青芒觉胶囊)治疗新冠肺炎患者中医证候积分的改善情况为观察指标，客观地评价藏医药对新冠肺炎的疗效和安全性，为藏医药介入新冠肺炎治疗提供新的思路及方法。该研究拟纳入符合疑似或临床确诊的新冠肺炎患者，依据临床表现分别予以仁青芒觉胶囊、催汤颗粒、流感丸。治疗期间客观评价两组患者治疗前后中医证候积分的改善情况，同时治疗期间监测并记录两组患者血、尿、粪常规，肝肾功等安全性指标及在试验期间的不良反应。

本次临床研究的病例均来源于武汉临床确诊的新冠肺炎患者，治疗方案参照 2020 年国家卫生健康委员会办公厅、国家中医药管理局办公室发布的《关于印发新冠肺炎诊疗方案(试行第五版)的通知》。

（一）入组标准

1. 纳入标准

（1）符合新冠肺炎诊断标准。

（2）年龄 18~65 岁，性别不限。

（3）自愿参加，同意随访。

2. 排除标准

（1）不符合新冠肺炎诊断。

（2）经检查确诊为其他病毒感染患者。

（3）怀孕或哺乳期妇女。

（4）具有严重的原发性心血管病变、肝脏病变、肾脏病变、血液学病变、肺脏疾病，或影响其生存的其他严重疾病。

（5）年龄小于 18 岁或大于 65 岁。

（6）对治疗组及对照组药物过敏者。

（7）精神病患者。

（二）研究方法

1. 研究用药

（1）预防组用药：乏力伴肠胃不适予仁青芒觉胶囊 4 粒/次，1 次/日，晨餐后；乏力伴发热予催汤颗粒 1~2 袋/次，2 次/日，早晚餐后。

（2）治疗组用药：初期临床表现为恶寒发热或无热、干咳、咽干、倦怠乏力、胸闷、脘痞，或呕恶、便溏，舌质淡或淡红、苔白腻，脉濡。此类患者予催汤颗粒 2 袋/次，早晚各 1 次，中午服用流感丸 1 克/次，饭后服用。中期临床表现：身热不退或往来寒热，咳嗽痰少或有黄痰，腹胀便秘，胸闷气促，咳嗽喘憋，动则气喘，舌质红，苔黄腻或黄燥，脉滑数。此类患者予流感丸 1~2 克/次，早晚各 1 次，饭后服。恢复期用药：临床表现为气短、倦怠乏力、纳差呕恶、痞满、大便无力、便溏不爽、舌淡胖、苔白腻。此类患者予仁青芒觉胶囊 4 粒/次，一日一次，晨起服。

（3）疗程：3~5 天为一个疗程，其间密切随访。

（4）注意事项：事先告知患者服药期间停用其他所有与本病治疗有关的

药物，避免油腻及刺激性食物，忌烟、酒，避免过劳及进食过量。两组患者均向其做耐心解释，使其对该病有正确的认识，消除其紧张情绪，保持良好心态。

2. 观察指标

治疗期间客观评价两组患者治疗前后中医证候积分的改善情况，同时期间监测并记录两组患者血、尿、粪常规，肝肾功等安全性指标及在试验期间的不良反应，以评价藏药的安全性及有效性。

（1）有效性观察指标：中医证候积分评分指标参考《2020年新冠状肺炎中医证候评分》拟定，见附表18-1。每一疗程进行一次评分，结束治疗后进行比较。

表 18-1　新冠肺炎中医证候评分

症状	计分标准	得分
发热	小于 37.3℃	0 分
	介于 37.3℃~37.9℃	3 分
	介于 38.0℃~38.9℃	6 分
	介于 39.0℃~40.0℃	9 分
	大于 40.0℃	12 分
乏力	无	0 分
	轻度，肢体倦怠，可坚持轻体力运动	3 分
	中度，四肢乏力，勉强坚持下地活动	6 分
	重度，全身无力，终日不愿下地活动	9 分
咳嗽	无咳嗽	0 分
	偶有短暂咳嗽	3 分
	频繁咳嗽，轻度影响日常生活	6 分
	频繁咳嗽，严重影响日常生活	9 分
胸闷气短	无	0 分
	偶尔出现	2 分
	时轻时重频繁出现	4 分
	持续出现	6 分

症状	计分标准		得分
咽干咽痛	无		0分
	轻度，仅有咽喉不适感		2分
	中度，仅在晨起等时间间断存在		4分
	重度，持续存在，甚至影响吞咽、语言		6分
鼻塞流涕	无		0分
	偶尔		1分
	持续存在		2分
口干	无		0分
	口微干		1分
	仅有晨起口干		2分
	整日口干		3分
便溏	无		0分
	小于3次，稀软便		1分
	3~5次，稀软便		2分
	6~7次，稀软便		3分
	7次以上，稀水便		4分
纳差	无		0分
	减少1/3以下		1分
	减少1/3以上		2分
	减少1/2以上		3分
	完全无胃口		4分

注：舌脉具体描述，不计分。

（2）安全性观察指标治疗前后各检查以下项目：①一般体检项目：身高、体重、体温、呼吸、脉搏、血压等；②血、尿、粪常规，肝功能、肾功能、心电图检查；③详细记录用药期间不良反应。

3. 疗效评价标准

（1）中医证候疗效评价标准（主要症状的单项评价）：①临床痊愈：原有症状消失；连续2次呼吸道病原核酸检测阴性（采样时间间隔至少1天）。②显效：原有症状改善2级者。③有效：原有症状改善1级者。④无效：原有症状无改善或原症状加重。

（2）中医证候疗效评定标准（总分）：①临床痊愈：主要症状、体征消失，疗效指数≥95%；②显效：主要症状、体征明显改善，70%≤疗效指数<95%；③有效：主要症状、体征明显好转，30%≤疗效指数<70%；④无效：主要症状、体征无明显改善，甚或加重，疗效指数<30%。采用尼莫地平法计算：疗效指数=［（治疗前积分−治疗后积分）/治疗前积分］×100%。

（3）临床治疗总有效率评分标准总有效率=（临床痊愈例数+显效例数+有效例数）/总例数×100%。

4. 安全性评价标准

安全性评价标准参照 2002 年《中药新药临床研究指导原则》拟定，见表 18-2。

表 18-2 安全性评价标准

分级	评定标准
Ⅰ级	安全，无任何不良反应
Ⅱ级	比较安全，如有不良反应，无须处理可继续给药
Ⅲ级	有安全性问题，有中等不良反应，做处理后可继续给药
Ⅳ级	因不良反应停药

5. 剔除与脱落

（1）剔除标准、脱落标准：①治疗期间未按规定治疗方案接受治疗，或治疗中因各种原因未完成疗程或治疗不全者；②治疗期间发生严重疾病，不能继续进行治疗者；③试验过程中，仍接受其他治疗措施的患者；④脱落：受试者未坚持完成治疗周期及临床试验的全程观察；治疗周期未到，退出试验。

（2）脱落处理：①当观察病例脱落后，研究者应采取登门、预约、电话、信件、随访等方式尽可能与受试者联系，询问理由、记录最后一次服药时间、完成所能完成的评估项目；②因过敏或其他不良反应、治疗无效而退出的观察病例，研究者应根据受试者实际情况，采取相应的治疗措施；③脱落病例均应妥善保存有关试验资料。

（3）中止标准：①不能坚持治疗者；②治疗期间出现严重并发症者；③主动要求退出临床试验。

二、结果及讨论

（一）结果

1. 试验完成情况

本次临床观察无疑似病例纳入，共纳入确诊新冠肺炎患者 26 例，其中普通型 20 例，重型 6 例，男性 14 人，女性 12 人，平均年龄 65 岁（最小 37 岁，最大 85 岁），平均用药时间 5.7 天，具体用药情况见表 18-3 至 18-6。

表 18-3 普通患者用药天数统计

指标	结果（N=20）
用药天数	
N（Missing）	20（0）
Mean（SD）	5.90（2.61）
Median（Q1，Q3）	5.00（4.00，8.00）
Min，Max	3.00，10.00
服用藏药天数	
N（Missing）	20（0）
Mean（SD）	5.85（2.54）
Median（Q1，Q3）	5.00（4.00，7.50）
Min，Max	3.00，10.00
服用仁青芒觉天数	
N（Missing）	15（5）
Mean（SD）	5.20（2.48）
Median（Q1，Q3）	5.00（3.00，6.00）
Min，Max	2.00，10.00
服用催汤颗粒天数	
N（Missing）	6（14）
Mean（SD）	3.00（2.10）
Median（Q1，Q3）	2.50（1.00，5.00）
Min，Max	1.00，6.00

续表

指标	结果(N=20)
服用流感丸天数	
N(Missing)	4(16)
Mean(SD)	6.50(4.12)
Median(Q1，Q3)	7.00(3.00，10.00)
Min，Max	2.00，10.00

表 18-4　普通型患者用药情况

用药情况	例数
单用仁青芒觉(%)	11(55.00)
单用催汤颗粒(%)	2(10.00)
单用流感丸(%)	2(10.00)
联合仁青芒觉+催汤颗粒(%)	3(15.00)
联合仁青芒觉+流感丸(%)	1(5.00)
联合催汤颗粒+流感丸(%)	1(5.00)
联合仁青芒觉+催汤颗粒+流感丸(%)	0(0.00)
合计(Missing)	20(0)

表 18-5　重型患者用药天数统计

指标	结果(N=6)
用药天数	
N(Missing)	6(0)
Mean(SD)	5.17(2.48)
Median(Q1，Q3)	4.50(4.00，5.00)
Min，Max	3.00，10.00
服用藏药天数	
N(Missing)	6(0)
Mean(SD)	5.17(2.48)
Median(Q1，Q3)	4.50(4.00，5.00)
Min，Max	3.00，10.00

续表

指标	结果(N=6)
服用仁青芒觉天数	
N(Missing)	4(2)
Mean(SD)	5.50(3.11)
Median(Q1, Q3)	4.50(3.50, 7.50)
Min, Max	3.00, 10.00
服用催汤颗粒天数	
N(Missing)	2(4)
Mean(SD)	4.50(0.71)
Median(Q1, Q3)	4.50(4.00, 5.00)
Min, Max	4.00, 5.00
服用流感丸天数	
N(Missing)	1(5)
Mean(SD)	1.00(0)
Median(Q1, Q3)	1.00(1.00, 1.00)
Min, Max	1.00, 1.00

表 18-6　重型患者用药情况

重型患者用药情况	例数
单用仁青芒觉(%)	3(50.00)
单用催汤颗粒(%)	2(33.33)
单用流感丸(%)	0(0.00)
联合仁青芒觉+催汤颗粒(%)	0(0.00)
联合仁青芒觉+流感丸(%)	1(16.67)
联合催汤颗粒+流感丸(%)	0(0.00)
联合仁青芒觉+催汤颗粒+流感丸(%)	0(0.00)
合计(Missing)	6(0)

2. 总体疗效评价

如表 18-7 所示，藏药对单个症状如发热(n=12)、乏力(n=27)、咳嗽

（n＝27）、胸闷气短（n＝24）的有效率分别达到100%、81%、70%和91%；对中医证候积分总分的有效率达到100%，效果非常显著。

表18-7　受试者证候疗效观察

疗效指标	痊愈 n(%)	显效 n(%)	有效 n(%)	无效 n(%)	合计 n(%)
发热	8(66.67)	2(16.67)	2(16.67)	0(0.00)	12(0)
乏力	5(18.52)	2(7.41)	15(55.56)	5(18.52)	27(0)
咳嗽	10(37.04)	2(7.41)	7(25.93)	8(29.63)	27(0)
胸闷气短	17(70.83)	5(20.83)	0(0.00)	2(8.33)	24(0)
咽干咽痛	19(82.61)	1(4.35)	2(8.70)	1(4.35)	23(0)
鼻塞流涕	4(80.00)	1(20.00)	0(0.00)	0(0.00)	5(0)
口干	15(83.33)	2(11.11)	1(5.56)	0(0.00)	18(0)
腹泻便溏	21(84.00)	0(0.00)	3(12.00)	1(4.00)	25(0)
纳差	14(51.85)	10(37.04)	2(7.41)	1(3.70)	27(0)
中医证候积分	3(11.11)	17(62.96)	7(25.93)	0(0.00)	27(0)

3. 仁青芒觉胶囊的疗效评价

（1）服用仁青芒觉胶囊的单项症状情况：共用20例伴乏力症状的新冠肺炎患者服用了仁青芒觉胶囊，服用时间长短不同，平均用药5.5天，其中服用1~3天的有8人，4~7天的有8人，8~10天的有4人。如表18-8所示，患者乏力症状的痊愈率为15%，总有效率（痊愈+显效+有效）达到80%。

表18-8　中医证候单项（乏力）疗效结果（服用仁青芒觉）

疗效结果	服药1~3天 （N=8）	服药4~7天 （N=8）	服药8~10天 （N=4）	合计 （N=20）
痊愈(%)	2(25.00)	0(0.00)	1(25.00)	3(15.00)
显效(%)	0(0.00)	0(0.00)	1(25.00)	1(5.00)
有效(%)	4(50.00)	6(75.00)	2(50.00)	12(60.00)
无效(%)	2(25.00)	2(25.00)	0(0.00)	4(20.00)
合计(Missing)	8(0)	8(0)	4(0)	20(0)

20例出现咳嗽症状的患者服用了仁青芒觉胶囊，咳嗽症状的痊愈率为45%，总有效率（痊愈+显效+有效）达到70%，见表18-9。

表 18-9　中医证候单项(咳嗽)疗效结果(服用仁青芒觉)

疗效结果	服药1~3天 (N=8)	服药4~7天 (N=8)	服药8~10天 (N=4)	合计 (N=20)
痊愈(%)	2(25.00)	5(62.50)	2(50.00)	9(45.00)
显效(%)	0(0.00)	0(0.00)	0(0.00)	0(0.00)
有效(%)	2(25.00)	2(25.00)	1(25.00)	5(25.00)
无效(%)	4(50.00)	1(12.50)	1(25.00)	6(30.00)
合计(Missing)	8(0)	8(0)	4(0)	20(0)

如表 18-10，出现胸闷气短症状的患者中，有 17 例患者服用了仁青芒觉胶囊，症状的痊愈率为 76.47%，总有效率(痊愈+显效+有效)达到 88.24%。

表 18-10　中医证候单项(胸闷气短)疗效结果(服用仁青芒觉)

疗效结果	服药1~3天 (N=7)	服药4~7天 (N=6)	服药8~10天 (N=4)	合计 (N=17)
痊愈(%)	4(57.14)	6(100.0)	3(75.00)	13(76.47)
显效(%)	1(14.29)	0(0.00)	1(25.00)	2(11.76)
有效(%)	0(0.00)	0(0.00)	0(0.00)	0(0.00)
无效(%)	2(28.57)	0(0.00)	0(0.00)	2(11.76)
合计(Missing)	7(0)	6(0)	4(0)	17(0)

出现胸闷气短症状的患者中，有 16 例患者服用了仁青芒觉胶囊，症状的痊愈率为 87.50%，总有效率(痊愈+显效+有效)达到 100%，见表 18-11。

表 18-11　中医证候单项(咽干咽痛)疗效结果(服用仁青芒觉)

疗效结果	服药1~3天 (N=6)	服药4~7天 (N=6)	服药8~10天 (N=4)	合计 (N=16)
痊愈(%)	4(66.67)	6(100.0)	4(100.0)	14(87.50)
显效(%)	1(16.67)	0(0.00)	0(0.00)	1(6.25)
有效(%)	1(16.67)	0(0.00)	0(0.00)	1(6.25)
无效(%)	0(0.00)	0(0.00)	0(0.00)	0(0.00)
合计(Missing)	6(0)	6(0)	4(0)	16(0)

在出现腹泻便溏症状的新冠肺炎患者中，有 18 例服用了仁青芒觉胶囊，如表 18-12，服药 3 天以内的腹泻、便溏症状的痊愈率就达到 75%。所有 18 例患者服药时间在 1~10 天，症状的痊愈率达到 88.89%，总有效率(痊愈+显效+有效)达到 94.44%，提示仁青芒觉胶囊对于该症状疗效显著。

表 18-12　中医证候单项(腹泻便溏)疗效结果(服用仁青芒觉)

疗效结果	服药 1~3 天 (N=8)	服药 4~7 天 (N=6)	服药 8~10 天 (N=4)	合计 (N=18)
痊愈(%)	6(75.00)	6(100.0)	4(100.0)	16(88.89)
显效(%)	0(0.00)	0(0.00)	0(0.00)	0(0.00)
有效(%)	1(12.50)	0(0.00)	0(0.00)	1(5.56)
无效(%)	1(12.50)	0(0.00)	0(0.00)	1(5.56)
合计(Missing)	8(0)	6(0)	4(0)	18(0)

在出现纳差症状的患者中，有 20 例患者服用了仁青芒觉胶囊，如表 18-13，纳差症状的痊愈率达到 60%，显效率 30%，总有效率(痊愈+显效+有效)达到 95%，提示仁青芒觉胶囊对于纳差症状效果显著。

表 18-13　中医证候单项(纳差)疗效结果(服用仁青芒觉)

疗效结果	服药 1~3 天 (N=8)	服药 4~7 天 (N=8)	服药 8~10 天 (N=4)	合计 (N=20)
痊愈(%)	4(50.00)	7(87.50)	1(25.00)	12(60.00)
显效(%)	2(25.00)	1(12.50)	3(75.00)	6(30.00)
有效(%)	1(12.50)	0(0.00)	0(0.00)	1(5.00)
无效(%)	1(12.50)	0(0.00)	0(0.00)	1(5.00)
合计(Missing)	8(0)	8(0)	4(0)	20(0)

(2)服用仁青芒觉胶囊的总体症状积分的情况：对服用仁青芒觉胶囊的 20 例患者做治疗前治疗后症状总积分比较，症状总积分平均下降 15.55 分，差异极其显著($p<0.0001$)，见表 18-14。

表 18-14 治疗后中医证候（所有症状）积分较基线变化（服用仁青芒觉）

指标	服药 1~3 天 （N=8）	服药 4~7 天 （N=8）	服药 8~10 天 （N=4）	合计 （N=20）
治疗前				
N(Missing)	8(0)	8(0)	4(0)	20(0)
Mean(SD)	19.50(8.09)	17.25(5.75)	28.75(3.77)	20.45(7.60)
Median(Q1，Q3)	20.50 (11.50，26.00)	17.00 (14.00，20.50)	29.00 (26.00，31.50)	20.50 (14.00，27.00)
Min，Max	10.00，30.00	8.00，27.00	24.00，33.00	8.00，33.00
治疗后				
N(Missing)	8(0)	8(0)	4(0)	20(0)
Mean(SD)	5.50(3.34)	4.25(1.75)	5.00(3.37)	4.90(2.71)
Median(Q1，Q3)	6.00 (3.00，8.00)	3.00 (3.00，6.00)	5.00 (2.50，7.50)	5.00 (3.00，6.50)
Min，Max	0.00，10.00	3.00，7.00	1.00，9.00	0.00，10.00
治疗后-治疗前				
N(Missing)	8(0)	8(0)	4(0)	20(0)
Mean(SD)	-14.00(6.48)	-13.00(4.96)	-23.75(4.50)	-15.55(6.75)
Median(Q1，Q3)	-15.50 (-18.00，-7.50)	-13.50 (-16.50，-9.50)	-24.00 (-26.50，-21.00)	-16.00 (-20.00，-9.50)
Min，Max	-24.00，-6.00	-20.00，-5.00	-29.00，-18.00	-29.00，-5.00
t 检验(P 值)	-6.11(0.0005)	-7.42(0.0001)	-10.56(0.0018)	-10.29(<.0001)

（二）临床使用效果分析

根据藏医方剂的用药原则，预防阶段使用催汤颗粒、治疗阶段普通型患者使用催汤颗粒和流感丸、恢复阶段使用仁青芒觉胶囊，藏药治疗新冠肺炎确诊患者 30 余例，其中有数据记录的住院患者 26 例，另外还有 20 例康复患者出院时自备仁青芒觉胶囊家中服用。

在此次治疗新型冠状病毒性肺炎的过程中，有发热、咳嗽症状患者以催汤颗粒和流感丸治疗，恢复期有气短纳差症状的患者，以仁青芒觉胶囊治疗。经临床观察发现，藏药催汤颗粒和流感丸在改善患者发热、恶寒、咳嗽等初期新冠肺炎症状方面，取得了较满意的疗效，减少了相关西药的使用。仁青芒觉胶囊在治疗新冠肺炎的中医证候积分疗效显著，平均用药 5.5 天，对于腹泻便溏的痊愈率达 89%，对纳差的痊愈率达到 60%。使用期间无不良事件发生，安全性良好。仁青芒觉胶囊在改善出院患者的气短、乏力、纳差方面，效果尤其突出，可惜因数据未曾收集和填写，无法进行统计分析。

恢复期是新冠肺炎是临床治疗继早期、进展期、危重期之后的第 4 个阶段，是传统医学治疗有独特优势的阶段，该阶段患者仍有乏力、纳差、气虚、情绪异常以及生化、影像学检查异常等表现。薛鸿浩等对 66 例普通型新冠肺炎恢复期患者进行了中医临床特征分析。研究显示，66 例新冠肺炎恢复期患者中，食欲不振(纳差、嗳气恶心和胃脘胀满)患者占比高达 43.9%。仁青芒觉胶囊在新型冠状病毒感染患者的纳差、腹泻等消化系统症状的良好效果，预示了该药在新冠疾病治疗中的巨大价值。

在藏医药学典籍《月王药珍》及《四部医典》中记载："胃是身体的基础脏腑；如土是五源的基础一样。"又曰："胃如农田要养火的方式来调理，体质如料不可损耗。""不消化病迁延日久，转为其他痼疾者，其病根在不消化。"藏医理论认为，要有一个健康的体质，首先必须保护好胃肠道及肝脏功能，才能完成摄取食物中的营养成分。只有胃肠消化及吸收功能(培根、赤巴对食物的加工、消化及吸收)正常，构成人体七大物质基础就得以补充，三大生命因素就得以平衡，生命活动就得以充实的调整。反之，三大生命因素发生盈、衰或紊乱而导致疾病，故藏医在保健、治疗等方面特别注重消化系统。因此，根据其寒热表现，《四部医典》中记载："治疗内科疾病要以养胃为主。"胃病的治疗是治疗内科疾病的基础，"木布"为"隆""赤巴""培根""血液"和"黄水"疾病混合在一起的综合性疾病的总称。故历代藏医名家特别重视胃病的治疗和预防，更要强调胃火的重要性和胃火失衡的弊端。本次临床观察可证实仁青芒觉胶囊具有解毒、温胃、消食、疏肝、涩肠、理气、收敛等作用。

由于疫情期间，国家发布了标准的治疗方案，此试验入组的患者有不同的合并用药情况，基本在前期都不同程度地使用了西药和中药，主要的合并用药包括西药奥司他韦、利巴韦林、甲强龙、左氧氟沙星等，中药以甘肃中医方案里的成方制剂为主。26 例患者基本都合并抗病毒药物，有细菌感染的少数患者使用过抗生素，用藏药的患者，中药使用少。由于新冠肺炎是全新的疾病，对于其发病、治疗和愈后等因素还认知有限，所以出于对患者的保护和国家推荐诊疗方案的遵守，本研究未设置空白或安慰剂对照组，因此，在研究设计上还存在一定的不足，是下一步研究中要改进的地方。

综上所述，此次新冠肺炎疫情的治疗，藏医药发挥了重要作用，充分体现了藏医学整体治疗的优势。乏力伴肠胃不适者推荐予仁青芒觉胶囊,乏力伴发热者推荐予催汤颗粒;在新冠肺炎的初、中期出现临床症状者建议予以催汤颗粒、流感丸治疗,恢复期则予以仁青芒觉胶囊。

第二节　全国新冠肺炎藏医药防治方案分析

全世界已有 200 多个国家和地区发生新冠肺炎疫情,至今尚未发现可以治疗新型冠状病毒感染的特效药物。藏医药学是基于实践形成的关于生命和疾病的认知和理论,不论是甲型 H1N1 流感、禽流感还是新冠肺炎,藏医对这些新发的呼吸道传染性疾病,都会统一采用第一节里提到的藏药"九味防瘟散""流感丸""催汤丸""十二味翼首散"等进行预防和治疗,这些经过实践检验的"防治瘟疫"的藏成药在西藏、青海、甘肃等地的"抗疫"行动中发挥了重要的作用。

一、各省区新冠肺炎藏医药防治方案分析

新冠肺炎疫情暴发至今,西藏自治区医药管理局、甘肃省甘南藏族自治州卫健委、四川省甘孜藏族自治州卫健委、云南省迪庆藏族自治州卫健委、青海省卫健委、甘肃省卫健委分别颁布了各区域的新冠肺炎藏药防治方案。

（一）甘肃方案

甘肃省卫生健康委员会于 2020 年 2 月 15 日出台了《关于在全省推广使用新冠肺炎防治中医药系列方的通知》(甘卫中医函〔2020〕93 号),明确在"甘肃方剂"中同时将藏药方列入"甘肃方剂"中,推荐分别用于新冠肺炎的预防、治疗和康复阶段:

【藏药方】

预防阶段:催汤颗粒

治疗阶段:催汤颗粒或流感丸(普通型患者)

康复阶段:仁青芒觉(胶囊)

（二）西藏自治区藏医药防治新冠肺炎方案

西藏自治区藏医药管理局 2020 年 1 月 28 日在国内率先发布了《西藏自治区新型冠状病毒感染的肺炎藏医药防治方案(试行第一版)》具体如下:

1. 预防措施

(1) 起居预防:《甘露宝瓶》云"此病预防有三种方法,即里、外、密三

种，其中外式预防主要讲究起居法"。《四部医典》云："严防烟雾等从口鼻等侵入人体，避免来自外部环境的病邪侵入。"又云："身上常佩预防用药，平常注意饮食与起居。"综上，一方面尽可能避防致病因素，适当锻炼身体，避免去人口密集之处、疾病传染区域，勤洗手，勤通风，勤戴口罩。亦可通过在居室和生活场所燃香（适宜药香等）、悬挂防疫散（九味黑药防疫散等）等传统方式进行环境净化和防疫消毒。此外，保持良好的心态，正确对待疫情。

（2）饮食预防：忌过甜类食物，禁食生肉和变质类食物，煮食时将肉和蛋类必须煮熟，多饮开水等。

（3）药物预防：根据实际情况，口服催汤丸、七味珍宝汤（散）、四味木香汤（散）、仁青常觉、仁青芒觉等；必要时，可在医师指导下采取催汤丸、流感丸两药联合煎汤服用。

2. 治疗措施

（1）治疗原则：《甘露宝瓶》云"初期治疫病，中期清热证，后期治'隆'强体质"。故初期应针对病因瘟热，治疗瘟疫，中期应针对热病症状清热证，后期降"隆"并须增强体质。

（2）药物疗法：发病之初，宜口服催汤丸、七味珍宝汤（散）、九味毛莲蒿汤（散）、八味大汤散、四味木香汤（散）等；具体治疗中，可根据实际病情病程口服十二味翼首丸（散）、拨云月光丸（散）、流感丸、清肺止咳丸、三臣散、达斯玛宝丸、门色钦莫、甘露列确、八味主药散、加味八味主药散、佐琼、治疫八味主药散、二十五味主药散等；在治疗后期和康复期，宜用三十五味沉香丸、八味常松沉香丸、十五味沉香丸、仁青常觉、仁青芒觉等加以巩固，并注意维护脾胃功能、加强饮食营养。

（3）专家推荐的经典处方

①八味大汤散

【组方】诃子（去核）15，余甘子（去核）10，毛诃子（去核）15，园穗蓼0.8，苍耳子0.8，穆库尔没药0.8，镰荚棘豆0.5，角茴香14，结合病情需要，可适当加以麝香（0.05）或毛莲蒿（膏，0.5），已达到增效之功（单位：斤）。

【功能与主治】【用法与用量】具体见贡觉·旺堆大师所著《贡珠藏医纪要及其注释》。

②十三味主药散

【组方】牛黄0.5，檀香5.45，天竺黄（或石灰华）13.63，西红花（红花）8.2，印度獐牙菜8.2，巴夏嘎8.2，洪连8.2，榜嘎（甘青乌头或船形乌头）

8.2，索罗(高山辣根菜或丛菔)8，力嘎都8，甘草5，麝香0.05，穆库尔没药5(单位：斤)。

【功能与主治】清热，解毒，防疫，抗瘟，可用于治疗各类热性肺病。

【用法与用量】以凉开水冲服，或遵医嘱。

2020年2月23日，西藏自治区藏医药管理局在对第一版方案进一步完善的基础上，发布了《西藏自治区新型冠状病毒肺炎藏医药防治方案(试行第二版)》，其中治疗方剂增加至41首。

(三)青海省藏医药防治新冠肺炎方案

青海省卫生健康委员会在2020年2月也连续发布了两版藏医药防治新冠肺炎的试行方案，针对预防、初期、中期、末期和恢复期分别给出了相应措施，方案还突出了不同年龄人群的用药差异，提出了用五味甘露药浴来预防新冠肺炎的方法。以下为《青海省新型冠状病毒感染的肺炎藏医药防治方案(试行第二版)》的主要内容：

1. 药物预防

(1)防瘟九黑散(药囊)：【用法】可熏疗或佩戴药囊。

(2)洛君玛丸(流感丸)：【用法与用量】用60mL开水浸泡10分种，每次口服20mL，每日3次。孕妇及婴幼儿、老人遵医嘱服用。

(3)防瘟熏香：【用法与用量】取熏香3~4g熏疗，每日3~4次。

(4)五味甘露药浴：【用法与用量】五味甘露药或卡嚓尔五味甘露药1~2袋热水浸泡双足，每日1次。

2. 治疗药物

(1)初期：瘟热未成熟。

【临床表现】发热或无热、寒战、干咳、咽干、乏力、胸闷。

【推荐藏成药】

赤汤颗粒，用法：6克，早上煎服。

佐沃尼阿散，用法：2克，中午用温开水冲服。

筹罗更赛散，用法：2克，下午用温开水冲服。

七珍汤散，用法：1克，晚上用温开水冲服。

佐沃杰巴散，用法：1克，晚上用温开水冲服。

(2)中期：瘟热增盛。

【临床表现】发热不退或反复，咳嗽痰少，或有黄痰，胸闷气促，咳嗽憋喘。

【推荐藏成药】

洛采更赛散，用法：2克，早饭后用温开水冲服。

佐沃杰巴散，用法：2克，早饭后用温开水冲服。

楠杰汤纳散，用法：2克，午饭后煎服。

格旺苟瓦丸，用法：2克，午饭后用温开水冲服。

赞丹杰巴丸，用法：2克，午饭后用温开水冲服。

达斯丸，用法：1克，晚饭后用温开水冲服。

（3）末期：瘟热衰退。

【临床表现】气短、乏力、食欲不振。

【推荐藏成药】

索协尼吉散，用法：2克，早上用温开水冲服。

四味辣根菜汤散，用法：2克，早上用温开水冲服。

阿格杰巴散，用法：2克，下午用温开水冲服。

赞丹杰巴散，用法：2克，下午用温开水冲服。

阿嘎索阿丸，用法：2克，晚上用温开水冲服。

（4）恢复期：脏腑调理。

【推荐藏成药】

阿嘎交阿丸，用法：2克，早上用温开水冲服。

格耿确顿丸，用法：2克，中午用温开水冲服。

渣驯格瓦丸，用法：2克，下午用温开水冲服。

索协尼吉散，用法：2克，晚上用温开水冲服。

巴桑曼玛丸，用法：4.5克，晚上用温开水冲服。

（5）儿童及婴幼儿

赤汤颗粒（即催汤颗粒），用法：2克，早上煎服。

久协更卓颗粒，用法：2克，中午服用。

洛君玛丸（流感丸），用法：1粒，下午服用。

三臣散，用法：2克，晚上服用。

婴幼儿可佩戴防瘟九黑散（药囊），洛君玛丸（流感丸）水泡后涂于鼻腔、口腔处。

（四）其他区域的方案

《甘南藏族自治州新冠肺炎藏医药防治方案（藏文版）》明确指出，在疫病初期内服十二味翼首丸、流感丸、达斯玛保、五鹏丸、九味青鹏丸等；中期服赤汤丸、七珍汤散、珍扎达斯、二十五味大汤散、八味大汤散、四味藏木香汤散、八味大汤散、二十五味冰片丸、仁青芒觉(胶囊)等；后期服用杰阿丸、仁青常觉、三十五味沉香丸、常松八味沉香丸、十五味沉香丸等。

甘孜州藏医学会专家共同制定了《甘孜州新冠肺炎藏医药诊疗方案(试行)》(藏汉语版)。针对提早介入、厘清病因、配合西医、综合干预、优势互补、发挥效用、缩短疗程、遏制蔓延，结合新冠肺炎症状收集和临床分析，选取了临床应用时间长且疗效确切的"藏医药防治瘟疫犯肺证"的千年经典古方剂组合，包括郎波各觉、佐窝尼昂、催汤丸三种药作为新冠肺炎组方。之后甘孜州藏医学会补充完善《甘孜州新冠肺炎藏医诊疗方案(试行)》(藏汉语版)，公布了除藏药郎波各觉、佐窝尼昂、催汤丸以外，兼以仁青芒觉、达斯玛保、七珍汤、催汤丸、洛觉玛、藏药香囊、藏药熏香等组成的藏医药"清肺解瘟"建议组方，建议在州藏医药协会指导下在全州推荐使用。

(五) 全国各省区藏药防治新冠肺炎的方案分析与总结

全国共颁布 8 套新冠肺炎藏药防治方案，其中 3 个省(区)级方案(西藏、青海、甘肃)和 3 个地(州)级方案(四川甘孜、云南迪庆、甘肃甘南)，西藏自治区和青海省先后出台第二版方案。

藏医防治新冠肺炎的方案基本包含藏医药预防和治疗的内容。

在预防方面：藏医药强调应从口服、涂擦、穿戴、熏香药四个方面进行疾病的防治。除了内服药物之外，重视推广佩戴药物、药物熏香、药浴，同时对儿童更有腔道涂药等预防措施。

治疗方面：虽然各藏医院具体用药各有不同，但均以初期针对病因治瘟热，中期依据症状清热证，后期降"隆"并增强体质为治疗总纲，尤其重视肺与其他脏腑之间的联系及身体的其他机能。

全国涉藏各地卫生部门颁布的新冠肺炎藏药防治方案中，除去重复方剂总共推荐了 60 首方剂。其中方剂组方药味数量不等，部分组方药味多达 100 味以上。加羊加措等根据全国各地卫生部门颁布的新冠肺炎藏药防治方案中的藏药方剂为研究对象，总结各地新冠肺炎藏医用药规律，采用数据挖掘和可视化技术，对方剂频次、药物频次、组方规律、核心组方、药物六味、十七效药性进行分析。结果发现，在各地新冠肺炎藏医药防治方案推荐的藏药方剂中，其中频次 2 及以上的有 21 首方剂，出现频次最多的方剂是催汤丸、流感丸和九味防瘟散，说明藏医药专家对于这 3 个方剂防治新冠肺炎的认同程度最高。(表 18-15)

表 18-15　抗新冠肺炎藏医方剂统计表（N=21）

序号	方剂名称	频次	百分比（%）
1	催汤丸	6	100
2	流感丸	5	83.3
3	九味防瘟散	5	83.3
4	达斯玛保丸	4	66.7
5	八味主药散	4	66.7
6	十二味翼首散	3	50
7	二十五味肺病散	3	50
8	四味藏木香汤散	3	50
9	十四味清热丸	3	50
10	仁青常觉	3	50
11	七珍汤散	3	50
12	十五味沉香丸	3	50
13	肺热普清散	2	33.3
14	九味青鹏散	2	33.3
15	八味大汤丸	2	33.3
16	九味渣驯丸	2	33.3
17	常松八味沉香散	2	33.3
18	二十五味大汤丸	2	33.3
19	仁青芒觉	2	33.3
20	五鹏丸	2	33.3
21	三十五味沉香丸	2	33.3

　　上述 21 首藏医方剂中主要以 6~10 味药物组合而成的居多，大部分为口服类藏药，外用的有五味甘露药浴、熏香、九味防瘟散。加羊加措等还分析了上述 21 个推荐藏药方剂的药物组成，发现总共涉及 232 味藏药，出现频次 4 及以上的药物有 29 味，其中诃子出现最多，总共出现了 17 次，其次依次为藏红花、藏木香、毛诃子、铁棒锤等。研究这 60 首抗新冠肺炎藏药方剂药性发现，抗新冠肺炎方剂六味中辛味和苦味居多，提示新冠肺炎存在交杂热证，首先须要催熟热证。分析药物的十七效发现，以轻效、动效、糙效、燥效最多，其次是润效和干效等，提示培根偏盛所致为新冠肺炎藏医病因。综合分析，藏医抗新冠肺炎药物药性模式主要是"苦味-苦化味-糙效、轻效、动效、燥效"，其对治的疾病特性为"热证-培根黏性和柔性、重性、腻性"。

从各省区实际应用的情况来看，九味防瘟散和催汤丸也是应用频次最高的药物。除了甘肃省卫健委将催汤颗粒作为首选预防和治疗药物外，西藏自治区卫健委、西藏山南藏医院、西藏藏医学院附属医院、青海省卫健委等在本地的疫情防护和支援全国抗疫行动中也最多使用上述两个药品。藏医药监管部门还为经典抗疫藏药的制剂审批提供了绿色通道，加快批准了多种院内制剂的备案。

参 考 文 献

[1] 薛鸿浩，张惠勇，鹿振辉，等. 66 例普通型新型冠状病毒肺炎恢复期患者中医临床特征分析[J]. 上海中医药杂志，2020，54(5)：46-49.

[2] 甘肃省卫生健康委员会. 关于在全省推广使用新冠肺炎防治中医药系列方的通知 [DB/OL]. (2020-02-15) [2020-02-19]. http://wsjk. gansu. gov. cn/file. jsp? contentId = 84136&from = timeline&isappinstalled = 0.

[3] 西藏自治区藏医药管理局. 关于印发西藏自治区新型冠状病毒感染的肺炎藏医药防治方案的通知[EB/OL]. [2020-01-26/2020-02-19]. http://xz. Chinadaily. com. cn/a/2020-01-28/WS5e2f9dfca3107bb6b579bed2. Html.

[4] 羊措吉，加老，尼格才让，等. 藏医药防治新型冠状病毒肺炎方案浅析[J]. 中国民族民间医药，2020，29(8)：95-96.

[5] 加羊加措，李先加，贡保东知，等. 新型冠状病毒肺炎藏医防治方案的组方配伍规律及药性功效研究[J]. 中药药理与临床，2020，26(5)：33-38.

[6] 中国日报网. 西藏卫健委向湖北一线捐赠藏医药防疫产品[EB/OL]. (2020-02-06) [2020-2-19]. https://baijiahao. baidu. com/s? id=16577736286448418948&wfr=spider&for=pc.

[7] 西藏自治区工商业联合会. 众志成城共抗疫情[EB/OL]. (2020-02-05) [2020-2-19]. http://www. xn--vhq3x42huxan9bl2ztjz4y8ai8c36mxqk. com/content/news/gonggao/5536. html.

[8] 青海省人民政府. 10000 份藏药防瘟药囊紧急寄往湖北省抗疫一线[EB/OL]. (2020-01-30) [2020-2-19]. http://www. qh. gov. cn/zwgk/system/2020/01/30/010350679. shtml.

[9] 青海省藏医院. 省药监局绿色通道审批通过青海省藏医院 5 种防治疫病院内藏药制剂 [EB/OL]. (2020-02-26) [2020-2-27]. http://www. tibethosp. com/zhongwenban/422. html.

[10] 人民网. 林芝藏医院 7 种藏药制剂品通过自治区审核备案[EB/OL]. (2020-03-05) [2020-3-19]. http://k. sina. com. cn/article_ 6456450127_ 180d59c4f02000x0no. html? from = news&subch = onews.

[11] 王昱，马国珍，田旭东，等. 藏药催汤颗粒流感丸治疗新型冠状病毒肺炎 13 例 [J]. 世界最新医学信息文摘，2021(2)：4-5.

第十九章

"甘肃方剂"藏药方防治新冠肺炎的网络药理学分析

如前所述,藏医药治疗瘟疫的有效处方很多。本次席卷全球的新冠肺炎疫情,属于藏医"瘟疫"范畴,在全国的统一指挥下,国家卫健委发布了一系列诊治方案,尤其是国家《方案》试行第三版首次提出了中医药治疗的方案,此后诊治方案要求在医疗救治工作中积极发挥中医药作用,加强中西医结合,促进医疗救治取得良好效果。

甘肃省卫健委结合国家《方案》和当地的病例特点,总结形成了符合区域特色的"甘肃方剂",其中包括藏药方剂,包括催汤颗粒、流感丸和仁青芒觉胶囊被多地藏医药防治新冠肺炎诊疗方案收载,用于新冠肺炎预防和治疗。本章将从网络药理学角度就这三个药物防治新冠肺炎的可能作用机制进行分析。

第一节 催汤颗粒

催汤颗粒是在催汤丸的基础上改变剂型品种,是藏医防治感冒、流感的经典方剂。2003 年非典流行期间,催汤颗粒(丸)曾被推荐用于藏族聚居区的防治,在甲型 H1N1 流感时,催汤颗粒(丸)成为各地藏医院处方开出率最高的方药之一,被认定为预防非典的良药。在本次防治新冠肺炎中,催汤颗粒被列入"甘肃方剂"藏药方,本节采用网络药理学的方法分析催汤颗粒(丸)治疗新冠肺炎的可能作用机制。

一、催汤颗粒靶点与化合物活性筛选

利用 TCMSP、化学专业数据库、PubChem 数据库及 Swiss Target Prediction 数据库检索藏木香、余甘子、宽筋藤、悬钩子茎、干姜、诃子肉、毛诃子和螃蟹甲的活性化合物及靶点,删除重复项后,共有化合物 120 个,靶点 479 个,具体信息见表 19-1。

表 19-1　藏药-成分-靶点基本信息统计

藏药名称	成分数量/个	预测靶点数目/个
藏木香	38	299
余甘子	14	223
宽筋藤	9	73
悬钩子	15	121
干姜	5	155
诃子肉	6	195
毛诃子	29	238
螃蟹甲	22	221
合计	120	479

二、催汤颗粒疾病靶点及疾病-药物共同靶点的获取

通过 GeneCards 数据库及 Venny 2.1 在线作图工具平台，得到疾病靶点 351 个，共同靶点 60 个，与催汤颗粒中 75 个化合物有关联。共同靶点的藏药-成分-靶点具体信息见表 19-2，韦恩图具体见图 19-1。

表 19-2　交叉靶点的藏药-成分-靶点基本信息统计

藏药名称	成分数量/个	预测靶点数目/个
藏土木香	18	35
余甘子	12	25
宽筋藤	6	10
悬钩子	9	15
干姜	5	18
诃子肉	6	23
毛诃子	18	34
螃蟹甲	17	25
去重合计	75	60

催汤颗粒　　　　　　　　冠状病毒

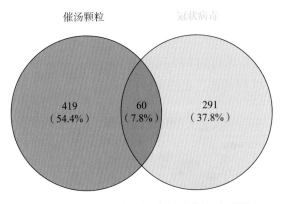

图 19-1　催汤颗粒与冠状病毒靶点韦恩图

三、催汤颗粒的"藏药-成分-靶点-疾病"网络构建

根据组成复方的藏药、化合物以及靶点信息，构建复方的"藏药-成分-靶点-疾病"网络图，见图 19-2。图中蓝色四方形节点代表 8 味藏药，绿色圆圈节点代表基因，紫色菱形节点代表化合物。度值表示预测出该成分与作用靶点的关联个数，度值越大说明该成分越重要，使用 Network Analyzer 对网络图进行分析显示，在 75 个与潜在靶点相互作用的活性成分中，6 个成分均能与10 个以上的靶点相连，说明催汤颗粒是通过多化合物-多靶点发挥作用的。

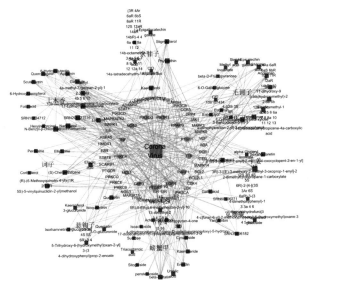

扫码看原图

图 19-2　催汤颗粒的藏药-成分-靶点-疾病网络

四、PPI 网络的构建

使用 STRING 数据库得到 PPI 网络关系数据，利用 Cytoscape 软件进行可视化分析，构建 PPI 网络图，见图 19-3。

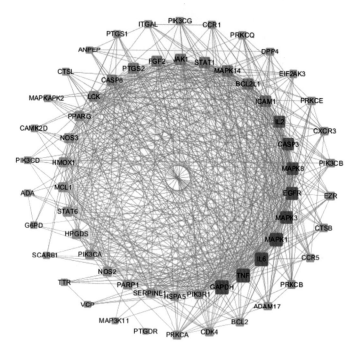

图 19-3　PPI 网络构建

其中节点度的中位数为 15.5。在 60 个核心靶点中，GAPDH、IL6、TNF、MAPK1、MAPK3、EGFR、MAPK8、CASP3、IL2、ICAM1、JAK1、STAT1、MAPK14、BCL2L1、FGF2、PTGS2、CASP8、LCK、NOS3、PPARG、HMOX1、MCL1、STAT6、PIK3CA、HPGDS、NOS2、PARP1、SERPINE1、HSPA5、PIK3R1 这 30 个靶点的连接度均大于等于中位数 15.5。PTGS2、EG-FR、PARP1、TTR、PTGS1、PIK3R1、PPARG、NOS2、PIK3CG 均可作用于 10 个以上的成分。

五、催汤颗粒的靶点通路分析

将催汤颗粒的 60 个潜在靶点经 Enrichr 网络平台中的"KEGG 富集分析"与"GO（gene ontology）富集分析"进行生物学分析，并进行可视化处理，根据 P 值从小到大排序，KEGG 通路富集分析前 20 条通路见图 19-4 A。GO 分析分生物过程（biological process，BP）、细胞组成（cellular component，CC）、分子功能（molecular function，MF）三个方面进行展现，见图19-4。

通过对60个潜在靶点经 Enrichr 网络平台中 KEGG 分析（$P<0.05$），共富集于209条信号通路，主要涉及 HIF-1 信号通路（HIF-1 signaling pathway）、病毒感染通路（Virus infection pathway）、TNF 信号通路（TNF-signaling pathway）、VEGF 信号通路（VEGF signaling pathway）和凋亡相关通路（Apoptosis pathway）等。

将60个潜在靶点经 Enrichr 网络平台中 GO 富集分析，以 $P<0.05$ 为筛选标准，得到1390个生物学过程（biological process，BP），主要涉及细胞因子介导的信号通路（cytokine-mediated signaling pathway）、积极调节细胞因子的产生（positive regulation of vasculature development）、细胞对细胞因子刺激的反应（cellular response to cytokine stimulus）、MAPK 级联（MAPK cascade）和细胞凋亡负调控（neagtive regulation of apoptotic process）等。细胞组分（cellular component，CC）有82个，靶点主要涉及细胞器腔（organelle lumen）、线粒体（mitochondrion）和质膜（plasma membrane）、溶酶体（lysosome）。分子功能（molecular function，MF）包括186个，主要涉及各类激酶活性（kinase activity）、G 蛋白偶联趋化因子受体活性（G-protein coupled chemoattractant receptor activity）和趋化因子结合（chemokine binding）等。

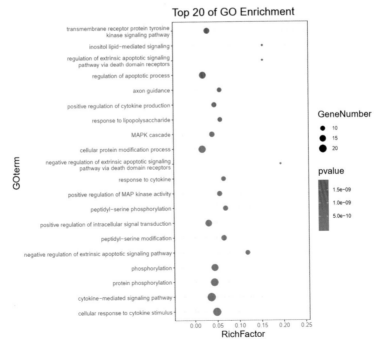

图 19-4　GO 和 KEGG 通路富集图

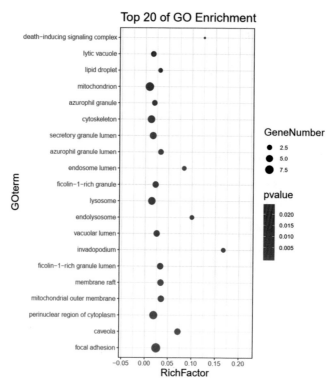

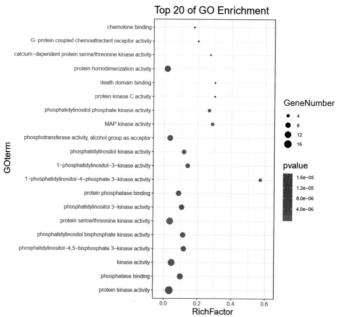

图 19-4(续)

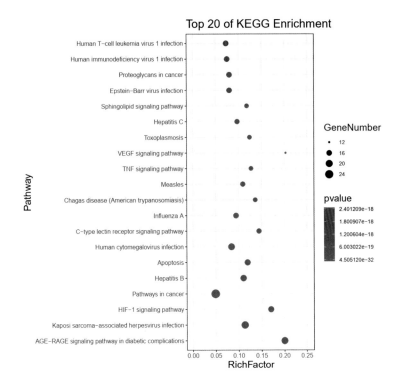

图 19-4(续)

六、催汤颗粒核心成分的分子对接验证

使用 PubChem 数据库下载催汤颗粒中 42 个化合物结构式，从 PDB 数据库中下载 SARS-CoV-2 冠状病毒 3CL 水解酶(PDB ID：6LU7)和血管紧张素转换酶 Ⅱ (ACE2，PDB ID：1R4L)的晶体结构，运用 Sybyl 软件进行分子对接，再采用 Discovery Studio 软件对分子对接结果进行分析，结果见表 19-3 和图 19-5。

分子对接 Total Score 值越大，说明受体和配体之间的亲和力越大。一般认为 Total Score 值>5.0 表明有较好的结合活性。催汤颗粒中有 6 个化合物与 SARS-CoV-2 冠状病毒 3CL 水解酶的 Total Score 值>5.0，有 25 个化合物与 ACE2 的 Total Score 值>5.0，其中 beta-谷甾醇、Phyllanthin 分别对 3CL 水解酶和 ACE2 具有很好的结合活性，Total Score 值分别是 7.4619、9.5838，说明催汤颗粒中的多个化合物与 3CL 水解酶及 ACE2 有较好的结合活性，显示催汤颗粒发挥抗新型冠状病毒的潜在作用及其特点。

表 19-3 催汤颗粒核心成分的分子对接验证

编号	化合物	CID	化学式	药材名	对接得分 6LU7	对接得分 1R4L
1	黄连素（berberine）	2353	$C_{20}H_{18}NO_4^+$	土木香	4.3594	6.004
2	大黄素（emodin）	3220	$C_{15}H_{10}O_5$	螃蟹甲	3.334	4.9051
3	莽草酸（shikimic acid）	8742	$C_7H_{10}O_5$	诃子	3.7453	3.9979
4	邻羟基肉桂酸（2-coumaric acid）	11968	$C_9H_8O_3$	悬钩子	3.6432	4.6557
5	奎尼酸（quinic acid）	37439	$C_7H_{12}O_6$	毛诃子	2.7238	3.0414
6	N-benzyl-3-(4-chlorophenyl) propanamide	64879	$C_{16}H_{16}ClNO$	土木香	4.5338	5.8377
7	熊果酸（ursolic acid）	64945	$C_{30}H_{48}O_3$	螃蟹甲	3.235	-0.1664
8	(-)-表没食子儿茶素没食子酸酯（(-)-epigallocatechin gallate）	65064	$C_{22}H_{18}O_{11}$	余甘子	3.6831	7.0513
9	异佛手柑内酯（isobergapten）	68082	$C_{12}H_8O_4$	土木香	2.3884	4.4024
10	anolignan B	72388	$C_{18}H_{18}O_2$	毛诃子	5.1192	6.6283
11	去氢木香内酯（dehydrocostus lactone）	73174	$C_{15}H_{18}O_2$	土木香	2.9018	4.9863
12	异土木香内酯（isoalantolactone）	73285	$C_{15}H_{20}O_2$	土木香	2.0946	3.9932
13	甲基苯基哌嗪（1-(4-methylphenyl)piperazine）	83113	$C_{11}H_{16}N_2$	土木香	3.6843	4.6658
14	Beta-Peltatin	92122	$C_{22}H_{22}O_8$	螃蟹甲	3.2843	7.1806
15	6-O-没食子酰葡萄糖（6-O-galloylglucose）	128839	$C_{13}H_{16}O_{10}$	毛诃子	4.4212	6.5214
16	CTK6J0570	217188	$C_{20}H_{30}O_2$	土木香	3.3888	4.5857
17	beta-谷甾醇（beta-sitosterol）	222284	$C_{29}H_{50}O$	余甘子 土木香 宽筋藤 螃蟹甲 干姜	7.4619	5.7634
18	Phyllanthin	358901	$C_{24}H_{34}O_6$	余甘子	4.7746	9.5838
19	柚皮素（naringenin）	439246	$C_{15}H_{12}O_5$	土木香	4.9907	4.03

续表

编号	化合物	CID	化学式	药材名	对接得分 6LU7	对接得分 1R4L
20	G 毒毛旋花苷(ouabain)	439501	$C_{29}H_{44}O_{12}$	毛诃子	2.5211	5.4818
21	水杨苷(salicin)	439503	$C_{13}H_{18}O_7$	毛诃子	4.1358	6.7783
22	碎叶紫堇碱(cheilanthifoline)	440582	$C_{19}H_{19}NO_4$	诃子	2.9088	5.7508
23	(+)-β-selinene	442393	$C_{15}H_{24}$	土木香	2.7343	2.8818
24	SCHEMBL546757	442778	$C_{15}H_{18}O_9$	悬钩子	4.7645	6.3941
25	Acanthoside B	443024	$C_{28}H_{36}O_{13}$	宽筋藤	4.8731	9.311
26	左旋酒石酸(L(+)-tartaric acid)	444305	$C_4H_6O_6$	土木香	2.6599	3.4788
27	termilignan	466076	$C_{19}H_{20}O_3$	毛诃子	4.8306	7.086
28	反油酸(elaidic acid)	637517	$C_{18}H_{34}O_2$	毛诃子	7.8912	8.5746
29	(9,9'-bianthracene)-2,2'-dicarboxylic acid	3082019	$C_{44}H_{38}O_{23}$	诃子	1.7293	-5.0855
30	槲皮素-3-O-葡萄糖醛酸苷(quercetin-3-O-glucuronide)	5274585	$C_{21}H_{18}O_{13}$	悬钩子	5.5068	7.463
31	槲皮素(quercetin)	5280343	$C_{15}H_{10}O_7$	悬钩子、余甘子	4.8561	6.7334
32	牡荆素(vitexin)	5280441	$C_{21}H_{20}O_{10}$	毛诃子	3.4628	7.5919
33	芹菜素(apigenin)	5280443	$C_{15}H_{10}O_5$	土木香	4.365	6.1044
34	木犀草素(luteolin)	5280445	$C_{15}H_{10}O_6$	土木香、螃蟹甲	4.7813	6.7399
35	山奈酚(kaempferol)	5280863	$C_{15}H_{10}O_6$	余甘子、土木香、悬钩子、螃蟹甲	4.8125	4.5536
36	高良姜素(galangin)	5281616	$C_{15}H_{10}O_5$	土木香	3.3635	4.9357
37	6-hydroxyluteolin	5281642	$C_{15}H_{10}O_7$	土木香	4.6556	5.9001
38	六羟黄酮(3,3',4',5,6,7-hexahydroxyflavone)	5281680	$C_{15}H_{10}O_8$	土木香	4.6403	5.2822
39	野黄芩素(scutellarein)	5281697	$C_{15}H_{10}O_6$	土木香	5.2026	6.1192

续表

编号	化合物	CID	化学式	药材名	对接得分 6LU7	对接得分 1R4L
40	8-甲氧基莰非醇（8-methoxykaempferol）	5281698	$C_{16}H_{12}O_7$	干姜	3.8687	4.5533
41	SCHEMBL119969	5315890	$C_{21}H_{28}O_5$	干姜	6.107	7.7324
42	7,8-dehydropenstemoside	70684135	$C_{17}H_{24}O_{11}$	螃蟹甲	4.7532	5.0302

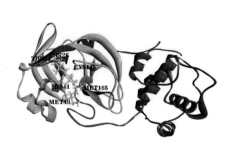 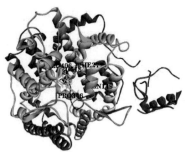

A：beta-谷甾醇-SARS-CoV-2 3CL水解酶　　　　B：Phyllanthin-ACE2

图19-5　催汤颗粒核心化合物与SARS-CoV-2 3CL水解酶和ACE2的结合模式图

催汤颗粒中42个化合物分别与SARS-CoV-2冠状病毒3CL水解酶、ACE2进行分子对接，对接结果显示有6个化合物与SARS-CoV-2冠状病毒3CL水解酶有较好的结合活性，有25个化合物与ACE2有较好的结合活性，其中化合物65064（余甘子）、92122（螃蟹甲）、222284（余甘子、土木香、宽筋藤、螃蟹甲、干姜）、358901（余甘子）、443024（宽筋藤）、466076（毛诃子）、637517（毛诃子）、5274585（悬钩子茎）、5280441（毛诃子）、5315890（干姜），推测螃蟹甲、悬钩子茎、藏木香、余甘子可能在催汤颗粒发挥潜在抗SARS-CoV-2作用中具有较大的贡献。

七、催汤颗粒的现代药理作用分析

据科学统计，普通型新冠肺炎患者进行临床研究，发现患者症状发生频率前5位的是：发热、倦怠乏力、纳呆、肌肉酸痛、干咳少痰等症状；催汤颗粒是催汤丸的改剂型产品，功能清热解表、止咳止痛。用于感冒初起，咳嗽头痛，关节酸痛；防治流行性感冒。根据该药的功能主治，按照《中药新药研究指南》的基本原则和技术要求，通过解表、止咳化痰及镇痛等试验方法，对催汤颗粒进行了与功能主治相关的主要药效学试验研究。

（一）解表试验

1. 对酵母所致发热大鼠体温的影响

试验结果表明，催汤颗粒和催汤丸对酵母所致大鼠体温变化有明显影响。致热 4 小时时，催汤颗粒 2.5g/kg 和催汤丸 8g/kg 对大鼠体温升高的抑制作用与模型对照组比较差异有非常显著的统计学意义，催汤丸 4g/kg 与模型对照组比较差异有显著的统计淀粉意义。致热 6 小时时，催汤颗粒 2.5g/kg 和催汤丸 8g/kg 对大鼠体温升高的抑制作用与模型对照组比较差异有非常显著的统计淀粉意义，催汤颗粒 1.25g/kg 和催汤丸 4g/kg 与模型对照组比较差异有显著意义。致热 8 小时时，催汤颗粒 2.5g/kg 和催汤丸 8g/kg 对大鼠体温升高的抑制作用与模型对照组比较差异有显著的统计学意义。

2. 对酵母所致发热大鼠足跖汗点数的影响

试验结果表明，催汤颗粒和催汤丸可明显减少酵母所致发热大鼠足跖汗点数。其中催汤颗粒 2.5g/kg 组和催汤丸 8g/kg 组在 2 分钟、5 分钟、10 分钟和 15 分钟时对汗点数的影响与发热模型组比较差异均有非常显著的统计学意义；催汤丸 4g/kg 组在 5 分钟和 15 分钟时对汗点数的影响与发热模型组比较差异有显著的统计学意义；催汤颗粒 1.25g/kg 组和催汤丸 2g/kg 组在 5 分钟时对汗点数的影响与发热模型组比较差异也有显著的统计学意义。催汤颗粒对大鼠足跖汗点数的影响与同等临床剂量催汤丸比较，差异无显著统计学意义。

（二）止咳化痰试验

1. 对氨水所致小鼠咳嗽反应的影响

试验结果表明，催汤颗粒 3.75g/kg 和 2.5g/kg 组对氨水所致小鼠咳嗽潜伏期有明显抑制作用，与空白对照组比较差异有显著的统计学意义。催汤丸 12g/kg 对小鼠咳嗽潜伏期的抑制作用与空白对照组比较差异有非常显著的统计学意义。

2. 对小鼠气管酚红排泌量的影响

试验结果表明，催汤颗粒和催汤丸对小鼠气管酚红排泌量有明显促进作用，其中催汤颗粒 3.75g/kg 组和 2.5g/kg 组与空白对照组比较差异有非常显著的统计学意义。

（三）镇痛试验

试验结果表明，催汤颗粒及催汤丸可减少醋酸所致小鼠扭体次数，其中催汤颗粒 3.75g/kg 组和催汤丸 12g/kg 组与空白照组比较差异有显著的统计学意义。

第二节　流感丸

流感丸属于国家医保目录品种，具有清热解毒的功效。用于治疗流行性感冒、流清鼻涕、头疼咳嗽、周身酸痛、炎症发烧等症状，是藏医治疗流行性感冒的常用经典方剂。本节"甘肃方剂"藏药方治疗药物流感丸为依据，应用生物信息学手段和网络药理学的方法，分析流感丸的核心活性化合物和作用靶点，从而为流感丸防治 COVID-19 的机制提供理论依据。

一、流感丸靶点与化合物活性筛选

利用 TCMSP、化学专业数据库、PubChem 数据库及 Swiss Target Prediction 数据库检索诃子、亚大黄、木香、獐牙菜、藏木香、垂头菊、丁香、镰形棘豆、酸藤果、角茴香、阿魏、榜嘎、大戟膏、草乌、安息香、藏菖蒲、龙骨、麝香、宽筋藤、牛黄和豆蔻的活性化合物及靶点，删除重复项后，得到化合物 123 个，药物靶点 671 个，具体数据见表 19-4。

表 19-4　藏药-成分-靶点基本信息统计

藏药名称	成分数量/个	预测靶点数目/个
阿魏	6	239
安息香	3	123
角茴香	3	152
草乌	3	116
丁香	4	232
豆蔻	9	334
诃子	5	242
镰形棘豆	2	50
木香	3	80
牛黄	5	222
酸藤果	2	39
亚大黄	3	45
藏菖蒲	4	235

续表

藏药名称	成分数量/个	预测靶点数目/个
獐牙菜	6	121
宽筋藤	7	94
麝香	33	248
藏木香	38	404
合计	123	671

二、疾病靶点及疾病-药物共同靶点的获取

通过 GeneCards 数据库及 Venny 2.1 在线作图工具平台，得到疾病靶点655 个，共同靶点 86 个，与流感丸中的 90 个化合物有关联。交叉靶点的藏药-成分-靶点具体信息见表 19-5，韦恩图具体见图 19-6。

表 19-5　交叉靶点的藏药-成分-靶点基本信息统计

藏药名称	成分数量/个	预测靶点数目/个
阿魏	6	239
安息香	3	123
角茴香	3	152
草乌	3	116
丁香	4	232
豆蔻	9	334
诃子	5	242
镰形棘豆	2	50
木香	3	80
牛黄	5	222
酸藤果	2	39
亚大黄	3	45
藏菖蒲	4	325
獐牙菜	6	121
宽筋藤	7	94
麝香	33	248
藏木香	38	404
去重合计	90	86

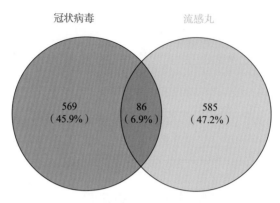

图 19-6　流感丸与冠状病毒靶点韦恩图

三、流感丸的"藏药-成分-靶点-疾病"网络构建

根据复方中藏药、化合物以及靶点信息，构建复方的"藏药-成分-靶点-疾病"网络图，见图 19-7。图中绿色圆圈节点代表基因，紫色菱形节点代表化合物，蓝色四方形节点代表藏药材。度值表示预测出该成分与作用靶点的关联个数，度值越大说明该成分越重要。

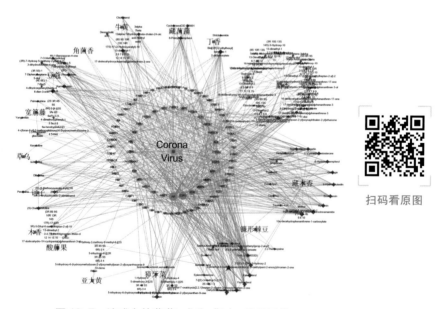

扫码看原图

图 19-7　流感丸的藏药-成分-靶点-疾病网络

四、PPI 网络的构建

将 86 个药物-疾病共同靶点导入 STRING 数据库中，得到 PPI 网络关系数据，使用 Cytoscape 软件进行可视化分析，构建 PPI 网络图，见图 19-8。

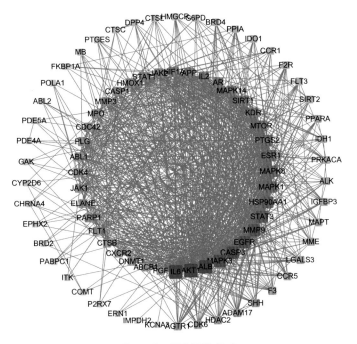

图 19-8　PPI 网络构建

其中节点度的中位数为 18。在 86 个核心靶点中，IL6、AKT1、ALB、MAPEK3、CASP3、EGFR、MMP9、STAT3、HSP90AA1、MAPK1、MAPK8、ESR1、PTGS2、MTOR、KDR、SIRT1、AR、MAPK14、IL2、APP、HIFHIF1A、STAT1、JAK2、HMOX1、CASP1、MMP3、PLG、CDC42、MPO、ABL1、CDK4、PARP1、ELANE、JAK1、FLT1、CTSB、CXCR2、DNMT1、ABCB1、PGF、SHH、ADAM17、AGTR1、CDK6、HDAC2，这 45 个靶点的度值均大于等于中位数 18。

五、流感丸的 KEGG 分析和 GO 分析

将流感丸的 86 个潜在靶点经 Enrichr 网络平台中的"KEGG 富集分析"与"GO（gene ontology）富集分析"进行生物学分析，并进行可视化处理，根据 P 值从小到大排序，KEGG 通路富集分析前 20 条通路见图 19-9 A。GO 分析分生物过程（biological process，BP）、细胞组成（cellular component，CC）、分子

功能(molecular function, MF)三个方面进行展现,见图19-9。

通过对潜在靶点进行 KEGG 分析($P<0.05$),共富集于 211 条信号通路,主要与 HIF-1 信号通路(HIF-1 signaling pathway)、病毒感染通路(Virus infection pathway)、TNF 信号通路(TNF-signaling pathway)、VEGF 信号通路(VEGF signaling pathway)和凋亡相关通路(Apoptosis pathway)等通路有关。

将 86 个潜在靶点经 Enrichr 网络平台中 GO 富集分析,以 P-value<0.05 为筛选标准,得到 1844 个生物学过程(biological process, BP),主要涉及细胞因子介导的信号通路(cytokine-mediated signaling pathway)、积极调节细胞因子的产生(positive regulation of vasculature development)、细胞对细胞因子刺激的反应(cellular response to cytokine stimulus)、MAPK 级联(MAPK cascade)和细胞凋亡负调控(neagtive regulation of apoptotic process)。细胞组分(cellular component, CC)有 129 个,靶点主要涉及细胞器腔(organelle lumen)、线粒体(mitochondrion)和质膜(plasma membrane)、溶酶体(lysosome)。分子功能(molecular function, MF)包括 186 个,涉及各类激酶活性(kinase activity)、G 蛋白偶联趋化因子受体活性(G-protein coupled chemoattractant receptor activity)和趋化因子结合(chemokine binding)等。

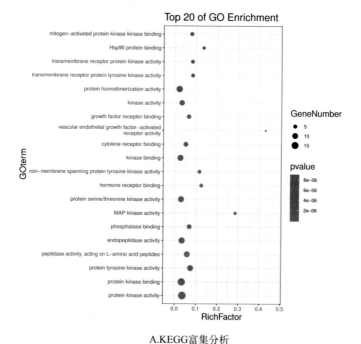

A.KEGG富集分析

图 19-9　GO 和 KEGG 通路富集图

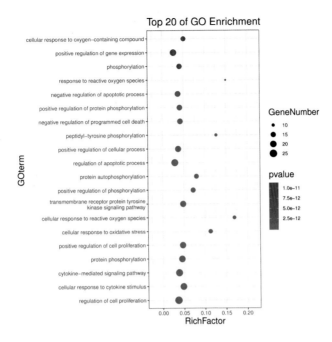

B.GO生物过程

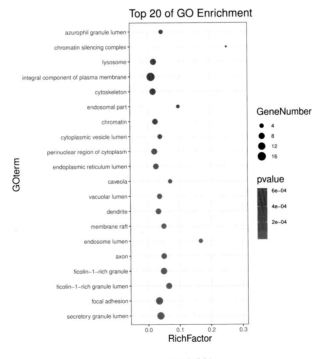

C.GO细胞分析

图 19-9(续)

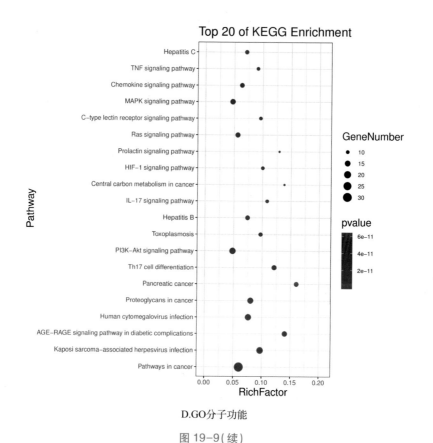

D.GO分子功能

图 19-9(续)

第三节　仁青芒觉胶囊

仁青芒觉胶囊已收入《国家妇儿、急(抢)救药品目录》，处方被列为国家保密配方，具有清热解毒、益养肝胃、明目醒神、愈疮、滋补强身之功效，列入"甘肃方剂"藏药康复方，本节采用网络药理学分析基于目前已公开的处方中的部分药材分析，为仁青芒觉胶囊防治新冠肺炎的机制提供理论依据。

一、仁青芒觉胶囊靶点与化合物活性筛选

利用 TCMSP、化学专业数据库、PubChem 数据库及 Swiss Target Prediction 数据库检索以西红花、毛诃子、人工麝香、人工牛黄、朱砂、蒲桃等 6 味药的活性化合物及靶点，删除重复项后，共有化合物 219 个，靶点 413 个，具体信息见表 19-6。

表 19-6　藏药-成分-靶点基本信息统计

藏药名称	成分数量/个	预测靶点数目/个
朱砂	0	0
蒲桃	66	347
西红花	5	91
毛诃子	9	147
人工麝香	22	98
人工牛黄	4	138
合计	114	423

二、疾病靶点及疾病-药物共同靶点的获取

通过 GeneCards 数据库及 Venny 2.1 在线作图工具平台，得到疾病靶点 622 个，共同靶点 69 个，与仁青芒觉胶囊中 95 个化合物有关联。共同靶点的藏药-成分-靶点具体信息见表 19-7，韦恩图具体见图 19-10。

表 19-7　交叉靶点的藏药-成分-靶点基本信息统计

藏药名称	成分数量/个	预测靶点数目/个
朱砂	0	0
蒲桃	57	64
西红花	4	18
毛诃子	8	25
人工麝香	19	17
人工牛黄	4	24
去重合计	95	69

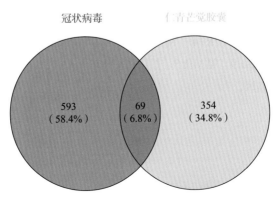

图 19-10　仁青芒觉胶囊与冠状病毒靶点韦恩图

三、仁青芒觉胶囊的"藏药-成分-靶点-疾病"网络构建

根据组成复方的藏药、化合物及靶点信息，构建复方的"藏药-成分-靶点-疾病"网络图，见图 19-11。图中 5 个蓝色四方形节点代表藏药，绿色圆圈节点代表基因，紫色菱形节点代表化合物。利用 Cytoscape 软件中的 Network Analyzer 插件对网络图进行分析显示，图中多个成分均能与 10 个以上的靶点相连，表明仁青芒觉胶囊是通过多化合物-多靶点发挥作用的。

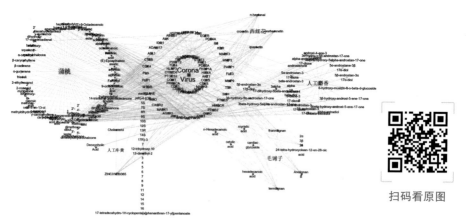

扫码看原图

图 19-11　仁青芒觉胶囊的藏药-成分-靶点-疾病网络

四、PPI 网络的构建

使用 STRING 数据库得到 PPI 网络关系数据，利用 Cytoscape 软件进行可视化分析，构建 PPI 网络图，见图 19-12。

其中节点度值的中位数为 16。在 69 个核心靶点中，ADAM17、CXCR2、MMP3、JAK1、ELANE、ABL1、MPO、ACE、HMOX1、CASP1、JAK2、HIF1A、AR、KDR、MAPK14、MTOR、APP、MAPK1、ESR1、HSP90AA1、EGFR、MAPK8、MMP9、MAPK3、CASP3、IL6、AKT1 这 27 个靶点的连接度均大于等于中位数 16。

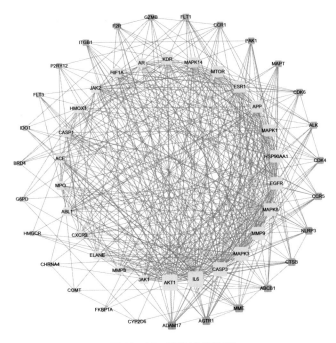

图 19-12 PPI 网络构建

五、仁青芒觉胶囊的靶点通路分析

将仁青芒觉胶囊的 69 个潜在靶点经 Enrichr 网络平台中的"KEGG 富集分析"与"GO(gene ontology)富集分析"进行生物学分析,并进行可视化处理,根据 P 值从小到大排序,KEGG 通路富集分析前 20 条通路见图 19-13 A。GO 分析分生物过程(biological process,BP)、细胞组成(cellular component,CC)、分子功能(molecular function,MF)三个方面进行展现,见图 19-13。

通过对 69 个潜在靶点经 Enrichr 网络平台中 KEGG 分析($P<0.05$),共富集于 210 条信号通路,其中主要涉及 HIF-1 信号通路(HIF-1 signaling pathway)、病毒感染通路(Virus infection pathway)、TNF 信号通路(TNF-signaling pathway)、VEGF 信号通路(VEGF signaling pathway)和凋亡相关通路(Apoptosis pathway)等。

以 P-value<0.05 为筛选标准在 Enrichr 网络平台中 GO 富集分析,得到 1654 个生物学过程(biological process,BP)主要涉及细胞因子介导的信号通路(cytokine-mediated signaling pathway)、积极调节细胞因子的产生(positive regulation of vasculature development)、细胞对细胞因子刺激的反应(cellular response to cytokine stimulus)、MAPK 级联(MAPK cascade)和细胞凋亡负调控

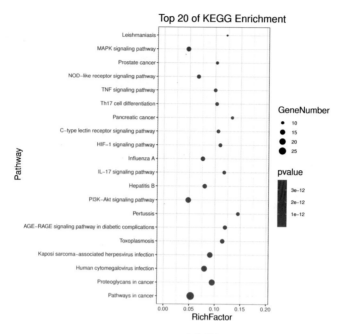

A.KEGG富集分析

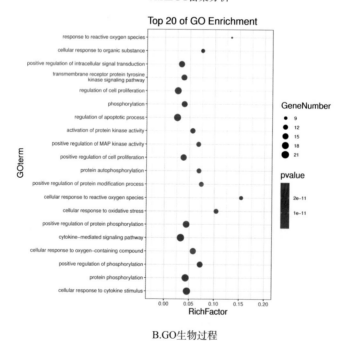

B.GO生物过程

图 19-13　GO 和 KEGG 通路富集图

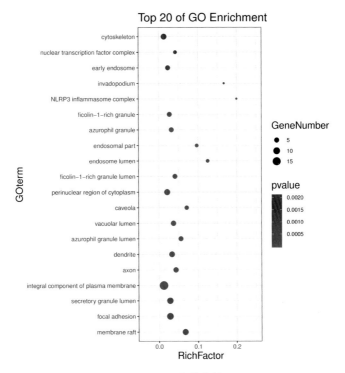

C.GO细胞分析

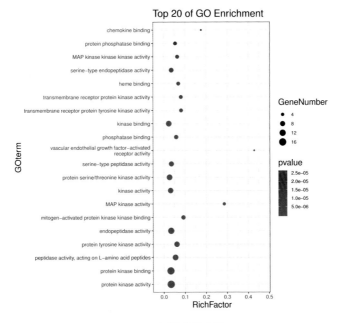

D.GO分子功能

图 19-13（续）

（neagtive regulation of apoptotic process）。在 99 个细胞组分（cellular component，CC）中，主要涉及细胞器腔（organelle lumen）、线粒体（mitochondrion）和质膜（plasma membrane）、溶酶体（lysosome）。分子功能（molecular function，MF）包括 221 个，主要涉及各类激酶活性（kinase activity）、G 蛋白偶联趋化因子受体活性（G-protein coupled chemoattractant receptor activity）和趋化因子结合（chemokine binding）等。

本章对"甘肃方剂"收载三个藏药方催汤颗粒、流感丸和仁青芒觉胶囊进行网络药理学预测分析，得到了催汤颗粒、流感丸和仁青芒觉胶囊的主要活性成分调控的靶点与新冠肺炎的治疗靶点，其中靶点大致分为炎症因子、丝裂原活化蛋白激酶和其他这 3 类。炎症因子主要有白细胞介素 6（IL-6）、凋亡因子 3（CASP3）、一氧化氮合酶（NOS）、肿瘤坏死因子（TNF）和细胞间黏附分子-1（ICAM1）等。纵观催汤颗粒、流感丸和仁青芒觉胶囊各化合物的作用、靶点的分类、富集的生物学过程和信号通路，较多地涉及病毒感染、炎症反应和免疫调节等方面。

（一）调节炎症方面

IL-6 是免疫系统的重要细胞因子，早期激活 JAK/STAT 信号通路，调节 B 细胞分化及一系列急性期反应。新冠肺炎患者血清中 IL-6 等细胞因子的升高已经被证实，细胞因子启动的早期，IL-6 的含量易升高，而且持续时间长。因此，以上三方可能参与了 IL-6 的早期调节。此外，还能调节 CASP3、NOS、TNF 和 ICAM1 等炎症相关因子，能综合起到改善新冠肺炎的炎症风暴作用。

（二）抗病毒方面

从 KEGG 分析结果可以看到，催汤颗粒、流感丸和仁青芒觉胶囊抗病毒的途径广泛，这可以解释和证明为何此三方在藏医中从古至今一直被广泛用于治疗瘟疫、温病、流行性感冒、急性上呼吸道感染（羌巴病）等方面的科学道理。

综上，本研究应用网络药理学和分子对接技术对催汤颗粒、流感丸、仁青芒觉胶囊中的化学成分、作用靶点、信号途径和抗病毒作用开展了预测研究，结果显示催汤颗粒、流感丸、仁青芒觉胶囊具有多成分、多靶点、多途径的整体调控新冠肺炎相关靶标，通过多种生物学途径对新冠肺炎发挥调控作用。但本预测也有一定的局限性，后期须对预测结果开展进一步实验验证研究。

参 考 文 献

［1］Zhang Y Q，Mao X，Guo Q Y，*et al*. Network pharmacology-based approaches capture essence of chinese herbal medicines［J］. *Chin Herb Med*，2016，8(2)：107-116.

［2］Huang C，Wang Y，Wang X，*et al*. Clinical features of patients infected with 2019 novel coronavirus in Wuhan，China［J］. *The Lance*，2020，359(10223)：497-506.

［3］范建新，秦雪梅，李震宇. 基于网络药理学和分子对接技术的款冬花在清肺排毒汤治疗新型冠状病毒肺炎(COVID-19)中的作用分析［J］. 中草药，2020，51(9)：2317-2325.

第六篇

新冠肺炎防护知识与疫情下的教育改革

新冠肺炎疫情不仅仅影响着我们生活、工作和学习，也影响着每个人对于公共卫生和疾病防控的理解和认识。尤其对于呼吸道传染性疾病，除了传染源的有效隔离和对人群采取疫苗注射进行保护之外，采取有效措施切断传播途径是至关重要的。本次新冠肺炎疫情极大地促进了人们健康习惯的养成，如保持社交距离、佩戴口罩、勤洗手、使用公筷、心理适应和适宜的消毒措施等卫生习惯。当然，疫情对于人们重新认识医学教育、讨论公共卫生人才培养及其他教育教学方法等的改变也起到了极大的促进作用。

第二十章

良好行为及习惯的养成

个人良好的卫生和生活行为习惯是防控新型冠状病毒感染最有效的措施。对于居民个人而言，了解传染性疾病预防基本知识，主动改变自己并形成良好的卫生和生活饮食习惯非常关键；另外，公共场所和家庭起居按照相关卫生要求采取对应防控措施预防疾病也至关重要。

第一节　个人预防

一、保护自己远离新型冠状病毒

（一）避免参加人群集聚活动

为有效防止新冠肺炎聚集性疫情发生，应减少家庭聚集、工作场所聚集、公共场所聚集、交通出行聚集等可能引发新冠肺炎传播的各项活动，包括：①不组织、不参加各类大型公众聚会和聚餐活动；②避免参加各类体育赛事、演唱会、音乐会等活动；③避免参加各类游园、灯会、庙会、花会、焰火晚会等活动；④不举办群体性宴席；⑤不聚集打牌、打麻将、下棋等娱乐活动；⑥不聚集跳广场舞、健身操、卡拉OK等活动。

（二）出行时保持社交距离

居民如果确须外出，须保持适当的社交距离。保持社交距离是尽量减少与人接触切断传染病传播的有效方式；保持社交距离一般是指尽量与其他人员保持1.5米以上，尽量减少10分钟以上的外界接触。

保持社交距离不是自我隔离，保持社交距离还要求居民出行前应自我检查身体状况，若自身无可疑症状，方可正常出行。若有以下4种情况中任意一种要主动进行自我隔离，包括：①感冒或流感症状；②病毒确诊；③刚从疫区回来；④曾与确诊病例接触。

健康人群仍可正常外出工作、购物和坐公交，但尽量避免扎堆聊天、与他人拼车等，老年人和有慢性疾病等高风险人群，自我隔离措施应更严格。

（三）出行佩戴口罩

1. 口罩的正确使用

一次性医用口罩，连续佩戴 4 小时要更换，污染或潮湿后立即更换；N95 医用防护口罩，连续佩戴 4 小时更换，污染或潮湿后立即更换。棉布口罩、海绵口罩均不推荐。

2. 正确使用医用口罩的方法

（1）口罩颜色深的应该朝外，而且医用口罩上还有鼻夹金属条。

（2）正对脸部的应该是医用口罩的反面，也就是颜色比较浅的一面，除此之外，要注意带有金属条的部分应该在口罩的上方。

（3）正确区分口罩的正面、反面、上端、下端，先将手洗干净，确定口罩是否正确之后，将两端的绳子挂扣在耳朵上。

（4）最后一步，口罩佩戴完毕后，须用双手压紧鼻梁两侧的金属条，使口罩上端紧贴鼻梁，然后向下拉伸口罩，使口罩不留有褶皱，最好覆盖住鼻子和嘴巴。

3. 特殊人群佩戴口罩方法

（1）孕妇佩戴防护口罩，应注意结合自身条件，选择舒适性比较好的产品。

（2）老年人及有心肺疾病等慢性病患者佩戴后会造成不适感，甚至会加重原有病情，应寻求医生的专业指导。

（3）儿童处在生长发育阶段，其脸型小，应选择儿童防护口罩。

（4）在户外进行运动时可以不戴口罩。

二、养成良好的个人卫生习惯

（一）勤洗手

接触公共物品后、咳嗽用手捂之后、饭前便后、接触他人或动物后、外出回来后可用洗手液或香皂流水洗手，或者使用含有酒精成分的免洗洗手液。

正确洗手是预防腹泻和呼吸道感染最有效措施之一。世界卫生组织、国家疾病预防控制中心等权威机构均推荐七步洗手法（图 20-1），包括：

1. 掌心相对，手指并拢，相互揉搓。

2. 手心对手背沿指缝相互揉搓，交换进行。

3. 掌心相对，双手交叉指缝相互揉搓。

4. 弯曲手指使关节在另一手掌心旋转揉搓，交换进行。

5. 右手握住左手大拇指旋转揉搓，交换进行。

6. 将五个手指尖并拢放在另一手掌心旋转揉搓，交换进行。

7. 必要时增加对手腕的清洗。

外出或在旅途之中没有清水，不方便洗手，建议准备免洗洗手液。

七步洗手法七字方针：内一外一夹一弓一大一立一腕

内：掌心相对，手指　　外：手心对手背　　夹：掌心相对，双手　　弓：弯曲各手指关节，半
并拢相互揉搓　　　　沿缝相互揉搓　　交叉沿指缝相互揉搓　　握拳把指背放在另一手
　　　　　　　　　　　　　　　　　　　　　　　　　　　　　　　掌心旋转揉搓

大：一手握另一手大拇指　　立：弯曲各手指关节，　　腕：揉搓手腕、手
旋转揉搓　　　　　　把指尖合拢在另一手
　　　　　　　　　掌心旋转揉搓

注意事项：
　　在流水状态下洗手，洗手时应先摘下手上的饰物及手表，洗手前湿润双手，涂抹洗手液，然后按照上述步骤洗手，每个步骤揉搓5次左右，洗完手后用干净的毛巾擦干。

图 20-1　七步洗手法示意图

（二）保持良好的卫生习惯

不管是病毒还是细菌引起的呼吸道感染，预防最为重要。应尽量避免接触呼吸道感染的患者，如有家庭成员需要照顾，应尽量佩戴口罩。居民在外做到文明出行不随地吐痰。排出口、鼻分泌物时应该用纸巾包好，弃置于有盖的垃圾箱内。

三、增强个人体质和免疫力

个人免疫功能改善主要从均衡膳食、适量运动、避免过度疲劳三个方面着手。

（一）均衡膳食

均衡膳食是指膳食必须符合个体生长发育和生理状况，膳食应含有人体

所必需的各种营养成分，营养比例适宜且数量充足，维持正常生理功能等。

《中国居民膳食指南》指出，在食物多样化前提下，日常饮食应以谷类为主。《中国居民平衡膳食宝塔》推荐第一层粮食摄入每天应在 250~400g，所占的比例最高。宝塔中第二层是蔬菜与水果，建议每日食用新鲜蔬菜 300~500g，新鲜水果 200~350g。第三层是水产品、禽畜肉、蛋类，建议畜禽肉每日摄取量为 40~75g，水产品每日为 40~75g，蛋类 40~50g。第四层为奶及奶制品、大豆及坚果类，每日最好摄入奶及奶制品 300g，以补充膳食中钙的不足，大豆及坚果类每日 25~35g，可提供丰富的维生素 B_1 及铁、锌等微量元素。宝塔第五层为盐和油，盐每天摄入少于 6g，油每天摄入 25~30g。（图 20-2）

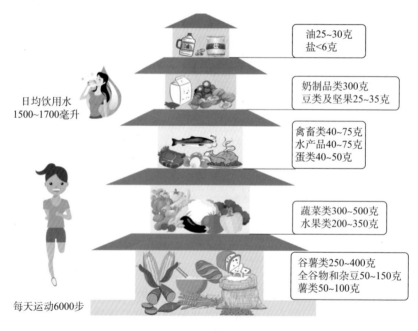

图 20-2　中国居民平衡膳食宝塔示图

另外，每日膳食中食物的品种要达到五大类、十八种以上。其中三种以上粮谷类包括米、面、杂粮等；三种以上动物性食品包括肉、蛋、鱼、禽、乳类；六种以上的蔬菜包括根茎类、绿叶类、瓜茄类、薯类、藻类等；两种以上大豆及其制品，包括豆腐、豆腐皮、豆浆等。将以上食物科学搭配，按早餐占 30%、午餐占 40%、晚餐占 30% 的比例分配到一日三餐中。

（二）适量运动

适量运动是指运动者根据个人的身体状况、场地、器材和气候条件，选择适合的运动项目，运动负荷不能超过个人身体的承受能力。适量运动是保持脑力和体力协调，预防疾病、消除疲劳、延年益寿的一个重要因素。运动后感觉舒服、不疲劳，不影响一天的工作、生活为宜。

（三）避免过度疲劳

过度疲劳主要表现为打瞌睡、头晕、精神不振、身体乏力等。首先，避免过度疲劳最好的方法就是休息，如参加考试、竞赛、表演、主持重要会议等应先休息一段时间；其次，保证每天 8 小时睡眠，周末应进行一次"整休"，为下一周紧张、繁忙的工作打好基础；再次，应明确规定一天之内的休息次数、时间与方式，不要随意改变或取消；最后，重视并认真做好工间休息，充分利用短暂的时间到室外活动，或深呼吸，或欣赏音乐，使身心得以放松。

四、采纳科学防疫信息，不传谣，不信谣

《突发公共卫生事件应急条例》第二十一条规定：任何单位和个人对突发事件，不得隐瞒、缓报、谎报或者授意他人隐瞒、缓报、谎报。

《突发事件应对法》第五十四条规定："任何单位和个人不得编造、传播有关突发事件事态发展或者应急处置工作的虚假信息。"

因此，疫情期间，除了个人做好防护之外，一定坚持科学防疫，积极配合地方政府、社区的防疫政策。应通过官方渠道了解消息，对不确定的消息不要轻信，理性地辨别信息的真伪。同时应自觉遵守各项法律法规，对未经证实的任何疫情信息不转发、不传播，真正做到不造谣、不信谣、不传谣。

第二节　居家防护

居家预防措施包括新冠肺炎疫情低风险地区的普通人群居家预防措施和轻症发热病例的居家隔离措施。

一、普通人员居家预防措施

（一）保持科学态度认识疫情，处理疫情相关事项。

（二）增强卫生健康意识，保持平和心态，作息规律等。

（三）养成良好的居家卫生习惯。家庭成员不共用毛巾，勤晒衣被。

（四）准备必需的防疫物资。家庭备置体温计、一次性口罩和家庭用消毒剂等防疫物资。

（五）居室保持温度适宜，多通风换气并保持卫生整洁。有些病菌，在阴

暗潮湿的环境中，容易生长繁殖，而在空气流通、阳光充足的环境中，就会大大减少。适宜的自然采光可以使室内得到良好的日照，还可以起到杀菌作用。尽量采用自然通风，每天开窗通风数次不少于 3 次，每次 20～30 分钟。户外空气质量较差时，通风换气频次和时间应适当减少。空调使用前应进行清洗，开启前，先行打开门窗通风 20～30 分钟。如可以，建议空调运行时门窗不要完全闭合。家庭环境以清洁为主，预防性消毒为辅，及时清理室内垃圾。

（六）坚持居家安全健康的饮食习惯，多吃新鲜的水果蔬菜。不食用已经患病的动物及其制品，要从正规渠道购买冰鲜禽肉，食用肉类和蛋类要煮熟、煮透，处理生食和熟食的切菜板及刀具要分开，处理生食和熟食之间要洗手。不要接触、购买和食用野生动物（即野味），避免前往售卖活体动物（禽类、海产品、野生动物等）的市场。使用洁净的餐具，餐具可以采用蒸煮 15 分钟的方式消毒。

（七）主动做好个人和家庭成员的健康监测，如出现发热、干咳、乏力等症状，应及时报告并按要求就医。

二、轻症发热病例的居家预防知识

对于轻症发热病例的患者，居家隔离有如下建议：

（一）将病人安置在通风良好的单人房间。

（二）限制看护人数，尽量安排一位健康状况良好且没有慢性疾病的人员进行护理。

（三）家庭成员应住在不同房间，如条件不允许，和病人至少保持 1 米距离。

（四）限制病人活动，病人和家庭成员活动共享区域最小化，确保共享区域（厨房、浴室等）通风良好（开窗）。

（五）看护人员与病人共处一室应戴好口罩，口罩紧贴面部，佩戴过程禁止触碰和调整。口罩因分泌物变湿、变脏，必须立即更换。摘下及丢弃口罩之后，进行双手清洗。

（六）与病人有任何直接接触或进入病人隔离空间后，进行双手清洁。

第三节 公共场所防护

新型冠状病毒流行期间正常使用的商场、餐馆、影院、KTV、网吧、公共浴池、体育馆、展览馆、火车站、地铁站、飞机场、公交汽车站等公共场所人群经常聚集活动，应做好公共场所的卫生防护。

一、个人防护

（一）工作人员防护

公共场所工作人员要自行健康监测，若出现新型冠状病毒感染的可疑症状，如发热、咳嗽、咽痛、胸闷、呼吸困难、轻度纳差、乏力、精神稍差、恶心呕吐、腹泻、头痛、心慌、结膜炎、轻度四肢或腰背部肌肉酸痛等，不要带病上班。及时按规定去定点医院就医，尽量避免乘坐公交、地铁等公共交通工具，前往医院路上和医院内应全程佩戴医用外科口罩（或其他更高级别的口罩）。

工作人员佩戴医用外科口罩（或其他更高级别的口罩）。建议穿工作服并保持清洁，定期洗涤、消毒。当有疑似或确诊病例出现时，在专业人员指导下进行个人防护。应当加强手卫生措施，工作人员随时进行手卫生。

（二）流动人员防护

疾病流行地区，公众应尽量减少不必要的外出，尤其避免前往空气流通较差和人流密集的地方。在外出购物之前，须提前列好购物清单，以减少外出逗留时间。外出时全程佩戴口罩，并尽量选择步行。到达商场后应配合工作人员进行体温检测。购物时不闲逛、不闲聊，并与别人保持一米以上的社交距离。选择合适商品后，可选择电子支付，避免增加不必要的接触。

在公共场所活动时，尽量避免乘坐厢式电梯，少参与聚会。公共场所就餐也应选择错峰分开就餐的形式，离开公共场所后要立即洗手。同时，公共场所也应保持室内清洁，经常通风。

乘坐列车、飞机、地铁等公共交通时，须全程佩戴口罩，随时配合工作人员做体温检测，应尽量隔位、分散而坐。保持手的卫生，在打喷嚏时须遮住口鼻，避免飞沫传播。选择"分散坐、少交流"的模式乘坐公共交通，下车后须及时洗手。在乘坐出租车时，要适度开窗通风，下车前索要发票；乘坐长途汽车时，在服务区就餐要与他人保持距离，并保留乘车票据。如出现发热、干咳、乏力等症状，请不要乘坐公共交通工具。尽量避免在公共场所进食，更应避免与他人聚餐或同桌吃饭。

新冠肺炎流行期间办公楼等公共场所应当加强来访人员管理，做好来访人员的健康监测和登记等工作。

二、场所卫生

（一）设立应急区域

建议在公共场所设立应急区域，当出现疑似或确诊病例时，工作人员应要求其离开或及时到该区域进行暂时隔离，再按照其他相关规范要求进行处理。

（二）清洁与消毒

当出现人员呕吐时，应当立即用一次性吸水材料加足量消毒剂（如含氯消毒剂）或有效的消毒干巾对呕吐物进行覆盖消毒。清除呕吐物后，再使用季铵盐类消毒剂或含氯消毒剂进行物体表面消毒处理。

当有疑似或确诊病例出现时，在专业人员指导下进行消毒处理。

公用物品及公共接触物品或部位要定期清洗和消毒。做好物体表面清洁消毒，应当保持环境整洁卫生，每天定期消毒，并做好清洁消毒记录。

加强餐（饮）具的消毒，餐（饮）具去残渣、清洗后，煮沸或流通蒸汽消毒15分钟；或采用热力消毒柜等消毒方式；或采用有效氯含量为250mg/L溶液，浸泡消毒30分钟，消毒后应将残留消毒剂冲净。

保持衣服、被褥、座椅套等纺织物清洁，可定期洗涤、消毒处理。可用流通蒸汽或煮沸消毒30分钟，或先用500mg/L的含氯消毒液浸泡30分钟，然后常规清洗。

卫生洁具可用有效氯含量为500mg/L的含氯消毒剂浸泡或擦拭消毒，作用30分钟后，清水冲洗干净，晾干待用。

（三）通风换气

保持公共场所内空气流通。首选自然通风，尽可能打开门窗通风换气，也可采用机械排风。如使用空调，保证空调系统或排气扇运转正常，保证充足的新风输入，所有排风直接排到室外，定期清洗空调滤网，未使用空调时应关闭回风通道。

（四）设置洗手设施

确保场所内洗手设施运行正常，洗手间要配备足够的洗手液，保证水龙头等供水设施正常工作，有条件时可配备感应式手消毒设施。

（五）垃圾处理

保持环境卫生清洁，加强垃圾的分类管理，及时收集并清运。加强垃圾桶等垃圾盛装容器的清洁，可定期对其进行消毒处理。可用 250~500mg/L 的含氯消毒剂进行喷洒或擦拭，也可采用消毒湿巾进行擦拭。

（六）开展宣教工作

在公共场所显著区域，采用视频滚动播放或张贴宣传画等方式开展防控健康宣教。

参 考 文 献

［1］郑贵森. 百年大计——筑牢公共卫生疾病预防控制体系之思考［J］. 甘肃中医药大学学报，2020，37（1）：15-18.

［2］张美娟. 后疫情时期儿童良好生活习惯的培养［J］. 教书育人，2020（16）：17.

［3］朱颖，缪小平. 新型冠状病毒肺炎的研究和防控进展［J］. 华中科技大学学报（医学版），2020，49（2）：151-155.

［4］马琳璐，邓通，方程，等. 新型冠状病毒肺炎的全民防护措施概述［J］. 中国研究型医院，2020，7（2）：76-80.

［5］方邦江. 新型冠状病毒感染的肺炎中西医结合防控手册［M］. 北京：人民卫生出版社，2020.

［6］裴银辉. 新型冠状病毒肺炎预防措施分析［J］. 华北理工大学学报（医学版），2020，22（4）：326-328.

［7］国家卫生健康委办公厅. 新型冠状病毒肺炎防控方案［J］. 6 版. 全科医学临床与教育，2020，18（5）：388-390+396.

［8］武汉大学公共卫生治理研究课题组. 防疫常态化下公共卫生治理的思考与建议［J］. 学习与探索，2020（6）：1-7.

第二十一章

新冠肺炎疫情下各级各类学校的疫情防控

新冠肺炎疫情得到有效控制以后，各类企业的复工复产和各级各类学校的正常开学对于恢复社会经济秩序，提振国家经济、社会发展意义重大。对于各级各类学校而言，既要有效防控疫情复发，又要不影响正常的教育教学秩序，从而保障学校开学后师生健康至关重要。本章将从各级各类学校防控工作的共性和防控的差异性进行介绍。

第一节　大专院校的防控

人口密度高，学生人数集中是大专院校的一大特点。在校生来自全国各地且基本上都是 18 岁左右，由于连续经过小学、初中和高中的紧张学习，对外界接触较少，因而他们通常对家庭的依赖性较大，个人意识较强、集体观念尚须加强，大专院校学生对社会的参与意识较强，但责任观念较弱；此外随着大学生与网络接触程度的增强，广大学生接收信息的途径较多，各种有害及虚假信息对学生的思想冲击较大。这些都对新冠肺炎疫情下的大专院校的防控提出了更高的要求。

无论如何，新冠肺炎疫情防控最终的工作目标是控制传染源、切断传播途径、保障广大师生的身体健康和生命安全。故大专院校应在以下方向做好疫情防控工作：

一、统一思想，建立健全疫情防控体系

大专院校应成立疫情防控工作领导小组。党委书记和校长为组长，分管校领导为直接责任人，各部门负责人为本部门防控工作的责任人。全面负责学校疫情防控工作的组织领导和督促检查。

制定疫情防控应急预案，制度明确，责任到人，并进行培训、演练，校长是本单位疫情防控第一责任人。如：学校突发公共卫生事件应急预案、开学准备工作方案、联防联控制度、学生健康管理制度、环境卫生消毒制度、传染病防控健康教育制度等。

建立学校、院系、辅导员和班级四级防控工作现代新媒体联系网络系统（如 QQ、微信等），及时收集和报送相关信息。同时建立疫情信息定期报告制度，明确信息报告人，加强值班值守，及时按要求向有关单位报送信息。

各大专院校要加强与地方卫生健康部门、疾控机构、就近医疗机构的沟通协调，取得专业技术支持，配合有关部门积极开展联防联控。

二、做好开学前的疫情防控准备

（一）提前告知疫情防控有关要求

1. 学校应在开学前通过学校自己制定的《疫情防控工作告知书》等形式，及时将学校疫情防控有关要求通知到每一个师生，如实填写《健康状况信息登记表》和隔离观察结束承诺书。

2. 学校每日掌握教职员工及学生健康情况，实行"日报告""零报告"制度，并向主管部门报告。学校应建立教职工、学生假期的行踪和健康监测机制。对本校师生进行全面排查，在开学前汇总学生家庭住址、联系方式及家庭成员等信息，定期收集学生有无发热咳嗽症状及是否到过疫情高发区等信息，并做好记录。如有发热、乏力、干咳等可疑症状，应及时报告学校，并及时就近就医，待痊愈后再准备返校。要全覆盖、精准掌握疫情防控重点地区教职工、学生在校的院系、年级、班级分布。

3. 所有外出的教职员工和学生，返回居住地后应当居家隔离 14 天，健康者方可返校。隔离期间，如出现呼吸道症状，发热、畏寒、乏力、腹泻、结膜充血症状，应按照疫情防控处置流程将有关人员送至就近指定医疗机构的发热门诊就诊。

4. 学校要安排专人对留校教师和学生平时生活学习情况进行检查。对留校教师、学生假期出行计划、居住学习地点等信息进行摸底，掌握出行信息；做好留校教师、学生的外出管控，禁止无关人员进入校园。

5. 学校应全面摸排本校学生实习实训的地点、时间安排、有无疫情发生和防护措施等具体情况。疫情结束前，除有特殊需要不得安排新的实习实训。在疫情持续期间，涉及车站、机场、码头、商场、酒店、展馆等人员密集、流动性强的公共场所的实习一律停止。对在校外实习实训、暂时无法撤回的师生，要服从当地疫情防控安排，做好安全防护，加强日常管理，严控人员外出，同时做好心理疏导、健康教育和生活保障。

（二）开学前相关工作安排

1. 各学校应结合本校实际情况实行"顺延、错时、有序"开学。"顺延"，指各校原则上按照要求顺延开学。"错时"，指各校之间可错时开学；校内可根据实际情况实行年级、地区错时开学，对疫情重点地区师生在疫情结束后，根据疫情防控总体安排，再返校报到。"有序"，指各校应制定详细的开学工作方案，包括疫情防控、后勤保障、教学考试调整安排、突发应急处置（隔离措施）等内容。

2. 设立（临时）隔离室，位置相对独立，以备人员出现发热等症状时立即进行暂时隔离，优化工作流程，做好环境消毒，避免交叉感染。

3. 开学前对学校进行彻底清洁，对物体表面进行预防性消毒处理，教室开窗通风。校车等公共交通工具要重点对车内座椅、扶手、安全带、吊环等物体表面进行消毒。提前对餐厅从业人员进行健康体检，开展安全操作培训，体检和培训合格后方可上岗。在校内各公共卫生间配备充足的洗手液或肥皂，并在醒目位置张贴"正确洗手图示"，宣传指引学生学会正确洗手方法。

（三）学校应做好开学后的保障准备工作

1. 后勤保障准备

针对疫情防控和各高校后勤工作实际，全面梳理后勤管理、服务的各个环节和形式，提前做好高校食堂、公寓、物业、商业服务网点等重点场所的疫情防控工作预案，加强对校园设施设备的巡检，确保开学用水（包括热水）、用电、用气、用网等基本生活需求，务必做到严防严控、不留死角，为高校疫情防控工作提供有力的支撑和保障。

各高校要提前做好大米、面粉、食用油及肉类食品等必需物资及餐饮原材料的供给储备工作，以保障餐饮服务的平稳有序。要严格落实食品采购，特别是蔬菜、调味品和肉制品等大宗食材的进货查验、索证索票和电子一票通制度，严禁加工活禽和野生动物。

2. 校园安全稳定工作

各校要统筹做好疫情应对、风险防控和安全稳定工作，做到维护稳定工作与疫情防控工作同安排、同部署、同落实。校外无关人员一律不准进入校园，校内实行网格化管理，学生、教师、员工、保安、保洁、食堂管理、宿舍管理、物业管理、商场超市、理发服务人员实行分类管理。要特别加强后勤人员特别是外包外聘后勤人员管理，堵塞安全漏洞。

密切关注师生思想动态，加强舆论引导；加强重点人群管控，严防滋生事端。充分考虑假期延长、人力不足等新情况新问题，有针对性地制定安全隐患化解、稳控方案。

抓好开学前安全大排查。加强防火检查，特别是消防重点部位巡查和安全防范提示。加强校门管理，加大校园巡查，做到安全管控不留死角。加强食品安全管理，做好库存的主副食品、调料品保质期的检查。加强实验室和危险化学品安全管控。做好校车、公务车安全检查和检修工作，对驾驶人员进行安全提醒。

3. 信息化准备工作

针对疫情期间工作特点，鼓励通过以信息化手段对师生疫情情况进行数据收集、监测和统计，建立疫情防控信息管理平台。充分做好开学后教学、管理、服务和有关数据采集、监测信息化准备工作。对校园 OA 系统、远程视频会议、网络教学等开展压力测试，保障开学后管理和服务效率。

发动教师积极开发在线课程教育、做好网上教学准备，有条件的学校可组织线上集中学习和培训，针对教师线上教学和网络直播课程开展培训，为全面实施网上授课活动做好准备。

要在充分利用现有信息化资源的基础上，加强教务管理部门、学生管理部门、后勤保卫部门、校园卫生部门等机构之间的信息共享，形成开学保障和疫情防控合力。

4. 防疫物资保障准备

做好洗手液、手消毒剂、口罩、手套、消毒剂等防控物资的储备。要根据开学实际和疫情防控需要，及早摸清开学后校园防疫物资供应底数，多渠道安排资金，采取有效措施确保准备充足、供应有序、价格稳定，并优先保障学生公寓和食堂疫情防控物资。

5. 环境清洁和预防性消毒

全面做好校园环境卫生整治工作，根据不同场所、环节的特点开展预防性消毒，重点做好门岗、宿舍、食堂、假期集中住宿区域、厕所、垃圾箱房、电梯和隔离区域等场所的卫生消毒。

三、开学期间工作指引

（一）做好返校学生管理工作

1. 严格出入管理。建立入校体温监测制度，体温正常方可入校，不允许确诊、疑似或未解除医学观察人员返校。返校前有过疫情高发地区居住史或旅行史的学生，应居家观察 14 天期满再返校。

2. 有条件的学校尽可能统一安排车辆接站，并做好人员信息核对、体温检测、车辆消毒和个人防护工作。公共交通来校学生务必按要求佩戴口罩，做好防护。自驾车来校学生，要求轻装简行，校门口下车，自驾车不得进校，陪同人员不得进校。

3. 返校途中做好健康监测，发热时要主动测量体温。旅途中如须到医疗机构就诊时，应主动告诉医生相关疾病流行地区的旅行、居住史，以及发病后接触人群情况，配合医生开展相关调查。妥善保存旅行票据信息，以配合可能的相关密切接触者调查。

（二）应急处置工作

1. 突发应急处置

学校应在校门口设置临时等候区域，等候区域应保持适当疫情防控安全距离，并配备口罩、免洗手消毒液、消毒水等必要的防疫用品。教工返校或学生报到时出现发热等可疑情况，引导进入等候区等候送医。学校应指定专用车辆按照疫情防控处置流程将有关人员送至就近指定医疗机构的发热门诊就诊。指定专用车辆驾驶员应佩戴口罩、护目镜、手套、工作服等防护用品，车辆使用后及时消毒。疫情防控期间，指定车辆不作其他用途。疑似人员物品现场喷洒消毒处理后送隔离观察区代保管。医疗机构检查结果排除新冠肺炎，学校安排专门隔离观察场所医学观察14天。医疗机构检查结果为新冠肺炎，待康复后方可返校。

学校出现了新冠肺炎确诊病人，应在当地卫健部门的要求和指导下，做好密切接触者隔离、消毒、健康教育和心理疏导等工作，配合开展流行病学调查和采样检测等工作。如果出现了聚集性疫情，学校应立即报当地卫生部门并按要求落实应急措施，控制疫情的发展。

2. 特殊区域设立和管理

集中隔离观察场所。学校要在卫生部门指导下，统筹利用校医院、校内宾馆、闲置场所等资源，按照防疫要求提前准备隔离观察场所，并储备足量的口罩、隔离衣、体温计、免洗手消毒液、消毒水等防疫必备品，全面做好吃、住、用、学等保障工作。

临时隔离等候区域。学校要在开学报到人员相对集中或者教学楼等公共场所、大门口等指定临时等候区域，用于发热或疑似人员防控处置前临时隔离等候，防止疫情传播。临时等候区域应有专人管理，并配备必要防护物资，及时消毒。除身体异常人员和工作人员外，任何人不得进入。

四、开学后工作指引

（一）掌握师生健康情况

每日掌握教职员工及学生健康情况，加强对学生及教职员工的晨、午检工作，实行"日报告""零报告"制度，并向主管部门报告。加强因病缺勤管理，做好缺勤、早退、请假记录，对因病缺勤的教职员工和学生及时追访和上报。

（二）严控聚集性活动

不应组织大型集体活动。疫情防控期间，严控各类会议规模、数量和时长，一律暂缓跨校、跨地区人员聚集性活动，一律暂缓到重点疫情防控地区参加活动。

（三）加强重点场所地面清洁消毒

应当加强学校食堂、浴室及宿舍地面的清洁，定期消毒并记录。可使用有效氯 500mg/L 的含氯消毒液擦拭消毒。

（四）各类场所加强通风

各类生活、学习、工作场所（如教室、宿舍、图书馆、学生实验室、体育活动场所、餐厅、教师办公室、洗手间等）加强通风换气。每日通风不少于 3 次，每次不少于 30 分钟。课间尽量开窗通风，也可采用机械排风。如使用空调，应当保证空调系统供风安全，保证充足的新风输入，所有排风直接排到室外。

（五）重点区域工作指引

各重点区域应根据疫情防控的需要调整清洁和消毒的频率，按照《关于转发重点场所预防性消毒技术要点的通知》中"学校消毒技术要点"（详见附件 4）开展预防性消毒工作，同时做好疫情防控期间管理工作。

1. 校医院（卫生室）卫生管理

校医院（卫生室）在疫情防控期间，不能接诊发热或有疑似症状者，但须做好隔离、转诊和记录工作。加强校医院消毒，加强医护人员个人防护和隔离消毒制度，防止发生医源性感染，具体个人防护和隔离消毒可参照专业防控工作要求。学校医务部门要与当地卫生防疫部门和医院建立沟通联系机制，实时信息互通，保障疫情防控期间校内出现异常症状人员检查治疗渠道畅通。

2. 门卫管理工作指引

学校根据需要对校园实施封闭式或半封闭式管理。在校门口设立值班岗和隔离等候区，安排专人值守，配备一定数量的体温测量仪、消毒液等防疫物资，对进入校园人员进行体温测量和登记。对于条件较好的学校，在校门口等重点区域可安装超高精度人体热成像设备，运用科技手段提高测温工作效率，通过先行试用，为做好学生分批次返校后的体温检测工作积累经验。进校师生员工如体温检测超过 37.3℃，须引导至校门口临时隔离等候区域，用"腋下水银温度计"等设备进行第二次测量，体温检测仍超过 37.3℃，按照疫情防控处置流程将有关人员送至就近指定医疗机构的发热门诊就诊。

暂时取消访客制度，禁止外来未经允许的人员（如送快递、送餐人员，陪送学生返校家长等）进出校园，防止输入性病毒。如有特殊需要必须进入校园的访客，必须报学校相关部门同意、体温检测正常方可进入。对确因特殊情况外出时，应详细填写在外活动情况，返校人员应按学校规定进行隔离或采取其他措施。

3. 餐饮场所工作指引

加强餐（饮）具的清洁消毒。餐（饮）具应当一人一具一用一消毒，建议学生自带餐具，餐（饮）具去残渣、清洗后，煮沸或流通蒸汽消毒 15 分钟；或采用热力消毒柜等消毒方式；或采用有效氯 250mg/L 的含氯消毒剂浸泡 30 分钟，消毒后应当将残留消毒剂冲净。

疫情防控期间，要求学生全部在校内就餐，学校在现有食堂内部通过合理布局适当增加就餐餐位，食堂主要以套餐形式供餐，套餐要注意营养结构，清淡适口。师生就餐时应当保持一定的距离，可通过错峰、错时避免集中就餐，尽可能分散进食，以减少由于人员密集、人员交流等带来的交叉传染风险。在教职工上班区域可设置带保温消毒功能的智能取餐柜，方便教职工就餐。对于供应能力不足的高校，可联系具备外送条件的校园团餐企业为学生提供就餐服务。要严格按照《餐饮服务食品安全操作规范》做好各项工作，落实餐饮服务各环节。疫情防控期间，暂停冷荤凉菜、蛋糕裱花和小火锅等品种的供应。

食堂公共区域保持开窗通风，每日至少 3 次，每次不少于 30 分钟。餐厅桌椅每日至少 2 次擦拭消毒。食堂后厨按食品安全标准增加消毒、清洁频次。加强食堂员工实名晨午检，上下午各进行 1 次体温检测。食堂工作人员还应穿工作服，并保持工作服清洁，工作服应当定期洗涤、消毒。可煮沸消毒 30 分钟，或先用 500mg/L 的含氯消毒液浸泡 30 分钟，然后常规清洗。清洁消毒人员在配制和使用化学消毒剂时，还应做好个人防护。

4. 学生公寓(教师公寓)管理工作指引

疫情防控期间，学生公寓(教师公寓)封闭管理，进行严格出入登记和体温检测制度。

宿舍要定期清洁，做好个人卫生。被褥及个人衣物要定期晾晒、定期洗涤。如须消毒处理，可煮沸消毒 30 分钟，或先用有效氯 500mg/L 的含氯消毒液浸泡 30 分钟后，再常规清洗。并且按照住宿规模储备一定数量的口罩、体温计、洗手液、消毒剂等防疫物资。向学生提供个人消毒及防护宣传品，督促学生每日进行自我卫生消毒。寝室应建立健康观察与报病制度，做好通风和卫生整洁，寝室设立寝室长负责室友健康观察与报病工作。

5. 校内公共场所(教室、图书馆等)工作指引

疫情防控期间，校方可关闭非必需的公共场所及有关的配套设施。确须开放的学校行政办公场所、教室、图书馆、体育馆、公共实训室等共用空间，应在醒目区域放置免洗手消毒液，空调系统暂停使用，全天保持通风状态，疫情解除后应规范清洗和消毒后才能启用。同时，通过预约等限流等措施，有序控制场地内人数。学校行政办公应尽量使用信息化手段，有纸质文件填写或传递区域，须配备免洗洗手液。

做好公共场所消毒工作。每日定时对门厅、楼道、会议室、电梯、楼梯、卫生间等公共区域进行消毒，并使用有效氯 500mg/L 的含氯消毒剂进行喷洒消毒。每个区域使用的保洁用具要分开，避免混用。公用电话机、键盘等个人办公物品注意清洁消毒，用完洗手。校内公用教学设备、ATM 机等高频接触类设备，安排专人，每日 75% 酒精擦拭消毒 2 次，如果使用频繁可增至 4 次。

6. 车辆管理工作指引

校车(班车)必须配备体温测量仪、口罩、免洗洗手消毒液、消毒剂、呕吐包和医疗废物专用袋等防控物资。教职员工和学生乘车时须佩戴口罩。公务车、校车(班车)驾驶员工作期间佩戴口罩、手套等防护用品。

校内校车(班车)候车点应有醒目警示标志，提醒候车人员有序排队并保持 1 米以上距离。有条件的学校，可适当增加校车(班车)的频次，降低车内人员密度，减少交叉感染风险。候车点可设置快速免洗手消毒液，并有专人定时对候车区域进行消毒。公务车、校车(班车)每次使用完毕后，车内及门把手用 75% 酒精或 1% 过氧化氢消毒湿巾擦拭，或者 500mg/L 的有效氯喷洒消

毒，门窗关闭后保持 30 分钟。

疫情防控期间，学校要提醒进入校园的本校车主按规定经常进行车辆消毒。原则上禁止外来车辆进入校园，确须进入校园应提前报备，司乘人员均须接受体温检测。

7. 保洁卫生工作指引

清洁人员应当佩戴一次性使用医用口罩或医用外科口罩，每日工作前接受体温检测，体温不超过 37.3℃ 方可开始工作。工作时须佩戴口罩和一次性橡胶手套，工作结束后洗手消毒并按要求对场所等消毒工作做好记录。

8. 厕所卫生管理指引

安排专人落实厕所保洁措施，保持室内空气流通，地面及时清洗。厕所的洗手设施应完备，有条件的使用感应式水龙头。洗手池摆放洗手液、肥皂等卫生用品。做好包括水龙头、门把手、洗手盆等人群易接触部位在内的消毒工作，可增加冲洗和消毒的频率。

9. 相关垃圾处置工作指引

加强垃圾分类管理，及时收集清运，并做好垃圾盛装容器的清洁，可用有效氯 500mg/L 的含氯消毒剂定期对其进行消毒处理。校园各类垃圾原则上应"日产日清"；不能及时清运的，须设置固定垃圾临时存放点。严格做好对垃圾桶周边、垃圾临时存放点、垃圾中转站的消毒工作。医疗废物按照《医疗废物垃圾管理办法》做好医疗废物垃圾的处理。

（六）加强个人防护

校门值守人员、清洁人员及食堂工作人员等应当佩戴一次性医用口罩或医用外科口罩。

（七）严格落实教职员工及学生卫生措施

餐前、便前便后、接触垃圾、外出归来、使用体育器材、学校电脑等公用物品后、接触动物后、触摸眼睛等"易感"部位之前、接触污染物品之后，均要洗手。洗手时应当采用洗手液或肥皂，在流动水下按照正确洗手法彻底洗净双手，也可使用速干手消毒剂揉搓双手。

（八）设立健康宣教课堂

由专人定期对学校内的教职员工和学生进行个人防护与消毒等防控知识宣传和指导。指导教职员工和学生在疫情防控期间避免到人群聚集尤其是空气流动性差的场所，减少不必要的外出。如果外出，应当做好个人防护和手卫生，去人口较为密集的公共场所、乘坐公共交通工具、厢式电梯等必须正确佩戴医用口罩。

（九）校内集中隔离观察人员管理

对进行集中隔离医学观察的师生，实施医学观察时，应当书面或口头告知医学观察的缘由、期限、依据、注意事项和疾病相关知识，以及负责医学观察的联系人和联系方式。

医学观察期间，由指定的管理人员每天早、晚各进行 1 次体温测量，并询问其健康状况，填写医学观察记录表，并给予必要的帮助和指导。观察期间出现呼吸道症状、发热、畏寒、乏力、腹泻、结膜充血等症状者，则立即向当地的卫生健康部门和教育主管部门报告，并按规定送定点医疗机构诊治，采集标本开展实验室检测与排查工作。做好集中隔离观察师生员工的生活保障和心理辅导。

（十）疫情期间教职工管理

1. 疫情防控期间教师招聘工作

疫情期间，各校岗位公开招聘均应通过网上组织或延期举行，暂停组织线下现场报名、笔试、面试活动，减少人员聚集交叉感染风险。相关调整事项要及时以适当形式告知考生并向社会公告。

2. 激励教职员工担当作为

激励教职员工在疫情防控工作中履职尽责，担当作为。对于在疫情防控中做出贡献的集体和个人，特别是奋战在疫情防控一线、贡献突出的集体和个人，可根据《事业单位工作人员奖励规定》开展及时奖励（民办学校参照执行）。对于获得嘉奖、记功、记大功的人员给予一次性奖金，所需经费按规定渠道解决。对于在疫情防控中不服从指挥、调遣或者消极对抗的教职员工，可根据《事业单位工作人员处分暂行规定》有关规定，给予警告、记过、降低岗位等级或者撤职处分，情节严重的给予开除处分。要及时总结宣传疫情防控工作中的先进事迹，树典型，立标杆，激励引导广大教职员工在疫情防控工作中主动履职，担当作为。

（十一）疫情防控期间外籍师生管理

按照中外教师和学生趋同管理的原则，做好留校的外籍师生（含校外住宿）和近期来华师生教育管理工作，日常管理和口罩等防控物资配备执行国内师生统一标准。个别外籍师生（含校外住宿）开学前提前到校的，按照省委、省政府的通知要求和属地管理的措施予以执行。学校外籍师生管理部门要切实加强外籍师生公寓的住宿登记，配合学校做好防控工作。

（十二）疫情防控期间学校继续教育工作

学校继续教育学院严格按照中央和省委有关疫情防控部署精神，做实做细各项工作，一律不得早于学校开学时间开展各类继续教育办学和相关非学历教育办学与培训活动，严禁举行群体性聚集活动，密切做好各类继续教育办学人员和学员中从疫区归来和来自外省的对象的排查与规范管理工作，绝不允许出现或发生任何特殊情况与突发事件，各校继续教育学院务必引起高度重视并切实承担责任，务必做到不添乱、不出事。

（十三）疫情防控期间学生招生、就业工作

根据教育部通知要求和省委、省政府工作部署，在甘肃高校特殊类型招生考试工作(含 2020 年春季招生、经教育部批准的独立设置的艺术类院校的艺术类专业校考、参照独立设置的艺术类院校的艺术类专业校考、保送生高校专项测试、高水平运动队高校专项测试、高水平艺术团高校专项测试和专科层次依法自主招生考试等)延期举行，具体开考时间视疫情防控形势决定，另行通知。暂停甘肃外高校在甘肃组织的特殊类型考试，具体开考时间视疫情防控形势决定，另行通知。

疫情防控期间，暂停一切校内现场招聘活动，各学校不得接待用人单位进校宣讲，已定的大型双选会推迟或取消召开。用人单位可通过各学校开展线上校园招聘，线下面试或实习须待疫情防控局势稳定后组织。鼓励各学校、用人单位通过甘肃省人才中心网络签约系统与毕业生签订就业协议，通过信函、传真、网络等方式，为毕业生办理就业手续。

五、出现疑似感染症状应急处置

1. 教职员工如出现发热、干咳、乏力、鼻塞、流涕、咽痛、腹泻等症状，应当立即上报学校负责人，并及时按规定去定点医院就医。尽量避免乘坐公交、地铁等公共交通工具，前往医院路上和医院内应当全程佩戴医用外科口罩(或其他更高级别的口罩)。

2. 学生如出现发热、干咳、乏力、鼻塞、流涕、咽痛、腹泻等症状，及时向学校报告并采取相应措施。

3. 教职员工或学生中如出现新冠肺炎疑似病例，应当立即向辖区疾病预防控制部门报告，并配合相关部门做好密切接触者的管理。

4. 对共同生活、学习的一般接触者进行风险告知，如出现发热、干咳等呼吸道症状及腹泻、结膜充血等症状时要及时就医。

5. 专人负责与接受隔离的教职员工或学生的家长进行联系，掌握其健康状况。

六、心理健康干预

（一）应急心理干预方案

高度重视开学准备及开学以后疫情防控过程中的心理干预工作，并将其纳入学校总体疫情防控工作的整体部署。各高校应制定应急心理干预方案，会同学校其他相关部门，加强信息共享，动态地了解与监测准备返校和已经返校学生的受疫情影响状况及心理状态，依据校情，分层分类应对。充分认识抗疫期间应急心理干预的特殊性和针对性，充实专兼职心理辅导人员队伍，并进行必要的培训督导，强调规范、专业和遵守专业伦理，科学有效地开展工作。为高校心理教师的应急心理干预工作提供关心和支持。

（二）应急心理健康手册及宣传

各学校应针对自身的特点，结合学校的整体部署，编写有关疫情期间涉及开学准备和开学之后学生心理自我调适的宣传资料。宣传资料须提纲挈领，简单明了，科学有效，切实可行，传递到每一位学生。及时摸排返校学生的心理状况，各校须开通并充分利用各种宣传或求助（电话、微信、邮箱、QQ等）通道。针对共性的心理困扰和个别的心理问题，开展面向学生的疫期心理宣教与支持。充分利用社会资源，筛选出可靠的、专业的社会心理援助信息提供给学生，作为补充的帮助资源。如有必要，疫期心理宣教工作可涵盖学生家长和教师。

（三）特定咨询设立和管理

与各学校开学后的疫情管理预案相配套，心理干预要分类管理和安排，针对住院、隔离观察、前两者的同宿舍、同班同学、来自疫情重点地区的学生、原有基础性心理问题和具有易感个性基础的学生等进行提倡和鼓励线上辅导和咨询，疫情期间对于住院、隔离观察、前两者的同宿舍、同班同学、来自疫区的学生等特殊对象原则上避免面询，尽可能通过电话或视频、网络平台进行心理干预。面询必要，须做好必要的安全防护措施。避免产生对来自疫区学生和对住院、隔离观察、与前两者同宿舍、同班同学等的歧视。加强支持和专业督导，协助心理辅导人员做好自我照顾。从事特殊咨询区域工作的专业人员应有必要的轮换制度，以保持良好的状态为学生提供合适的心理援助。

七、加强宣传教育和舆论引导

（一）加强宣传教育，坚定抗疫信心

广泛发挥学校官网、官微等平台作用，通过微信、短信、宣传海报等形式，对师生进行疫情防控知识宣传教育。开展好在线思政教育活动，引导学生用原创歌曲、书法、诗词等文艺作品表达抗疫必胜信念，展示新时代大学生的担当作为，引导师生不信谣不传谣，积极传播正能量。大力宣传疫情防控工作中涌现出的好人好事和优秀典型，凸显党组织和党员干部先锋模范作用，讲好抗疫故事，展示广大师生同心抗"疫"的精神风貌。

（二）关心关爱学生，暖心暖情暖人

发挥思政工作优势，深入开展学生思想状况摸排，细致把握学生需求，以真心换真情，做好强信心、暖人心、聚民心工作，把工作做到学生心坎上。加强学业和就业指导，引导学生合理安排学习活动，充分利用假期学习"充电"。引导学生利用网络做好求职应聘、毕业设计等工作。加大对家庭经济困难学生资助帮扶力度，为隔离观察的学生提供必要的生活保障，对确诊或疑似病例要以适当方式主动关心。

（三）完善组织机制，建立管理队伍

要高度重视疫情舆情工作，明确相关部门和人员的具体职责，并将其纳入宣传思想工作的总体部署。制定详尽的舆情方案，做到有章可循，有专门人员应对，有发言人发布，以保证对外发布的信息权威和透明。

（四）实施部门联动，明确分工合作

加强舆情监控和应对，传染病疫情事关学生健康与安全，要与所在区域媒体单位、卫生、公安等部门建立联动合作机制，明确彼此分工，密切相互关系，加强信息沟通，确保自身信息发布准确。多层次、全方位地收集和处理网络舆情，加强学校内微信群，官方微博的建设，以便第一时间发现教育舆情事件，及时掌握学生和教职员工思想动态。

（五）做好舆论引导，营造良好氛围

要密切关注网络舆情，及时、精准通过全媒体发布各类信息，回应师生和社会关切。疫情防控期间，进一步完善舆情会商和处置制度，明晰评估决

策流程及职责分工。主动设置议题，做好舆论引导，为防控疫情营造积极良好氛围。对于虚假信息，要澄清事实真相，防止谣言扩散，引导师生对网络信息不盲从，有独立、正确的思考能力，明辨是非。

第二节　中小学及托幼机构防控

中小学及托幼机构的学生大多划片或划区集中上学，虽然分散居住，但整体在同一市区。中小学生由于年龄发育特点相对较为叛逆，并且知识不足而导致辨别是非的能力不强，自我管束能力缺乏，同时自控能力不足；心理的内部稳定性也较差，情绪波动比较大，幼儿则自主性差，主要依赖父母和老师管理。针对以上特点，中小学及托幼机构应将以下方向作为防控重点：

一、做好开学前疫情防控的准备

1. 提前告知疫情防控有关要求。中小学及托幼机构尤其要与家长进行信息的沟通，做好防控相关准备。如实在网上填写《健康状况信息登记表》和隔离观察结束承诺书等。

2. 在假期收集全校教职工与学生家庭住址、联系方式及家庭成员等信息并建立档案。摸清来自疫情重点防控地区教职工与学生的分布情况及在校内各年级、班级的分布情况。

3. 精准掌握每个教职员工、学生返校前 14 天的身体健康状况，逐日收集教职工与学生及其同住的家庭成员的体温情况、有无发热咳嗽等症状、主要活动区域疫情状况等信息并做好记录。

4. 所有外出或外地的教职员工和学生，返回居住地后应当居家隔离 14 天后方可返校。妥善安排因疫情误课学生的补课或网络教学工作。

5. 学校对全体教职员工开展防控制度、个人防护与消毒等知识和技能培训，同时加强宣传教育，借助于学校官方公众号等平台，通过微信、小视频、宣传海报等形式，对教职工、学生及其家长进行疫情防控和个人防护知识宣传教育。

6. 学校应加强与属地卫生健康部门、疾病预防控制机构、医疗机构联系，解决防控疫情所需设备设施、医务人员配备问题，做好疫情防控应对准备。

7. 做好开学保障准备，确保学校洗手设施运行正常，中小学校每 40~45 人设一个洗手盆或 0.6m 长盥洗槽，并备有洗手液、肥皂等，配备速干手消毒剂，有条件时可配备感应式手消毒设施。并在醒目位置张贴"正确洗手图示"，指引学生学会正确洗手方法。针对疫情防控工作实际，全面梳理后勤管理、服务的各个环节和形式，在餐饮、住宿、场馆、交通、环境卫生等重要领域，根据疫情防控特点制定相应保障和应急处置方案，并提前做好人员调配和物资储备工作。各地各校应根据行政区域内和本校教学条件，在学校延期开学期间通过网络平台、数字电视、移动终端等方式，自主选择在线直播课堂、网络点播教学、大规模在线开放课程、小规模视频公开课、学生自主学习、集中辅导答疑等形式，开展线上教学。不具备基础条件的地方或学校，可以利用移动互联网或电话等形式开展家校沟通、推送学习资源、组织辅导答疑。

二、开学期间工作指引

1. 统一对教具、器械、玩具、寝具等随时进行消毒，并且保证教室、寝室空气流通及室内外环境卫生整洁。

2. 学生报到当日安排。报到当日，学生凭有效证件入校，并须接受体温检测。有条件的学校尽可能统一安排车辆接站，并做好人员信息核对、体温检测、车辆消毒和个人防护工作。公共交通来校学生务必按要求佩戴口罩，做好防护。自驾车来校学生，要求轻装简行，校门口下车，自驾车不进校，陪同人员不进校。

3. 重点地区学生，需待疫情防控响应解除后，根据学校通知的报到时间返校，并提前向学校报备到校时间。对重点区域不能返校的学生，开通远程网络教学课程。

4. 社会服务单位人员安排。校内社会服务单位原则上应暂停营业。确须营业的，须报校方同意，将校内工作人员控制优化到最少，并做到人员固定，名单报备。校内出租出借场所原则上暂停使用，确须使用的，要落实必要的物理隔离等措施。

5. 社会服务单位须安排拟进校人员提前填写《健康状况信息登记表》并报学校备案。服务人员进校应服从学校管理，在校期间自觉进行个人消毒，佩戴口罩、手套等防护措施。社会服务单位按要求对营业场所、办公地点进行消毒，学校要加强对消毒工作的监督检查。

三、开学后工作指引

（一）上好开学第一课

以多种形式开展健康教育，对教职员工、学生和家长开展个人防护与消毒等防控知识宣传和指导。示范学生正确的洗手方法，培养学生养成良好卫生习惯，咳嗽、打喷嚏时用纸巾、衣袖遮挡口鼻。

（二）出现疑似感染症状应急处置

1. 教职员工如出现发热、干咳、乏力、鼻塞、流涕、咽痛、腹泻等症状，应当立即上报学校负责人，并及时按规定去定点医院就医。尽量避免乘坐公交、地铁等公共交通工具，前往医院路上和医院内应当全程佩戴医用外科口罩（或其他更高级别的口罩）。

2. 学生如出现发热、干咳、乏力、鼻塞、流涕、咽痛、腹泻等症状，应当及时向学校反馈并采取相应措施。

3. 教职员工或学生中如出现新冠肺炎疑似病例，应当立即向辖区疾病预防控制部门报告，并配合相关部门做好密切接触者的管理。

4. 对共同生活、学习的一般接触者进行风险告知，如出现发热、干咳等疑似症状时及时就医。

5. 专人负责与接受隔离的教职员工或学生的家长联系，掌握其健康状况。

（三）做好个人防护工作

1. 上学和放学途中，每个人应规范佩戴口罩，尽量不乘坐公共交通工具，建议步行或者乘坐私家车，如必须乘坐公共交通工具时，途中尽量避免用手触摸车上物品，到达学校后立即洗手。放学回到家中摘掉口罩，将使用过的口罩放置有盖垃圾桶内，立即在流动水下洗手。用75%酒精或消毒湿巾擦拭钥匙、文具、水杯等随身物品，把外套放到通风处。

2. 教职工和学生在教学、办公区域内应佩戴口罩，并保持一定距离，避免近距离接触，请勿用手接触口、鼻、眼等部位。严格落实教职员工及学生手卫生措施。餐前、便前便后、接触垃圾后、外出归来、使用体育器材、学校电脑等公用物品后、接触动物后、触摸眼睛等"易感"部位之前，接触污染物品之后，均要洗手。洗手时应当采用洗手液或肥皂，在流动水下按照正确洗手法彻底洗净双手，也可使用速干手消毒剂揉搓双手。建议教师授课时佩戴医用口罩，若出现口罩潮湿或使用时间达到4小时，应及时更换，并将使用过的口罩放置有盖垃圾桶内。摘除口罩后，应尽快洗手或进行手部消毒。

（四）不应组织大型集体活动

疫情防控期间原则上不得组织师生集会升旗、人员聚集的竞赛考试等非教学必要的活动，引导师生加强体育锻炼，增强体质。必要的小型会议和活动应控制时间，定时开窗通风，全程佩戴口罩，开会人员间隔1米以上。会议活动结束后对场地、座椅及相关设施进行消毒。

（五）做好后勤保障核查工作

后勤保障人员要及时核查、补充疫情防控公共物资，如体温计、消毒用品、洗手液或肥皂、垃圾袋等，确保物资充足。

（六）加强物体表面清洁消毒

应当保持教室、宿舍、图书馆、餐厅等场所环境整洁卫生，每天定期消毒并记录。

（七）违反疫情防控工作要求的处理

对不按要求进行报告、隔离医学观察的教职工和学生，进行批评教育，采取措施劝其隔离医学观察。对发生新冠肺炎患者和疑似病例隐瞒、缓报、漏报、谎报的，疏于管理或玩忽职守造成严重后果的，按规定追究有关领导和直接责任人责任。

（八）家长须要注意的方面

严格执行家长接送儿童不入校制度，有序安排幼儿接送时间，指导家长培养儿童良好的日常卫生习惯，并在疫情防控期间不带儿童去人员密集和空间密闭场所。

（九）注意用餐卫生

每日"三餐两点"前对儿童就餐桌面常规消毒。鼓励有条件的幼儿园实行"分时、分区、分组"单向就餐制度，避免幼儿聚集。

（十）及时就诊

儿童出现发热、干咳、乏力等症状，应当立即使用(临时)隔离室，对该儿童采取有效的隔离措施，同时通知家长领返，带儿童去辖区内设有儿科发热门诊的医疗机构就诊，并做好防护。

四、心理健康干预

（一）应急心理健康宣传

各校须开通并充分利用各种宣传或求助(电话、微信、邮箱、QQ 等)通道，针对学生和家长做好心理健康教育和心理疏导。针对共性的心理困扰和个别的心理问题，开展面向学生的疫期心理宣教与支持。

（二）特定咨询的设立和管理

与各学校开学后的疫情管理预案相配套，心理干预要分类管理和安排。提倡和鼓励线上辅导和咨询，疫情期间对于住院患者、隔离观察对象、前两者的同宿舍和同班同学、来自疫区的学生等特殊对象原则上避免面询，尽可能通过电话或视频、网络平台进行心理干预。

第三节　实验室防控

实验室环境一般较为封闭，污染物的种类复杂，存在一定危险因素，同时消毒和安全管理较为严格。另一方面，在新冠肺炎疫情防控过程中，独立设置的医学检验实验室在核酸检测中发挥了积极作用。为了科学指导实验室有效落实疫情防控措施，根据国家卫生与健康委员会发布的医学检验实验室管理暂行办法等文件要求，实验室防控应重点从以下几点出发：

1. 教师进入实验实训室必须按照实际情况认真填写《疫情期间实验实训课任课教师登记表》，学生进入实验实训室必须认真填写《疫情期间实验实训课上课学生登记表》。

2. 疫情期间老师和学生进入实验实训室必全程须佩戴口罩；离开实验室前必须按照正确的洗手方法洗手后方可离开。

3. 每天定时对实验实训室入口、走廊、楼道卫生间等公共区域进行消毒，每日通风 3 次，每次 20~30 分钟。

4. 各实验实训室在开课前 20 分钟必须打开通风系统并开窗通风。每天定期（至少 2 次）对实验室地面等区域用有效氯含量为 500mg/L 消毒液进行消杀，并做好记录。完成消杀后在下次实验实训课前不得进入，如有特殊情况必须进入，须对实验室环境及实验仪器等进行消杀。

5. 加强仪器设备表面的消杀。学生在使用完仪器设备后必须在断电情况下用 75% 的医用酒精擦拭表面，并做好记录，酒精消毒期间禁用明火，防止静电。

6. 加强实验实训室垃圾分类处理。及时收集清运，并做好垃圾盛放容器的清洁，并用有效氯含量为 500mg/L 消毒液进行定期消杀。

7. 实验实训课期间，学生尽量避免近距离交流讨论。

8. 疫情防控期间，无关人员原则上不得进入实验实训场地。

各级各类学校及实验室新冠肺炎防控指南自成文以来，被甘肃省教育厅体育卫生与艺术教育处采用，作为全省各级各类学校疫情防控指导依据进行发布，为疫情期间学校新冠肺炎防控提供理论支持。另一方面，甘肃中医药大学参照本指南要求具体实施，顺利完成了学校疫情防控的艰巨任务，成为疫情期间甘肃省首家开学的高校，为兄弟院校树立样板，进一步促进了疫情期间全省高校的顺利开学。

参 考 文 献

［1］吴建军，岳嘉，魏晋忠，等．大专院校新型冠状病毒肺炎疫情防控指南［J］．甘肃中医药大学学报，2020，37（1）：1-8.

［2］吴建军，岳嘉，魏晋忠，等．中小学校新型冠状病毒肺炎疫情防控指南［J］．甘肃中医药大学学报，2020，37（1）：8-14.

［3］国务院应对新型冠状病毒肺炎疫情联防联控机制．《关于依法科学精准做好新冠肺炎疫情防控工作的通知》（联防联控机制发〔2020〕28 号）［EB/OL］．（2020-02-25）［2020-02-26］．http://www.gov.cn/xinwen/2020/02/25/content_ 5483024.htm.

［4］中共河南省委办公厅，河南省人民政府办公厅．河南省各类学校加强新型冠状病毒感染肺炎防控工作指南［EB/OL］．（2020-02-02）［2020-02-20］．https://www.henan.gov.cn/2020/02-02/1286318.html.

［5］南方医科大学公共卫生学院．新型冠状病毒感染的肺炎防护要点（学校篇）［Z/OL］．（2020-01-31）［2020-02-20］．http://portal.smu.edu.cn/gwxy/info/1079/2826.htm.

第二十二章

消毒和灭菌

新冠肺炎疫情溯源显示病毒的传播可能就发生在我们生活的各种环境中，如公共场所空气中、公共场所物体表面、市场售卖的冷冻食品等。它们通过呼吸道、消化道或皮肤接触侵入我们的身体，引发人体感染，威胁到我们的生命。预防新冠肺炎最有效的方法就是切断传播途径，即生活环境、饮食及人体自身方面的卫生消毒工作。

第一节　消毒和灭菌概述

一、消毒和灭菌的概念

消毒是指用物理或者化学方法消除传播媒介上的病原体（细菌或病毒等），使其无害化，但不一定能杀死病原微生物的方法。消毒可防止病原体的播散，是切断传播途径、防止传染病扩散或蔓延的重要措施之一。

灭菌则是要将所有的病原微生物全部杀灭，包括抵抗力极强的细菌芽孢，以达到无菌的目的。常用的灭菌方法有干热灭菌、湿热灭菌、过滤除菌和射线灭菌等。灭菌一定可以达到消毒的目的，但消毒不一定要达到灭菌的程度。用于杀灭传播媒介上的病原体使其达到消毒或灭菌要求的制剂称为消毒剂。

二、常用消毒方法

最主要的消毒方法可以分为两类，即物理消毒法和化学消毒法。

（一）物理消毒法

物理消毒法是利用物理因素（包括光、热、蒸汽、压力等）作用于病原微生物将之杀灭或清除的方法，主要是破坏微生物蛋白质。

物理因素按其在消毒中的作用可分为五类：

1. 具有良好灭菌作用的，如热力、微波、红外线、电离辐射等，杀灭微生物的能力很强，可达到灭菌要求。

2. 具有一定消毒作用的，如紫外线、超声波等，可杀灭绝大部分微生物。

3. 具有自然净化作用的如寒冷、冰冻、干燥等，它们杀灭微生物的能力有限。

4. 具有除菌作用的，如机械清除、通风与过滤除菌等，可将微生物从传染媒介物上去掉。

5. 具有辅助作用的，如真空、磁力、压力等，虽对微生物无伤害作用，但能为杀灭、抑制或清除微生物创造有利条件。

（二）化学消毒法

利用化学消毒剂杀灭病原微生物的方法称为化学消毒法。化学消毒的原理是化学消毒剂作用于病原微生物，使病原体的蛋白质产生不可修复的损伤，以达到杀灭病原体的目的。

按有效成分可分为醇类消毒剂、含氯消毒剂、含碘消毒剂、过氧化物类消毒剂、胍类消毒剂、酚类消毒剂、季铵盐类消毒剂等；按用途可分为物体表面消毒剂、医疗器械消毒剂、空气消毒剂、手消毒剂、皮肤消毒剂、黏膜消毒剂、疫源地消毒剂等；按杀灭微生物能力可分为高水平消毒剂、中水平消毒剂和低水平消毒剂。

三、消毒措施

（一）预防性消毒

预防性消毒是指在没有明确的传染源存在时，对可能受到病原微生物污染的场所和物品进行的消毒，如新冠肺炎疫情期间对公共场所电梯内的消毒等。

（二）随时消毒

随时消毒是指对病例(疑似病例、确诊病例)和感染者(轻症病例、无症状感染者)污染的物品和场所及时进行的消毒处理。患者居住过的场所如家庭、医疗机构隔离病房、医学观察场所及转运工具等，患者排出的污染物及其污染的物品，应做好随时消毒。

（三）终末消毒

终末消毒是指传染源离开有关场所后进行的彻底的消毒处理，应确保终末消毒后的场所及其中的各种物品不再有病原体的存在，达到灭菌目的。终末消毒对象包括新冠肺炎病例(疑似病例、确诊病例)和感染者(轻症病例、无症状感染者)排出的污染物(血液、分泌物、呕吐物、排泄物等)及其可能污染的物品和场所。

四、防止过度消毒

室外环境大面积反复喷洒消毒剂存在污染环境的风险。新冠肺炎疫情期间，防控为先，但在合理、适度的情况下，应尽可能减少对环境的污染。另外，在往人体大量喷洒消毒剂时，包括强迫通过消毒通道，如果消毒剂浓度过高，时间太长，可能会引起眼睛和皮肤刺激，导致皮肤过敏、灼伤等。而且消毒剂可经呼吸道进入人体，存在损害人体健康的风险。

所以，应采取科学消毒措施，防止过度消毒。根据国家相关文件规定，不对室外环境开展大规模的消毒，雨雪天气不开展外环境消毒；不对外环境进行空气消毒；不直接使用消毒剂（粉）对人员全身进行喷洒消毒；不对水塘、水库、人工湖等环境中投加消毒剂（粉）；不在有人条件下对室内空气使用化学消毒剂消毒。

第二节　家庭和公共场所新冠肺炎的消毒

新冠肺炎疫情期间做好居家和公共场所的预防性消毒及防护，可以有效保护居民健康。对新型冠状病毒理化特性的认识多来自 SARS-CoV 的研究。由于二者结构的高度相似性，新型冠状病毒的理化特性及对环境的抵抗力可以参考 SARS-CoV 的相关研究。一般情况下，结构越精密、复杂的生命体对环境的抵抗力往往越强，而病毒作为最简单的生命形式，其抵抗力通常是较弱的。此外，冠状病毒属于有包膜的亲脂类病毒，通常有包膜的病毒对消毒处理的抵抗力较弱。

《新型冠状病毒肺炎诊疗方案》指出，冠状病毒对紫外线和热敏感，56℃下 30 分钟、乙醚、75%乙醇、含氯消毒剂、过氧乙酸和氯仿等脂溶剂均可有效灭活病毒，而氯己定不能有效灭活病毒，干燥的环境可以加快病毒的死亡。在具体消毒过程中，医疗机构应尽量选择一次性诊疗用品，非一次性诊疗用品应首选压力蒸汽灭菌，不耐热物品可选择化学消毒剂或低温灭菌设备进行消毒或灭菌。环境物体表面可选择含氯消毒剂、二氧化氯等消毒剂擦拭、喷洒或浸泡消毒。手、皮肤建议选择有效的消毒剂，如碘伏和过氧化氢消毒剂等手皮肤消毒剂，或速干手消毒剂擦拭消毒。室内空气消毒可选择过氧乙酸、二氧化氯、过氧化氢等消毒剂喷雾消毒。

家庭和公共场所中如果没有出现新冠肺炎病人或无症状感染者，通常以清洁卫生为主，预防性消毒为辅，当面临新冠肺炎威胁或者人群密集性活动时才有必要进行消毒。此外，外环境原则上不须消毒，不应对室外空气进行消毒，对于很少用手触及的场所，如地面、绿植、墙面、宣传栏等，没有明确受到呕吐物、分泌物、排泄物污染时，不须消毒。另外，通常情况下，室内下水管道也不须定期消毒。室外健身器材、公共座椅等人群使用较为频繁的物品，可增加清洁频次，如有明确污染时，进行表面消毒。而且消毒剂对物品有腐蚀作用，特别是对金属腐蚀性很强，对人体也有刺激，残留消毒剂对环境造成污染，对物品造成损毁，要适度消毒。

一、消毒剂的选择

表面消毒可选择含氯消毒剂（如 84 消毒液）、75%酒精；手消毒可选择含酒精的速干手消毒剂，皮肤消毒可选择 0.5%的碘伏。也可根据《国家卫生健康委办公厅关于印发消毒剂使用指南的通知》（国卫办监督函〔2020〕147 号）中《消毒剂使用指南》的要求，选择其他有效的消毒剂。

二、消毒方法

（一）室内空气

开窗通风为主，每日开窗通风 2~3 次，每次至少 30 分钟，注意人员保暖。

（二）手、皮肤

以洗手为主，在接触可疑污染环境后可以使用含酒精速干手消毒剂擦拭消毒，皮肤在可能接触可疑污染物后建议选择 0.5%的碘伏。

（三）地面和可能被污染的墙壁等表面

可用 500~1000mg/L 的含氯消毒液（例如某含氯消毒液，有效氯含量为 5%，配制成浓度为 1000mg/L 的含氯消毒液时取 1 份消毒液，加入 49 份水）擦拭或喷洒消毒，消毒顺序由外向内，消毒作用时间不少于 30 分钟。须要注意的是，消毒液要按照正确稀释比例配制使用，不宜直接使用瓶装原液。

（四）食、饮具

首选煮沸消毒 15 分钟，再用清水洗净。也可用 250mg/L 含氯消毒液浸泡 15 分钟后再用清水洗净。

（五）物体表面

经常触碰的物体表面等可用 250~500mg/L 的含氯消毒液（例如某含氯消

毒液，有效氯含量为 5%，配制成浓度为 500mg/L 的含氯消毒液时取 1 份消毒液，加入 99 份水）、75% 酒精或其他可用于表面消毒的消毒剂擦拭消毒，作用 30 分钟后清水擦拭干净。

（六）卫生间

卫生间的消毒应以手经常接触的表面为主，如门把手、水龙头等，可用 500mg/L 的含氯消毒液，或其他可用于表面消毒的消毒剂擦拭消毒，作用 30 分钟后清水擦拭干净。

（七）拖布和抹布等卫生用具

应专区专用，专物专用，避免交叉感染。使用后以 1000mg/L 的含氯消毒液进行浸泡消毒，作用 30 分钟后用清水冲洗干净，晾干存放。

（八）衣服、被褥、毛巾等纺织品

用可流通蒸汽或煮沸消毒 15 分钟，或用 250mg/L 的含氯消毒液进行浸泡消毒，作用 15~30 分钟后，按常规清洗。

（九）呕吐物、排泄物及分泌物直接污染地面

污染物可用一次性吸水材料（如纱布、抹布等）蘸取 5000~10000mg/L 含氯消毒液（例如某含氯消毒液，有效氯含量为 5%，配制成 10000mg/L 含氯消毒液时，取 1 份消毒液，加入 4 份水）小心移除。地面用 1000mg/L 含氯消毒液擦拭被污染表面及其周围可能污染的表面。处理污染物应戴手套与一次性使用医用口罩，处理完毕后应洗手或手消毒。

（十）公共交通工具

疫情期间，保持公共交通工具卫生整洁，及时清运垃圾，并进行预防性消毒。运行结束后，对交通工具内部物体表面（如车身内壁、司机方向盘、车内扶手、桌椅等）采用有效氯 250~500mg/L 的含氯消毒剂，或其他有效的消毒剂进行喷洒或擦拭，作用 30 分钟后清水擦拭干净；也可采用有效的消毒湿巾进行擦拭。座位套等织物应保持清洁，并定期洗涤、消毒处理。若卧铺中涉及床单、枕套、被套、垫巾等公共用品，每客更换或单程终点更换，保持整洁。一次性使用手套不可重复使用，可重复使用手套应每天清洗，工作服应保持整洁，定期洗涤，必要时进行消毒处理。织物消毒可使用流通蒸汽或煮沸消毒 30 分钟，或先用有效氯 500mg/L 的含氯消毒剂浸泡 30 分钟，然后常规清洗。当公共交通工具上出现人员呕吐时，立即采用一次性吸水材料加足量消毒剂（如含氯消毒剂）或消毒干巾对呕吐物进行覆盖消毒，清除呕吐物

后，再对呕吐物污染的物体表面进行消毒处理。

当公共交通工具上出现疑似、确诊病例或无症状感染者时，在当地疾病预防控制机构指导下，先进行污染情况评估。无可见污染物时，用有效氯1000mg/L 的含氯消毒剂或 500mg/L 的二氧化氯消毒剂进行喷洒或擦拭消毒，作用 30 分钟后清水擦拭干净，或用其他有效的消毒剂按照产品说明书进行消毒。有可见污染物时应先使用一次性吸水材料加有效氯 5000～10000mg/L 的含氯消毒剂（或能达到高水平消毒的消毒干巾）进行覆盖消毒，完全清除污染物后，再用有效氯 1000mg/L 的含氯消毒剂，或 500mg/L 的二氧化氯消毒剂进行喷洒或擦拭消毒，作用 30 分钟后清水擦拭干净，或用其他有效的消毒剂按照产品说明书进行消毒。织物、坐垫、枕头和床单等物品，疑似、确诊病例和无症状感染者在公共交通工具上产生的生活垃圾，均按医疗废物处理。

三、注意事项

1. 消毒剂具有一定的毒性刺激性，配制和使用时应注意个人防护，包括戴口罩、帽子、手套和穿工作服等，配制消毒剂时为防止溅到眼睛，建议佩戴防护镜。同时消毒剂具有一定的腐蚀性，注意达到消毒时间后用清水擦拭，防止对消毒物品造成损坏。

2. 含氯消毒剂对织物具有漂白作用，对织物消毒时要慎重。

3. 用其他消毒剂进行消毒时，使用前认真阅读消毒产品说明书，严格按照说明书规定的使用范围、使用方法、作用浓度、作用时间正确使用。

4. 所使用消毒剂应在有效期内，消毒剂须现配现用。

第三节　特定场所新冠肺炎的消毒

参照国家卫健委办公厅印发的《新型冠状病毒肺炎防控方案》及中国疾病预防控制中心印发的《特定场所消毒技术指南》等技术文件执行消毒要求。新冠肺炎病例和无症状感染者居住过的场所，如家庭、医疗机构隔离病房、转运工具等应进行随时消毒和终末消毒。

一、特定场所的消毒

（一）患者居住场所

在病例住院或死亡后，轻症病例或无症状感染者核酸检测阴转后均应进行终末消毒，包括：住室地面、墙壁，桌、椅等家具台面，门把手，患者餐

(饮)具、衣服、被褥等生活用品，玩具、卫生间包括厕所等。

(二) 交通运输工具

病例(疑似病例、确诊病例)和感染者(轻症病例、无症状感染者)离开后应对交通运输工具进行终末消毒，包括：舱室内壁、座椅、卧铺、桌面等物体表面，食饮具、所用寝(卧)具等纺织品，排泄物、呕吐物及其污染的物品和场所，火车和飞机的卫生间等。

(三) 医疗机构

医疗机构发热门诊、感染科门诊等每日工作结束后，以及病区隔离病房，在病例住院或死亡后，轻症病例或无症状感染者核酸检测阴转后，均应做好终末消毒，包括：地面、墙壁，桌、椅、床头柜、床架等物体表面，患者衣服、被褥等生活用品及相关诊疗用品，以及室内空气等。

二、常见污染对象的消毒方法

(一) 室内空气

居住过的场所如家庭、医疗机构隔离病房等室内空气的终末消毒可参照《医院空气净化管理规范》(WS/T 368—2012)，在无人条件下可选择过氧乙酸、二氧化氯、过氧化氢等消毒剂，采用超低容量喷雾法进行消毒。

(二) 污染物(患者血液、分泌物、呕吐物和排泄物)

少量污染物可用一次性吸水材料(如纱布、抹布等)蘸取 5000~10000mg/L 的含氯消毒液(或能达到高水平消毒的消毒湿巾/干巾)小心移除。

大量污染物应使用含吸水成分的消毒粉或漂白粉完全覆盖，或用一次性吸水材料完全覆盖后用足量的 5000~10000mg/L 的含氯消毒液浇在吸水材料上，作用 30 分钟以上(或能达到高水平消毒的消毒干巾)，小心清除干净。清除过程中避免接触污染物，清理的污染物按医疗废物集中处置。患者的排泄物、分泌物、呕吐物等应有专门容器收集，用含 20000mg/L 含氯消毒剂，按粪、药比例 1∶2 浸泡消毒 2 小时。

清除污染物后，应对污染的环境物体表面进行消毒。盛放污染物的容器可用含有效氯 5000mg/L 的消毒剂溶液浸泡消毒 30 分钟，然后清洗干净。

(三) 地面、墙壁

有肉眼可见污染物时，应先完全清除污染物再消毒。无肉眼可见污染物时，可用1000mg/L 的含氯消毒液或 500mg/L 的二氧化氯消毒剂擦拭或喷洒消毒。地面消毒先由外向内喷洒一次，喷药量为 $100 \sim 300 mL/m^2$，待室内消毒完毕后，再由内向外重复喷洒一次。消毒作用时间应不少于 30 分钟。

（四）物体表面

诊疗设施设备表面及床围栏、床头柜、家具、门把手、家居用品等有肉眼可见污染物时，应先完全清除污染物再消毒。无肉眼可见污染物时，用 $1000 mg/L$ 的含氯消毒液或 $500 mg/L$ 的二氧化氯消毒剂进行喷洒、擦拭或浸泡消毒，作用 30 分钟后清水擦拭干净。

（五）衣服、被褥等纺织品

在收集时应避免产生气溶胶，建议均按医疗废物集中焚烧处理。无肉眼可见污染物时，若须重复使用，可用流通蒸汽或煮沸消毒 30 分钟；或先用 $500 mg/L$ 的含氯消毒液浸泡 30 分钟，然后按常规清洗；或采用水溶性包装袋盛装后直接投入洗衣机中，同时进行洗涤消毒 30 分钟，并保持 $500 mg/L$ 的有效氯含量；贵重衣物可选用环氧乙烷方法进行消毒处理。

（六）患者生活垃圾

患者生活垃圾按医疗废物处理。

（七）医疗废物

医疗废物的处置应遵循《医疗废物管理条例》和《医疗卫生机构医疗废物管理办法》的要求，规范使用双层黄色医疗废物收集袋封装后按照常规处置流程进行处置。

（八）尸体处理

患者死亡后，要尽量减少尸体移动和搬运，应由经培训的工作人员在严密防护下及时进行处理。用 $3000 \sim 5000 mg/L$ 的含氯消毒剂或 0.5% 过氧乙酸棉球或纱布填塞病人口、鼻、耳、肛门、气管切开处等所有开放通道或创口；用浸有消毒液的双层布单包裹尸体，装入双层尸体袋中，由民政部门派专用车辆直接送至指定地点尽快火化。

现场消毒工作应在当地疾病预防控制机构的指导下，由有关单位及时进行消毒，或由当地疾病预防控制机构负责对其进行消毒处理。医疗机构的随时消毒和终末消毒由医疗机构安排专人进行，疾病预防控制机构做好技术指导。非专业人员开展消毒工作前应接受当地疾病预防控制机构专业培训，采取正确的消毒方法并做好个人防护。

三、消毒效果评价

必要时应及时对物体表面、空气和手等消毒效果进行评价，由具备检验检测资质的实验室相关人员进行。

（一）物体表面

按《医院消毒卫生标准》进行消毒前后物体表面的采样，消毒后采样液为相应中和剂。消毒效果评价一般以自然菌为指标，必要时，也可根据实际情况，用指示菌评价消毒效果，该指示菌抵抗力应等于或大于现有病原体的抵抗力。以自然菌为指标时，消毒后消毒对象上自然菌的杀灭率≥90%，可判为消毒合格；以指示菌为指标时，消毒后指示菌杀灭率≥99.9%，可判为消毒合格。

（二）室内空气

按《医院消毒卫生标准》进行消毒前后空气采样，消毒后采样平板中含相应中和剂。消毒后空气中自然菌的消亡率≥90%，可判为消毒合格。

（三）工作人员的手表面

按《医院消毒卫生标准》进行消毒前后手的采样，消毒后采样液为相应中和剂。消毒前后手上自然菌的杀灭率≥90%，可判为消毒合格。

（四）医院污水消毒效果

按《医疗机构水污染物排放标准》相关规定进行评价。

参 考 文 献

[1] 国卫办医函〔2020〕184号.新型冠状病毒肺炎诊疗方案[S]试行第7版.北京：国家卫生健康委办公厅/国家中医药管理局办公室，2020.

[2] 李建辉，麻婧，康文，等.新型冠状病毒2019-nCoV的病毒学特征，传播途径及抵抗力[J].临床医学研究与实践，2020(S01)：3-5.

第二十三章

心理防护知识

新冠肺炎作为一种尚未被人类完全认识的新型传染病，呈现出高传染性、无特效药、死亡率高等特点，对社会民众而言，自身的可控性相对较低，极易引发民众的恐慌心理。因此，各级部门在加强医疗卫生防控的同时，还应加强对民众的心理防护工作。

第一节　常见心理反应

加拿大学者塞里（Selye）在 1937 年提出应激反应理论。该理论认为，当个体接受各种应激源（外部的、内部的、社会的）刺激时，就会引起个体非特异性反应，这种反应在躯体上表现为交感神经兴奋、垂体和肾上腺皮质激素分泌增多、血糖升高、血压上升、心率加快和呼吸加速等，而在心理上表现为一系列的认知反应、情绪反应与行为反应。

新冠肺炎疫情作为全球性公共卫生事件，属于典型的社会性应激源，它对人体的影响必然包括躯体性反应和心理性反应，其应激反应的结果，不仅由刺激源引起，还与个体对应激源的认识、个体处理应激事件的经验等息息相关。

一、认知反应

当面对突发的、严重的新冠肺炎疫情或相关信息刺激时，个体认知的警觉性普遍被唤起，感知能力增强，注意力变得集中，思维也变得异常敏感。

有研究显示，民众在疫情期间的认知反应一般要经历恐慌期、防御期、适应期和恢复期四个心理发展阶段。其中，恐慌期最突出的心理反应是直接由疫情引起的焦虑、恐惧、强迫及社会关系敏感，这一时期民众焦虑感大幅上升；防御期的心理反应主要表现为由居家隔离等现实压力引起的负性情绪增多，民众焦虑感依旧维持在一个较高的水平；适应期民众逐渐适应疫情带来的生活变化，并开始积极面对和处理各种现实问题，民众焦虑感开始缓慢下降；恢复期民众基本接纳了疫情给自己生活、工作带来的影响，并想办法积极减少负面影响，民众焦虑感明显下降。

个体对疫情产生高度的警觉，可以促进个体对疫情信息的搜集及应对方式的提升。但是，如果认知反应过于强烈，特别是在强烈的负性情绪影响下，个体的认知功能可能发生消极的变化。例如，强烈的恐惧、过度的焦虑和抑郁会严重损害个体的认知功能，甚至部分人可能会出现灾难化思维，容易导致个体处于无序和失控的身心状态。

二、情绪反应

情绪反应是指民众面对新冠肺炎疫情表现出的内心体验和主观感受，常见的表现有焦虑、疑病、恐慌、抑郁、烦躁、强迫等心理症状。

分析此次疫情造成民众恐慌情绪的原因，主要有四个方面的表现：一是民众普遍认识到高风险的存在，产生了强烈的安全需要，这是造成恐慌情绪的主要原因；二是疫情的不确定性因素增多，例如病因、传播方式、治疗、愈后等方面的不确定性，引发民众的持续担忧；三是疫情的不可控性因素增多，新冠肺炎病毒存在变异及疫苗研发周期长等问题，进一步强化了民众的负性情绪；四是疫情在全球范围内进一步传播，导致民众心态从生命安全焦虑进一步趋向于生存危机焦虑。

保持平稳的情绪是个体准确感知、记忆和思维的前提，而强烈、持久的负性情绪可使个体的认知功能受到严重的损害，甚至造成行为失当或障碍。其中，持续性较强的负性情绪还会降低个体的免疫机能，并产生恐慌行为，造成不必要的健康损失。

三、行为反应

行为反应是应激反应的重要组成部分，指个体面对疫情这一社会性刺激后，由于外在环境的变化和个体应对不适所产生的一种行为选择。此时，个体为了缓冲应激源带来的冲击，摆脱身心紧张状态，行为发生变化的同时，也表现出一定的意志倾向。

面对此次疫情，个体行为问题主要表现为三类：一是持无所谓的态度，并坚持自己的原有行为模式；二是采取回避行为；三是产生过度防御性行为。例如，有的人出于对疫情危害性认识不足，觉得病毒不会侵扰自己；有的人不理解采取的防疫措施；有的人错误地认为自己被隔离是受到了人格的侮辱和歧视，进而出现敌对态度，争吵、不合作、辱骂疫情防控人员等。

在心理学研究中，恐慌本身既可用于描述情绪，也可用来描述行为。伴随此次疫情在世界范围内的肆虐，一些"谣言"和不实信息开始不断涌现。这些不实信息作为疫情应激源，所带来的紧张不安和恐慌情绪更是加剧了民众的负面认知与盲动行为。例如，一些人受负面信息影响，开始囤积有限的公共卫生资源；一些人难以集中注意力，导致学习或工作效率明显下降；一些人变得敏感多疑，怀疑别人或者某类群体身上携带着病菌；有些人则偏听、偏信，盲目相信所谓"高效处方"等。

绝大多数民众的行为反应是人们面对应激源威胁时的正常反应，伴随个体对疫情科学认识的加深及整体防控形势的好转，负性的行为反应通过自我调整就会消失。

第二节　不同人群心理防护措施

2020 年 1 月 26 日，国家卫健委颁发了《新型冠状病毒感染的肺炎疫情紧急心理危机干预指导原则》，将心理危机干预纳入疫情防控整体部署，积极预防、减缓和尽量控制疫情所造成的心理影响。现结合该指导原则，将不同人群心理防护的要点归纳如下：

一、确诊患者的心理防护

（一）隔离治疗初期

1. 心理反应

麻木、否认、愤怒、恐惧、焦虑、抑郁、失望、抱怨、失眠或攻击等。

2. 心理防护措施

（1）理解患者出现的情绪反应属于正常的应激反应，作到事先有所准备，不被患者的攻击和悲伤行为所激怒而失去医生的职业立场，例如与患者发生争吵或过度情感卷入等。

（2）在理解患者的前提下，除药物治疗外应当给予必要的心理危机干预，如及时评估自杀、自伤、攻击风险，提供正面心理支持，不与患者正面冲突等。

（3）解释隔离治疗的重要性和必要性，鼓励患者树立积极恢复的信心，并解释目前治疗的要点和干预的有效性。

（4）必要时请精神科医生会诊。

3. 防护原则

支持、安慰为主。宽容对待患者，稳定患者情绪，及早评估自杀、自伤、攻击等风险。

（二）隔离治疗期

1. 心理反应

除上述可能出现的心理反应以外，还可能出现孤独，或因对疾病的恐惧而不配合、放弃治疗，或对治疗的过度乐观和期望值过高等。

2. 心理防护措施

（1）根据患者能接受的程度，客观如实交代病情和外界疫情，使患者作到心中有数。

（2）协助与外界亲人进行沟通，转达信息。

（3）积极鼓励患者配合所有的医院治疗措施。

（4）尽量使住院环境适宜患者的治疗需求。

（5）必要时请精神科医生会诊。

3. 防护原则

积极沟通信息，必要时请精神科专家会诊，减少心理危机风险。

（三）发生呼吸窘迫、极度不安、表达困难的患者

1. 心理反应

濒死感、恐慌、绝望等。

2. 心理防护措施

给予镇定、安抚的同时，加强原发病的治疗措施，减轻症状带来的痛苦。

3. 防护原则

安抚、镇静，注意医患间的情感交流，增强患者治疗的信心。

（四）居家隔离的轻症患者，到医院就诊的发热患者

1. 心理反应

恐慌、不安、孤独、无助、压抑、抑郁、悲观、愤怒、紧张，被他人疏远、回避、委屈、羞耻感或不重视疾病等。

2. 心理防护措施

（1）协助患者了解真实可靠的信息，帮助患者接受医学权威的建议。

（2）鼓励患者配合治疗，建议健康饮食和规律作息，多进行读书、听音乐、交流沟通及其他力所能及的日常活动。

（3）接纳隔离措施，了解自己的心理反应，寻找逆境中的积极意义。

（4）积极寻求应对压力的社会支持，利用现代通信手段联络亲朋好友、同事等，倾诉感受，保持与社会的沟通，获得多方支持。

（5）鼓励使用心理援助热线或在线心理干预等。

3. 防护原则

健康宣教，鼓励配合，顺应变化。

二、疑似患者

（一）心理反应

侥幸心理、躲避治疗、怕被歧视、焦躁、过度求治、频繁转院等。

（二）心理防护措施

1. 政策宣教，密切观察，及早求治。

2. 为人为己，采用必要的、科学的保护措施。

3. 服从大局安排，按照规定报告个人健康情况。

4. 使用减压行为、减少应激反应。

（三）防护原则

及时宣教、正确防护、服从大局、减少压力。

三、医护及相关人员

（一）心理反应

过度疲劳、紧张及耗竭，焦虑不安、失眠、抑郁、悲伤、委屈、无助、压抑，面对患者死亡挫败或自责，担心被感染、担心家人、害怕家人担心自己，过度亢奋，拒绝合理的休息，不能很好地保障自己的健康等。

（二）心理防护措施

1. 参与救援前进行心理危机干预培训，了解应激反应，学习应对应激、调控情绪的方式方法。进行预防性晤谈，公开讨论内心感受、支持和安慰、资源动员，帮助当事人在心理上对应激有所准备。

2. 消除一线医务工作者的后顾之忧，安排专人进行后勤保障，隔离区工作人员尽量每月轮换一次。

3. 合理排班，安排适宜的放松和休息，保证充分的睡眠和饮食。尽量安排定点医院一线人员在医院附近住宿。

4. 尽量保持与家人和外界的信息联络与交流。

5. 若出现失眠、情绪低落、焦虑时，可寻求专业的心理危机干预或心理健康服务。可拨打心理援助热线或进行线上心理服务，有条件的地区可进行面对面心理危机干预。持续 2 周不缓解且影响工作者，须由精神科医生进行评估诊治。

6. 如已发生应激症状，应及时调整工作岗位，寻求专业人员帮助。

（三）防护原则

定时轮岗，自我调节，有问题积极寻求专业帮助。

四、与患者密切接触者（家属、同事、朋友等）

（一）心理反应

躲避、不安、焦虑；或盲目勇敢、拒绝防护和居家观察等。

（二）心理防护措施

1. 政策宣教，鼓励面对现实，配合居家观察。
2. 正确的信息传播和交流，释放紧张情绪。

（三）防护原则

宣教、安慰，鼓励借助网络进行交流。

五、不愿公开就医的人群

（一）心理反应

怕被误诊和隔离、缺乏认识、回避、忽视、焦躁等。

（二）心理防护措施

1. 知识宣教，消除恐惧。
2. 及早就诊，利于他人。
3. 抛除耻感，科学防护。

（三）防护原则

解释劝导，不批评，支持就医行为。

六、易感人群及大众

（一）心理反应

恐慌、不敢出门、盲目消毒、失望、恐惧、易怒、攻击行为和过于乐观、放弃等。

（二）心理防护措施

1. 正确提供信息及有关进一步服务的信息。
2. 交流、适应性行为的指导。
3. 不歧视患病、疑病人群。
4. 提醒注意不健康的应对方式（如饮酒、吸烟等）。
5. 自我识别症状。

（三）防护原则

健康宣教，指导积极应对，消除恐惧，科学防范。

第三节　个体心理防护措施

2020 年 2 月 29 日，《光明日报》刊发了首都医科大学附属北京安定医院副院长、主任医师李占江教授《面对新冠肺炎：心理问题的干预策略》文章，其中提到了自我心理防护的方法。现结合该指导方法，将个体心理防护的措施归纳如下：

一、理性认识新冠肺炎疫情

面对疫情带来的威胁，大约有 15% 的人群表现出了相对严重的情绪反应和行为反应，出现恐慌情绪或过度保护行为。出现这样的问题，往往是认识不到位，存在夸大风险的现象，进而导致过度的心理行为反应。所以，客观、科学地认识疫情带来的风险，科学、理性选择防护措施，就可以缓解恐慌情绪和消除过度的防护行为。

二、识别与接纳自己的情绪

面对疫情带来的威胁，很多人出现担心、紧张、恐惧的应激反应，这种反应初期是正常的，对我们的身体是有益处的，可以调动身体的内在资源积极应对面临的威胁。因此，一般情况下，当自己感受到这种紧张焦虑的情绪时，不要试图去排斥它，而是学着识别和体验这种情绪，并接受这种情绪。当个体真正接纳这种情绪后，就会发现这种情绪并不能给自己带来灾难，并随着时间的延续，我们仍然可以重新构建生活的新秩序。

三、矫正自己非理性的错误想法和行为

1. 每天在规定的时间范围内，获取政府权威渠道发布的疫情信息及科学防护的措施。不要整天沉浸于负面信息的漩涡中，给自己带来矛盾的认知判断。同时，用理性平和的心态对待疫情、隔离措施等给自己带来的影响，建立起新的生活方式和习惯。

2. 要客观地评估自己大脑中经常出现的负面想法。让自己对这些想法认真地深入地思考一下，问一问自己：自己有多大的可能性会感染上病毒？得了新冠肺炎，又有多大的可能性是危重患者？万一自己真的被隔离了，生活是否就彻结束了？当自己在认真思考这些问题时，脑海里是否有新的想法出现？这些新的想法是否让自己的情绪和行为发生改变？

3. 用寻找证据的方法，来纠正自己的错误想法。如果总是担心自己被病毒感染了，那不妨来寻找一下自己被感染的证据，支持自己被感染的证据有什么？之后，再看看有没有不支持的证据？通过寻找支持和反对的证据，再重新审视原来的想法。当新的想法出现，自己被感染的可能性并没有原来想的那么高，那么自己的情绪和行为反应就会相应地改变。

4. 改变自己的行为模式。心理学认知行为干预理论认为，改变自己的行为，可以改变情绪，也可以改变自己的想法，从而形成想法—情绪—行为相互改变的良性互动模式，进而达到改变情绪和行为问题的目的。具体可以做如下努力：

（1）坚持规律的生活节奏，丰富自己的日常生活。在疫情下，我们的生活节奏受到干扰，陷入一种无序状态，整日被疫情信息所包围。我们应该行动起来，让生活尽可能规律起来、丰富起来，你的状况就会发生改变。

（2）科学防疫，不要过度防护。在新冠肺炎防护中，如果一味追求过度防护，把自己完全与外界隔离、宅在家里，不断地洗手、洗澡或清洗地板和消毒，就会使自己陷入一种固化状态，只会进一步强化对疫情的灾难化思维，使自己更加担忧、紧张，甚至于绝望和悲伤。

（3）善于制定作息表，科学规划自己的日常生活。可以把自己的兴趣和爱好收集起来，如琴棋书画、体育运动、音乐歌剧、厨艺花卉等，填写到自己的作息表中，把自己一天的，甚至于一周的活动规划出来，尽可能地坚持

执行。尽管有时不能全部完成，但坚持去做，负性情绪就会好起来。

（4）适当做一些身心放松训练。当自己情绪非常紧张、恐慌的时候，可以进行呼吸放松、肌肉放松及冥想放松训练。可以在网上下载相关的心理放松训练软件，自己练习，在紧张时应用，可以有效缓解自己的焦虑情绪。

四、积极寻求社会支持，疏解自己的心理压力

医学心理学研究证实，社会支持在各类心理疾病的发生中起到重要缓冲的作用。因此，在受到紧张、焦虑、抑郁、愤怒、恐惧等负性情绪困扰时，我们可以利用自己的朋友圈和社会关系网，主动寻求必要的人际帮助，通过与家人、朋友、同事的交流，使自己的负性情绪得到有效释放。

第四节　心理量表评估

心理测评是临床评估的重要组成部分，此次疫情涉及人群广泛，广大民众面对居高不下的疫情传播速度，难免产生负性心理行为反应，因此，借助简易的心理测评量表，可以起到非常好的辅助诊断作用，对后继临床治疗具有重要的参考价值。

一、焦虑自评问卷（SAS）

焦虑自评量表（Self-Rating Anxiety Scale SAS）由 Zung 于 1971 年编制，是一种分析被试主观焦虑状况的简便临床工具。由于焦虑是心理咨询门诊中较常见的一种情绪障碍，所以在此次疫情防控中可以用于评估个体的焦虑状况，以此作为进一步做心理干预的条件。

（一）量表内容

1. 我觉得比平常容易紧张和着急（焦虑）。
2. 我无缘无故地感到害怕（害怕）。
3. 我容易心里烦乱或觉得惊恐（惊恐）。
4. 我觉得我可能将要发疯（发疯感）。
5. 我觉得一切都很好，也不会发生什么不幸。
6. 我手脚发抖打战（手足颤抖）。
7. 我因为头痛、颈痛和背痛而苦恼（躯体疼痛）。
8. 我感觉容易衰弱和疲乏（乏力）。
9. 我觉得心平气和，并且容易安静坐着（静坐不能）。

10. 我觉得心跳很快(心悸)。

11. 我因为一阵阵头晕而苦恼(头昏)。

12. 我有晕倒发作或觉得要晕倒似的(晕厥感)。

13. 我呼气吸气都感到很容易(呼吸困难)。

14. 我手脚麻木和刺痛(手足刺痛)。

15. 我因为胃痛和消化不良而苦恼(胃痛或消化不良)。

16. 我常常要小便(尿意频数)。

17. 我的手常常是干燥温暖的(多汗)。

18. 我脸红发热(面部潮红)。

19. 我容易入睡并且一夜睡得很好(睡眠障碍)。

20. 我做噩梦(恶梦)。

(二) 评分方法

SAS 采用 4 级评分，主要评定症状出现的频度，其标准为："1"表示没有或很少时间有；"2"表示有时有；"3"表示大部分时间有；"4"表示绝大部分或全部时间都有。20 项条目中有 15 项是用负性词陈述的，按上述 1~4 顺序评分。其余 5 项(第 5、9、13、17、19)，是用正性词陈述的，按 4~1 顺序反向计分。

(三) 分值参考

SAS 主要统计指标为总分(标准分)，即把 20 道题的得分相加为粗分，粗分乘以 1.25，四舍五入取整数，即得到标准分。焦虑评定的标准分界值为 50 分，50~59 分为轻度焦虑，60~69 分为中度焦虑，>69 分为重度焦虑。

(四) 应用案例

患者张某，男，54 岁，与新冠肺炎患者有过人群接触史，后排除病毒感染。在被隔离初期，情绪异常紧张、烦躁、神经过敏，担心自己被感染，难以入睡。SAS 量表测评分达到 75 分，属于重度焦虑。

治疗方法：在服用帕罗西汀缓解精神压力的基础上，辅助进行心理干预；具体采用系统脱敏疗法和认知行为疗法，主要帮助患者掌握自我放松的训练方法，对焦虑问题逐级进行脱敏干预，并帮助患者调适不合理的信念。

疗效：7 天后 SAS 量表测评分降到 55 分，焦虑问题得到有效控制。

二、抑郁自评问卷（SDS）

自评抑郁量表(Self-Rating Depression Scale，SDS)由 Zung 于 1965 编制，

用于衡量抑郁状态的轻重程度及其在治疗中的变化，评定时间跨度为最近一周。由于抑郁也是心理咨询门诊中较常见的一种情绪障碍，所以在此次疫情防控中可以用于了解个体的抑郁状况，以此作为进一步做心理干预的条件。

（一）量表内容

1. 我感到情绪沮丧、郁闷（忧郁）。

2. 我感到早晨心情最好（晨重晚轻）。

3. 我要哭或想哭（易哭）。

4. 我夜间睡眠不好（睡眠障碍）。

5. 我吃饭像平时一样多（食欲减退）。

6. 我的性功能正常（性兴趣减退）。

7. 我感到体重减轻（体重减轻）。

8. 我为便秘烦恼（便秘）。

9. 我的心跳比平时快（心悸）。

10. 我无故感到疲劳（易倦）。

11. 我的头脑像往常一样清楚（思考困难）。

12. 我做事情像平时一样不感到困难（能力减退）。

13. 我坐卧不安，难以保持平静（不安）。

14. 我对未来感到有希望（绝望）。

15. 我比平时更容易激怒（易激惹）。

16. 我觉得决定什么事很容易（决断困难）。

17. 我感到自己是有用的和不可缺少的人（无用感）。

18. 我的生活很有意义（生活空虚感）。

19. 假若我死了别人会过得更好（无价值感）。

20. 我仍旧喜爱自己平时喜爱的东西（兴趣丧失）。

（二）评分方法

SDS 采用 4 级评分，主要评定症状出现的频度，其标准为："1"表示没有或很少时间有；"2"表示有时有；"3"表示大部分时间有；"4"表示绝大部分或全部时间都有。20 个条目中有 10 项（第 1、3、4、7、8、9、10、13、15 和 19）是用负性词陈述的，按上述 1~4 顺序评分。其余 10 项（第 2、5、6、11、12、14、16、17、18 和 20）是用正性词陈述的，按 4~1 顺序反向计分。

（三）分值参考

主要统计指标为抑郁严重程度指数。抑郁严重度指数＝各条目累计分÷80

（最高总分）。指数范围为 0.25~1.0，指数越高，抑郁程度越重。

具体参考为：评分指数在 0.5 以下者为无抑郁；0.50~0.59 为轻微至轻度抑郁；0.60~0.69 为中至重度抑郁；0.70 以上为重度抑郁。

（四）应用案例

患者王某，女，36 岁，个体商人，受新冠肺炎疫情影响不能正常营业，生意受损。三个月来，情绪日益低落，对平时感兴趣的活动失去了兴趣，悲伤、自责，不想吃饭，睡眠质量差。SDS 量表测评分为 0.65，属于中度抑郁。

治疗方法：在服用百忧解缓解抑郁情绪的基础上，积极进行心理干预；具体采用认知行为疗法和传统精神分析疗法，主要帮助患者改变逻辑上的消极思维和错误，重塑社会生活的信心。

疗效：半月后 SDS 量表测评分降到 0.56 分，抑郁问题得到有效控制。

三、社会支持评定量表

社会支持评定量表（Social support Scale）由肖水源于 1990 年修订编制，是一种分析社会支持与身心健康关系的简便临床工具。由于社会支持的状况对应激状态下的个体提供保护，即对应激刺激起缓冲作用，另一方面对维持一般的良好情绪体验具有重要意义，所以在此次疫情防控中可以用于评估个体的社会支持状况，以此作为进一步做心理干预的条件。

（一）量表内容

指导语：下面的问题用于反映您在社会中所获得的支持，请按各个问题的具体要求，根据您的实际情况写。

1. 您有多少关系密切，可以得到支持和帮助的朋友（只选一项）？

A. 一个也没有　　　　B. 1~2 个　　　　C. 3~5 个　　　　D. 6 个或 6 个以上

2. 近一年来您（只选一项）：

（1）远离家人且独居一室。

（2）住处经常变动，多数时间和陌生人住在一起。

（3）和同学、同事或朋友住在一起。

（4）和家人住在一起。

3. 您与邻居（只选一项）：

（1）相互之间从不关心，只是点头之交。

（2）遇到困难可能稍微关心。

（3）有些邻居都很关心您。

（4）大多数邻居都很关心您。

4. 您与同事（只选一项）：

（1）相互之间从不关心，只是点头之交。

（2）遇到困难可能稍微关心。

（3）有些同事很关心您。

（4）大多数同事都很关心您。

5. 从家庭成员得到的支持和照顾：

（1）夫妻（恋人）

A. 无 　　　　　 B. 极少 　　　　 C. 一般 　　　　 D. 全力支持

（2）父母

A. 无 　　　　　 B. 极少 　　　　 C. 一般 　　　　 D. 全力支持

（3）儿女

A. 无 　　　　　 B. 极少 　　　　 C. 一般 　　　　 D. 全力支持

（4）兄弟姐妹

A. 无 　　　　　 B. 极少 　　　　 C. 一般 　　　　 D. 全力支持

（5）其他成员

A. 无 　　　　　 B. 极少 　　　　 C. 一般 　　　　 D. 全力支持

6. 过去，在您遇到急难情况时，曾经得到的经济支持和解决实际问题的帮助的来源有：

（1）无任何来源。

（2）下列来源（可选多项）：

A. 配偶 　　　　 B. 其他家人 　　 C. 亲戚 　　　 D. 朋友

E. 同事 　　　　 F. 工作单位 　　 G. 党团工会等官方或半官方组织

H. 宗教、社会团体等非官方组织 　 I. 其他（请列出）

7. 过去，在您遇到急难情况时，曾经得到的安慰和关心的来源有：

（1）无任何来源。

（2）下列来源（可选多项）：

A. 配偶 　　　　 B. 其他家人 　　 C. 朋友 　　　 D. 亲戚

E. 同事 　　　　 F. 工作单位 　　 G. 党团工会等官方或半官方组织

H. 宗教、社会团体等非官方组织 　 I. 其他（请列出）

8. 您遇到烦恼时的倾诉方式（只选一项）：

（1）从不向任何人诉述。

（2）只向关系极为密切的 1~2 个人诉述。

（3）如果朋友主动询问您会说出来。

（4）主动叙述自己的烦恼，以获得支持和理解。

9. 您遇到烦恼时的求助方式（只选一项）：

（1）只靠自己，不接受别人帮助。

（2）很少请求别人帮助。

（3）有时请求别人帮助。

（4）有困难时经常向家人、亲友、组织求援。

10. 对于团体活动（如党团组织、宗教组织、工会、学生会等），您（只选一项）：

（1）从不参加。

（2）偶尔参加。

（3）经常参加。

（4）主动参加并积极活动。

（二）评分方法

社会支持评定量表共有 10 个条目，包括客观支持（3 条）、主观支持（4 条）和对社会支持的利用度（3 条）三个维度。其中，第 1~4 条、8~10 条，每条只选一项，选择 1、2、3、4 项分别记 1、2、3、4 分；第 5 条每项从"无"到"全力支持"分别记 1~4 分；第 6、7 条如回答"无任何来源"则记 0 分，回答"下列来源"者，有几个来源就记几分。

（三）分值参考

主要统计指标为总分，即 10 个条目评分之和，包括客观支持分（2、6、7 条评分之和）、主观支持分（1、3、4、5 条评分之和）及对支持的利用度（8、9、10 条评分之和）。社会支持评定的分界值为 36 分，分数越高，社会支持状况越好。

（四）应用案例

求助者秦某，女，32 岁，公务员，出差时受新冠肺炎疫情影响，滞留武汉一个多月。自述心情紧张、寂寞、无助，有恐惧感，自责，生活质量差，食欲不佳，失眠。社会支持量表测评为 25 分，显示社会支持状况差。

治疗方法：采用远程网络心理咨询，具体采用求助者中心疗法，通过设身处地地理解、坦诚交流和无条件积极关注等咨询技术，帮助求助者获取自我信任、发展内部评价资源，促进自我价值和成长目标。疗效：7 天后社会支持量表测评分为 42 分，心理健康状况明显改善。

参考文献

［1］汪向东，王希林，马弘.心理卫生评定量表手册[M].增订版.北京：中国心理卫生杂志社，1999.

［2］国家卫生健康委员会.新型冠状病毒感染的肺炎疫情紧急心理危机干预指导原则[EB/OL].（2020-01-27）［2020-10-15］.http://www.nhc.gov.cn/xcs/zhengcwj/202001/6adc08b966594253b2b791be5c3b9467.shtml.

［3］李占江.面对新冠肺炎：心理问题的干预策略[N/OL].光明日报，（2020-02-29）［2020-10-15］.https://news.gmw.cn/2020-02/29/content_33605203.htm.

第二十四章

新冠肺炎疫情下的教育教学

本次新冠肺炎疫情，凸显医学教育中多学科协同发展的重要性，除了临床医学外，应该加大对中医学、预防医学、基础医学、护理学、实验医学、中西医结合等诸多学科的关注和支持力度，促进医学教育教学多学科的协同发展。

第一节　新冠肺炎疫情对医学教育教学的影响

在新冠肺炎疫情防控这场没有硝烟的战争中，对我国医学教育培养人才是一次极大考验。在初期面对突然暴发的严重疫情，我们猝不及防，被动应战的，造成的代价和成本较大。新冠肺炎疫情下和新冠肺炎疫情后医学教育工作者除了必须落实立德树人根本任务，都必须予以深刻反思，改进及改革未来的医学教育教学。要考虑将医学和医学教育放在社会宏观层面和医学微观的专业层面进行，才能有助于对医学和医学教育全面、客观地评价和认识。

一、问题与反思

（一）医学教育应加强学科融合发展

1. 本次疫情防控国家高度重视，国家卫生健康委员会、国家中医药管理局及各地区都召集各专业专家共同拟定抗疫策略和措施，抗疫效果明显。但在具体实践中，临床医生在培养过程中应用流行病学等公共卫生知识进行早期疾病识别，做到早发现、早报告、早处置方面不足，另外临床医学专业学生在培养过程中的医教协同也须加强。在医学教育的源头，院校教育阶段如何能实现临床医学专业与公共卫生学科达到医防融合，如何体现中西医并重，这才应是值得我们思考和担忧的根本问题。

2. 从参与治疗的医务人员人数看，中医药人员数量偏少。根据公开数据统计，截至 2 月 20 日，全国医疗系统组织 278 支国家医疗队共 32395 名医护人员驰援湖北，其中中医药系统抽调近 3200 名医务人员，中医药人员只占医护人员 10% 左右。而治疗新冠肺炎定点医院看，都集中在综合医院。另外也暴露出中医、西医医学人才培养的短板。中医、西医一线医生对于中西医知识技能掌握不足，如中医对现代医学的临床急危重症救治、传染病、预防医学学习不够，临床实战能力偏弱。

3. 从疫情发生发展的情况看，早期公共卫生人员介入临床病例诊断和病原微生物溯源防控等方面仍然不足。而中医药深度介入诊疗全过程整体时间偏晚，各省公布的防治经验情况以及疫情数据显示，中医药介入新冠肺炎预防、救治较早的，力度较大的地区，均取得了明显效果。

（二）医学教育、医学人才培养的系统性、完整性不够

在疫情早期，暴露出临床一线医务人员对公共卫生基本能力欠缺，对重大传染病发生的敏感性不强，防护意识和能力不足而受到感染。审视我们的医学教育，充分暴露了医学生培养的系统性、完整性不够。

1. 缺乏系统性安排。不管是院校教育还是毕业后教育，继续教育阶段，医学教育缺乏系统设计，直接面对临床救治任务的一线专业，包括中医学、临床医学、医学影像学、护理学和医学检验技术等，往往只注重专业学习，缺乏对公共卫生学知识的掌握和应用能力，在预防和应对公共卫生危机中存在明显短板，存在重"治疗"轻"预防"，重"专科"轻"全科"。

2. 医学人才培养不完整。理论与实践，知识、能力、素质培养有所缺失，无论是中医学还是临床医学，课程体系中课程内容设置不尽合理，缺少对公共卫生、循证医学、传染病防治等理念强化，致使医学生对于类似事件敏感性不够。如医学院校普遍缺乏传染病防护教育，更没有自然灾害、应急医护演练等训练科目。由于缺乏相应的专业学习和训练，并且毕业后教育、继续教育也很少有类似的培训，在从业后，一来没有相应防治意识，出现疫情没有警觉性，很难及时启动工作，应急性差，二则疫情来临医护人员只能现学现用防护技能，增加了感染风险。

（三）医学人才的能力培养不足

面对突发的疫情，医学界准备不足，防治前期基本是在被动挨打。从对未知病毒、突发疾病的判断、处理上，暴露出了我们应变能力、思辨能力不足，应对具体的病例和临床疾病的诊治，治疗经验和治疗信心不足，这与专业知识、综合能力、实战能力和应及处置重大卫生问题的能力不足关系密切。临床医学是如此，中医教育问题尤为突出。

（四）医学门类本科专业分化过细，专业面过窄

近年来在本科专业调整和布局中，存在着本科专业分化过窄过细、方向

混乱、专业布局不够合理、重点不突出、专业设置缺乏科学论证等问题。如在同一专业类下开设二级学科专业，临床医学类下开设儿科学，中医学类下开设中医儿科学、中医养生学、中医康复学等本科专业。本科阶段是医学的基础学习阶段，基础不牢，地动山摇，专业分化过细过窄，不利于基本知识、基本技能、基本理论的学习和训练，也不利于医学生全科医学知识体系的构建和临床综合能力的培养。

二、启示及建议

疫情过后，相信健康产业将会迎来爆发式的增长。国家也会更加重视医学人才的培养、发展和待遇问题，医学教育可以说机遇和挑战并存。作为医学院校，要学习领会、全面贯彻落实习近平总书记在北京大学首钢医院实习的西藏大学医学院学生讲话精神，深化医学教育改革发展，培养理想、信念坚定、本领过硬的人民健康守护者。

（一）加强全民卫生健康普及教育

在抗击疫情和疫情传播的过程中，也可以看到相当一部分民众基本公共卫生和医疗知识匮乏，对于健康知识渴求并盲从。这都反映出普通民众医学常识的缺乏，以及在过往所接受的教育中科学教育的缺位，进一步佐证爱国卫生运动的重要性。作为医学院校应担负起服务社会的职责，主动走出校园，通过各种平台和渠道，加强全民的医学教育，普及医学基本知识，教导防疫防病、强身健体的基本技能，这或许是一项需要全社会各部门配合的长期工作，但是相信通过长期潜移默化地努力，将特别有助于提升全民的健康素养。

（二）进一步认识公共卫生教育在国民经济发展中的重要性

没有全民的健康就没有全民的小康，加强各行各业对医学教育尤其公共卫生的宗旨和根本目标的认识，越是在发生重大或特殊医学事件的时候，更要大力加强相关教育。

（三）集中优势力量办好医学类专业

在现行的高等教育管理体制下，许多院校为了能够升格更名、提升办学层次、获取更多的资源，采用开办专业的办法来实现多学科发展。各类学校确实要负起责任，集中最优势的力量，做好医学人才的培养，要在专业设置、学科建设上进一步加大医学教育。同时呼吁主管部门应对医学院校给予政策，如在经费、师资等资源上给予更多的投入。

1. 合理设置本科专业。医学本科教育是基础教育，应重在厚基础、宽口径，呼吁及时修订本科专业目录，在本科专业阶段不设二级专业，引导各校集中精力培养本科医学生，促使打好基础。二级学科的分专业方向培养应由研究生阶段、毕业后教育、继续教育来完成。

2. 医学人才培养均衡发展。医学同时兼有科学和人文双重特性，是自然科学、社会科学和人文学科的有机统一体，除了以诊断和治疗疾病为目的的临床医学，还有同样重要包括预防医学在内的公共卫生、基础医学、护理学、实验医学等诸多学科。将医学学科门类下各专业放到同等重要的地位去认识，加快新医科建设，树立"大健康"理念，构建预防、诊疗、康复等生命全周期健康全过程的人才培养体系。

（四）医学教育中长学制医学生的培养

加大临床医学、公共卫生、中西医临床医学、中医学的"5+3"、9年制的本硕一体化及本硕博一体化专业点的设置及招生培养数量。随着医学模式由生物医学模式转向生物—心理—社会医学模式，对医学教育提出了更高的要求，逐渐凸显出长学制医学教育的社会需求。加强长学制教育，能保证医学生有足够时间获取现代医学、生物学、预防医学、传统医学等学科知识能力，培养知识广、基础宽、能力强、潜力大的高素质人员。

（五）真正建立中西医并重机制

一是须要真正制定落地政策，如投入均衡、人才培养数量均衡、话语权平等。二是着力深化教育体制改革，发挥中医药优势，强化中医药课程体系和教学建设，加强临床医学对中医药学理论和实践的学习，同时加强中医药专业公共卫生课程、预防医学课程、急救和防疫课程建设力度，大幅度提高实践课程和临床实践教学比例，进一步加强实战和应急救治课程设置。三是加大中医药的中西医汇通研究。

（六）切实落实医教协同

临床教学是医学教育的重要组成部分，保证临床教学质量，临床教学基地建设是重中之重。医学教育提倡"早临床、多临床、反复临床"，临床课学习要在医院医疗环境中开展，院校与医院要建立起联动，协同机制，不断加强临床教学管理和基地建设，真正提高医学教学质量。目前一些院校存在共性问题，如隶属关系、运行机制不畅等，靠医学院校很难解决，需要政府部门加大协调力度，着眼于为国家发展医学教育、培养高质量医学人才的大局，切实出台落实医教协同的有关政策，理顺机制，落实医院在医学教育中的责权利。

（七）加强全科医学体系建设

全科医生是保障居民健康的"守门人"，在基本医疗卫生服务中发挥着重要作用。一是以综合维度需要为导向，制定科学、系统的全科医学本科教育计划，从源头开始，更好地为全科医学人才队伍建设奠定扎实基础。二是强化对各市县、乡村医生的培养。教育部门、卫生行业管理部门须将全科医生纳入医院医师规范化培训体系，地方三级医院全面开设全科医生，统筹管理、整合资源，推进城乡医院在职、在岗人员培训。三是进一步完善激励政策，在薪酬、待遇等方面给予政策倾斜，增强全科医生的荣誉感和被认同感。四是政府部门应向民众科普全科医学相关知识，转变民众传统就医观念，了解并接纳全科医学运行模式带给自身的方便与利益。

2020年6月2日，习近平总书记主持召开专家学者座谈会上提出要中西医结合、中西药并用。要健全突发公共卫生事件应对预案体系，分级分类组建卫生应急队伍，覆盖形势研判、流行病学调查、医疗救治、实验室检测、社区指导、物资调配等领域。要强化基层卫生人员知识储备和培训演练，提升先期处置能力。要深入开展卫生应急知识宣教等充分体现了对我国医学教育、卫生健康事业的高度重视，也为推动院校医学教育改革发展指明了方向。

医学教育是一个终生连续的过程，是医学院校教育、毕业后教育和继续教育三个性质不同又互相连接的教育阶段，院校教育只是其中一环，难以解决医学人才培养面临的所有问题。可见，医学教育内涵很大，教育体系很庞杂，医学教育改革也是一个系统工程。此次抗击新冠肺炎疫情，是对我们国家医学教育、医学卫生系统的一次考验，更是一次大考，如何培养出本领过硬的医学人才队伍，为健康中国保驾护航，须要全社会医学教育的各利益方提高认识、共同行动。

第二节　新冠肺炎疫情后公共卫生人才队伍培养体系建设

一、筑牢公共卫生疾病预防控制体系之思考

新中国建立初，党和国家就号召"动员起来，讲究卫生，减少疾病，提高人民的健康水平"，并一贯坚持将预防为主的卫生工作方针作为制定各项经济社会发展的重要指标，直至2016年秋发布《2030健康中国规划纲要》，才将其列为民族复兴的重要内涵。70多年来，预防为主的卫生工作方针为国家和人民带来了巨大福祉，与之伴随建立的公共卫生防疫体系和机制有效控制了急

性传染病的流行，大大提高了人均期望寿命，在经济社会发展、人民生活改善中彰显了独特作用。同时与当今疾病预防控制体系一起作为公共卫生的主要组成，在历次重大疫情防控和各类突发公共卫生事件处置中发挥了强有力的、高效的、不可替代的作用，也凝练成为适合于我国国情的优越体制的组成。

当今，我国正处于"滚石上山"的关键时期，作为诸多系统改革中最纠结、最复杂的命题，在国际、国内新的传染病疫情和其他突发公共卫生事件频发的时代背景下，筑牢公共卫生体系、完善可持续运行机制无疑是关键的、不可轻视的社会民生问题，更是新时期的百年大计。

（一）预防为主的卫生工作方针是无数生命换来的典律

预防医学以科学实施公共卫生学措施为表达方式，与临床医学、基础医学形成现代医学体系，其核心价值是以预防为主，在我国还传承了中医"治未病"卓越医学思想及历代医圣集成的养生保健理论和技术，形成了独特的中西医结合、防治一体的三级预防体系。

几千年来，人类因与传染病抗争，应运而生了今天的公共卫生与预防医学体系。发端于 20 世纪初的预防医学，从着眼于人类群体的健康利益出发，诞生时就有了自己"利他主义"的属性。尤其是防疫的概念不分种族、不分阶层，甚至不分国籍、国家。特别是以第二次世界大战后出现的世界卫生组织（WHO）为标志，其在全球范围内以烈急性传染病控制为目标，组织各成员国通力合作，开展了公共卫生、疾病预防控制、传染病防治等事宜。可以说，公共卫生与预防医学每次大进步、大发展都与烈急性传染病疫情的防控相关。随着微生物学、免疫学、营养学、卫生经济学、医学信息工程学等学科的诞生与发展，公共卫生与预防医学成为现代医学中联系学科最多、涉及面最广的应用科学，并成为世界各国最大规模、最公平的具有发达国家标志的国家福利政策。因此，公共卫生问题不是单纯的医学问题，须受经济社会发展的影响和政治需要的驱动。公共卫生事业的发展与进步严重影响着社会经济发展，经济社会的发展也要求公共卫生事业的发展必须与之相辅相成。直到今日，与公共卫生相关的方方面面的发展一直在路上，仍在与时俱进之中，并随时经受疫情、灾情、突发公共卫生事件、战争等方面的考验。

新冠肺炎疫情汹涌而至，其侵袭力及流行强度都远远超出人们的想象，给人民生命健康、社会经济、国家政治声誉造成的危害和损失难以估量。国家最高决策机制施策，全民动员、群防群策、联防联控，公共卫生疾病预防控制体系也再度被推上了前沿。除迅速将新冠肺炎列入法定乙类传染病（按甲类传染病管理）外，把一座 1000 多万人口的现代化超大城市封闭，这属人类历史上第一次。行政资源、医护人才资源、技术资源、物资资源全部向主疫区集中，并采取了史上最严的防控措施，在主疫区实施"四个统一集中"的机制，对所有的居民住户"一户不漏、一人不差"地采取拉网式登记、测报体温、正常居民居家隔离等措施，通过建立专门医院、改装重症救治医院、建立方舱医院等手段，在疫情集中暴发的第 3 周做到了患者、疑似患者"应收尽收"，密切接触者被留观隔离，最大化地保护易感者、切断传播途径、控制传染源。从疫情流行强度来看，已采取的措施初步见效，疫情呈现阶段性的舒缓。如此壮举再次证明了流行病学的"3 个环节、2 个影响因素"的经典法则，更是国家治理体制和治理能力的再次展示。

（二）疫情暴发给经济社会如何协调发展一个警醒

新冠肺炎疫情暴发暴露了我国公共卫生疾病预防控制体系跟不上高速发展的 5G 网络、航空、高铁、高速公路现代化增量的问题，这些产业越发展、越发达，发生激烈性传染病疫情后的传播速度越快，流行强度越高，舆情压力越大。相比而言，卫生健康事业发展不充分、不平衡的问题在这次疫情暴发中凸显。卫生行政、疾病预防控制、医疗机构、社会相关部门在关键的可控初期，未能实现地方、基层的高效、及时联动和信息无缝衔接，正向、正确的舆情宣传也显得难以救济。对疫情研判缺少应有的法制意识和专业敏感，没有做到精准、及时依法发布和局地扑灭。公共卫生与疾病预防控制体系在本次特大疫情暴发前后的流行病学调查，病原研究，疫点、疫区的"四早"防控等主责实施方面，远远未发挥出应有的、最大化的技术导向和积极参谋作用。最终形成疫情暴发蔓延，社会经济发展和人民生活都付出了惨烈代价。在此次特大疫情面前暴露了现有公共卫生疾病预防控制体制、机制都存在严重缺陷与不足，也使我国乃至全球的公共卫生走到了一个十字路口。

因此，我们要重新认识公共卫生及疾病预防控制体系在经济社会发展中的重要作用和地位，以及公共卫生人才培养和队伍建设的重要性，统筹建设好、管理好这一体系的必要性、艰巨性和长期性，改变"财神跟着瘟神走""好了伤疤忘了疼"的被动模式，像消防体系建设一样常备不懈。总之，筑牢公共卫生防疫体系刻不容缓。

（三）预防型的公共卫生体系诞生于抗大疫中，发展在每次危机之后，具有不可替代的作用，传染病的控制必须遵循科学的路径

预防医学诞生近 200 年来，经典的传染病控制理论就要求针对"保护易感者、切断传播途径、消灭传染源"3 个环节和 2 个影响因素即"自然因素、社会因素"制定方案、采取措施，故可高效地将疫情苗头扑灭于萌芽之时。发现疫情的第一哨点往往在临床医学的视野之中。及时发现、判断传染病或新的传染病疫情既体现临床医师的岗位胜任能力，又是其法定的岗位职责。

社会因素已成为影响疾病防控、疫情控制的主要影响因素。当前，基于现代互联网和物联网的现代交通、5G 通讯、物流等条件，舆情的作用有时成为严重影响疫情防控的主导因素。人为的社会因素成为影响疫情扩散流行与处置的决定性影响因素，远远大于自然因素的影响力。

虽然我国已有了比较完整的公共卫生体系，在历次突发公共卫生事件应对中，在不同的区域均发挥了较好的作用，为社会、政府分忧良多。但公共卫生体系建设常在疫情过后就被人们逐渐淡忘忽视，获得的资源（政策、资金等）有减无增，疾控等预防机构人员待遇明显低于同级医疗机构，高层次人才流失严重，人才队伍数量不足、质量不高等问题长期得不到改善，"战前"发展投入不足，在大疫来临时，必然会导致技术权威弱、法规赋权不够和无权行政担当，甚至出现"非专业人做专业的事"之囧况。当前，在全国上下众志成城打响抗击疫情之战时，应认真总结、反思，补齐短板，从而使下一次疫情再来时能多一些从容。

第一，当前应迅速启动"补短板行动"，将各级疾病预防控制机构建设作为百年大计来实施。重点以人才培养为核心，在大数据智慧化、应急装备建设、监测技术和能力、防疫物资储备、岗位待遇等方面着力，加大资金投入，弥补公共卫生和疾病控制系统发展不足等问题。将能够胜任防大疫的卫生防疫职责放在首位，而不是维持科研型为主的队伍。同时，把传染病防治纳入国家安全的重要组成来统筹考量。

第二，新一轮现代化公共卫生与疾病预防控制体系建设必须充分将互联网、物联网、社会治安、市政垃圾清运、民政殡仪等基础因素加以融入。今天和未来所面对的具体疫情、舆情处置方案、管理机制和对策都必须以现代互联网和物联网之上的速度和效率来考量。相应的法规政策、管理规范、标准体系、应急预案应该处处、时时体现与防大疫的对称和效能赋权。否则，任何预案、方案将难以胜任现代化格局，应对疫情将是苍白无力的。

第三，必须坚守预防为主的方针。重点是建立一支实用型、应用型的高质量、有一定数量并在新机制运行下的公共卫生防疫队伍，成为这一方针的主要执行人。队伍中既要有工作在各级疾病控制机构中的专业人才，还应涵盖工作在医疗机构从事临床医护的人员和其他部门人员。建立平时定期、不定期训练的"公共卫生预备役"机制，战时才能成为应急的主要依靠力量。

（四）在改革中重新定位公共卫生机构职责和人才导向

回望公共卫生及疾病控制体系的建设发展，都可以发现这样一个规律，即哪个阶段疫情任务重，公共卫生事业就被重视，人才就向这些岗位聚集。说白了，能否胜任传染病疫情和突发公共卫生的应对，取决于一线的专业管理、专业技术人才是否能真正发挥作用，话语权能否被尊重。"正确路线确定以后，干部就是决定的因素"。

第一，应改革、摒弃不适宜公共卫生和疾病预防控制的有关临床医护人员以科研为主要内容的绩效、职称晋聘考核指标，让医务人员专心研究医疗卫生理论技术，集中精力提高服务能力，恪守职业操守，不断强化对于疫情（事件隐患）的职业敏感和哨点意识，把对临床医学、预防医学与公共卫生工作人员的晋升考核指标从"论文"、科研项目为主的漩涡中解脱出来。在临床医师、护理人员考核中将门诊诊疗率、住院治愈率、院内感染率、传染病报告及时率、新病种案例发现及处置成功率、出院后复查服务率、患者满意率等指标作为岗位考核指标，并将以上指标列入医疗机构各种评定标准内加以权重。建立严格的考评奖惩机制，对"第一报告人"（吹哨人）等类似环节予以重奖。对于公共卫生医师、疾病预防控制、卫生监督等专业人员的考核，则应强调人员的平时汇总，研究、分析、监测动态报告数据，及时发现线索端倪，依法进行查处等岗位职责履职情况，战时应第一时间及时提出可靠、可用、有效的技术方案和决策建议，适量增加学科内科研项目等考核内容，增强预测、预警能力。新冠肺炎疫情后应当建立、完善能杜绝或最大程度减少被动的以"治疗为主"的控制传染源的模式、机制。

第二，基层卫生行政部门、疾病预防控制机构、医疗机构选配领导应具有公共卫生专业素质人才。对现有选配领导的培训及考核，提升其岗位胜任能力，切实提高他们指导基层及时发现风险与隐患的应急能力，避免由于知识结构缺陷导致担当能力差、决策犹豫而贻误战机。

第三，疫情防控应急预案应科学翔实，具有手册式的、很强的操作性。其中对于疫情的防控预案，要深刻汲取教训，按疫病流行强度或突发公共卫生事件分级应对。应由同级或上级卫生行政部门组织反复演练，落地落实，包括大到应急医院、设施设备、物资储备、联合机制演练，封锁疫源地（封城）的启动程序、宣传、物资的精准准备，物流机制、居民生活安排等措施准备，小到个人穿着防护服的操作演练、各种设备的使用、"单独作战"能力训练等，做到有备无患。"应急预案"要做到"上备一级"，并作为年度考核该地方、机构、单位的"标尺"，参照消防体系管理，机构、人员配置、各种设备、设施均应达到充足、有效（如储备物资应按照有效期更换）。人口较多的城市均应建立"小汤山""火神山"基地医院，采取平战结合的托管模式，并赋予高效的集成机制。

（五）公共卫生人才培养和队伍建设是公共卫生与疾病预防控制体系的硬核要务

人才是实现抗疫战役胜利的决定性因素，完善以提高岗位胜任能力为主线的人才培养培训体系任重道远。预防医学与基础医学、临床医学是现代医学密不可分的科学体系，又是医学教育必修的课程，其实质属应用型科学。而近年来医学各专业培养方案、课程设置，特别是实践、实验课程确有许多不适应实际应用的问题。例如：理论课时多，实践课时少；在临床等实习环节，约束机制有限，学生实则以备考研究生为主要目的；临床医学理论掌握程度差，操作能力、动手能力弱，所见临床病种及相关病例少；以本为本的基本学习、训练任务没有按质完成，毕业后的岗位胜任能力差等。此外，相当多的研究生的研究课题与自己的学科方向并不一致，只是为了完成研究而研究。这些都须要逐个重新检视，让医学教育"强基础、厚临床、升预防"，在所有医药类专业课设预防医学课程，提高学生未来解决公共卫生问题的意识和能力。同时，要提高临床教师的教学育人能力和公共卫生意识，及对于一线疫情相关信息的发现意识，防患于未然。

（六）期待的未来之变

2月14日，2020年首次中央全面深化改革委员会会议召开。这次会议明确指出："针对这次疫情暴露出来的短板和不足，抓紧补短板、堵漏洞、强弱项，该坚持的坚持，该完善的完善，该建立的建立，该落实的落实，完善重大疫情防控体制、机制，健全国家公共卫生应急管理体系。"这次会议还指出："要研究和加强疫情防控工作，从体制、机制上创新和完善重大疫情防控举措，健全国家公共卫生应急管理体系，提高应对突发重大公共卫生事件的能力水平。"相信公共卫生体系建设在"十四五"计划中将会有浓墨重彩的一笔。

总之，不能让病毒再攻陷我们的城市和美好的日常生活，更不能因我们在早发现、早诊断、早治疗、早隔离、早控制方面无准备或准备不足而再出现这样肆虐的疫情。为在抗击疫情中牺牲的白衣勇士们默哀致敬！相信在党中央的坚强领导下，在全国医护人员、公共卫生人员的英勇奋战下，在白衣战士们敢于牺牲的精神鼓舞下，战胜疫情指日可待。

第三节　新冠肺炎疫情教育方式的改变对教学的影响

针对新冠肺炎疫情对高校正常开学和课堂教学造成的影响，2020 年 2 月初，教育部印发《关于在疫情防控期间做好普通高等学校在线教学组织与管理工作的指导意见》，要求采取政府主导、高校主体、社会参与的方式，共同实施并保障高校在疫情防控期间的在线教学，实现"停课不停教、停课不停学"。科学制定了疫情期间教学方案，坚持"延期到校不延学、转教学方式不降教学质量"的要求，保证教学活动健康有序开展。

疫情期间的教学工作须要在不同往日的要求中展开，显示和要求最多的是对以往常规教学的变化，这些变化也促进教师对于教学工作产生了许多新认识与思考。

一、关于教学工作的新认识——在线教学催动了教与学的新变化

短期由于"停课不停学"的要求，学校和教师对教育信息化的需求大增，未来一定会提高其在日常教学中的比重，最终将推动教育信息化正进入常态化的使用。

（一）在线教学催动教师"教"以信息化为基础

教师开展教学工作的资源和环境发生了变化，以往的丰富的资料设备、充足的交流活动时间、专门的教育设施等核心资源不再具备了，短期内只能通过线上教学唯一的渠道满足学生的需求，对在线教学的探索成为这一变化的要求和体现。

在线教学虽然早已随着互联网技术进步与应用平台的发展而普遍运用于人们生活过程中，但多数仅仅作为高校教学的一少部分，运用于高校教学的程度是相当有限。

在突如其来的疫情背景下，正常时期稳定有序的线下教学活动受到阻碍而难以开展，在线教学迅速成为唯一替代方案流行开来。作为一种突然被重用的教学模式，在线教学首先考验的是技术基础和操作水平。学会网络的在线授课成为高校教师又一必备本领。在"互联网"时代，高校教师只有掌握了在线教学的基本方法和技能，才能提升自己的教学能力，为自己作出主动适应的准备。无论是平台授课、录播授课、研讨授课、还是直播教学，都需要很多在线授课的专业知识，熟悉网络平台和直播技术，以及教学课件。

经过实践，我们发现通过远程教育平台给学生授课，要根据本校学科专业特点和人才培养目标，积极运用多种在线教学方式，才能组合成一套真正

行之有效的方法。开课以来，我校教师授课方式呈多元化趋势，包括 MOOC+SPOC+线上翻转课堂、雨课堂/云班课/智慧树+腾讯课堂/腾讯会议/钉钉会议+QQ群/微信群等，任课教师结合课程性质，学生状况，合理利用教学平台和教学资源，积极指导学生开展线上教学。

（二）在线教学催动学生"学"以自主为核心

疫情期间，学生由在校学习变为居家学习，具体学习方式可分为：教师主导的线下学习、教师主导的在线学习、自主线下学习、自主线上学习。在以往很长的时间里，大学生对在线教育有很多想象与想法，但经常用电脑和互联网玩游戏，减少了其有效学习时间。可见，完善的网络设备是学生开展在线教学和学习的前提与基础，而学生的主观能动性的差异，会直接影响教学和学习效果。

没有养成网络学习习惯，在线注意力难以集中，这些都是在现阶段疫情期间急需解决的问题，而培养学生具备在线教学所要求的素养和方式，具备低监督下的高度自主性，学会自主学习是当前在线教育最核心的要求。

（三）在线教学催动师生关系的重建

因为疫情的缘故，教师和学生无法继续往日的课堂教学模式，通过参与交互完成教学。在线教学给师生提供了全新的课题，给教师提供了专业发挥的新平台，也给学生带来了更多的可能性。

常规教学当中师生们同处一室，教师的作用非常关键，对于课堂教学的预设、资源的选择、层次脉络的构建、学生的监控、教学的效果，教师起到了决定性作用。而今，基于远程媒介的线上教育，师生处于时空分离的状态，教师通常只能关注在线教学的结果，而无法监督学生学习的全部过程。只有部分学生能够自主学习，教学效果难以最大程度呈现，师生关系更无法有效建立。教学效果主要依赖于学生的自觉程度，无形中教师的作用被弱化，加之部分学生的主观能动性不足，很容易导致在线教学流于形式。

在疫情背景下，在线教学是当前最重要的也是最有效的学习途径，而要想真正发挥在线教学的优势，关键还在于教师在学习的方方面面和各个阶段，发挥智慧与能量，架构即时沟通与交流的机制，并及时关注学生的心理健康；学生在学习过程中的积极参与和自主拓展，发挥自身的积极主动性，采取不同于线下课堂的各种有效方法与模式，重建新型师生关系，也就是教师主导与学生主动的师生关系。

（四）在线教学催动教学关系的重构

在疫情背景下，教师的"教"与学生的"学"，全部局限在了一个固定的空间里，"读万卷书""行万里路"两种相辅相成的学习方式，在当前特殊时期只有通过网络来面对世界不计其数且瞬息万变的知识资源。

"教"与"学"这对相互作用的教育关联和对应将因为受到疫情的影响而重新定位。无论是教师还是学生，抑或是学校或是家庭，都须要在疫情下重新定位教学的功能与定位。

线上教学不同于线下教学。虚拟空间里的教师不能直观地监控学生的状态，"教"不再取决于教师的表现，只能以学生"学"的效果来检验，"教"能否有效地促进"学"成为在线教学的关键。

教师必须采集个性化和多元化的教学素材，去调动、去促进、去引导学生学习，才能真正达到"教"与"学"的相互作用的成效。

二、科技信息化是长期趋势，混合式教学是未来教学主流

从本质上说，这场疫情带来了一场彻头彻尾的课堂改革。不管是从教育环境，还是教育方式，不管是学生的学，还是教师的教，都把我们带到了不得不重新定位教育、重新定位课堂、重新定位学习的新地带，我们已经清楚地认识到教学的核心是学生，那么自主学习是学生至关重要的能力；教学的核心关系是教师主导与学生主动的师生关系和"教"促进"学"的教学关系。当下的教学工作正处于一个新的历史发展时期，但是我们可以预见未来的教学将会因为疫情的影响而产生彻底而重大的改变。教育发展的历史经验也表明，不少沿袭的教育方法和手段就是起源于此前非常规时期的应对性措施。同样地，新冠肺炎疫情势必会影响未来教学工作发展的方向。在社会变革快速发展的新时代，科学技术生产力得到极大发展，科技信息化在未来教学模式的占比将会逐步提高，线上线下混合式教学势必是教学工作的未来之路。

参 考 文 献

[1] 郑贵森. 百年大计——筑牢公共卫生疾病预防控制体系之思考[J]. 甘肃中医药大学学报，2020，37(1)：15-18.

[2] 梁戈玉，李涛，尹立红，等. 新型冠状病毒肺炎疫情下对公共卫生与预防医学人才培养的思考[J]. 中华医学教育杂志，2020，40(7)：486-489.

[3] 杨青青，司晓芸. 新冠肺炎疫情对医学高等教育改革的影响和启示[J]. 医学教育研究与实践，2020，28(2)：188-191.

[4] 吴严. 新冠肺炎疫情对线上教学的影响与应对[J]. 高教论坛，2020(5)：17-19.

后　记

　　实验室团队已初步构建了"病因溯源—中西医结合防治—数据挖掘—药效活性机制研究—产品研发"的多学科交叉科学研究体系，多年致力于运用生物信息学、网络药理学大数据、计算机辅助药物设计、蛋白-化合物互作分析、靶点垂钓等现代化学生物技术，以及细胞、线虫、果蝇、大小鼠、人类疾病模式研究平台，对临床有效中药复方的药效物质以及作用机制进行探索，用现代科学语言揭示中药治则治法、用药配伍规律科学内涵。该研究作为一套科学求证中医药防治重大疾病有效性的分子机制及其药效物质基础的方法体系，在国家自然科学基金委员会"中西医结合新技术新方法"领域连续获得2项基金支持，评委专家认为"此方法体系对中药复方的研究具有很好的借鉴，值得深入研究，并形成研究范式"。

　　在中医药防治新冠肺炎的研究中，课题组基于上述研究思路，首次开展了基于COVID-CoV-2入侵靶点、发病进展期关键炎症因子、湿邪相关水通道蛋白、恢复期纤维化关键路径涉及关键靶标的功能机制与结构，科学求证不同中藏药方剂防治新冠肺炎的生物学分子机制及药效物质基础。多项研究成果在国内外权威学术期刊获得发表，"甘肃方剂"的研究获得CSCD核心期刊《中国现代应用药学》封面发表及《中国实验方剂学》杂志专栏系列报道，被认为"为中医药防治新冠病毒治疗和相关医方研究提供了基于生物信息学、化学信息学的系统研究方法"。同时，团队成员基于上述研究基础，在2020年度获得中医药防治新冠肺炎相关内容国家自然科学基金项目2项。评委专家认为82074419项目，基于防治新冠肺炎有效方剂的小分子库中筛选保护肺心损伤的最佳配伍，"从多靶点、多成分揭示防护作用的物质基础及其多点显效、协同增效的分子机制，为研究开发具有肺心损伤防护作用的药物提供实验基础及探索思路"。评委专家认为82004202项目："采用多尺度分子模拟方法探索益气养阴方治疗肺纤维化有效成分靶向作用机制和外排分子机制，对阐释新型冠状病毒等引起的肺组织纤维化发生机制及益气养阴方有效治疗的药理作用机制，具有重要应用意义和价值，对于中药复方网络药理学应用推广具有重要促进作用。"均为本团队后续开展中医药防治新冠肺炎研究及成果推广奠定了良好的基础和支撑作用。

　　本书相关基础及临床研究成果在中央电视台（CCTV-4）、中国中医药报等多家媒体进行了报道；7 篇论文荣获第十届兰州生命科学论坛优秀论文一、二、三等奖，本实验室被评为"中医药防治重大疾病中的作用征文评审优秀组织奖"，徐建国院士、王锐院士等在大会现场为获奖个人和集体进行了颁奖表彰。受省教育厅委托，基于规范行为、科学防范研究制定的大、中、小学，幼托机构 3 个疫情防控指南在疫情期间被应用到省内各级各类学校的防控实践中，起到了较好的指引作用。

编　者

2021 年 2 月 8 日

附录一　主编、研究团队成员及获奖证书照片

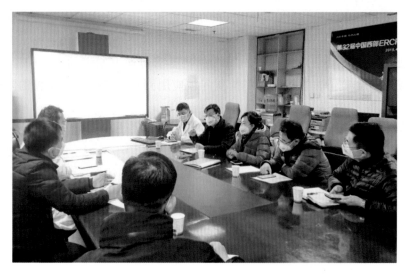

主编刘永琦、张志明 2020.1.28 参加 COVID-19 定点医院会诊

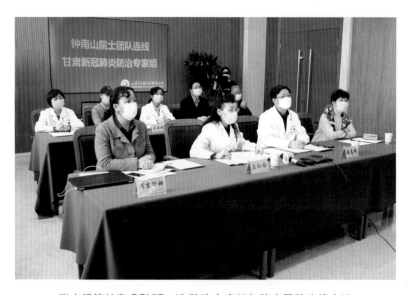

张志明等甘肃 COVID-19 防治专家组与院士团队连线交流

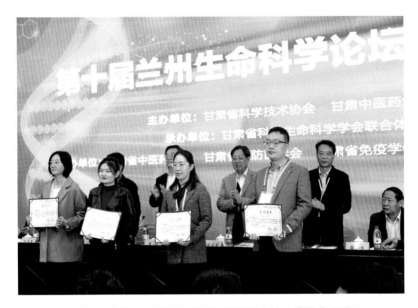

论坛与会院士、领导为本团队新冠研究论文获奖者颁奖

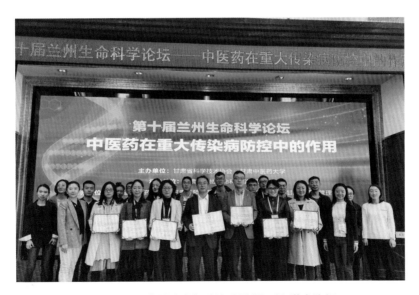

2020.10 研究团队参加防治 COVID-19 学术论坛

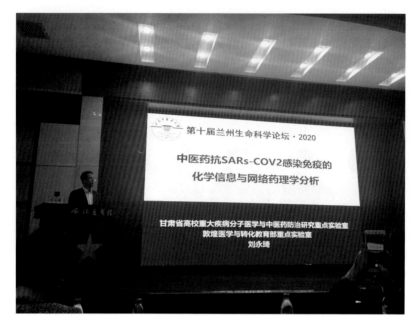

刘永琦大会学术交流

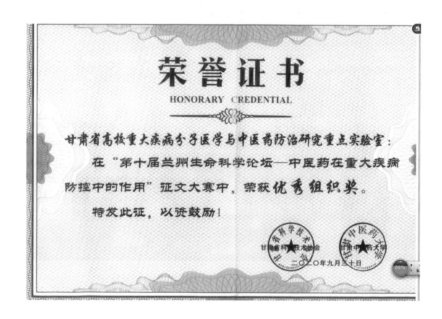

附录二　征文评选结果通知及科技查新报告

甘肃省科学技术协会
甘肃中医药大学 文件

甘科协发〔2020〕97 号

关于公布第十届兰州生命科学论坛
征文评选结果的通知

各有关单位：

　　2020 年 8 月 10 日至 9 月 15 日，甘肃省科学技术协会、甘肃中医药大学联合举办以"中医药在重大传染病防控中的作用"为主题的第十届兰州生命科学论坛征文活动。截至时间 9 月 15 日，共收到参选征文 78 篇。经网上初评、组织专家评审，共评出一等奖 2 篇，二等奖 5 篇，三等奖 9 篇，优秀组织奖 2 个。现将评选结果予以公布。

　　附件：第十届兰州生命科学论坛征文评选结果

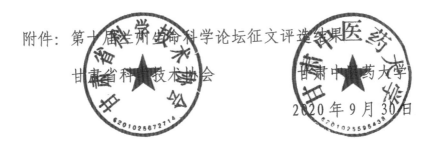

甘肃省科学技术协会　　　　　甘肃中医药大学

2020 年 9 月 30 日

附件

第十届兰州生命科学论坛征文评选结果

序号	姓名	工作单位及职称	论文题目
一等奖2篇			
1	刘东玲	甘肃中医药大学 副教授	麻杏石甘汤防治 COVID-19 引起肺心损伤的机制探讨
2	李托弟	兰州大学病原生物所 研究生	托舒沙星诱导大肠埃希菌持留菌形成的机制研究
二等奖5篇			
1	靳晓杰	甘肃中医药大学 副教授	基于计算机辅助药物设计的清肺排毒汤多靶点系统治疗新型冠状病毒肺炎（COVID-19）物质基础探究
2	靳晓杰	甘肃中医药大学 副教授	基于多靶点分子对接探究清肺通络方治疗 COVID-19 的物质基础
3	宁艳梅	甘肃中医药大学 副教授	"药食同源"中药在新型冠状病毒肺炎中的数据挖掘及应用探索
4	李康丽	中国农科院兽医研究所 研究生	一种预测病毒与宿主间蛋白相互作用的通用方法
5	冯彩琴	甘肃中医药大学 住院医师	基于多靶点分子对接初探宣肺化浊方治疗新型冠状病毒肺炎的物质基础
三等奖9篇			
1	贾彦娟	甘肃省人民医院 主管检验师	用于生物样本库和临床实验室的人外周血和脐带血单个核细胞 Ficoll-Paque 梯度法的改良
2	李越峰	甘肃中医药大学 教授	中医药防治新型冠状病毒肺炎所致创伤后应激障碍用药探析
3	张 鑫	甘肃省兰州市肺科医院检验科 主管检验师	新型冠状病毒肺炎患者流行病学及临床特征分析
4	张利英	甘肃中医药大学 副教授	中西医结合治疗 COVID-19 在甘肃的临床疗效描述性研究
5	鲁 彦	解放军 96604 部队医院 检验科主任	核酸和血清学指标结合，多种标本联检，提高新型冠状病毒检出率
6	魏振宏	甘肃省人民医院临床转化医学研究所 主管检验师	内部实时 PCR 检测对结核分枝杆菌的诊断准确性系统评价和荟萃分析
7	李 玲	甘肃中医药大学 研究生	基于分子对接预测靶点 ACE2 和 IL-6 R 研究归芪白术方治疗新型冠状病毒肺炎的物质基础及其作用机制
8	杨珂璐	兰州大学护理学院循证医学中心 研究生	基于新型冠状病毒感染肺炎防疫专利信息共享平台的中药抗病毒专利分析
9	米友军	兰州大学结核病研究中心 博士	SARS-CoV-2 病毒样颗粒的制备、纯化和鉴定
优秀组织奖			
甘肃省免疫学会			
甘肃省高校重大疾病分子医学与中医药防治研究重点实验室			

报告编号：2021-CX-1025

科 技 查 新 报 告

项目名称：　　中医药防治新型冠状病毒肺炎（COVID-19）的

化学信息学研究

委托机构：　　甘肃中医药大学

委托日期：　　2021 年 02 月 18 日

查新机构（盖章）：　中国科学院兰州查新咨询中心

查新完成日期：　2021 年 03 月 08 日

中 国 科 学 院 兰 州 查 新 咨 询 中 心

二〇二一年制

查新项目 名　称	中文：中医药防治新型冠状病毒肺炎（COVID-19）的化学信息学研究					
	英文：Chemoinformatics Research on Prevention and Treatment of Novel Coronavirus Pneumonia (COVID-19) with Traditional Chinese Medicine					
查新机构	名　　称	中国科学院兰州查新咨询中心				
	通信地址	甘肃省兰州市城关区天水中路 8 号		邮政编码		730000
	查新负责人	任　珩	电话		0931-8274297	
	联系人	鲁景亮	电话		0931-8274297	
	电子信箱	jiansuo@lzb.ac.cn	网址		chaxin.llas.ac.cn	

一、查新目的

　　成果查新：项目鉴定、申报奖励

二、查新项目的科学技术要点

　　中医药全国代表方剂清肺排毒汤以及甘肃方剂宣肺化浊方、清肺通络方、扶正避瘟方、益肺健脾方在防治新型冠状病毒肺炎（COVID-19）发挥良好的临床疗效，但其作用机制和物质基础并不明确。中医药通过多成分、多靶点、多环节防治疾病是其优势，本研究针对新冠病毒感染的入侵靶点（SARS-CoV-2 S 蛋白、血管紧张素转化酶 II，ACE2）、疾病发生发展免疫靶点大麻素受体 2（CB2）、炎症因子风暴重要蛋白（白细胞介素-6 受体，IL-6R）以及水液代谢紊乱湿邪发生的相关关键蛋白（水通道蛋白 AQP4），及疾病后期肺纤维化发生发展关键靶点（整合素 αvβ6），利用网络药理学、分子对接和化学信息学方法研究了全国代表方剂清肺排毒汤以及甘肃方剂宣肺化浊方、清肺通络方、扶正避瘟方、益肺健脾方等对上述不同环节、不同靶点组合的干预作用及其复方的物质基础。结果显示中药复方对 COVID-19 疾病发生的不同阶段 2-3 个关键靶点同时可发挥干预作用，并发现了复方中对不同靶点具有干预作用的物质基础及小分子配伍组合。本研究从网络药理学、化学信息学多靶点结构出发系统揭示了中医复方的清肺排毒、利水渗湿、宣肺化浊、益肺健脾、清肺通络、扶正避瘟等功效，可通过阻断病毒入侵关键环节、抑制炎症风暴、调节水液代谢紊乱、抑制肺纤维化等分子病理过程实现，并为中医药抗 COVID-19 的治疗和相关医方的研究提供基于生物信息学、网络药理学、分子对接、化学信息学的系统研究方法，同时为中医药抗 COVID-19 药效机制的多角度挖掘、单体成分及其组分配伍的现代化开发提供线索。

　　比较分析了不同方剂治疗 COVID-19 适用人群的物质基础及分子机制，甘肃方剂：如具有益气固表、扶正避瘟功效的扶正避瘟方通过阻断 SARS-CoV-2 入侵，结合免疫靶点 CB2 发挥免疫调控作用，适用于普通人群、医务人员、监测点工作人员和密切接触者的预防用药；具有清肺通络、化瘀解毒功效的清肺通络方通过阻断 SARS-CoV-2 S 蛋白、ACE2、IL-6R、水通道蛋白 4（aquaporins，AQP4）4 个靶点，适用于重型患者的基础方剂；具有宣肺理气、化痰燥湿功效的宣肺化浊方通过阻断 ACE2，IL-6R，适用于疾病感染的早期患者；具有健脾益肺、固本培元功效的益肺健脾方网络药理学分析作用靶点与肺纤维化发生发展共有靶点 27 个,且可通过阻断 αvβ6,适用于恢复期的脾肺气虚患者或预防肺纤维化的发生。故甘肃方剂辨证论治,更具有病证针对性优势。全国代表方:如具有清肺排毒、利水渗湿功效的清肺排毒汤可通过与 ACE2、IL-6R、AQP4 结合,适用于对 COVID-19 疾病发展的全程。

三、查新点

1、基于 COVID-19 发生发展 2 个及 2 个以上(SARS-CoV-2 S 蛋白、ACE2、IL-6R、CB2、AQP4)的靶点组合研究中药复方(中医药全国代表方剂清肺排毒汤以及甘肃方剂宣肺化浊方、清肺通络方、扶正避瘟方、益肺健脾方)的作用机制研究。

2、发现复方(中医药全国代表方剂清肺排毒汤以及甘肃方剂宣肺化浊方、清肺通络方、扶正避瘟方、益肺健脾方)存在对 COVID-19 发生发展 2 个及 2 个以上的靶点组合具有干预作用的中药单体成分及其组分配伍,证实了中药复方"多点显效、协同增效"的优势。

3、解释了具有不同功效的中药复方(中医药全国代表方剂清肺排毒汤以及甘肃方剂宣肺化浊方、清肺通络方、扶正避瘟方、益肺健脾方)可作用于 COVID-19 疾病相关的不同靶点,并揭示了中药复方(中医药全国代表方剂清肺排毒汤以及甘肃方剂宣肺化浊方、清肺通络方、扶正避瘟方、益肺健脾方)的不同治则治法在 COVID-19 发展的不同阶段中具有不同的分子机制和物质基础。

四、查新范围要求:

希望查新机构通过查新,对查新项目进行国内外综合对比分析,证明在所查范围内国内外有无相同或类似研究。

五、文献检索范围及检索策略

1. 中文检索数据库及搜索引擎:
(1) 《中文科技期刊数据库》维普 (1989—Current)
(2) 《中国科技经济新闻数据库》维普 (1992—Current)
(3) 《中国学术期刊网络出版总库》CNKI (1979—Current)
(4) 《中国博士学位论文数据库》CNKI (1999—Current)
(5) 《中国优秀硕士学位论文数据库》CNKI (1999—Current)
(6) 《中国重要会议论文数据库》CNKI (1999—Current)
(7) 《中国重要报纸全文数据库》CNKI (2000—Current)
(8) 国家科技图书文献中心 http://www.nstl.gov.cn
(9) 《国家科技成果网》http://www.nast.org.cn/
(10) 《中国科学文献服务系统》http://www.sciencechina.ac.cn
(11) 上海知识产权信息平台 http://www.shanghaiip.cn/wasWeb/index.jsp
(12) 中国国家知识产权局 http://www.sipo.gov.cn/
(13) 全球产品样本数据库 http://gpd.las.ac.cn/
(14) 必应 http://cn.bing.com/
(15) 百度 http://www.baidu.com/

2. 外文检索数据库
(16) Web of Science^{SM} - SCI-EXPANDED (1900- Current)
(17) Web of Science^{SM} – CPCI-S (1990- Current)

（18） Web of Science^{SM} -INSPEC (1969- Current)

（19） Ei Engineering - Compendex (1969- Current)

（20） CSA-NTIS (1964- Current)

（21） ProQuest-Dissertations & Theses A&I: The Sciences and Engineering Collection (1905- Current)

（22） CSA- Conference Papers Index   (1982- Current)

（23） CSA- ANTE: Abstracts in New Technologies and Engineering   (1981- Current)

（24） ASME Digital Collection(http://asmedigitalcollection.asme.org/)

（25） Directory of Open Access Journal (http://www.doaj.org/)

（26） Elsevier Science Direct (http://www.sciencedirect.com/)

（27） J-STAGE (http://www.jstage.jst.go.jp/browse/_journallist)

（28） Web of Science^{SM} - Derwent Innovations index (1963- Current)

（29） United States Patent Full-Text Database (http://patft.uspto.gov/，1790- Current)

（30） European Patent Database (http://ep.espacenet.com/，1836- Current)

（31） Knovel Library (http://app.knovel.com/web)

（32） Landolt-Bornstein (http://www.springermaterials.com/docs/index.html)

（33） CSA- Biological Sciences   (1982-Current)

    a)　CSA- Ecology Abstracts   (1982-Current)

    b)　CSA- Entomology Abstracts   (1981-Current)

（34） CSA- Biotechnology and Bioengineering Abstracts   (1982-Current)

（35） TOXLINE   (http://toxnet.nlm.nih.gov/cgi-bin/sis/htmlgen?TOXLINE)

（36） SciFinder   （http://scifinder.cas.org，1907-Current)

（37） Reaxys   （https://www.reaxys.com/)

（38） ACS Journals （American Chemical Society，http://pubs.acs.org，1879-Current)

（39） Zoological Record Plus   (1864-Current)

（40） RSC （Royal Society of Chemistry，http://pubs.rsc.org，1841-Current）

（41） ISI Medline   (1950-Current)

（42） JSTOR   (1995-Current)

（43） NCBI   （ National   Center   for   Biotechnology   Information ， http://www.ncbi.nlm.nih.gov/）

3．检索词：

中文：中药复方、新型冠状病毒肺炎、靶点、单体成分、组分配伍、分子机制

英文：Chinese medicine compound、Coronavirus disease、Target, monomer composition, composition compatibility, molecular mechanism

4．检索策略：

1）中药复方 AND 新型冠状病毒肺炎 AND 靶点

2）单体成分 AND 新型冠状病毒肺炎 AND 组分配伍

3）中药复方 AND 新型冠状病毒肺炎 AND 分子机制

4）Chinese medicine compound AND Coronavirus disease AND Target

5）Monomer composition AND Coronavirus disease AND composition compatibility

6）Chinese medicine compound AND Coronavirus disease AND molecular mechanism

络药理学方法筛选可以下调 ACE2 转录因子（TFs）和上调 ACE2 miRNA 的化合物。发现肝细胞核因子 4α（HNF4A），过氧化物酶体增殖物激活受体 γ（PPARG），hsa-miR-2113 和 hsa-miR-421 可以调节 ACE2。

经对相关文献进行比较分析，可得出查新结论如下：

1、该查新项目基于 COVID-19 发生发展 2 个及 2 个以上（SARS-CoV-2 S 蛋白、ACE2、IL-6R、CB2、AQP4）的靶点组合研究中药复方（中医药全国代表方剂清肺排毒汤以及甘肃方剂宣肺化浊方、清肺通络方、扶正避瘟方、益肺健脾方）的作用机制研究，在国内外公开文献中未见相同报道；

2、该查新项目发现复方（中医药全国代表方剂清肺排毒汤以及甘肃方剂宣肺化浊方、清肺通络方、扶正避瘟方、益肺健脾方）中存在对 COVID-19 发生发展 2 个及 2 个以上的靶点组合具有干预作用的中药单体成分及其组分配伍，证实了中药复方"多点显效、协同增效"的优势研究，在国内外公开文献中未见相同报道；

3、该查新项目解释了具有不同功效的中药复方（中医药全国代表方剂清肺排毒汤以及甘肃方剂宣肺化浊方、清肺通络方、扶正避瘟方、益肺健脾方）可作用于 COVID-19 疾病相关的不同靶点，并揭示了中药复方（中医药全国代表方剂清肺排毒汤以及甘肃方剂宣肺化浊方、清肺通络方、扶正避瘟方、益肺健脾方）的不同治则治法在 COVID-19 发展的不同阶段中具有不同的分子机制和物质基础的研究，在国内外公开文献中未见相同报道。

查新员（签字）：　　　　　　　　查新员职称：馆员

审核员（签字）：　　　　　　　　审核员职称：副研究馆员

（科技查新专用章）

2021 年 03 月 08 日

八、查新员、审核员声明

（1）报告中陈述的事实是真实和准确的。

（2）我们按照 GB/T 32003-2015《科技查新技术规范》进行查新、文献分析和审核，并作出上述查新结论。

（3）我们获取的报酬与本报告中的分析、意见和结论无关，也与本报告的使用无关。

查新员：　　　　　　　审核员：

九、备注

（1）本查新报告无查新员和审核员签名无效；

（2）被查新报告无查新机构的"科技查新专用章"无效；

（3）本查新报告涂改无效。

附录三　张士卿教授序—手稿

甘肃中医学院

《新冠肺炎中医药防治与化学
　　生物信息学研究》序

　　新冠肺炎属于中医"瘟疫"范畴。根据相关史料来看，从古至今，全球每隔一段时间，就会发生一系列瘟疫传播。仅就我国历史看，从夏、商、周时期，就有瘟疫发生的记载，而且从西汉到清末，至少发生过320多次大型瘟疫的流行。同时，从中医药文献中还可以看到历代医家前贤，在与瘟疫作斗争的过程中，曾经摸索总结出不少宝贵的防疫治疫的经验和方药，至今仍值得我们学习和借鉴。

　　中医对瘟疫的认识，早在两千多年前的《黄帝内经》中就有具体论述。如《素问遗篇·刺法论》云："五疫之至，皆相染易，无问大小，症状相似。"所谓"五疫"，即指"金疫"、

第1页

甘肃中医学院

"木疫"、"水疫"、"火疫"、"土疫"等五种与五脏受损的瘟疫，这是古人以阴阳五行理论为依据的一种病名分类。其中"金疫"即是以肺属金而命名，故后世亦有称其为"肺疫"、"肺毒疫"，或"师瘟"、"肺疫"者。我们今天的新冠肺炎，实际即相当于"金疫"，或称肺疫"。

　　此次新冠肺炎流行，我国广大医务工作者勇往直前，无私奉献，在与疫情相搏中，如同2003年对"非典"的防治一样，中医药全程积极参与介入，中西医共同合作，在维护人民健康，保障社会经济稳定发展中取得了令人瞩目、可喜可贺的成就。

　　本书作者及其团队，在国家卫健委《新冠肺炎治疗方案》的基础上，结合甘肃地域、气

第2页

甘肃中医学院

特点，因地制宜，制定出"扶正辟瘟方"、"宣肺化法方"、"清肺通络方"、"益肺健脾方"等，遵循"宣肺散邪、祛瘟健脾、扶正祛邪"的治疗原则进行辨证论治，强调"关口前移，辨体选用扶正辟瘟方，保障防治在早期"、"减新超转，辨证选用宣肺化法方、清肺通络方，促进治愈在初期"、"愈后防复，立足肺脾，培土生金，益肺健脾复正气"。这一防治思路和方法，涵盖了"预防、治疗、康复"等各个阶段，充分体现了中医"治未病"的重要理念，并在甘肃乃至全国防治新冠肺炎的临床实践中取得了显著的疗效果。

不仅如此，他们还在分析"甘肃方剂"临床疗效的基础上，以中医药学理论为指导，基于生物信息学、网络药理学、计算机辅助药物

第 3 页
20×15=300

甘肃中医学院

设计化学信息学方法，多层次、多角度、多环节对"甘肃方剂"诸方治疗新冠肺炎不同病证的药理证据、物质基础以及作用机制进行挖掘分析，以阐明其防治新冠肺炎潜在靶点及其可能的作用机制。这种以中西医结合的新技术新方法，从宏微观并重的层面进行深入研究，用现代科学语言揭示其中药复方"多点显效、协同增效"的特点及其针对不同病证、不同发病阶段、同时同地因人制宜的不同法则治法，多通径调节的科学内涵的研究方法，不仅能为具有地方特色的中药复方的现代化研究与挖掘提供理论依据及方法学参考，而且还能为应对重大疾病的防治提供一个"病因溯源——中西医结合防治——数据挖掘——产品研发——公正防控"的研究范式。

第 4 页
20×15=300

甘肃中医学院

综观本书作者及其团队的研究成果，深感其功德之大，可歌可赞，故于其书付梓之际，欣然为序。

张士卿
2021年2月2日写于
金城 杏雨轩